FITOENERGIA
TERAPIAS HOLÍSTICAS, ESPIRITUAIS E NATURAIS

A Magia das Ervas e dos Cristais na
Medicina Alternativa e Esotérica

AGATHÁ

FITOENERGIA
TERAPIAS HOLÍSTICAS, ESPIRITUAIS E NATURAIS

A Magia das Ervas e dos Cristais na
Medicina Alternativa e Esotérica

© Publicado em 2020 pela Editora Isis.

Revisão de textos: Rosemarie Giudilli
Diagramação e capa: Décio Lopes

Dados de Catalogação da Publicação

Agathá

Fitoenergia: Terapias Holísticas, Espirituais e Naturais / Agathá | 1ª edição | São Paulo, SP | Editora Isis, 2020.

ISBN: 978-85-8189-122-4

1. Fitoenergia   2. Ervas   3. Medicina Natural   I. Título.

Proibida a reprodução total ou parcial desta obra, de qualquer forma ou por qualquer meio seja eletrônico ou mecânico, inclusive por meio de processos xerográficos, incluindo ainda o uso da internet sem a permissão expressa da Editora Isis, na pessoa de seu editor (Lei nº 9.610, de 19.02.1998).

Direitos exclusivos reservados para Editora Isis.

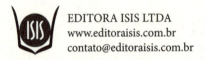

EDITORA ISIS LTDA
www.editoraisis.com.br
contato@editoraisis.com.br

Índice

Introdução 7

1. As ervas, as frutas, as flores e suas funções 9
2. Problemas e soluções 142
3. Como fazer uma boa plantação combinando-as 269
   Como plantar bem suas ervas combinando-as com a Lua 270
   Os Jardineiros do Zodíaco 271
   Como aproveitar melhor as fases lunares 271
   Como preparar chás 272
4. Problemas/receitas de sucos, chás e melados 275
5. Principais vitaminas e minerais 279
   Lista de Fontes e Nutrientes Para o Solo 282
6. Óleos essenciais ao nosso organismo 283
7. Ervas apropriadas no combate a resfriados,
   garganta inflamada e rouquidão 295
8. Receitas contra problemas do estômago e do fígado 303
9. Diversos: sucos, chás, misturas, banhos, preparados 309
10. Produtos essenciais ao nosso organismo 437
    Algumas Contra Indicações e os Motivos 457
11. Significado do problema, banho e chá com as
    ervas apropriadas para a cura 459
12. Combinações e compostos mágicos 466
13. Algumas formas para energizar os cristais 470
    Propriedades curativas dos Cristais 471

Introdução

O livro *Fitoenergia: Terapias Holísticas, Espirituais e Naturais* é composto por uma riqueza essencial a nos ensinar. Neste você encontrará explicações sobre as ervas, os frutos, as flores, as raízes e suas funções; problemas e soluções; como fazer uma boa plantação combinando-as; como fazer uma boa plantação combinando-as com a lua; problemas: receitas de sucos, chás e melados; lista de fontes e nutrientes para o solo, óleos e produtos essenciais ao nosso organismo; algumas contra indicações e os motivos; significado do problema, banho e chá com as ervas apropriadas para a cura; principais vitaminas e minerais; combinações e compostos mágicos e muito mais.

Será uma excelente forma de encontrar soluções precisas para resoluções de empecilhos existentes, principalmente problemas referentes à saúde e pequenas orientações espirituais. Quem busca conhecimentos, ao se deparar com este livro não se satisfará apenas em lê-lo, com certeza irá se aprofundar em seu conteúdo e nos seus conhecimentos. Fará perguntas e mais perguntas e o resultado será tão certo que logo o estará consultando novamente.

Ele é a junção do conhecimento espiritual da autora com seus dons esotéricos e os ensinamentos de nossa Mãe Natureza.

1

As ervas, as frutas, as flores e suas funções

1. **Abacate, Persea Gratissima:** Abacatina – substância oleosa com propriedades nutritivas e hidratantes da pele. Usada também contra artrite e gota. Combate caspa e queda de cabelo: fazer fricções com a polpa no couro cabeludo durante 20 minutos por dia. O chá das folhas ou do caroço também pode ser usado. Indicado contra desarranjos menstruais. Tomar o chá das folhas ou dos brotos 2 vezes ao dia. É diurético, usado para beleza e amor.

2. **Abacaxi, Ananas Sativus:** Contém bromelina, tiamina, iodo, potássio, enzimas, antioxidantes, cálcio, vitamina C e betacaroteno. É eficaz na cura de bronquite, artrite e obesidade. (Ananas sativus): 1. Afecções da garganta – fazer gargarejos com suco 2 vezes ao dia. 2. Anemia – fazer desjejum com abacaxi, dia sim, dia não. Comer à vontade num tempo máximo de 15 dias.

3. **Abecedária:** As propriedades dessa erva são as seguintes: Anestésicas, purgativas, bactericidas (destroem bactérias), antifúngicas, antissépticas, antivirais, diuréticas, afrodisíacos, estimulantes do sistema imunológico e vasorrelaxantes. Podem ser consumidas cruas, em saladas, em preparações cozidas, refogadas ou assadas. Seu sabor é picante e não apresenta cheiro. Alivia dores, combate os radicais livres que são causadores de doenças como câncer e envelhecimento precoce. Combate a tensão vascular.

4. **Abelmosco:** Acalma as cólicas.

5. **Abeto branco:** Alivia tosses e doenças pulmonares.

6. **Abeto verdadeiro:** Sua resina é a denominada Alcatrão de Borgonha, bastante utilizada na fabricação de emplastros contra reumatismo.

7. **Abeto vermelho:** Excelente erva indicada para cura de inflamação e catarro nos brônquios.

8. **Abiu-abieiro:** A casca da árvore colocada em cozimento tem efeito cicatrizante.

9. **Abóbora, Curcubita Pepo – Globulina:** substância proteica usada como corticoide natural, atuante na cicatrização epitelial, na flexibilidade e na movimentação muscular, além de ser excelente para os rins e contra problemas de hemorroidas (cataplasma). Comer as sementes é diurético e ajuda no combate à hipertensão.

10. **Abranda fogo:** Ajuda na cura das afecções urinárias e genitais, sífilis e moléstias de pele.

11. **Abre caminho:** Para ajudar no comércio. Lavar o ambiente de dentro para fora, fazendo uma oração, e defumar a casa para abrir os caminhos. Serve para banho de descarrego e para abrir as portas.

12. **Abricó-do-pará:** Riquíssima em vitamina B2. Suas sementes são potentes vermífugos.

13. **Abrótano:** Anti-helmíntica, estomacal e estimulante. Ajuda a provocar o fluxo menstrual. Facilita partos em casa.

14. **Abrunheiro:** Relaxa a musculatura do intestino grosso. Laxante suave. Antiespasmódico.

15. **Abútua (Chondondendron Platyphylum) – tintura e raiz:** Má digestão, afecções hepáticas e biliares, febre, reumatismo, asma, afecções das vias urinárias, cálculos renais, distúrbios menstruais etc. Empregada nas diversas dispepsias, auxiliando a difícil digestão (prisão de ventre, tonteiras e sono após as refeições). Combate amenorreia, clorose, metrite, cólica menstrual e renal, inflamação de útero, bexiga. É diurética. Indicada contra dor, esclerose, nervosismo, emenagoga. Também empregada como febrífugo. Ajuda na menstruação difícel e cólica pós-parto. Há registro de vários casos de cura de úlceras varicosas e varizes usando-se internamente essa planta.

16. **Absinto:** Amor e prosperidade. Em banhos, desagrega fluído negativo. Facilita a adivinhação e corta a negatividade, principalmente a raiva. Na defumação, afasta carga negativa.

17. **Acácia:** Proteção. Usada em banhos de descarrego. Em forma de compressa sobre úlceras e erisipela obtém-se a cura rapidamente.

18. **Acaena Argentea:** Adstringente e diurético.

19. **Acaena Pinnatifida:** Erva diurética. Ajuda no tratamento do intestino.

20. **Acácia-jurema:** Usada na cura de úlcera, erisipela, dentre outras.

As ervas, as frutas, as flores e suas funções | 11

21. **Acácia-negra:** Muito usada em banhos de descarrego. As cascas são usadas para curar feridas e úlceras.

22. **Açafrão, Cúrcuma Longa:** É um poderoso anti-inflamatório que ajuda a eliminar células cancerosas e inibe o crescimento de vasos sanguíneos que alimentam tumores, além de atenuar o efeito da quimioterapia e reduzir o crescimento do tumor.

23. **Açaí, Euterpe Oleracea:** Ajuda no combate ao colesterol e à anemia, por ser um dos alimentos mais ricos em ferro e em fibras.

24. **Açaizeiro, Amêndoa:** Além de seu suco, de sabor exótico, que possui grande valor nutritivo e altas concentrações de ferro, bastante usado no combate à anemia, ainda fornece um óleo verde-escuro bastante utilizado na medicina caseira, principalmente como antidiarreico.

25. **Acanto:** As folhas e raízes da erva possuem propriedades emolientes. São adstringentes. Usada na cura de feridas da boca; garganta inflamada (raiz).

26. **Acataia:** Adstringente, anti-inflamatório, cicatrizante externo, diurético, estimulante, sedativo, hemostático, tônico e vasoconstrutor. Por suas ações medicinais, essa erva pode ser usada no tratamento de eczema na pele, fragilidade capilar e varizes. Também é muito útil em casos de afecções urinárias e em delírio psíquico em idosos. Ajuda a combater hemorragias, diarreias e infecções intestinais. Além disso, é própria para favorecer a coagulação do sangue, melhorar a memória, tratar a retenção urinária, febre e verminoses.

27. **Acelga:** As mulheres em períodos mestruais devem consumir alimentos ricos em ferro para compensar as perdas uterinas, pois na menstruação perdem de 30 a 100ml de sangue que equivale de 15 a 40mg de ferro. A acelga destaca-se por conter alto valor em ferro. O chá do cozimento das folhas desta erva coloca fim às dores agudas de cistite, bem como trata de desidratações seguidas de diarreias renitentes, tanto em crianças quanto em adultos.

28. **Acerola (Malpighia Punicifolia L.):** É a fruta que contém maior concentração de vitamina C natural. Tem ação preventiva de gripes e resfriados, atua também como antioxidante, ou seja, retardando o envelhecimento precoce. Têm ação também contra as afecções das vias biliares, cirrose e colocistite. É de relevante importância para controlar a agregação plaquetária. Aumenta a síntese de imunoglobulinas (anticorpos para defesa do organismo frente aos agentes nocivos). Usado também nos casos de alergias respiratórias e asma. Bloqueia a formação de nitrosaminas no intestino, composto esse que dá origem à formação

de câncer principalmente em nível de bexiga e tubo digestivo. A vitamina C aumenta a formação de sais biliares, fazendo com que esse acelere uma enzima para o controle do colesterol, diminuindo depósito de colesterol nas artérias. Combate a Imuno deficiência, a propensão de contrair viroses, flacidez da pele, escorbuto, fornece resistência ao organismo. Ajuda a proteger o organismo por danos provocados por bronquite, situação em que as vias aéreas ficam inflamadas e bloqueadas por um muco espesso que prejudica a respiração e agride o pulmão.

29. **Açoita-cavalo:** Emprega-se nos banhos de descarrego. Usada no combate a feridas e úlceras.

30. **Acteia:** Planta medicinal indicada para atenuar os sintomas da menopausa, especialmente as ondas de calor; apresenta-se frequentemente na forma de comprimidos e cápsulas padronizadas. Favorece a produção de estrógenos. Antirreumático, estimula a menstruação, antidepressivo. Alternativa à terapia hormonal de substituição (THS) em caso de distúrbios e sintomas ligados à menopausa ou à pré-menopausa, tipicamente em caso de ondas de calor (fogachos). Em caso de síndrome pré-menstrual ou dismenorreia (dores menstruais). Leve depressão e Artrite (efeito possível), (amarelão), distúrbios hepáticos, gravidez, amamentação.

31. **Açucena-rajada:** Suas folhas são utilizadas como emoliente.

32. **Agárico:** Erva muito bem empregada em casos de epilepsia, convulsões e desmaios. Coloque 05 gramas da erva triturada em dois copos de água fervida. Tampe por 15 minutos. Este chá tomado ao final do período menstrual ajuda também a combater a esterilidade. Tomar uma xícara três vezes ao dia.

33. **Ágar-Ágar, Gracilaria Edulis:** É extraído das algas marinhas e, portanto, rica em fósforo, iodo e sais minerais. É bastante rico em fibras vegetais, que atua na regularização das funções intestinais, proporcionando suave efeito laxativo. Bastante utilizado em dietas com baixo teor calórico, auxiliando nos regimes de emagrecimento.

34. **Agnocasto, Agnus Castus:** Dores de cabeça (muito raro) ou disfunções gastrointestinais (muito raro). O agnocasto é utilizado há milhares de anos na cura de diferentes distúrbios ginecológicos como as famosas cólicas menstruais, pois apaziguam alguns sintomas da síndrome pré-menstrual ou TPM. Pesquisas científicas têm comprovado a capacidade do Vitex de modular os níveis dos hormônios femininos, o que o torna útil em alguns distúrbios menstruais, tais quais: dismenorreia (fluxo menstrual doloroso e irregular), hipermenorreia (hemorragia menstrual excessiva), oligomenorreia (menstruação anormalmente

frequente), anovulação (suspensão da ovulação), amenorreia primária e secundária. É indicado também em casos de mastodínia (dor nas mamas) e hiperprolactinemia (excesso de prolactina).

35. **Agoniada, Plumeria Lancifolia:** Utilizado em inflamação do útero e ovário, cólicas menstruais, regras dolorosas, depurativo, febres intermitentes; como digestivo, em casos de histeria, emenagoga, atonias gastrointestinais. Essa erva é usada no combate à asma e consiste em forte aliada para quem tem bronquite asmático. Atuante na menstruação difícil.

36. **Agoniada, Plumeria Lancifolia – tintura-composta:** É o melhor remédio para o tratamento das doenças do útero, dos ovários e combate corrimentos. Combate, igualmente, inflamações, catarros, cólicas, suspensões e regras dolorosas. Com seu uso evitam-se as operações de útero e ovários, como raspagens, curetagens, cauterizações etc. As doenças do útero e dos ovários trazem perturbações em nível estomacal, provocam tontura, dor de cabeça, cansaço, desânimo, gases, prisão de ventre, dor na escadeira e no baixo ventre.

37. **Agrião, Nasturtium Officinale:** Contém óleo essencial, iodo, ferro, fosfato e alguns sais. Isoticianato de alilo + Mirosina + Sulfato ácido de potássio. A associação destas substâncias confere ao agrião o título de expectorante agindo como ótimo tratamento das vias respiratórias. Em forma de xarope combate tosse, bronquite, afecções pulmorares crônicas principalmente de fumantes, gripe acompanhada de secreção de muco, catarro intestinal. O agrião desopila o fígado, depura o sangue, é anti-inflamatório; indicado contra atonia digestiva, escorbuto, escrofulose, raquitismo, anemia, hidropisias, cálculos, enfermidade das vias urinárias. Por possuir grande concentração de vitaminas e sais minerais, esta erva, quando consumida crua, ajuda no combate à anemia, além de ajudar no tratamento dos diabéticos. Macerar a erva até virar uma pasta e colocar em úlceras ou em feridas apressará a cicatrização. O agrião funciona também como excelente anti-caspa e, se friccionado no couro cabeludo, atuará no fortalecimento dos cabelos.

38. **Agrião-bravo:** Outros nomes: agrião-da-amazônia, jabuaçú, jaburama, jamaburana, mastruço, nhambu, agrião-do-norte e agrião-do-brasil. As propriedades desta erva são: Anestésicas, purgativas, bactericidas (destroem bactérias), antifúngicas, antissépticas, antivirais, diuréticas, afrodisíacas, estimulantes do sistema imunológico e vasorrelaxantes. Pode ser consumido cru, em saladas, em preparações cozidas, refogadas ou assadas. Seu sabor é picante e não apresenta cheiro. Alivia dores, combate os radicais livres que

são causadores de doenças como câncer e envelhecimento precoce. Contribui contra a tensão vascular.

39. **Agrião-do-pará:** É usado no combate a tosses e escorbuto.

40. **Agrimônia:** Planta vermífuga. Ajuda no combate *à* Icterícia e doenças hepáticas. Excelente erva usada no combate à catarata, luxação e ferida.

41. **Água de coco:** Rica em sódio, cloro e potássio, minerais essenciais à vitalização da pele e ao bom funcionamento intestinal e hepático. Suas propriedades medicamentosas básicas relacionam-se ao aumento da colicistocinina, hormônio produzido na mucosa intestinal, auxiliador dos movimentos vesiculares.

42. **Água de levante:** Atua na cura de resfriados. Expectorante. Ótimo banho contra inveja.

43. **Água de levante graúda:** Serve para banho de descarrego. Ajuda no combate à gripe.

44. **Água de levante miúda:** Serve para banho de descarrego. É expectorante.

45. **Aguapê:** Usado em gargarejos para ajudar no fortalecimento das cordas vocais.

46. **Aipim:** O cataplasma das folhas aplicado em tumores e inflamações é um ótimo cicatrizante.

47. **Aipo:** Expectorante. Ajuda a combater melancolia, dor de dentes e auxilia nas funções urinárias.

48. **Alforva:** A farinha das sementes quando aplicada em cataplasmas é um excelente remédio usado no combate a inchaço e inflamações.

49. **Alamanda:** Bastante ultilizada no tratamento de doenças de pele: sarna, furúnculo, dentre outras. Ferva a água, desligue o fogo e jogue as folhas. Abafe por 25 minutos. Coloque o chá e a folha sobre o problema. A erva é usada igualmente em banhos de descarrego. Bastante indispensável nos tratamentos de doenças de pele tais quais sarna e furúnculo. Usa-se as folhas cozidas ou abafadas.

50. **Alcachofra, Cynara Scolymus:** Riquíssima em vitamina A e vitamina C + Suplemento rico em cynarin, substância ativa que auxilia na quebra de gordura, reduzindo os níveis de colesterol e triglicérides no sangue. Utilizado nas afecções hepatobiliares e no aumento da ureia. Digestivo, antianêmico, estimulante das funções do fígado e da vesícula biliar, propriedades estimulantes sobre a função antitóxica do fígado. Diurético, combate ácido úrico, reumatismo, aumenta a secreção biliar, tem ação colagoga e colérica. Combate febres, baixa pressão arterial, arteriosclerose, tireoide. Normaliza as funções intestinais, agiliza a

eliminação de toxinas nocivas ao nosso organismo. Coadjuvante nos regimes de emagrecimento. Responsável pelo alto poder de digestibilidade encontrado na hortaliça. Ajuda na eliminação de toxinas quer por via intestinal ou renal. O chá das folhas controla a diabetes. Quando tomado antes das refeições, estimula o bom funcionamento dos rins e do fígado.

51. Alcaçuz, Glycyrrhiza Glabra (tintura): Combate afecções das vias respiratórias, tosse, laringite. É diurético, laxante. Ajuda no tratamento de náuseas etc. Usar com moderação.

52. Alcaparra, Capparis Spinosa: Os botões florais dessa planta eram uma iguaria já consumida pelos antigos gregos e romanos e seu uso medicinal também antigo. A presença de flavonoides e glicocaparósido na raiz e nos botões florais confere à alcaparra propriedades antiespasmódicas, aperitivas, cicatrizantes, diuréticas, tônicas e fortalecedora dos vasos capilares. É empregada em doenças do fígado, rins e até para melhorar estados depressivos. O chá feito de suas raízes ou com seus botões florais pode ser usado para lavar úlceras e feridas, pois tem a propriedade de limpar os tecidos necrosados, favorecendo a cicatrização.

53. Alcaparreira: A geleia de seu fruto é usada contra picadas de cobras e insetos venenosos.

54. Alcarávia: A alcarávia ajuda no tratamento de problemas digestivos, cólicas, dispepsia, febre, gases, problemas respiratórios e vermes. Antiácida, antiflatulenta, digestiva, diurética, estimulante, laxante e purgativa.

55. Alcarávia, Carum Carvi: Favorece o zelo por princípios e valores; incentiva a pessoa a acreditar na justiça divina, planejar a vida com tranquilidade, ter coragem para agir, sentir segurança em sua maneira de viver a não se subestimar, ter gratidão pela vida e prazer em viver; elimina apegos.

56. Alecrim, Rosmarinus Officinalis: Excelente defumador para limpar e proteger os ambientes contra cargas maléficas. Usado na maior parte por médiuns. Auxilia-nos a acessar registros de vidas passadas. Ajuda-nos a dissipar os traumas ou qualquer vínculo negativo. Ótimo para realçar a dedicação do amor espiritual. Combate ansiedade, apatia, melancolia, stress e sono. Ótimo antigripal. Estimulante mental. Ordena os pensamentos. Proteje contra fadigas e pressão baixa. Aumenta a concentração e elimina a letargia. Fazer um pó com as folhas secas e coloque sobre a ferida, ajuda na cicatrização.

57. Alecrim-de-tabuleiro: Empregado como afugentador de larvas astrais (kiumbas e eguns).

58. Alecrim-do-campo: Proteção e Purificação. Antidepressivo. Purifica o astral do corpo. Desagrega cargas enfermiças, limpa e purifica o ambiente, criando uma "esfera" de proteção. Excelente contra obsessores. Afasta a tristeza e a depressão. Banho de descarrego.

59. Alecrim-do-cruzamento: Banho, defumação, pó e sacudimento.

60. Alecrim-do-mato: Auxilia na recomposição do sistema nervoso após uma longa atividade. Auxilia o corpo a digerir o açúcar, por isso é ótimo para diabéticos. É digestivo e sudorífero. É muito bom contra anemia, menstruação insuficiente e problemas de irrigação sanguínea. Protege contra resfriado e bronquite. Auxilia em casos de tendinite e dores musculares. Excelente auxiliar em casos de problemas no coração, como arritmia cardíaca. Auxilia em casos de cansaço mental e estafa. Ajuda na perda de memória e aumenta a capacidade de aprendizado. Auxilia a saúde da pele e contra lesões e queimaduras. Tem grande eficácia contra queda de cabelo e caspa. Nesses casos, pode-se beber o chá e enxaguar o cabelo com ele. Ajuda o metabolismo, agindo no fígado e melhorando a irrigação dos órgãos. Atua como analgésico. Estimulante e digestivo. Purifica o ambiente, ajudando na saúde e tirando as cargas negativas. Expulsa até eguns. *Obs.*: Pessoas hipertensas devem tomar cuidado dobrado com alecrim.

61. Alface, Lactucina: atua de maneira hipnótica contra enfermidades nervosas. É um calmante de primeira ordem. Usada por naturalistas para o tratamento de insônia. Pacificadora dos nervos. Toma-se chá das folhas para ajudar a tirar cargas de quem já morreu, de perto da vítima.

62. Alfafa, Medicago Sativa l.: Supre as necessidades de vitaminas, proteínas e sais minerais, ótima fonte de potássio, fósforo e cálcio. Como revigorante na fadiga e problemas resultantes de alimentação insuficiente, antianêmica, raquitismo, relaxante, osteoporose. Usado na falta de apetite, e má digestão, age no combate à hemorragia.

63. Alfarrobeira: Os seus frutos ajudam no combate *à* diarreia.

64. Alfavaca, Ocimum Americanum: O chá desta erva elimina dores estomacais, gases, aftas, resfriados. Possui ação digestiva, diurética, antiespasmódica; é estimulante; indicada em gargarejos nas dores de aftas, angina, intestino; elimina a areia dos rins, calmante, regula o sono. Seu chá é diurético, combate tosse e catarro dos brônquios. Excelente banho de descarrego contra cargas negativas e inchaço nas pernas. Ótimo chá para combater resfriados.

65. Alfavaca-de-cobra: Eficaz no combate ao mau-hálito.

66. Alfavaca-do-campo: Seu uso se faz no combate a doenças do aparelho respiratório: tosse e catarro dos brônquios. O xarope é eficaz no combate à coqueluche. A folha é apenas abafada no caso de chá. Excelente exterminador de carga negativa, da cabeça aos pés.

67. Alfavaquinha: Usa-se o chá em casos de resfriados, dor de garganta. Chá diurético. A erva é bastante utilizada em defumações e em banhos de descarrego.

68. Alfavaca-roxa: Muito bem empregada em casos de chás calmantes e em banhos de limpeza ou descarrego. Se estiver precisando emagrecer, será uma ótima receita.

69. Alfazema, Lavandula Spica: Usada contra mau-olhado, quebranto; banho de descarrego e equilibrador de chacras. Atua na cura da asma, rinite, dor de cabeça, enxaqueca, gases, vertigens, calmante, tônica do sistema nervoso, antiespasmódica, digestiva. Combate cólicas, gases, indigestão, dificuldades na menstruação. Excelente fórmula usada na magia branca como perfume para o amor. Atua contra o nervosismo e a dor de cabeça. Ótimo banho contra inveja. Levanta o astral e ajuda a relaxar.

70. Alfazema-de-caboclo: O xarope combate gripe, bronquite e é expectorante. As folhas são usadas contra mau-olhado, quebranto, febres; banho de descarrego.

71. Alforva: A farinha de suas sementes quando aplicada em cataplasmas é remédio eficaz para resolver inchaços e inflamações.

72. Algodão, Gossypium Herbaceum: Usa-se o sumo nos banhos de limpeza. Antibiótico. Excelente anti-inflamatório. As sementes atuam contra resfriados. Limpeza higiênica. Bom para as mulheres na gestação, pois ajuda a aumentar o leite materno, e o banho de assento ajuda na cicatrização. Indicado em casos de hemorragias uterinas, dores nas articulações, furúnculos, helmintíases, tosses catarrais, afecções renais; diurético. Possui ação hemostática nas metrorragias, dismenorreia e amenorreia.

73. Alga-marinha: As algas-marinhas ajudam na prevenção de **câncer**. Além disso, seu rico teor em Iodo é também importante no combate às disfunções da tiroide, sistema imunológico e na regulação do sistema hormonal feminino.

74. Alga-perlada: Planta laxante. O talo desta facilita a evacuação.

75. Alho, Alicina: Princípio antibacteriano sulfuroso indicado no combate às doenças crônicas infecciosas. Sua ação antitumoral também é comprovada.

Ajuda no combate ao colesterol, na redução da pressão arterial, previne trombose e cuida do coração. Ajuda a baixar a pressão e a glicose, aumenta a longevidade e protege o cérebro.

76. Alho-de-urso: Planta depurativa e anti-hipertensiva.

77. Alho-poró, Allium Porrum: Riquíssimo em vitaminas B, C, E e Ferro. O chá desta erva possui propriedade diurética.

78. Allium Sativum (tintura): Ótimo medicamento indicado contra gripes, afecções catarrais agudas e crônicas, tuberculose etc. Tem ação moderadora e antisséptica sobre a tosse. O escarro diminui e perde seu aspecto purulento. É indicado no catarro crônico dos brônquios e nas bronquites dos idosos. É indicado para baixar nível da pressão arterial. Exerce ação benéfica nas doenças do aparelho digestivo, estimula a secreção dos sucos digestivos, favorece a flora intestinal e evita a formação de toxinas intestinais. É indicado no tratamento de varizes e hidropisia. *Obs.:* Contraindicado a quem sofre de doenças de pele e às mulheres que amamentam porque altera o leite.

79. Almecega: Tem o diferencial de ser legitimamente brasileira. Chega a ser chamada de "mirra brasileira" ou "erva exótica brasileira", dada a sua origem da Floresta Amazônica. Foi e é utilizada por indígenas como forma de curar doenças ou de se livrar de carga ruim.

80. Almecegueira: Planta medicinal antioxidante que promove proteção contra os raios solares nocivos (UVB), agindo como protetor solar. Sua resina também pode ser utilizada em casos de doenças de pele, feridas, problemas estomacais e hepáticos. Antioxidante, anti-inflamatório, analgésico, gastroprotetor, hepatoprotetor. Proteção solar (prevenção de câncer de pele e envelhecimento); problemas de pele, feridas; problemas hepáticos; queimação no estômago, gastrite.

81. Alpiste: Uma colher de sopa para 01 litro de água. Beba durante o dia quando sentir sede, até às 18h. Ótimo contra retenção de líquido.

82. Alquemila: Planta medicinal de propriedades adstringentes, utilizada em casos de diarreia benigna ou menstruações dolorosas; é apresentada quase sempre em forma de infusões (chás). É adstringente, antidiarreica, tônica, estomacal, antisséptica, calmante, cicatrizante. Diarreia benigna (por exemplo, em infusões para mulheres grávidas), distúrbios gastrointestinais, distúrbios ginecológicos: menstruações dolorosas, síndrome pré-menstrual. Hemorragia, menopausa, leucorreia (corrimento vaginal branco). Uso externo em forma de banhos: Higiene bucal (usar antisséptico bucal), corrimento vaginal e outras afecções vaginais. (para ser usada no toalete)

83. **Alteia:** Muito bem empregada nos banhos de descarrego, bochechos, gargarejos, nas inflamações de boca e garganta. Anti-inflamatória e suavizante.

84. **Aluman:** O uso de seu chá ajuda a aliviar os efeitos da ressaca, da azia e facilita o tratamento de gastrite, além de ser um excelente estimulante do apetite. Serve para depurar o sangue, desintoxicar o fígado e as vias urinárias.

85. **Amaranto-verde:** O infuso favorece a diurese e tem aplicação nas moléstias do fígado, na hidropisia e no catarro da bexiga. É bom lactígeno.

86. **Ameixa-preta:** Seus frutos e suas folhas são indicadas como laxantes.

87. **Ameixeira:** Serve de alimento. É calmante.

88. **Ameixeira-do-Japão:** Fruta laxativa. Ajuda a baixar a pressão. O chá das folhas combate resfriados.

89. **Amêndoa, Amandina:** Proteína reconstituinte dos tecidos com grande aplicação no combate às anemias. Seu óleo é usado como emoliente tópico.

90. **Amendoeira:** Ajuda no tratamento da pele.

91. **Amendoeira-doce:** O fruto serve como alimento e tônico sanguíneo.

92. **Amendoim, Araquna:** Principal substância dos ácidos graxos do amendoim cura algumas síndromes ocasionadas pela carência desses ácidos no organismo. As sementes fortalecem as vistas e a pele, além de serem afrodisíacas.

93. **Amenoflora (tintura-composta):** Insuficiências ovarianas, amenorreias e dismenorreias. Em todos os casos de ausência ou diminuição do fluxo menstrual fora do estado de gravidez e nas menstruações difíceis e dolorosas.Tem indicação especial na menopausa e nas afecções ovarianas. Todos os distúrbios vasomotores e nervosos causados na menopausa, como crise de calor, angústia, palpitações e nevralgias com irradiações dolorosas para os membros inferiores são tratáveis com amenoflora.

94. **Amescla branca:** Serve como remédio em inflamação de útero e ovário.

95. **Amieiro:** Combate diarreia, inflamações e dores de garganta.

96. **Amieiro-negro:** Laxante suave. O organismo não cria resistência mesmo com o uso contínuo.

97. **Amora:** As propriedades medicinais contidas nas folhas de amora vão desde o alívio do desconforto vindo da menopausa, até o combate forte ao colesterol alto. Combate afecções e pedras nos rins, limpa catarros da bexiga, azia, hemorroidas. Em gargarejos combate inflamações da amídala, aftas e mucosa da boca, febres, diabete, menopausa, colesterol.

98. Amoreira: Suco adstringente, cura feridas e males do fígado. Combate inflamações das amigdalas e dor de garganta quando feito seu gargarejo. O bochecho ajuda no extermínio de dor de dente.

99. Amor-de-mulher: Usado contra reumatismo, afecções da bexiga, pedra na vesícula ou nos rins, dor de barriga, má digestão, febre. Toda planta é recomendada contra icterícia, bronquite asmático. O sumo ou chá da folha é usado para curar feridas e em gargarejos para aliviar as amígdalas. Ótimo remédio contra diabetes. O pó é usado em feitiços.

100. Amor-de-negro – partes usadas: Folhas e raízes, em infusão. Fazer o chá com folhas (infusão) ou raízes (decocção). Aplicação tópica em dor lombar, dor renal, úlcera, ferida, micose. Suas folhas e raízes são usadas para fazer infusões e decocção para a cura interna, sobretudo de doenças urinárias; usado como anti-inflamatório.

101. Amor-do-campo: É usado na medicina como depurativo do sangue e diurético. Elimina corrimento da uretra e da bexiga. Ajuda a combater problemas nos rins e doenças do fígado.

102. Amor-dos-homens: Atua excelentemente contra constipação, pedras vesiculares, pâncreas e problemas do fígado. É depurativo do sangue, melhora o sangue fraco e o apetite evitando assim a anemia. É uma excelente erva benéfica contra diabete. O suco desta tomado em água é um ótimo fortificante dos nervos, do cérebro e das vistas.

103. Amoreira: Prende cargas negativas liberando-as depois que o sol se põe. Ótimo chá para bochechos tanto de gengiva quanto da boca e da garganta.

104. Anador: Atua contra dores em geral. Em especial dor de cabeça. É antitérmico e atua no combate à febre.

105. Ananá: Serve de alimento e refresco. Age como vermífugo.

106. Anauerá: Indicado para parasitas intestinais: ameba, geardia e dores estomacais. Árvore vistosa da família das Rosáceas.

107. Andá-Açu: Banhos fortes para descarrego.

108. Andiroba, Carápa Guaiananensis: Semente amazônica que serve de repelente e de reconstituinte celular da derme, eliminando inflamações e dores superficiais. Tem ação purgativa na eliminação de vermes. Quando você tem um ferimento é bom passar óleo de andiroba no local. Além de sarar, este remédio evita que mosquitos, moscas e outros insetos pousem no ferimento. A casca e também as folhas, depois de cozidas, são utilizadas de febrífugo e anti-helmínticas ou para lavagem das úlceras; contra impetigo e outras doenças. O óleo de andiroba é indicado como anti-inflamatório para dores musculares e micoses nas áreas externas do corpo. Também combate a diabetes e o reumatismo através da homeopatia. O bálsamo é usado para a fabricação de sabonetes medicinais e para uso tópico em luxações. O óleo da semente também serve de protetor solar. Em determinados períodos do dia na região, principalmente no fim da tarde e à noite, é grande a incidência de mosquitos, por isso, muitos índios da Amazônia misturam a andiroba ao urucum, o que se torna um eficaz repelente de insetos. No mercado também existe a vela de andiroba com ação repelente, que é comercializada por algumas empresas, e substitui produtos à base de citronela, uma planta aromática.

109. **Andorinha:** Ajuda na eliminação de glicose e ácido úrico.

110. **Anis:** Atuante contra cólicas de crianças. Evita desmaios. É digestivo e tem ação sobre o cérebro, facilitando trabalhos intelectuais. Estimula as secreções lácteas, salivares e gástricas, beneficiando, consequentemente, a lactação, a higiene bucal e a digestão.

111. **Anis-estrelado:** Atua melhorando o humor, anti-depressivo, desperta a intuição, purificador da aura; torna o ambiente agradável e desagrega cargas negativas. Sorte.

112. **Angélica, Angélica Archangélica:** Ameniza e elimina cólicas, gases, anemia, fraqueza dos nervos, bronquite, enfermidades da garganta, convulsões, cãibras. Fortalece os pulmões, o fígado, os rins, a bexiga. Proporciona boa sorte nos negócios e relacionamentos. Ter um ramalhete em casa ajuda a afastar a inveja. Faz a simpatia quando se deseja algo, entregando um belo embrulho de presente à pessoa desejada. Tem excelente resultado na magia do amor. Adistrigente.

113. **Angelicó:** Indicado no tratamento de convulsões epilépticas e nevralgias. Combate febre e desinflama os testículos As folhas e flores preparadas com o manacá tem excelente resultado na magia para propiciar ligações amorosas, fortalecer um belo romance.

114. **Angelim-amargoso:** As cascas são utilizadas em banhos contra cargas negativas, para combater e destruir os fluidos negativos.

115. **Angelim-do-cerrado:** Gastrite, diabetes, úlcera e dor de estômago. Colocar de molho 03 pedaços pequenos na água fria.

116. **Angelônia:** Erva muito útil como calmante e antiespasmódica. Utiliza-se no preparo de xaropes peitorais.

117. **Angico, Piptadenia Colubrina:** Trata de afecções pulmonares, das vias respiratórias, tosses, faringites e asma. Combate diarreia, desinteria, gripes; é depurativo; indicada contra reumatismo, sinusite. Fortalece os ossos, e é ainda indicada contra hemorragias uterinas, leucorreias, gonorreia.

118. **Angustura:** A casca de angustura é tônica, febrífuga e combate desinteria.

119. **Aninga:** A raiz, reduzida a pó, tem aplicação diurética eficaz, e as folhas podem ser aplicadas em cataplasmas quando estiverem maceradas.

120. **Angico-da-folha-miúda:** Na medicina caseira são usados a casca e os frutos em infusão ao vinho do porto agindo como estimulador de apetite.

121. **Anis-estrelado, Iliciun Anisatum:** Digestivo, acidez estomacal, cólicas, gases, mau hálito, aumenta o leite materno, combate insônia, é carminativo e relaxante.

122. **Antúrio:** Usado como tônico capilar para fortalecer o couro cabeludo e dar brilho ao cabelo.

123. **Apeíba:** O decocto da entrecasca é um vermífugo eficaz.

124. **Aperta-ruão:** Bastante solicitada em banhos de assento para dar fim à leucorreia, gravidez difícil e problemas uterinos. Combate doenças do fígado e dos rins. Ajuda a controlar problemas na bexiga. Excelente chá que se faz com as folhas, ajuda a aumentar e a controlar a imunidade. A raiz é tóxica.

125. **Apuí:** Das flores é extraída uma resina amarelo-avermelhada que, misturada com manteiga de cacau é aplicada sobre os bicos dos seios rachados das mulheres, principalmente em lactantes.

126. **Araçá:** Usada nos banhos de purificação com excelente resultado. Ótimo inibidor de cólicas menstruais. Põe fim às dores.

127. **Araçá-branco:** Serve de alimento; antidiarreica.

128. **Araçá-da-praia:** A água de seu cozimento é usada para fazer lavagens genitais e curar hemorragias.

129. **Araçá-de-coroa:** Suas folhas aplicadas em forma de chá põem fim às cólicas.

130. **Araçá-do-campo:** É utilizada em banho de limpeza. O chá é empregado contra diarreia e desinteria.

131. **Araçá-mirim:** Serve de alimento; antidiarreico.

132. **Araçá-vermelho:-** Serve de alimento; antidiarreico.

133. Aramina: Utiliza-se as folhas em todas as inflamações. A raiz, em decocção, é empregada contra cólicas abdominais. As flores são expectorantes: usam-se especialmente nas tosses secas e inveteradas. O decocto das sementes trituradas é um antelmíntico eficaz.

134. Arando vermelho: Planta medicinal utilizada principalmente na prevenção e como antisséptico das vias urinárias (por ex. cistite); efeito benéfico contra herpes labial. Pode ser encontrada frequentemente em forma de suco.

135. Arapari-da-várzea: Sua casca é adstringente, portanto, útil contra diarreia.

136. Arapabaca: Esta planta quando fresca tem odor venenoso e fétido, que em locais fechados pode causar uma espécie de narcotismo pelas suas qualidades venenosas e suas propriedades tóxicas. Adequado às pessoas anêmicas, debilitadas, com diátese reumática; às crianças escrofulosas, atormentadas por ascarídeos e vermes.

137. Arapoca-branca: Suas folhas são utilizadas como antitérmico e no combate à febre.

138. Arara-tucupé: A casca fresca, adstringente e anti-hemorrágica é empregada para lavar feridas e úlceras.

139. Araracanga: Suas folhas são usadas para debelar febre.

140. Araruta: Age contra veneno de cobra. É muito recomendado para crianças e idosos.

141. Araticum-de-areia: A polpa dos frutos é indicada para resolver problemas de tumores e o cozimento das folhas para tratar reumatismo.

142. Arco barril: Ajuda no tratamento de quem tem derrame cerebral e mal do vento.

143. Argentina: Os frutos desta ajuda no combate *à* diarreia. Costuma associar se à camomila.

144. Argila branca, Bollus Alba: É cicatrizante, bactericida; usada como máscara de beleza para eliminar cravos, furúnculos, inflamações internas, dores reumáticas, inflamação do aparelho digestivo, intoxicação por alimentos, febre alta, febre gastrointestinal, feridas supurantes, contusões, picadas de inseto, hematomas com dor e inchaço. Fonte de cálcio. Ajuda no combate à osteoporose.

145. Ariá: Emprega-se contra a retenção de urina e em casos de cistite.

146. Aristolóquia: É pulmonar, diurética, emenagoga. Cura os fluxos uterinos. Em loções com vinho cura a sarna e desseca toda espécie de chagas.

147. **Aringá-ibá:** Suas folhas têm propriedades resolutivas e combate as dores articulares.

148. **Arnica, Solidago Microglossa:** Possui propriedades anti-inflamatórias. Usada interna e externamente, é excelente para ajudar na recomposição dos tecidos. Anti-hemorrágica, diurética; combate doenças urinárias, cólicas renais, nevralgias internas; é tônica do útero, antiblenorrágica, antidiarreica. Combate a cistite, artrose, dores, traumatismo, paralisia, contusões, dores musculares, hematomas, cortes, (uso interno). Nos traumatismos, ferimentos, anemia, coqueluche, paralisia, aplicar e tomar. Em caso de derrame, equilibra os glóbulos vermelhos. Ajuda na clarividência. Em casos de feridas aplique as folhas como cataplasma. Contusões, torções, hematomas, furúnculos, artrite, distensões musculares, dor muscular, cortes, dores reumáticas (uso externo).

149. **Arnica-erca lanceta:** Excelente remédio usado para recomposição dos tecidos. Contusão, lesão, tombo etc.

150. **Arnica-montana:** Age como cicatrizante nas escoriações.

151. **Aricuri:** O suco deste coco, verde, espremido, tem aplicação na cura da oftalmia.

152. **Aroeira, Schinnus Terebinthifolius:** Excelente agente que ajuda a combater feridas e úlceras. A casca é de imenso valor contra feridas, tumores, inflamações em geral, hemorragias internas, cicatrizante e problemas respiratórios. Fazer o chá da casca do tronco e lavar a ferida. Apressará a cicatrização.

153. **Aroeira branca:** Ajuda no combate à gripe, febre, resfriado e bronquite.

154. **Aroeira-roxa:** Ajuda no combate à queimação e gastrite.

155. **Arônia:** Planta medicinal com efeitos antioxidantes, tônicos, energéticos, dentre outros. Anti-inflamatório, altamente nutritivo, antioxidante, hepato-protetor, imunoestimulante. Indicações: Distúrbios digestivos, falta de energia, possível prevenção de câncer. Prevenção de doenças cardiovasculares, colesterol (contra o LDL), tratamento da hipertensão, queimação no estômago ou doenças do sistema urinário.

156. **Arrabidaea Chica:** Planta medicinal que possui grande quantidade de ferro. Por isso, é utilizada no tratamento de anemia, anemia ferropriva, cicatrizante e auxiliar no tratamento de afecções da pele. Ajuda na cicatrizaçao de gastrite e úlceras gástricas.

157. **Arrebenta cavalo:** Esta erva é empregada em magias e em excelentes banhos para simpatias, do pescoço para baixo, exceto às 11h45min, às 12h15min e de 23h45min às 00h15min, e se preferir evite às 6h e às 18h.

158. **Arroz:** Fertilidade e fartura.

159. **Arrozinho:** É anti-inflamatório, diurético, expectorante, laxante, amacia a pele, fortalece os cabelos, é anticaspa e extermina a solitária.

160. **Arruda, Ruta Graveolens:** Chá que acalma os nervos e ajuda a combater a disúria (dificuldade em urinar). Ótimo protetor astral, desagrega larvas astrais e cargas enfermiças. Quebra as formações energéticas negativas resultantes de acúmulos de pensamentos negativos e de atuações do baixo astral. Limpeza de ambientes e purificação. Atua como remédio contra piolho e parasita capilar.

161. **Arruda miúda:** Ajuda a combater a disúria. Também aplicada contra reumatismo e ferida.

162. **Artemísia, Artemisia Vulgaris:** Saúde e poderes psíquicos. Bom para o sistema nervoso. Atua contra anemia, combate problemas de ovários e ciclo menstrual irregular. Uma xícara de chá por dia. Se tomada 30' antes das refeições, este chá terá efeito digestivo e aliviará cólicas intestinais. O chá será feito das folhas e flores. Para amenizar problemas menstruais, basta tomá-lo 07 dias antes do período. Quebra as correntes de pensamentos negativos e traz proteção. *Obs.:* Deve ser evitada por gestantes.

163. **Árvore-da-felicidade:** Usam-na para trazer felicidade ao lar. Decorativa.

164. **Árvore da fortuna:** Usada para nunca faltar dinheiro. Decorativa.

165. **Árvore da vida:** O banho de suas folhas é excelente na cura de dor de cabeça.

166. **Árvore do baobá:** Baobá é considerada a árvore da premonição e dos avisos importantes. Sua principal finalidade é invocar espíritos. Chamam-na de a "Árvore da Longevidade."

167. **Árvore do chá:** Planta medicinal utilizada principalmente em forma de óleo essencial, indicada sobretudo em caso de micoses dos pés ou das unhas, graças a um forte efeito antifúngico. Propriedades: Antifúngico, bacteriostático, antiacneico, antisséptico, cicatrizante. Micoses dos pés (pé de atleta), micoses das unhas (onicomicose), candidíase (micose vaginal), acne, picadas de insetos, feridas (cortes), caspas, problemas de gengivas, aftas (óleo essencial), manchas da idade. Ajuda no tratamento de feridas profundas, queimaduras, coceiras generalizadas, seja anal ou varginal. Lesões de herpes, tinha, psoríase, furúnculos e acne. *Obs.:* Não deve ser ingerida.

168. **Asclépia ou algodãozinho do campo:** As verrugas desaparecem.

169. **Ashwagandha:** Planta medicinal de origem indiana com efeito adaptógeno, especialmente utilizada em caso de estresse, impotência, insônia e ansiedade, frequentemente apresentada em forma de cápsula. Efeitos: Ansiolítico, tônico, adaptógeno, anti-inflamatório, imunoestimulante, sedativo. Indicações: (tintura e raiz): Combate o desânimo e o cansaço. Sua composição rica em vitaminas e sais minerais melhora a resistência do organismo, o stress e a fadiga. Indicado em casos de stress, tensão, impotência sexual, distúrbios neurovegetativos, envelhecimento físico e mental. É também encontrado em cápsulas já prontas para o consumo de 02 vezes ao dia. Impotência e todos os males relacionados à sexualidade, fibromialgia, artrite e outras doenças reumáticas de tipo inflamatório.

170. **Aspargo – Asparagina:** catalisado pelo fígado através da enzima asparaginase, possui ação antileucêmica e atua também como desodorante renal.

171. **Assacu – casca:** É usado no combate às inflamações em geral, ulcerações e tumores.

172. **Assa-fétida:** Alivia as cólicas e as contorções intestinais.

173. **Assa-peixe, Bohemeria caudata:** Usada em forma de xarope nos problemas do aparelho respiratório, proporciona excelentes resultados. Seu chá também é bastante eficaz contra a gripe, tosse, bronquite e pneumonia. O chá desta erva tem efeito diurético. Grande auxiliar no combate à pneumonia. Ajuda na cura de hemorroidas. O banho de assento é auxiliar nas afecções do útero e pontadas nas costas.

174. **Assa-peixe branco:** Indicado em banhos de descarrego.

175. **Assuscena:** Banhos de descarrego e rituais diversos.

176. **Atanásia-das-boticas:** É uma planta vermífuga e emenagoga. Em alta dose é abortiva e perigosa. As folhas são insetífugas. Não se deve confundir com catinga-de-mulata e com outras de igual nome.

177. **Atanásia-dos-jardins:** É uma planta antiespasmódica.

178. **Aveia, Betaglucan:** Componente importante contra o excesso de colesterol produzido pelo fígado. Excelente para o coração em doses moderadas. Sua ingestão ajuda na redução de gordura e de açúcar no sangue, auxiliando assim, no combate à diabete. Por reduzir açúcar e gordura no sangue, ajuda na prevenção da arteriosclerose. Também é anti-hemorroidal. Pode ser usado durante a gravidez e a lactação. Indicada contra problemas de gota e doenças do aparelho urinário. Recomendado para combater pressão baixa.

179. **Avelós, figueira-do-diabo:** Seu uso se restringe ao combate da úlcera. O leite do talo desta, quando quebrado, ajuda na cura de calos e verrugas.

180. **Avenca, Avena Sativa:** Betaglucan: componente importante contra o excesso de colesterol produzido pelo fígado. É ótimo para o coração em doses moderadas. Sua ingestão ajuda na redução de gordura e de açúcar no sangue, auxiliando assim, no combate à diabete. Por reduzir açúcar e gordura no sangue, ajuda na prevenção da arteriosclerose. O chá ou sumo da folha é indicado no tratamento de catarro, brônquios e tosse. Esta erva atua como um excelente tônico para os cabelos, além de atuar como ótimo anticaspa, fortalecendo o couro cabeludo. É um diurético eficaz. Deixar uma Avenca na entrada da casa ajudará a puxar todas as cargas negativas.

181. **Azedinha:** Elimina gases e ajuda a combater desinteria.

182. **Azeitona, Olea Europaea-oleína:** principal componente do óleo de oliva, que é aplicado contra dores reumáticas, otites, úlceras estomacais e tuberculose.

183. **Azevinho:** É usado no combate a gases, desinteria e febrífugo.

184. **Azougue:** Excelente depurativo do sangue. Ajuda a prevenir sífilis e herpes. É muito utilizado no tratamento de furúnculos. Duas colheres de sopa de pó do cipó em um litro de água. Beber uma xícara do chá duas vezes ao dia.

185. **Azinheira:** A casca desta árvore ramosa é adstringente. Bastante solicitada contra as diarreias serosas, hemorragias, leucorreias e tuberculose pulmonar (quando administrada em grandes doses). Seu uso se faz preferencialmente em decocto.

186. **Babá tenan:** Indicado em inflamações dos órgãos femininos.

187. **Babosa, arctium lappa-aloes humilis:** A raiz e as folhas são as partes mais utilizadas. Indicada principalmente para depuração do sangue, nos casos de varizes, hemorroidas, loções, banhos e pomadas. Age como antibiótico, é ainda diurética, anti-inflamatória, bactericida, depurativa e cicatrizante, além de agir no couro cabeludo. Planta magnífica que pode ser encontrada nas quitandas e feiras. A raiz de babosa é excelente preventivo e contra veneno, é eficaz contra envenenamento de mercúrio, tomada em forma de chá. Indicado para afecções da pele, catarros no estômago, cálculos nefríticos, cálculos biliares, debilidades do estômago, enfermidades do fígado, reumatismo, bronquite, doenças cardíacas. É um dos melhores depurativos do sangue. Indicado para limpar feridas inflamadas. Aplicada em banhos dos médiuns para limpar cargas negativas e eguns.

188. Badiana (planta): Digestivo, estimulante gastrointestinal. Combate a azia. Carminativo, digestivo e estimulante. Indicado na atonia gastrintestinal, dispepsia, flatulência e bronquite.

189. Bajeru (tintura): Antiblenorrágico, antidiabético e antirreumático. Usado no tratamento ao diabetes, reumatismo, diarreias crônicas, blenorragia e leucorreia.

190. Bálsamo, sedum praealtum: Inspiração, paz. Age em problemas de estômago, azia, gastrite e úlsera. É anti-inflamatório, analgésico, cicatrizante, digestivo, emoliente e vermífugo. Ajuda no combate à bronquite, erisipela, frieira, diabetes, inflamação gastrointestinal e de pele. Tomar 03 folhas de bálsamo, batidas com um copo de água no liquidificador, em jejum. O sumo desta erva pode ser aplicado diretamente sobre as feridas. Uma gota do sumo da erva sobre os olhos ajuda a combater dor de ouvido e dores nos olhos ou olhos vermelhos.

191. Bambu: (broto): D. Giganteus, D. Asper, D. Latiflorus e B.Oldhamii e P.Pubescens. Nutrientes encontrados no broto de bambu: proteína vegetal, fibras, aminoácidos, cálcio, fósforo, vitaminas B1, B2 e C. A medicina chinesa sabe de há muito que o consumo regular de brotos de bambu ajuda na digestão, estimula os movimentos peristálticos do estômago e intestino, previne e cura de doenças cardiovasculares, cânceres e abaixa os níveis de gordura no sangue e a pressão sanguínea. Aqui no Brasil a medicina popular prescreve chá de folhas de bambu contra a tosse. É um excelente defumador contra kiumbas e eguns. O banho é excelente para afastar os perseguidores, além de ajudar em perturbações nervosas.

192. Banana: – 1. Potássio: Além de outras funções, esse mineral tem ação diurética. É importante nos casos de pressão baixa. 2. Serotonina: é calmante e induz ao sono. Atua no cérebro auxiliando na produção de endorfinas, os chamados "hormônios da alegria". Indicado em casos de pneumonia e tuberculose: assar de 2 a 3 bananas com mel, servi-las ao enfermo em jejum. Não misturar com outros alimentos. Atua em queimadura: aplicar a parte interna da casca no local afetado, por um tempo mínimo de 2 hs/dia. A banana possui potássio, sódio, fósforo, cloro, magnésio, enxofre, silício, cálcio, vitaminas A, B1, B2, niacina e vitamina C.

193. Bananeira: A seiva é bem empregada ao fazer o xarope de grande eficácia contra os males das vias respiratórias e/ou doenças do peito. A água do tronco é excelente contra icterícia. O suco cura feridas e combate veneno.

194. Bananeira-de-ardim: Induz ao vômito, o que não está fazendo bem.

195. Ban-chá: Atua na indigestão, fígado, rins, bexiga, diurético, evita resfriado, acelera a circulação sanguínea e a atividade cerebral. Provoca vômitos na gravidez.

196. Baobá: O fruto do baobá é uma boa fonte de vitaminas (especialmente vitamina C e vitaminas do complexo B), aminoácidos essenciais e ferro. Também possui qualidades: antisséptica, antibacteriana e retardadora do envelhecimento. Fornece aminoácidos essenciais. Contém muita fibra. Rico em antioxidantes, fonte de ferro e fonte de ácidos graxos essenciais. Tem propriedade anti-inflamatória, propriedade antienvelhecimento, propriedades desintoxicantes, depurativas e antidiarreicas. Hepatoprotetor. Para tratar problemas de pele, erupções e queimaduras solares. Nessa indicação o pó de polpa desidratada e o óleo da semente de baobá são utilizados. A ingestão do pó de baobá permite a recuperação do sistema imunológico e as funções orgânicas após esgotamento.

197. Barba-de-barata: Este chá, ingerido meia hora antes de dormir, produz sono leve e tranquilo.

198. Barba-de-são-pedro: Anti-inflamatório, expectorante, laxante, diurético e ajuda em casos de vômito.

199. Barba-de-velho: Seu suco é indicado pela medicina caseira no combate às hemorroidas.

200. Barbasco (planta): Depurativo, diurético, expectorante, emoliente peitoral refrescante e sedativo. Indicado para tosse, bronquite e asma.

201. Barbatimão, stryphnodendron barbatimão: A casca é usada no combate à úlcera estomacal e duodenal, hemorragias, diarreias, desinterias, leucorreias, blenorragia, debilidade geral. De uso externo em feridas, úlceras e cólica. Poderoso adstringente empregado em lavagens vaginais, no tratamento da leucorreia, catarros uretrais e vaginais. O pó é usado externamente sobre úlceras e impingens.

202. Bardana, arctium lappa: Ótimo remédio contra as moléstias da pele. Excelente contra congestões do estômago. A raiz e as folhas são as partes mais utilizadas. Indicadas principalmente por depurar o sangue, nos casos de varizes, hemorroidas, loções, banhos e pomadas. Depurativo, diurético, antisséptico, gastrite, herpes, moléstias da pele, bronquite, caxumba, catarro do estômago e no intestinos, cálculos biliares e da bexiga, cólicas hepáticas, gota, reumatismo, artrite, afecções cutâneas, prisão de ventre, diaforético, laxante. A planta é utilizada externamente nas afecções de pele, compressa para reumatismo, herpes, seborreia, eczemas. Age como antibiótico, é ainda diurética, anti-inflamatória, bactericida, depurativa e cicatrizante, além de agir no couro cabeludo. Aplicada em banhos dos médiuns para limpar cargas negativas e eguns.

203. **Barmitão – casca:** potente anti-hemorrágico e anti-inflamatório.

204. **Batata, solanum tuberosum – Solanina:** enzima inibidora dos ácidos estomacais. Esta substância confere à batata-inglesa princípios antiulcerativos e analgésicos. A batata batida no suco em jejum cura gastrite. Rica em carboidratos e vitaminas. Usada crua, tem aplicação para combater dores de cabeça (colocadas em rodelas sobre a testa) e contra irritações da pele.

205. **A batata-baroa:** é bastante indicada para quem sofre de doenças renais.

206. **Batata-de-purga:** Os tubérculos dessa estão oficializados na farmacopeia com o nome de jalapa brasileira e são largamente comercializados sob o nome de aparás de batata de purga.

207. **Batata-de-sucupira (tintura):** Considerado específico para o tratamento do reumatismo crônico, artritismo e ácido úrico. Quando as articulações engrossam, essa erva produz efeitos admiráveis, tira as dores e faz desaparecer o inchaço.

208. **Batata-doce:** A água da folha cozida combate dor de garganta e tumor. Fazer gargarejo. Debela gota e reumatismo. O cozimento das folhas ajuda a tratar os rins. Folhas: ótimo líquido para lavar os olhos e aliviar as vistas cansadas.

209. **Baunilha:** Usado contra inveja. Ajuda na boa sorte e na harmonização.

210. **Baunilha-de-auacuri:** Ajuda no tratamento de abalos do sistema nervoso: depressão, melancolia, convulsão etc.

211. **Baunilha-verdadeira:** O chá de suas folhas é ótimo tratamento contra a esterilidade.

212. **Becabunga:** Suas propriedades curativas são semelhantes as da verônica-o-ficinal. As folhas carnudas são usadas do mesmo modo que o agrião. Adstringente, tonificante, aperitiva e digestiva. Possui efeito expectorante, diurético e depurativo. Combate enxaquecas, faringite, constipação, tosse, bronquite, asma. Muito solicitada no combate a eczemas, além de suavizar a pele ressecada na época do frio e servir de cosmético.

213. **Begônia:** Suas folhas são utilizadas em problemas estomacais e nas fraquezas em geral; restabelece esgotamentos.

214. **Benjoim, styrax benzoim:** Antisséptico, cicatrizante e expectorante.

215. **Beladona:** O sumo de suas folhas aplicado diretamente no local da erisipela, por no mínimo 30 minutos, ajuda na cura desta. Limpeza de ambientes. Trabalho feito com os galhos ajuda no poder de atração.

216. Beldroega: Suas folhas e seus talos são comestíveis. Excelente fonte de vitamina C. Além de ser laxativa e diurética. O chá desta erva alivia dores nevroálgicas e consiste em excelente arma contra escorbuto, hemorragia das gengivas, infecções odontológicas, gengivites, perda dos dentes, anemia, dentre outras doenças relacionadas à pele e ao cabelo. Usada na cicatrização de feridas (macera-se as folhas que são colocadas sobre o ferimento. *Obs.: Comer somente as folhas verdes.*

217. Beldroega vermelha: Usada em limpeza e purificação das pedras.

218. Beloura estalos: Planta medicinal indicada em caso de insuficiência cardíaca, vendida apenas sob prescrição médica; pode ser encontrada em forma de comprimido pronto para uso. Cardiotônico (inotrópico positivo: aumento da contratilidade do miocárdio e cronotrópico negativo: diminui o ritmo cardíaco), diurético, cicatrizante. Insuficiência cardíaca aguda ou crônica. *Obs.:* Se ingerido em doses elevadas correrá risco de intoxicação. (ver Boca-de-lobo)

219. Benjoin: Energiza, aquece e relaxa. Usado em defumações para expulsar maus espíritos. Ajuda a expressão em público. Facilita na tomada de decisões. Sucesso.

220. Berbéris: Seus frutos ajudam por serem laxantes.

221. Bergamota: Acalma estados emocionais elevados, combate apatia, depressão, ansiedade e stresse. Auxilia na recuperação do controle emocional. É cicatrizante e antitérmico.

222. Berinjela roxa, Solanum Melongena: O chá das folhas é um ótimo diurético. No caso de furúnculos, as folhas em forma de compressa ajudam a supurar os abscessos. Suplemento protetor das funções hepáticas, aumenta a produção da bílis e sais biliares, facilita a contração da vesícula biliar. É laxante, digestivo, triglicerídeos, diminui os níveis de colesterol e é diurético. Reduz ureia e ácido úrico, previne doenças cardiovasculares; estimulante do sistema imunológico, arteriosclerose, colagogo, antidepressivo e analgésico.

223. Bertalha: Seu uso se dá no combate à febre. Riquíssima em ferro. Usada em banho de descarrego para expulsar maus espíritos.

224. Betacaroteno, daucus carota: Fonte natural de pró-vitamina A. Suplemento antioxidante pode reduzir os riscos de deficiências visuais, envelhecimento precoce, má formação óssea, baixa resistência a infecções. Protege e embeleza a pele e os cabelos. Promove um bronzeado lindo e saudável. Protetor de células.

225. Betaglucan: Componente importante contra o excesso de colesterol, produzido pelo fígado. É ótimo para o coração em doses moderadas. Sua ingestão ajuda na redução de gordura e de açúcar no sangue, auxiliando assim no combate à diabete. Por reduzir açúcar e gordura no sangue, ajuda na prevenção da arteriosclerose. O chá ou sumo das folhas é indicado no tratamento de catarros, brônquios e tosses. Essa erva é um excelente tônico para os cabelos, além de ser um ótimo anticaspa e fortalecer o couro cabeludo. Atua como excelente diurético também. Deixar essa planta na entrada da casa ajudará a puxar todas as cargas negativas.

226. Bete cheiroso: Folhas e flores digestivas e laxantes. Ajudam a combater hemorragias, úlceras, cólicas ou corrimentos. Ajuda no tratamento de afecções urinárias e renais. Pode ser tomado o chá. Ajuda também no combate à gripe e tosse.

227. Bete branco: Atua em cicatrizações.

228. Beterraba, beta vulgaris – Ácido glutárico: composto de um aminoácido chamado lisina. É importante na formação de anticorpos e na recuperação de doenças infecciosas. Contém sacarose, aminoácidos e vitaminas do grupo B, C, provitamina A, além de alguns sais minerais e oligoelementos raros em plantas comestíveis. De grande valor nutritivo, essa raiz é utilizada em sopas e saladas. Deve ser preferencialmente ingerida crua, cortada em tiras finas ou picada, acompanhando hortaliças. Suas folhas contêm vitamina A e cálcio e podem ser aproveitadas da mesma forma na alimentação. Devido à sua composição, a beterraba é um alimento energético e remineralizante, excelente para abrir o apetite. Ingerida em época de alterações climáticas, fortalece o organismo, tornando-o resistente à gripe e a várias outras viroses.

229. Betônia: Um travesseiro feito com folhas desta erva ajuda na eliminação de pesadelos.

230. Bétula, bétula alba: Além de excelente alimento vegetal, as aplicações da casca são bastante difundidas e sua ação cicatrizante. É conhecida desde o século XII. Utilizam-se também as folhas, as gemas e a seiva. A bétula é empregada no combate às elevadas taxas de colesterol e no tratamento de edemas, gota, intoxicação e reumatismo. Usada como diurético, ajuda a eliminar excessos de ureia e acido úrico.

231. Bicarbonato de sódio: Limpa e purifica o corpo astral.

232. Bicuíba (tintura e fruto): Empregado nos acessos asmáticos, no reumatismo gotoso, na flatulência, na debilidade do estômago e contra o mau hálito. Externamente tem aplicação nas dores reumáticas, moléstias da pele, em erisipelas e hemorroidas. É muito útil nas cólicas do estômago e intestinos, como tônico e restaurador de forças. Estimula o cérebro, ativando a memória e a inteligência.

233. **Bistorta:** Adstringente que seca, desinflama e cicatriza tanto inflamações da boca quanto das gengivas. É antidiarreica.

234. **Boca-de-lobo:** Planta medicinal indicada em caso de insuficiência cardíaca, vendida apenas sob prescrição médica; pode ser encontrada em forma de comprimido pronto para uso. Cardiotônico (inotrópico positivo: aumento da contratilidade do miocárdio e cronotrópico negativo: diminui o ritmo cardíaco), diurético, cicatrizante. Indicada para insuficiência cardíaca aguda ou crônica. *Obs.*: Se ingerida em doses elevadas a pessoa correrá o risco de intoxicação.

235. **Boldo:** vermonia consensata baker: Seu chá combate queimação e ressaca. O banho é ótimo energizante. Encontram-se nas folhas um óleo essencial, tanino, saponinas e um princípio ativo formado por flavonoides e lactonas sesquiterpênicas. Essas lactonas, de sabor fortemente amargo, ajudam a contração da vesícula biliar, estimulando a eliminação da bílis para o duodeno, o que facilita a digestão das gorduras. Por sua ação diurética, o boldo também é usado em regimes de emagrecimento.

236. **Boldo-do-chile:** Atua contra prisão de ventre, gases intestinais, estômago zangado, digestão difícil e causa sono suave.

237. **Boldo-paulista:** Seu chá ajuda a acabar com dores de estômago e enjoos.

238. **Boldo (tintura e folhas):** Afecções hepáticas, má digestão, gases, prisão de ventre, inapetência, cálculos biliares, afecções gástricas etc. Para o fígado. Estimulante das secreções. É indicado às pessoas hepáticas e calculosas, pois evita as cólicas, prevenindo a icterícia ou derramamento biliar. É um colagogo enérgico que regula a função hepática. Deve ser associado ao jurupitan. Dose: 5 g das folhas para cada xícara de água.

239. **Bolsas de pastor:** Combate a preguiça intestinal decorrente das doenças febris.

240. **Bredo:** O infuso favorece a diurese e tem aplicação nas moléstias do fígado, na hidropisia e no catarro da bexiga. É bom lactígeno.

241. **Bredo-rabaça:** Age excelentemente na cura de erisipelas. É indicada no tratamento de diarreia. Recomenda-se para afecções do fígado. Usa-se em forma de salada. Pode-se espremer o suco e tomar algumas colheres de sopa por dia. Partes usadas: Folhas e talos.

242. Breuzinho: Esta erva também pode ser conhecida por Almecega e tem o diferencial de ser legitimamente brasileira. Chega a ser chamada de "mirra brasileira" ou "erva exótica brasileira", dada a sua origem – a Floresta Amazônica. Foi e é utilizada por indígenas para curar doenças e afastar vibrações ruins.

243. Brilhantina: Seu chá e os talos ajudam a curar dor de barriga e cólica menstrual. É uma erva que combate catarros no peito, por ser expectorante.

244. Brio-de-estudante: Seu chá é usado no combate à insônia.

245. Brinco de princesa: O chá das folhas ajuda a limpar os rins por ser diurético.

246. Briônia Branca ou Mandrágora-Inglesa: Um patuá confeccionado com um pouco da raiz da erva e uma nota de seu dinheiro ajudará a aumentar a prosperidade.

247. Briônia dioica: Erva que já foi muito solicitada em casos de congestão cerebral e hidropisia. Porém, por provocar fortes diarreias, esta caiu em desuso, sendo substituída por outras medicações.

248. Brócolis, brassica oleracea: Ricos em vitamina C, fósforo, potássio e enxofre. É melhor consumi-los em saladas cruas para aproveitar todo o seu valor nutritivo. É um ótimo alimento para dietas de emagrecimento, uma vez que produz limpeza geral do organismo e elimina gorduras. Os brócolis combatem as deformações celulares que ocorrem no estômago, intestinos e mamas (inclusive os diferentes tipos de câncer). 1. Ditioltionas: são protetoras das células. Sua característica principal é a de aumentar a quantidade de enzimas junto a esses pequenos "tijolos" formadores do corpo. 2. Sulforafenos: são, juntamente com as ditioltionas, defensores das células. Combatem as deformações celulares que ocorrem no estômago, intestinos e mamas (inclusive os diferentes tipos de câncer).

249. Broto de pinheiro: "planta medicinal" com efeito expectorante, administrado em uso interno para tratar a tosse produtiva. Ele é geralmente utilizado em xarope ou balas. Expectorante, antisséptico, hiperemiante. Indicada para combar bronquite, traqueíte, rouquidão, catarro, dor de garganta. Formas de usá-la: balas, óleo essencial, xarope de broto de pinheiro, solução para o banho e inalação.

250. Bucha-do-sertão: Indicada ao combate à sinusite.

251. Bucha-do-Xavier: As folhas desse vegetal, quando verdes, são usadas em casos de reumatismo macerando-as e colocando-as no local. Excelente extermínio contra piolho.

252. **Buchinha do norte:** Seu chá ajuda na expectoração. Combate sinusite, dor de cabeça, resfriados e problemas respiratórios.

253. **Buranhem ou casca doce (cascas):** É específico contra as diarreias. Combate também as moléstias intestinais.

254. **Bureré:** Auxilia na cura das picadas de cobras e de insetos. Ajuda a combater os problemas de pele. Ajuda no tratamento de gripe, resfriado, bronquite, má circulação sanguínea, pele despigmentada devido ao vitiligo ou outras manchas; úlcera gástrica, esquistossomose (barriga d'água), chagas.

255. **Butterbur:** Planta medicinal com efeito antialérgico e espasmolítico, utilizada respectivamente contra rinite alérgica e dores de barriga. Ela pode ser encontrada em forma de medicamentos prontos para o uso. Efeitos espasmolítico e antialérgico. Dor de barriga (dor com espasmos), alergia: rinite alérgica (febre do feno), enxaqueca (prevenção), constipação espasmódica especialmente em crianças (para esta é indicado tomar 5 gotas de tintura).

256. **Butiá:** Ajuda na prevenção de câncer, aumenta a imunidade, melhora a digestão, benéfico ao coração. Tem nutrientes essenciais para manter uma pele bonita e saudável; ajuda a emagrecer, porque tem baixo teor calórico, diminui a prisão de ventre, por ser rica em fibras.

257. **Caapeba-paripároba:** O cozimento das raízes atua na cura de doenças do útero. Seu chá é usado para combater males do fígado. Surte efeito diurético.

258. **Catinga-de-mulata:** Excelente erva usada no extermínio de furúnculos. Ajuda também no clareamento das manchas de pele. Além de possuir propriedade antirreumática, estimula as glândulas sudoríficas.

259. **Cabeça-de-negro ou araticum:** A batata dessa erva combate reumatismo e menstruações difíceis.

260. **Cabelo de coco:** O chá dessa erva é muito solicitado para o controle de problemas renais.

261. **Cabelo de milho, zea mays l.:** O chá do cabelo-de-milho é muito usado como diurético. Sedativo, diurético, contra nefrite e cistite, cólicas renais, cálculos renais, ácido úrico, inflamações da bexiga, rins, areias, hipertensor. Indicado em casos de disúria, cistite, cálculos renais, inchaço. Antisséptico urinário, clareia a urina, combate afecções hepáticas e biliares, acnes.

262. **Cabeluda-bacuica:** Usado em banhos de purificação, do ombro para baixo.

263. Cactos/mandacaru: Utilizado contra perturbações: cardíaca, circulatória e reumatismo.

264. Cactos-orquídea: Consumida em forma de chá, pode ser utilizada como diurético, calmante, cardiotônico, estimulante, remineralizante, por ser muito rica em vitaminas e minerais. A planta vem sendo consumida em forma de chá; pode ser recomendada contra Angina do peito, asma, excessivo fluxo menstrual, bronquite, catarro na bexiga, congestão cerebral, congestão no fígado, coriza, dismenorreia, dor de cabeça, enxaqueca, febre, hipertrofia do coração, insuficiência cardíaca congestiva, palpitações, problemas circulatórios, problemas pulmonares, reumatismo. Pode ser utilizada ainda para o tratamento dos sintomas mais comuns da menopausa (calor, dores articulares e musculares, formigamentos, depressão, insônia, fadiga, zumbidos, cefaleia e palpitação). *Obs.*: Este medicamento natural é contraindicado para gestantes, lactantes, crianças, ou aqueles que têm hipersensibilidade aos componentes da planta. Para uso interno, pode provocar urticária, dermatose, queimação da boca, enjoo, vômitos e diarreia.

265. Café, coffea arabica: É contraindicado para pessoas nervosas. Adoçado com mel serve de remédio para a angina do peito. É um excitante do sistema nervoso, dos músculos, cérebro, rins e coração. É usado para lavar ulcerações das pernas. Facilita a digestão. No grão verde já foram identificados: óleo fixo, óleo essencial, ceras, proteínas, cafeína, tanino e sais minerais. Quando torrado, os constituintes químicos não diminuem muito e aparecem outros derivados, que melhoram seu aroma, cor e sabor. O café verde tem propriedades colerética e antirreumática. À cafeína são atribuídas as principais ações terapêuticas da planta, pois essa substância estimula o sistema nervoso central e revela-se ligeiramente diurética. As folhas e flores encontram diversas aplicações na medicina caseira.

266. Café-do-mato: Ajuda a aumentar a imunidade corporal e consequentemente evitar doenças virais como gripes e resfriados.

267. Caferana: Na medicina caseira é usado no combate a fraquezas.

268. Caferana-alumã: É utilizada na aplicação de limpeza do estômago e como laxante. Poderoso vermífugo.

269. Cafezinho: Estudos indicam que essa planta medicinal da farmacopeia brasileira pode atuar no sistema nervoso central, causando uma atividade supressora do apetite, contribuindo, ainda, para maior queima de gorduras localizadas principalmente do abdômen, além de atuar também de estimulante no sistema imunológico. Princípios constituintes da Pholia Magra ajudam a evitar o depósito de gorduras na parede das artérias coronarianas, diminuindo os riscos de problemas cardíacos. Em razão dos seus constituintes (alantoína, cafeína, potássio, tanino e óleos essenciais) age também como diurético, contribuindo para a redução dos depósitos de celulite, pois, estimula a circulação e possui ação energética por seu efeito termogênico. Estudos realizados em laboratório revelaram que a planta apresenta baixa toxicidade, e uma de suas maiores vantagens é que pode ser um coadjuvante natural para auxiliar no tratamento da obesidade, sem os efeitos indesejáveis que os outros produtos para emagrecimento causam. A Pholia Magra é muito conhecida nos Estados Unidos, para onde tem sido exportada como a erva antibarriga.

270. **Caiçara:** O chá feito com raiz dessa planta é ótimo para aliviar o estômago, age contra febre e sífilis.

271. **Cajá-pequeno:** Árvore sagrada para súplicas e apelos a Oxalá, por meio da oração.

272. **Cajazeiro:** As folhas são usadas para curar afecções na pele, principalmente nas mucosas quando essas estiverem inflamadas. Pegar três folhas, cozinhar em 02 copos de água, deixar ferver, esfriar e usar em gargarejos. Ajuda a curar afta, dor de garganta, ferida na boca, sapinho, garganta inflamada, leucorreia, garganta inflamada, prostatite, herpes e feridas na boca.

273. **Cajeput:** Antisséptico geral (pulmonar, urinário e intestinal), antiespamódico, sudorífero, antitérmico, expectorante, analgésico, cicatrizante; dores reumáticas e dores de ouvido.

274. **Caju, anacardium occidentale/cardol:** Óleo contido na casca do caju com propriedades altamente corrosivas serve para extirpar verrugas, calos e manchas da pele por meio da ação do cardol. É antisséptico e vermífugo. Atua no combate à lepra, ao eczema e à psoríase. O verdadeiro fruto é a castanha que se prende à extremidade da flor. O chá feito com as entrecascas é um adstringente indicado em bochechos e aplicado em feridas infeccionadas. É também um auxiliar no tratamento de diabetes.

275. **Cajueiro:** Combate o corrimento. O chá da folha põe fim ao diabetes. Cozinhar 07 folhas em um litro de água. Cozer as cascas e fazer gargarejos ajuda a eliminar mau hálito.

276. **Calaminta:** Dor reumática, espasmo, torções. Digestiva, excitante, expectorante, sudorífera, tônico.

277. **Calêndula, calêndula officinalis:** Suas flores e folhas atuam contra acne, pele seca, ulcerações de pele, impetigo e queimaduras. Antialérgica, refrescante, anti-inflamatória, bactericida e antifúngica. Reequilibra a energia. Auxilia na comunicação. Receptividade. É usada como reguladora do fluxo menstrual. As folhas aplicadas em fricções ajudam no controle da menstruação. Quando maceradas em água, esta ajuda no controle de reumatismo. Possuem, além disso, propriedades antissépticas, cicatrizantes, vasodilatadoras, reguladoras da menstruação e tonificantes da pele. Pode ser utilizada para aliviar cólicas, dores de estômago, resfriados e até tuberculose.

278. **Calistemo fênico:** Seu uso se dá aplicando-se o chá em doenças como bronquites, asma e tosses.

279. **Calunga:** O seu banho elimina a caspa e cura bronquite.

280. **Camará-cambará:** Esta erva é utilizada em banhos de purificação. A Fitoterapia a usa muito em xarope, contra tosses, catarro no peito e rouquidão.

281. **Camboatá:** O chá da casca é um excelente remédio no combate à asma.

282. **Cambuí:** Na medicina caseira os frutos são usados em infusão, no combate à dispepsia.

283. **Cambuí-amarelo:** Excelente banho de descarrego. Usado apenas do ombro para baixo. Não se deve molhar a cabeça. Excelente estimulador de apetite.

284. **Camélia:** Flor de grande utilidade nos casos de magia amorosa. Principalmente a branca. Atrai prosperidade e riqueza. Recomenda-se ter essa planta em casa.

285. **Caméllia sinensis:** Erva utilizada para ajudar em casos de gestação e dificuldades para engravidar.

286. **Camará-cambará:** Utiliza-se o xarope contra tosse, rouquidão e catarro no peito.

287. **Camomila, matricaria chamomilla:** Erva calmante, antidepressiva. É antiansiedade. Em casos de dores reumáticas, usa-se as flores secas que são cozidas em banho-maria no óleo; após duas horas de cozimento, côa-se, e depois de frio massageia-se com esse óleo as regiões doloridas. Usa-se o chá também para combater dores abdominais, cólicas intestinais com gases, cistite, inflamações bucais, conjuntivites. Ajuda a atrair amor e purificação. O chá é indicado para

combater cólicas em crianças. É também calmante, antiespasmódico e sonífero. O chá deve ser ingerido imediatamente após o seu preparo.

288. **Camu-camu:** Camu-Camu é a fruta que possui maior concentração de Vitamina C do planeta, chega a fornecer 20 vezes mais vitamina C que a acerola, 100 vezes mais que o limão, podendo conter 5 gramas da vitamina C a cada 100 gramas da fruta, e em comparação com a laranja, possui até 10 vezes mais ferro e 50% a mais de fósforo. Por conter alto teor de ácido ascórbico e ácido cítrico, o camu-camu é um poderoso antioxidante natural e coadjuvante na eliminação de radicais livres proporcionando retardamento no envelhecimento. O uso diário do camu-camu ajuda a fortalecer o sistema imunológico, a combater os radicais livres, a promover a vitalidade de pessoas com deficiências orgânicas, fortalecer o sistema nervoso, promover a desintoxicação do organismo e estimular os sistemas cardíaco, respiratório e circulatório. Combate câncer, bronquite e radicais livres.

289. **Cânabis:** "Planta medicinal" com efeito psicotrópico e antiemético que pode ser encontrada em determinados países (Canadá ou EUA) em suco ou medicamentos prontos para o uso (THC sintético). Partes utilizadas: Folhas, flores, caules secos. Efeitos: Os efeitos variam em função do modo de consumo do produto, assim como a concentração em THC. Em forma de cigarro; psico-trópico, psicoativo, antidor; em forma de medicamento (com THC sintético); antiemético (alivia as náuseas e os vômitos). Indicações: no Brasil, nenhum medicamento é registrado pelas autoridades sanitárias, portanto não existe nenhuma indicação legal para essa planta. Efeitos negativos da erva: psicose (esquizofrenia), ansiedade, crise de pânico, crise de angústia, depressão, alu-cinação, náuseas e vômitos, boca seca, depedência (toxicomania), maior risco de passar a consumir heroína (existem 100.000 dependentes de heroína na França, sendo que a maioria começou consumindo maconha); dificuldade de memorização (sintomas parecidos com os do Mal de Alzheimer); diminuição da atenção, distúrbios motores, distúrbios do sono, câncer (relacionado ao fumo de maconha): em particular o de pulmão, bronquite crônica.

290. **Cana-de-açucar, (palha e bagaço):** A defumação da folha é excelente no combate a egum, kiumba e espírito obsessor. Dá força e vigor para enfrentar a situação do dia a dia.

291. **Cana-de-macaco:** Usado pelo filho, que está recolhido para feitura de santo.

292. **Cana-do-brejo:** Combate a retenção de líquido, ajuda na eliminação de pedras na bexiga, inflamação nos rins e problema de sífilis.

293. Canafístila: O sumo das folhas misturado com clara de ovo e sal é usado para eliminar impigens.

294. Canela, cinnamomum zeylanicum: Destrói miasmas astrais. Uma de suas propriedades medicinais encontra-se no combate à anemia. Recomendada também para eliminar catarro nos brônquios. Afrodisíaco. Espiritualidade, prosperidade e sucesso. Proporciona jovialidade, simpatia e espírito alegre, dando paciência, segurança e determinação. Traz prosperidade. Controla o nível de açúcar no sangue. É indicada na atonia gástrica (fraqueza do estômago), como tintura: colocar 50gr de casca de canela em um quarto de litro de álcool a 60 graus. Depois de 24 horas filtrar o líquido e coá-lo em uma garrafa, consumindo-o em colheradas antes das refeições. O principal uso medicinal da canela é como tônico, pois ela estimula o trabalho cardíaco e causa certa elevação da pressão sanguínea. Porém, também é indicada para facilitar a digestão e diminuir a formação de gases estomacais e intestinais. A canela ainda possui a ação antisséptica, sob a forma de tintura. A infusão da casca é utilizada para enxaguar os cabelos nos casos de infestações de piolhos ou outros parasitas. No entanto, as lêndeas sobrevivem e devem ser tiradas com a mão. Recomenda-se o bochecho da planta nas ulcerações das gengivas e da mucosa da boca. Com a canela prepara-se ainda um vinho medicinal estimulante, que ajuda o paciente debilitado a recuperar, gradativamente, as forças e o ânimo.

295. Canela-de-velho: Ajuda na cura de perturbação digestiva e cólica menstrual. É um ótimo tratamento sem contraindicação para quem sofre de dor nos joelhos, dor na coluna e nas articulações. Indicado em casos de artrite, artrose, auxiliar contra câncer, tendinite, torcicolor, diabetes, torções nos pés, hérnias de disco, problemas intestinais e doenças estomacais.

296. Canena coirana: Vegetal de excelente aplicação nos problemas de fígado.

297. Cânfora, cinnamomun comphora: Funciona como sedativo e descongestionante das vias respiratórias. Proporciona saúde e clarividência. Ótimo creme para massagem, ajudando nos casos contra torção. Alivia a dor. Limpeza energética. Propriedades terapêuticas: antisséptica, estimulante, excitante, antirreumática, parasiticida, antinevrálgica, revulsiva, anestésico local, antitérmica, antidiarreica, anti-helmíntica, moderadora das secreções sudoral e láctea. Para contusões, dores musculares, reumatismo, frieira. Externamente, é utilizado por suas propriedades revulsivas, a que se associa a uma ação anestésica local, em fricções, geralmente sob a forma de soluções alcoólicas. Suas ações também são parasiticidas. Tem aplicações, igualmente, nas hemorragias uterinas e como vermífugo. Internamente, administra-se por via hipodérmica em soluções oleosas. Atua sobre o sistema nervoso central, produz ação benéfica sobre o centro respiratório bulbar, com o aumento da amplitude dos movimentos respiratórios sem acelerar o ritmo, mas a sua ação mais notável é sobre o coração. É um cardiocinético, pois estimula o músculo cardíaco e reforça a sístole, regulariza as pulsações e a pressão sanguínea.

298. **Cânhamo:** Possui nove aminoácidos essenciais, além do ômega 3 e 6 e poli-insaturados essenciais. Seus benefícios incluem fortalecer o sistema imunológico, auxiliar na eliminação de toxinas, proteger o coração e melhorar a saúde dos tecidos, pele e células.

299. **Canjerana:** Seu pó funciona como afugentador de eguns e no combate a cargas negativas.

300. **Canjiqueira:** Na semente e na polpa da canjiqueira tem o piceatannol. Esse composto inibe o acúmulo de gordura nas células e é um anti-inflamatório.

301. **Cansação:** O chá da erva proporciona melhoras em diversos problemas: catarro das vias respiratórias, menstruação irregular e hemorragias.

302. **Capeba:** Age como diurético. Cura gastrite, furúnculo, ulceração, hemorroida e reumatismo. Auxilia no tratamento do fígado, dos rins e do estômago.

303. **Capianga:** Usada para banho de descarrego.

304. **Capiçoba:** Adstringente, anti-inflamatório, cicatrizante externo, diurético, estimulante, sedativo, hemostático, tônico e vasoconstritor. Por essas ações medicinais, essa planta pode ser usada no tratamento de eczema na pele, fragilidade capilar e varizes. Também é muito útil em casos de afecções urinárias, delírio psiquismo de velhos. Ajuda no estancamento de hemorragias, diarreias e infecções intestinais. Além disso, é própria para favorecer a coagulação do sangue, melhorar a memória, tratar a retenção urinária, febre e verminoses.

305. **Capimaçu:** O sumo desta planta é usado nas inflamações.

306. **Capim-colonião:** O chá feito com a raiz é usado nos estados gripais.

307. **Capim-limão, cymbopogon citratus:** O chá desta erva combate resfriados, tosses, bronquites, além de diminuir a ansiedade, acalmar e induzir ao sono. Bom para acalmar os nervos e trazer bons fluidos. Por estimular a transpiração, ela ajuda a baixar a febre. Ajuda a reduzir os gases intestinais e facilita o trabalho do aparelho digestivo. O chá de capim-limão também é ligeiramente analgésico e antirreumático.

308. Capim-santo: Calmante. O chá desta erva combate resfriados, tosses, bronquites, além de diminuir a ansiedade, acalmar e induzir ao sono. Bom para acalmar os nervos e trazer bons fluidos. Por estimular a transpiração, ela ajuda a baixar a febre. Ajuda a reduzir os gases intestinais e facilita o trabalho do aparelho digestivo.

309. Capitão-do-mato (tintura e raiz): Antirreumático poderoso. Usa-se somente a raiz, que tem um gosto picante, é branca e contém grande quantidade de amido. Em grande dose é purgativa.

310. Capixingui: Excelente para os banhos de purificação e limpeza. Alivia o corpo pesado e afasta inveja. Utilizado em banhos, mais ou menos quentes, tem ótimos resultados contra reumatismo.

311. Capuchinha, tropaeolum majus: Tem excelentes propriedades medicinais, conhecida há séculos por comunidades indígenas das montanhas peruanas. As folhas e as flores abertas podem ser consumidas na forma de saladas e tem gosto fresco e picante, semelhante ao gosto do agrião. Os botões fechados, conservados em vinagre, também apresentam excelente sabor. Nas folhas existe grande quantidade de vitamina C. Comida crua a capuchinha favorece a digestão, além de ter propriedades antiescorbúticas. Provoca o sono se ingerida à noite. O suco da planta é expectorante e acalma a tosse. Trata-se de uma planta diurética e pode ser utilizada no tratamento de infecções urinárias. Excelente descongestionante das vias respiratórias. Excelente para agir nos casos de psoríase, espinhas, queda de cabelo, dentre outros.

312. Caqui – ácido urônico: Presente nas pectinas dessa fruta na proporção de 75%. Esta substância suaviza as irritações das mucosas digestivas e refresca a pele.

313. Cará: Ajuda no combate a furúnculos.

314. Caraluma, caralluma fimbriata: Na Índia a Caralluma Fimbriata, um cactus suculento e comestível que pertence à família das Asclepiadáceas é usado como alimento inibidor da fome e da sede. Nesta região, a planta foi usada durante séculos pelos povos nativos para enganar a fome durante as longas jornadas para caçar. Por essa razão, ficou conhecida como "comida da fome". Compostos extraídos desse cacto indiano de uso milenar interferem na sensação de saciedade, suprimindo o apetite. São substâncias que simulam a ação do neuropeptídio Y, que presente naturalmente no nosso cérebro é responsável pelo aumento da saciedade. Os estudos realizados com o extrato da Caralluma Fimbriata indicam que com essa ação a redução no apetite é de no mínimo

30%. A Caralluma Fimbriata quando ingerida bloqueia a atividade de várias enzimas responsáveis pela formação de gordura forçando o organismo a queimar a gordura armazenada. Além disso, a Caralluma Fimbriata é um suplemento natural que ajuda a melhorar os níveis energéticos do organismo.

315. **Carambola:** O fruto age como alimento rico em proteínas em nosso organismo, além de ser calmante. Antitérmica, depurativa e hipotensora. O fruto, na forma de suco, combate afecções febris e hipertensão arterial.

316. **Carango:** Sua raiz contém ácido pfáffico – estrutura baseada no hexacíclico nortriterpeno. Em pessoas com câncer, mostrou resultado positivo. O ácido pfáffico tem alto poder de inibição sobre culturas vivas de cálculos tumorais, tais como melanoma B-16, Hela S-3 e sobre células de carcinoma de pulmão; na concentração de 4-6 ug/ml usado o método definido por Takgnoto et a1 Empregado como cicatrizante. Para a planta ser consumida ela passa por uma lavagem. Depois é cortada, desidratada, inspecionada e, então, fica pronta para ser embalada. Pode ser consumida em pó, adicionada na água, em suco ou em cápsulas.

317. **Carapiá:** Age em combate à anemia. Da raiz se faz o cataplasma para a cicatrização de ossos fraturados. Diurética. Suas raízes são usadas no combate à gastrite, diarreia, desinteria, infecção urinária, problemas uterinos, cólica menstrual, dermatose e afecção febril. É antídoto para picadas de cobra.

318. **Cardo abençoado:** Combate resfriados.

319. **Cardo-mariano, silybum milkthistle, silybum marianum:** Também conhecida por silybum e cardo-de-santa-maria, é utilizada há milênios pelos povos da Ásia como diurética, tônica e regeneradora das células hepáticas e estimulante das funções biliares. É usada tradicionalmente no tratamento das doenças do fígado, cirrose e vesícula e também na desintoxicação e regeneração hepática, nos casos de alcoolismo e dependência química.

320. **Cardomomo, elletaria cardamomum:** O chá das folhas é usado como estimulador do apetite. Ajuda a aliviar os gases intestinais e a normalizar distúrbios gástricos. A parte mais utilizada da planta é a semente por possuir um sabor agradável, aromático, ardente e picante. Usa-se, igualmente, como condimento e agente aromatizante para diversos produtos alimentícios, especialmente para a elaboração do curry indiano.

321. **Cardo-santo:** A simpatia com essa planta ajuda no aparecimento do que está perdido. Se for plantada no jardim, na parte onde fica a porta de entrada da casa, afastará ladrões.

322. Carnaúba: Usa-se para o fortalecimento da aura e alimento da cabeça. Chamam-na de a árvore da vida.

323. Caroba – casca: Contém uma resina denominada "Carobona" e seu princípio ativo, o alcaloide "Carobina". É diaforética (Cascas) e antissifilíticas (Folhas), cura feridas e elimina inflamações da garganta, afecções da pele, blenorragia, coriza, dores reumáticas e musculares, além de cálculos da bexiga.

324. Carobinha: Um dos melhores depurativos do sangue. Depurativa, diurética, afecções da pele em geral, reumatismo, artritismo, afecções urinárias, doenças venéreas etc. Externamente para amigdalite, faringite, estomatite, feridas, úlceras etc.

325. Carobinha do campo: O chá da folha é um ótimo remédio no combate ao comichão das partes íntimas.

326. Carqueije: Ajuda a emagrecer.

327. Carqueja, bacharis trimera: Esta erva é eficaz na cura de males do estômago, do intestino e do fígado. Age com eficácia na eliminação das toxinas do sangue. Atua plenamente nos casos de prisão de ventre, azia, cálculos biliares, má digestão e ajuda no combate à gastrite. Usar uma colher de sopa para cada xícara de água. Devido às suas propriedades amargas, é largamente utilizada em medicina natural, no tratamento de afecções hepáticas e estomacais, pois age como estimulante da secreção gástrica. Recomenda-se seu uso também nos regimes de emagrecimento, como auxiliar no tratamento do diabetes e na cura de chagas ulceradas da pele.

328. Carqueja-doce: Devido à sua propriedade diurética, ajuda na redução do colesterol e auxilia no processo de emagrecimento.

329. Carrapeteira: Seu uso se faz ao combate de tosse, febre e conjuntivite.

330. Carrapicho: Tomar o banho de assento, após a gestação, facilita a cicatrização.

331. Carrapicho-beiço-de-boi: Tem aplicação no tratamento da blenorragia.

332. Carrapicho-de-agulha: É considerado bom medicamento contra a icterícia.

333. Carrapicho-de-calçada: As folhas são indicadas em decocção, para lavagens da uretra, em caso de blenorragia.

334. Carrapicho-grande: Combate os corrimentos purulentos.

335. Carrapicho-grudoso: Ajuda no tratamento do diabetes.

336. Carrapicho-rasteiro: Partes usadas: Folhas e raízes, em infusão. Fazer o chá com folhas (infusão) ou raízes (decocção). Aplicação tópica em dor lombar, dor renal, doenças urinárias, úlcera, ferida, micose. A planta atua também como anti-inflamatório.

337. **Carrapicho-redondo:** As folhas, em decocção, têm indicação diurética. Na blenorragia são também emolientes. As flores têm propriedades béquicas.

338. **Carrasco:** É uma planta bastante solicitada nos casos de gastrite e tuberculose pulmonar. Parte usada: Casca.

339. **Cártamo, carthamus tinctorius:** Originário da Índia, o cártamo é uma planta com altos teores de óleos (cerca de 40%) em suas sementes, especialmente em ácidos oleico e linoleico, responsáveis pela intensificação da utilização de gordura pelo corpo, facilitando o emagrecimento e a definição da musculatura. O óleo de cártamo ainda contém quantidades generosas de ácido linoleico, um ácido graxo essencial da família Omega 6. É uma fonte riquíssima de antioxidantes naturais, entre eles os chamados tocoferois. As substâncias presentes no óleo de cártamo são excelentes auxiliares no processo de emagrecimento, ajudam a reduzir o colesterol, prevenir a celulite, aumentar a energia e a imunidade, moderar o apetite, além de ajudar na tonificação da musculatura.

340. **Carubá:** Cicatrizante, depurativa, laxante, antirreumático, doenças na pele, é sudorífera, adstringente, aperiente, emética, diurética, sudorífera, além de suas propriedades tônicas.

341. **Carucaá:** É uma planta tônica. Muito bem empregada contra tosse, bronquite e gripe. Partes usadas: Folhas, em infusão.

342. **Carurú:** As folhas e flores são ricas em vitaminas e sais minerais. Excelente alimento que atua no combate à desnutrição infantil. A flor é indicada no combate a tosses rebeldes. Além de diversas curas a mais como escorbuto, retenção de urina etc. Em forma de chá atua como excelente diurético, digestivo, como protetor das mucosas, do estômago e intestino. *Obs.:* Não deve ser consumida por gestante, lactante e cardíaco.

343. **Caruru, amarantus flavus:** Recomenda-se para afecções do fígado. Usa-se em forma de salada, também como alimento. Pode-se também espremer o suco e tomar algumas colheres de sopa por dia. Partes usadas: Folhas e talos.

344. **Caruru-bravo:** Usa-se exteriormente o suco, em aplicações locais, para combater as inflamações. Prepara-se, do suco dessa planta misturado com folhas de batata machucadas, uma cataplasma de efeito antiflogístico e analgésico local. Para as afecções da boca, língua e garganta, podem fazer-se bochechos e gargarejos com uma solução do suco dessa planta (30 gotas em meio copo de

água). As folhas são venenosas quando verdes, cruas. No entanto, as folhas novas, com dupla fervura, tornam-se comestíveis, podendo ser usadas como verdura comum. A raiz é fortemente purgativa, também depurativa, mas não devem se empregar mais que 10 gramas para 1 litro de água, porque é tóxico em alta dose. O caruru-bravo é indicado também nos casos de enterite, cólicas, dispepsia, leucorreia, ozena. Age contra sífilis. As sementes são venenosas, produzindo a morte. Acontece, porém, que as crianças, muitas vezes, comem as baguinhas e, como eliminam as sementes intactas, nada sofrem. A seiva das frutinhas parece ser inofensiva. O perigo está nas sementes. Partes usadas: Raízes e folhas.

345. **Caruru-de-sapo, oxalis martiana:** O infuso das folhas é febrífugo. O decocto das folhas é usado, em gargarejos, contra as anginas.

346. **Caruru-monstro, amarantus speciosus:** As folhas encerram propriedades emolientes. As flores têm virtudes expectorantes.

347. **Caruru-verdadeiro, amarantus blitum:** As folhas, que se prestam para fins culinários à guisa de espinafre, são emolientes.

348. **Caruru-verde, amarantus viridis:** O infuso favorece a diurese e tem aplicação nas moléstias do fígado, na hidropisia e no catarro da bexiga. É bom lactígeno.

349. **Caruru-vermelho, amarantus paniculatus, amarantus pur-purascens:** Todas essas variedades de caruru encerram propriedades béquicas.

350. **Carvalho:** As folhas queimadas em forma de defumador ajudam na purificação da atmosfera.

351. **Carvão vegetal, carbo activatus:** O carvão vegetal de madeira mole e não resinosa é utilizada desde o antigo Egito com fins medicinais. Por ser altamente absorvente, é empregado na eliminação de toxinas, em casos de envenenamento ou intoxicação. Por sua rapidez na ação era utilizado pelos índios em picadas de cobras e aranhas. Uso interno e externo. No Brasil, há referências ao uso do carvão entre os indígenas misturado às gorduras animais no tratamento de tumores e úlceras malignas. Para redução na produção de gases intestinais eliminando os desconfortos abdominais, efetivo no tratamento da flatulência. É um notável condutor de oxigênio, sendo um extraordinário eliminador de toxinas. Devido à sua rapidez de ação, o carvão vegetal é considerado um agente útil no tratamento de envenenamentos. O carvão ativado se liga ao tóxico residual no lúmen do trato gastrointestinal e reduz rapidamente a absorção deste. O carvão ativado pode interromper a circulação entero-hepática das

drogas tóxicas e aumentar o ritmo de eliminação de tóxico no organismo. Age também adsorvendo gases produzidos pela fermentação intestinal, evitando dores no aparelho digestivo e flatulências. O carvão vegetal tem a propriedade de adsorver substâncias que, em contato com bactérias intestinais, contribuem para a produção de flatulência. Deste modo, o carvão vegetal é importante na eliminação dos desconfortos abdominais, causados pela flatulência. O carvão vegetal age como protetor e adsorvente gastrointestinal. Seu uso é indicado em caos de dores no estômago, mau hálito, aftas, gases intestinais e intoxicações.

352. **Carvalho-vermelho:** Planta medicinal cujo córtex da árvore possui propriedades adstringentes. É utilizada em caso de diarreia e pode ser encontrada em forma de decocção. Estomáquico, adstringente, antidiarreico, anti-inflamatório. Uso interno (infusão): Problemas digestivos, diarreias agudas (por uma curta duração). Uso externo (compressas, banhos): inflamações das mucosas (inclusive a da boca), dermatites, frieira. Como usar a erva: decocção, lavagens ou banhos.

353. **Casadinha:** Serve para banho contra inveja e rituais diversos.

354. **Casca-doce:** Atuante contra vermes intestinais, ameba, estômago e úlceras.

355. **Casca-dos-jesuítas:** Planta medicinal rica em quinina, indicada em casos de malária e febre, é muitas vezes encontrada na forma de pó. Composição: alcaloides: quinina, quinidina; compostos fenólicos e antraquinonas. Malária (paludismo), febre, gripe, fadiga, excesso de peso e obesidade (efeito possível), cãibras musculares e contusões.

356. **Cáscara-sagrada:** A cáscara-sagrada é usada principalmente para corrigir problemas intestinais, com a grande vantagem de não provocar cólicas nem diarreia. Seu uso não exerce apenas ação laxativa, mas restabelece o tônus natural do cólon. Após a ingestão da cáscara-sagrada ocorre a liberação de substâncias que ajudam a eliminar o material fecal.É provavelmente uma das plantas medicinais mais populares nos Estados Unidos. As principais ações da Cáscara-sagrada na medicina popular são: a estimulação e ação peristáltica do cólon e da produção de secreções digestivas em vários órgãos do aparelho digestivo. Ela é usada popularmente como prevenção no uso de laxantes, mas não é recomendada em situações de dores abdominais, vômitos, obstrução intestinal, apendicite e doenças inflamatórias do cólon em crianças menores de 10 anos, e em casos de desidratação grave. A cáscara-sagrada é indicada, igualmente, no tratamento da prisão de ventre. Problemas com a justiça. Dinheiro e proteção.

357. **Cascarilha, croton eluteria, croton glabellus, croton slonei:** Combate afecções gástricas. Prescreve-se também a cascarilha na atonia do tubo digestivo, nas cólicas ventosas, nas diarreias e desinterias, nas febres intermitentes. Em bochechos, usa-se nas inflamações da boca e garganta. Em clisteres, usa-se nas afecções hemorroidais. Parte usada: casca, por decocção. Dose: 20 gramas para 1 litro de água. Tomar 03 xícaras/dia.

358. **Cascarilha, croton cascarilla:** A casca é tônica, estimulante, eupéptica, febrífuga e antipalúdica.

359. **Casca d'anta:** Estomáquica, diurética. Atua contra má digestão, diarreias, fraqueza, anemia etc.

360. **Casca-de-anta:** A casca é excelente remédio contra desarranjos do estômago (dispepsias, falta de apetite, flatulências, gastralgias etc.), catarros crônicos, atonia intestinal, desinterias, vômitos rebeldes, cólica, anemia, fraqueza geral, febre. Parte usada: Casca, em decocção. Dose: 20 gramas para 1 litro de água. Tomar 03 xícaras/dia.

361. **Casca-peruana:** casca-dos-jesuítas, quina-do-Amazonas: planta medicinal rica em quinina, indicada em casos de malária e febre, é muitas vezes encontrada na forma de pó. Composição: Alcaloides: quinina, quinidina; compostos fenólicos e antraquinonas. Malária (paludismo), febre, gripe, fadiga, excesso de peso e obesidade (efeito possível), cãibras musculares e contusões.

362. **Casca-preciosa, mesphilodaphne pretiosa:** A casca é indicada, em infusão, decocção e banhos, contra perda de memória, debilidade nervosa (por abuso sexual), edema dos pés, catarros crônicos, hidropisia, leucorreia, gota.

363. **Casca-preciosa, aniba canelilla:** O uso da casca é estimulante, digestivo, antiespasmódico e peitoral. Recomendado na clorose e na caquexia palustre. A semente ralada combate desinteria.

364. **Cassaú, aristoláchia arenata:** Estimula a menstruação, atonia uterina, vias urinárias, prostatite, antisséptico, diaforético, estomacal, aperiente, estimula o baço, fígado e rins. Combate cólicas intestinais, prisão de ventre, diarreia. É depurativo, combate reumatismo, nevralgias, amenorreia. É calmante nas convulsões histéricas e epiléticas; contraindicado na gravidez.

365. **Castanha-da-índia, aesculus hippocastanum:** A casca e a semente têm propriedade adstringente vulnerária e vasoconstrutora, úteis no tratamento de hemorroidas, varizes e flebites. Os princípios ativos também são encontrados no fruto, flor e raíz. Essas partes destinam-se apenas ao uso externo. Podem

ser ingeridas somente para tratamentos internos depois de bem diluídas. Na homeopatia, preparações com os componentes são usados para congestão venosa, sobretudo, no sistema hepático e na prevenção de hemorroidas.

366. **Castanha-de-arara:** As amêndoas são purgativas e vomitivas.

367. **Castanha-do-pará, bertolletia excelsa:** Riquíssima em vitaminas A, B, C e E, pode ser utilizada no tratamento de manchas de pele. Suas castanhas, comidas ao natural e bem mastigadas, são indicadas no combate a anemias, desnutrição e carência de vitamina; na regeneração de cabelo quebradiço e opaco. A semente é indicada para gestante por estimular a lactação.

368. **Cataia:** É indicada aos tratamentos de diabete, anemia, bronquite, malária, náusea, cólica, desinteria, febre, dor intestinal, gastrite, dispepsia e convalescença. Considerada benéfica no tratamento do sistema nervoso. O chá é calmante. Atua como revigorante e até dinamizador.

369. **Catuaba:** erythroxylum catuaba: Atua em memória fraca. É estimulante. Fortalece as pessoas esgotadas e fracas em geral. Favorece a concentração. Combate o sono agitado. A catuaba é um afrodisíaco. Tônica na falta de potência sexual, neurastenia, sono agitado, memória fraca; estimulante, aperiente. A árvore da catuaba pertence à família eritroxilaceae, cujo principal tipo, eritroxilum, contém várias espécies que são fontes de cocaína, mas não contém qualquer alcaloide ativo da cocaína. Infusão da raiz é usada na medicina tradicional brasileira como afrodisíaco e estimulante do sistema nervoso central. Uma decocção da raiz é comumente usada para a impotência, agitação, nervosismo, nevralgia e cansaço, problemas de memória e fraqueza sexual.

370. **Catauri:** As folhas são tônicas e estomáticas. Externamente, usa-se o sumo das folhas para abrandar as dores reumáticas. Também as raízes são tonificantes e estomacais. Partes usadas: Folhas e raiz.

371. **Catiguá:** Em pequenas doses, o infuso dessa planta é tônico e útil contra o reumatismo. Em doses mais elevadas, é purgativo.

372. **Catinga-de-mulata:** Usa-se o banho contra febre infantil. É indicada na cura de asma e como pacificadora dos nervos. Excelente no extermínio de furúnculos. Ajuda no clareamento das manchas de pele; possui propriedade antirreumática e estimula as glândulas sudoríficas.

373. **Catingueira:** Usa-se o sumo para a limpeza dos cristais. É muito empregada nos banhos de descarrego, e, o chá no combate a menstruações difíceis.

374. Cavalinha, equisetum arvensi: Aplicada nas obrigações de cabeça dos filhos. Ajuda na Fertilidade. É antibiótica e cicatrizante. Usa-se o chá do caule. A cavalinha é diurética e ajuda a eliminar o excesso de ácido úrico no corpo e a limpar o organismo, beneficiando-o. Riquíssima em vitamina C e sais minerais, age com eficácia no combate à anemia, à acne e no tratamento da osteoporose.

375. Cebola de cabeça: allium cepa: Uso medicinal – 1 ácido sulfuroso de alilo: presente também no alho, esse ácido é um poderoso bactericida e antisséptico. É o principal responsável por um dos valores trofoterápicos mais conhecidos da cebola: antibiótico natural. 2. Glucoquinina: é tida como insulina vegetal; portanto, em suco com outras hortaliças ou ao natural, controla o diabetes. A cebola esmagada cura feridas. Comer cebola crua em salada é um ótimo diurético e ajuda a baixar a pressão e a glicose. Dentre as espécies existentes, a cebola vermelha apresenta óleo essencial e princípios terapêuticos mais ativos, como a alicina. A cebola contém compostos orgânicos sulfurados, açúcares, fosfato de cálcio, sais de sódio e de potássio, enxofre, proteínas, ferro e vitaminas B1, B2 e C. Essas substâncias em conjunto desenvolvem ação antibiótica, bactericida, hipoglicemiante e vasodilatadora arterial, o que indica a cebola como auxiliar em casos de astenia, ascite, insuficiências hepáticas, edemas e hiperglicemia, e como descongestionante, diurético, antisséptico e antiescorbútico. Deve ser sempre ingerida crua, uma vez que cozida perde suas propriedades. Combate vermes intestinais, infecções e resfriados. O consumo diário de cebola previne doenças cardíacas assim também impede o desenvolvimento das já existentes.

376. Cebola de cabeça: Uso espiritual – pequenos pedaços espalhados nos cantos da casa combate a feitiçaria. Defumação da casca – desagrega cargas negativas de ordem sexual e afasta fluidos indesejáveis.

377. Cebola-cencém: O seu uso está voltado especificamente aos sacudimentos.

378. Cebola-do-mato: Suas folhas, colocadas para cozer, ajudam na cicatrização de feridas.

379. Cebolinha, alliun fistulosum: Diurética, antisséptica e protege contra maus espíritos. O chá é eficaz em casos de resfriado, gripe e febre. O suco pode ser usado em caso de picada de abelha ou insetos (aplicação no local). Diurética, descongestionante, antisséptica e hipotensiva. Compressa para irritação ocular, dor de garganta, contra tosse e queda de cabelo.

380. Cedrina: Planta medicinal utilizada como calmante contra o nervosismo e os distúrbios gastrointestinais relacionados ao estresse. Esta planta é geralmente encontrada em forma de infusão (chá). Atua em problemas relacionados ao estresse, nervos e ansiedade, bem como insônia. Tem o dom de relaxar o corpo. Algumas pessoas consomem cedrina porque tem propriedades digestivas, elimina os gases intestinais (é carminativa) e evita ou alivia as cólicas (é antiespasmódica). Podemos usar suas folhas frescas para condimentar muitos pratos ou temperar limonadas e sucos. Suas folhas secas podem ser preparadas em chá (um punhado de folhas para cada xícara de água fervente), e combinadas com a valeriana, camomila, menta ou poejo.

381. **Cedrinho:** Serve para banhos de purificação, da cabeça aos pés. Excelente ao combate às desinterias. Suas folhas em cozimento em banhos de assento ou chá curam hérnias.

382. **Cedro:** Traz paz, tranquilidade e purificação. Estimula a autoconfiança. Boas lembranças. Combate a tristeza.

383. **Cedro-do-atlas:** Planta medicinal (árvore) rica em óleo essencial com ação antibacteriana e antifúngica, indicado especialmente contra as micoses. Segundo algumas pessoas, a ação do óleo essencial de cedro-do-atlas é muito eficaz contra micoses (ex.: micose nos pés) e os fungos desaparecem mais rapidamente do que através dos tratamentos químicos.

384. **Celidônia maior:** Excelente medicamento para banhar o rosto e dar fim às manchas, a panos brancos e nas doenças dos olhos, usando a água do cozimento da planta para banhá-los.

385. **Cenoura, daucus carota:** Elemento rico em betacaroteno. Caróteno (pró-vitamina A): hidrocarboneto necessário à percepção visual e ao complexo epitelial do corpo. É também anticancerígeno. Atua na fertilidade. Ótima medicação contra problemas nas vistas. Quando ingerido o fruto cru, ajuda no fotalecimento do sistema imunológico. A vitamina A é varredora de radicais livres, que ocasionam a degeneração das artérias e de doença como diabetes. Atua também como purificadora do fígado e fortifica o organismo. Possui elevados teores de manita, glúten, albumina, ácido málico, pectina e carotenoides que lhe conferem propriedades digestivas e diuréticas. A presença de betacaroteno entre os princípios ativos torna-a especialmente indicada em dermatologia, pois esse composto tem efeito cicatrizante e combate distúrbios decorrentes da queratinização (endurecimento patológico) da pele. Para rouquidão, cozinhar 100 gr de cenoura, esmagando e misturando com a água do cozimento, adoçar com mel e beber bem quente. As folhas da

cenoura possuem, ainda, grande concentração de substâncias ativas. Podem ser comidas cruas ou refogadas.

386. Centelha asiática, Hidrocotile Asiática: Esta planta tem um alcaloide que pode rejuvenescer o cérebro, os nervos e as glândulas endócrinas. Os chineses atribuem a ela um valor igual ao ginseng. Com propriedades tonificantes ela normaliza a produção de colágeno e libera células adiposas. Por isso, é tão indicada para terapias de emagrecimento e de pele. Descobriu-se ser útil na reposição hormonal. As folhas são indicadas para: afecção cutânea, amenorreia, problemas no aparelho circulatório, nas articulações reumáticas, câimbras, celulite, circulação de retorno, constipação, desordens dermatológicas, eczema, furunculose, lúpus, úlcera varicosa, hematoma, rachaduras da pele, varizes, psoríase, prevenção da formação de queloides; acelera a cicatrização pós-cirúrgica, estimula a produção de colágeno e fibras. Indicada contra inflamação periférica, feridas, úlcera de pele, lepra, melhora o aspecto da pele (queimaduras), desordens nervosas, dismenorreia, disúria, doenças do aparelho urinário e genital femininos, doenças vasculares periféricas, doenças venéreas, epistaxe, escrófulas, formigamento, gordura localizada, hematêmese, hemorroidas, icterícia, malária, pernas pesadas e doloridas, sarampo, senilidade.

387. Cereja: Ajuda a melhorar o amor e aguça a clarividência.

388. Cereja miraculosa: O princípio ativo dessa é capaz de transformar o sabor de uma fruta de polpa ácida como um limão, em algo adocicado e sem nenhuma acidez. Dessa forma, as frutas ácidas e amargas tornam-se extremamente agradáveis ao paladar humano. A fruta é ideal para quem quer fazer regime, perder a barriga ou para quem tem diabetes. A fruta não é doce ao paladar, mas possui uma molécula ativa de glicoproteína, com algumas cadeias de carboidratos, chamada miraculina.

389. Cevada, ácido salicílico: Encontrado também em outros vegetais, especialmente no morango, possui efeito analgésico. É útil contra dor proveniente da bursite, artrite e gota.

390. Cezarinha: Das raízes desta faz-se um chá para ajudar no combate às febres elevadas.

391. Chá-da-índia: Eliminador de gorduras, estimulador dos rins e digestivo.

392. Chá-de-bugre, cassearia sylvestris: Estudos indicam que essa planta medicinal da farmacopeia brasileira pode atuar no sistema nervoso central, causando uma atividade supressora do apetite, contribuindo, ainda, para maior queima de gorduras localizadas principalmente do abdômen, além de atuar também como estimulante no sistema imunológico. Princípios constituintes da Pholia Magra ajudam a evitar o depósito de gorduras na parede das artérias coronarianas, diminuindo os riscos de problemas cardíacos. Em razão dos seus constituintes (alantoína, cafeína, potássio, tanino e óleos essenciais) age também como diurético, contribuindo para a redução dos depósitos de celulite, pois, estimula a circulação e possui ação energética por seu efeito termogênico. Estudos realizados em laboratório revelaram que a planta apresenta baixa toxicidade e uma de suas maiores vantagens é que pode ser um coadjuvante natural para auxiliar no tratamento da obesidade, sem os efeitos indesejáveis que os outros produtos para emagrecimento causam. A Pholia Magra é muito conhecida nos Estados Unidos, para onde tem sido exportada como a erva antibarriga. Ajuda no tratamento de gastrite, úlcera, emagrecimento. É cicatrizante e combate o mau hálito, diurético. (chá)

393. **Chá-de-java:** Planta medicinal utilizada por seu efeito diurético contra as infecções das vias urinárias, ela pode ser encontrada em infusão ou cápsulas. Diurético, colerético, antibacteriano, antisséptico, drenador. Indicações do chá de Java: Infecções bacterianas na região das vias urinárias (cistite), gota, sobrepeso. *Obs.*: quem possui Insuficiência cardíaca ou renal deve evitá-lo.

394. **Chá-mineiro:** Suplemento rico em iodo e taninos. Energético, diurético, dermatites e erupções cutâneas, depurativo, antirreumático simples ou sifilítico, com as suas consequências, como dor de cadeiras (lumbago), dores nas juntas, artrite, doenças e tira manchas de pele, sífilis, arteriosclerose, hipertensão, doenças renais e das vias urinárias, regulariza o intestino nas prisões de ventre, laxativo, hepático, colagogo, anti-inflamatório, previne e reduz depósitos de gordura, celulite, dissolvente do ácido úrico.

395. **Chá-de-tropeiro:** O chá feito com ramos é tido como estomacal.

396. **Chamana:** Banhos de purificação.

397. **Chá-montês:** planta medicinal com efeito anti-inflamatório, usada principalmente contra a dor muscular ou dor de reumatismo, muitas vezes encontrada sob a forma de creme ou linimento (bálsamo). Constituintes: Óleo essencial (Wintergreen): salicilato de metila, taninos. Partes utilizadas: folhas. Efeitos: Anti-inflamatório, analgésico. Indicações: – Dores musculares, tendinite, reumatismo (nos músculos e tendões, artrite, artrose), cãibras, ciática e gota.

398. Chapéu de couro, echimodorus macrophyllus: Ajuda a curar inflamação de garganta. Age contra moléstias da pele. Combate reumatismo, sífilis, afecções dos rins e bexiga. Excelente depurativo do sangue. Ajuda a equilibrar a pressão quando esta estiver alta. Evita a arteriosclerose. Suplemento rico em iodo e taninos. Energético, diurético, dermatites e erupções cutâneas, dores nas juntas, artrite, doenças e tira manchas de pele, doenças renais e das vias urinárias, regulariza o intestino nas prisões de ventre, laxativo, hepático, colagogo, anti-inflamatório, previne e reduz depósitos de gordura, celulite, dissolvente do ácido úrico.

399. Chá Verde, camellia sinensis: O chá verde tem ação na prevenção do câncer, diminui o colesterol, melhora o funcionamento do fígado, tem ação protetora nos pulmões e neurônios, evita as bactérias que causam a cárie e retarda o envelhecimento. Pesquisadores acreditam, ainda, que o hábito de beber chá em vez de café é um dos fatores responsáveis pelo menor índice de enfarto em países do Oriente. Contém manganês, potássio, ácido fólico e as vitaminas C, K, B1 e B2, cálcio e cafeína, a erva tem boa dose de tanino, o que ajuda a prevenir doenças cardíacas e circulatórias. Seus compostos reforçam as artérias, diminuem as taxas de colesterol ruim e bloqueiam o acúmulo de gordura na parede dos vasos sanguíneos. O consumo habitual também previne inflamações na gengiva e até tumores malignos de boca e mama. Substâncias como as catequinas e os bioflavonoides são capazes de impedir alterações no DNA das células, o primeiro passo para o desenvolvimento de um câncer. O chá verde acelera o metabolismo e ajuda a queimar gordura corporal. Pesquisadores acreditam, ainda,que o hábito de beber chá em vez de café é um dos fatores responsáveis pelo menor índice de infarto em países do Oriente. E como se não bastasse, comprovou-se também que as substâncias presentes no chá verde ajudam a prevenir cáries, têm ação anti-inflamatória e antigripal, ativam o sistema imunológico e regeneram a pele. Os princípios curativos e regeneradores da Camellia Sinensis enriquecem os cosméticos que prometem recuperar o viço da pele e dos cabelos.

400. Cheiro de Mulata: Excelente erva usada no extermínio de furúnculos. Ajuda também no clareamento das manchas de pele. Além de possuir propriedade antirreumática e estimular as glândulas sudoríficas.

401. Chía: É rico em iodo, ômega 3 e 6, bem como sais minerais (cálcio, fósforo e magnésio). Entre seus benefícios podemos destacar que aumentam o colesterol "bom" (HDL) e ajudam a proteger contra doenças cardiovasculares e ajudam na perda de peso. Uma colher de sopa de semente de chia (10 g) dá 56 calorias.

Podemos acrescentar em sucos, sopas, pães, sobremesas e iogurtes e sempre moído, previamente, embebidas em água (30 minutos).

402. **Chicória:** Serve como purgante e na eliminação de catarro do peito.

403. **Chifre-de-veado:** Usado para evitar aborto. Proteção, quando colocado na porta de entrada.

404. **Chlorella, chlorella pyrenoidosa:** Alga de elevado valor nutritivo, conhecido por ser a mais completa fonte de vitaminas e sais minerais, proteínas, aminoácidos. Usada como complemento nutricional na carência alimentar e no fortalecimento do organismo em convalescentes e idosos, rica em energia, estimulante do sistema imunológico, elimina metais pesados do organismo, convalescência, carência alimentar, aminoácidos, vitamina e sais minerais, obesidade, proporciona sensação de saciedade e bem-estar, colesterol, triglicérides, estimulante das funções hepáticas, funções cerebrais.

405. **Chorão:** O cozimento das folhas e das cascas combatem a caspa e a queda de cabelo. As folhas servem para limpeza. Todas essas variedades de caruru encerram propriedades béquicas.

406. **Chuva-de-ouro:** A compressa do sumo de 3 ou 7 folhas + uma clara de ovo + sal mata impigens. Usado em descarrego nos filhos de Oxum. Na fitoterapia, é usada para combater dor nos rins.

407. **Chuchu:** Chá das folhas e cascas é um ótimo diurético.

408. **Cidra:** Seu fruto serve como alimento adstringente.

409. **Cimicífuga, erva-de-são-cristóvão, acteia:** Planta medicinal indicada para atenuar os sintomas da menopausa, especialmente as ondas de calor, apresenta-se frequentemente na forma de comprimidos e cápsulas padronizadas. Favorece a produção de estrógenos, antirreumático, estimula a menstruação, antidepressivo. Alternativa à terapia hormonal de substituição (THS) em caso de distúrbios e sintomas ligados à menopausa ou à pré-menopausa, tipicamente em caso de ondas de calor (fogachos). Em caso de síndrome pré-menstrual ou dismenorreia (dores menstruais). Leve depressão e artrite (efeito possível), (amarelão), distúrbios hepáticos, gravidez, amamentação.

410. **Cinchona:** Casca-peruana, casca-dos-jesuítas, quina-do-Amazonas: planta medicinal rica em quinina, indicada em casos de malária e febre, é muitas vezes encontrada na forma de pó. Composição: Alcaloides: quinina, quinidina; compostos fenólicos e antraquinonas. Malária (paludismo), febre, gripe, fadiga, excesso de peso e obesidade (efeito possível), cãibras musculares e contusões.

411. **Cinco folhas:** Seu uso se faz como excelente depurativo do sangue.

412. **Cipestre:** O seu banho é indicado para o tratamento de feridas e o chá na cura de úlceras. Serve para ajudar a aguçar a longevidade.

413. **Cipó-Almécega, mikania setigera:** Antinevrálgico, reumatismos crônicos, dores musculares, lumbago, os reumáticos com movimentos dificultados melhoram consideravelmente.

414. **Cipó-azougue, apodanthera smilacifolia:** Depurativo, eczemas, feridas, furúnculos, herpes, combate às afecções da pele e o reumatismo, boubas, escrófulas. Ajuda no combate à sífilis.

415. **Cipó-bravo:** É tido como excelente ajuda para combater o fumo excessivo. É tranquilizante dos nervos e propicia sono calmo. Usa-se uma xícara de chá ao deitar.

416. **Cipó-cabeludo, mikania hirsutíssima:** Diurético, impede a eliminação de albumina, uretrite, nefrite, cistite, inflamações da bexiga, gota, afecções da pele, frieiras, rachaduras, coceiras, cólicas menstruais, reumatismo, diarreia crônica. Indicado para o tratamento de cólicas menstruais e inflamações da bexiga.

417. **Cipó-caboclo:** Muito utilizada em banhos de descarrego. Usada do mesmo modo combate inflamações das pernas e dos testículos.

418. **Cipó-camarão:** Seu cozimento é de grande eficácia no combate as feridas e contusões.

419. **Cipó-capador:** É bastante recomendado no tratamento de úlcera crônica.

420. **Cipó-chumbo:** O xarope desse combate tosses e bronquites eficazmente. Seu pó é um excelente cicatrizador de feridas rebeldes.

421. **Cipó-cravo, tymanthus fasciculatus:** Estomacal, gastrite, digestão difícil, flatulências, prisão de ventre, na falta de apetite, carminativa, azia, asma, contra a dispepsia.

422. **Cipó-cruz:** Diurético, purgativo, combate inchaço, blenorragia, bronquite, laringite, reumatismo, sífilis. Planta medicinal que possui grande quantidade de ferro. Por isso, é utilizada no tratamento de anemia e anemia ferropriva. Usado ainda para neutralizar o veneno de cobras. Cura espiritual de obsessores. Se usado em altas doses pode envenar. Ajuda na cicatrização de gastrite e úlceras gástricas.

423. **Cipó-de-catitu:** O chá feito com os ramos ou as raízes dessa trepadeira é excelente para o tratamento da blenorragia.

424. Cipó-imbé: Combate problemas na bexiga, inflamação reumática, erisipela, inflamações nos testículos e úlcera.

425. Cipó-mil-homens: Indicado no tratamento de convulsões epilépticas e nevralgias. Combate febre e desinflama os testículos. Cura picadas de cobra, aplicando a planta moída no local.

426. Cipó-milomi: Ótimo antídoto contra veneno de cobra.

427. Cipó-prata: Poderoso diurético favorece a eliminação do ácido úrico. Afecções renais, retenção urinária, dores renais etc.

428. Cipó-suma, anchieta salutaris: Depurativo. Útil em dermatoses como eczemas, furúnculos, urticária, psoríase etc. Depurativo nas moléstias de pele. Excelente na cura de sarampo, rubéola, escarlatina, varicela, herpes simples e zoster etc. Age excetentemente bem contra doenças venéreas, reumatismo e coqueluche, além de ser um laxativo suave.

429. Cipreste: Aplicada nos banhos de purificação e descarrego desta Orixá. A medicina caseira indica o banho da erva para tratamento e cura de úlcera.

430. Citronela: Excelente repelente usado no combate a incetos. Antidepressivo, antisséptico, desodorante, tônico e estimulante.

431. Cloreto de Magnésio: Bico de papagaio, nervo ciático, calcificações, rigidez muscular, câimbras, falta de atividade cerebral, na menopausa, tratamentos prolongados com anticoncepcionais, fadiga muscular e física, artrose, bursite, estresse. Contra indicações: insuficiência renal, gestantes, lactantes, crianças, pacientes com úlcera gástrica.

432. Clorofila: A clorofila é o pigmento verde das plantas que aliado a um estilo de vida saudável pode fortalecer o sistema imunológico e eliminar metais pesados do organismo.

433. Coco: Potássio: mineral de suma importância para o sistema muscular, especialmente aos músculos cardíacos. É diurético e encontra-se também em abundância na banana. Beber bastante água de coco ajudará a repor as energias. A carne é altamente nutritiva.

434. Coco-de-dendê: Ajuda no extermínio de cefaleias, fraqueza dos órgãos visuais e cólicas abdominais.

435. Coco-de-iri: Sua aplicação se dá com as raízes cozidas para pôr fim aos males do aparelho genital feminino. É usado em banhos de assento. É um excelente banho de descarrego.

436. **Coentro:** Esta erva é indicada na eliminação de gases intestinais, por ser de grande ficácia.

437. **Cogumelos – Ácido nucleico:** atua na síntese ou hidrólise das proteínas. Permite um melhor aproveitamento dos aminoácidos.

438. **Coirana:** O banho com esta erva ajuda no tratamento de inflamações e reumatismos.

439. **Colônia:** Defumação (contra cargas negativas), Banho e chá (antigripal). Suas folhas são usadas em banhos de limpeza ou descarrego. Seu chá combate tosses, bronquites e catarro no peito. O chá das folhas com as flores é indicado popularmente como calmante, diurético, auxiliar no tratamento da hipertensão, gripe e males do estômago.

440. **Comigo-ninguém-pode:** Seu uso se dá apenas como excelente quebra de barreiras. Para isso se coloca um vaso com a planta na porta de entrada principal da casa.

441. **Cominho:** Erva carminativa (ajuda no combate aos gases). É diurético.

442. **Condessa:** Banhos de descarrego.

443. **Confrei:** Rico em proteínas. Seu uso **é indicado no combate** à anemia e à leucemia. É anti-inflamatório e cicatrizante. Externamente usado para ferida, corte, queimadura, fratura óssea, hemorroida etc. O uso interno foi desaconselhado pelo ministério da saúde.

444. **Congonha-de-bugre, casearia sylvestris:** Úlcera gástrica, feridas, eczemas, aftas, herpes, mau-hálito, antidiarreico, cicatrizante, antisséptico.

445. **Consólida, consolda:** Erva rica em proteínas, útil no combate à anemia, aumenta os glóbulos vermelhos. Pode-se tomar seu suco, como chá, ou em salada. Ajuda na aceleração de curas de cortes, urticária e ossos partidos. Não aconselha seu uso interno por longo tempo.

446. **Copaíba:** Tem óleo essencial antibiótico natural e desobstrutivo das vias aéreas superiores.

447. **Coqueiro:** A água de coco ajuda contra náuseas, vômitos e enjoos de gravidez.

448. **Coqueiro-de-purga:** Ajuda na cura de problemas menstruais.

449. **Coquinho-de-catarro:** Ajuda com os problemas menstruais.

450. **Cordão-de-frade:** Esta erva é aplicada no combate à insônia e como pacificadora dos nervos, além de ser uma ótima medicação no combate a hemorragias, males do estômago e asma.

451. Cordão-de-frade-verdadeiro: Essa planta é aplicada em banhos tonificantes da aura. O cozimento de suas folhas ou o chá funcionam como excelente combate à asma.

452. Cordão-de-são-francisco: Seu uso se dá nos banhos de limpeza e descarrego dos filhos desses Orixás. Erva muito usada como pacificadora dos nervos.

453. Cordeiro: Ao ser consumida em forma de chá pode ser utilizada como: Diurético, calmante, cardiotônico, estimulante, remineralizante. Por ser muito rica em vitaminas e minerais, a planta vem sendo consumida em forma de chá, pode ser recomendada contra: Angina do peito, asma, excessivo fluxo menstrual, bronquite, catarro na bexiga, congestão cerebral, congestão no fígado, coriza, dismenorreia, dor de cabeça, enxaqueca, febre, hipertrofia do coração, insuficiência cardíaca congestiva, palpitações, problemas circulatórios, problemas pulmonares, reumatismo. Pode ser utilizada ainda para o tratamento dos sintomas mais comuns da menopausa: calor, dores articulares e musculares, formigamentos, depressão, insônia, fadiga, zumbidos, cefaleia e palpitação. *Obs.:* Este medicamento natural é contraindicado para mulheres gestantes, lactantes, crianças, ou aqueles que têm hipersensibilidade aos componentes da planta. Para uso interno, pode provocar urticária, dermatose, queimação da boca, enjoo, vômitos e diarreia.

454. Corniso: Ótimo complemento contra febres e infecções.

455. Coroa-de-ogum: Suas folhas são usadas para purificação e proteção das pessoas e do ambiente.

456. Corona crista: Usada em forma de xarope nos problemas do aparelho respiratório, proporciona excelentes resultados. Seu chá também é bastante eficaz contra a gripe, tosse, bronquite e pneumonia. O chá dessa erva tem efeito diurético. Grande auxiliar no combate à pneumonia.

457. Corosol: Seu chá é de suma importância a quem tem diabete, pois ajuda no controle dessa. É usado nos banhos de limpeza e descarrego no combate a cargas negativas.

458. Corredeira branca: Serve para banhos contra inveja.

459. Coticeira: A casca dessa erva acalma insônia e reduz dores. É boa para o fígado, atuando contra hepatite. Ajuda na redução de pressão alta, equilibrando-a. Indicada para prisão de ventre.

460. Cotieira: Planta de aplicação eficaz no combate a pulgas e feridas de cachorros.

461. Couve: O Iodo é um mineral necessário ao bom funcionamento da tireoide e, por consequência, imprescindível à inteligência. Combate gastrite, queimação e até úlcera. Ótimo alimento contra anemia. Rico em ferro. O sumo de uma folha de couve + um copo com água batidos no liquidificador durante 9 meses e tomados em jejum ajudará na eliminação desses problemas (gastrite, azia e úlsera). Ajuda na redução do iodo em nosso organismo.

462. Cranberry, oxicoco, uva-do-monte: Planta medicinal utilizada principalmente em prevenção ou como antisséptico das vias urinárias, em caso de cistites repetitivas, é frequentemente apresentada em forma de suco. Constituintes: Antocianinas (proantocianinas), flavonoides, taninos. Efeitos do cranberry: Antisséptico das vias urinárias (por depósito de um biofilme protetor sobre as paredes do sistema urinário) adstingente, antiviral. Indicações: Infecções urinárias como a cistite, principalmente em caso de cistites repetitivas, o efeito é preventivo. Prevenção de infecções intestinais (do tipo viral). Prevenção das cáries (graças ao depósito de um biofilme). O cranberry é considerada capaz de reduzir o colesterol ruim (LDL).

463. Crataegus, crataegus oxyacantha): Reduz a taquicardia, sedativo, calmante cardíaco e nervoso, palpitações, angina do peito, zumbidos no ouvido, sentimento (de ondas) de calor, sensação de opressão da região torácica, recomendada como preventivo de acidez vascular, na hipertensão.

464. Cravo: Afrodisíaco, estimulante, aumenta o magnetismo pessoal e atrai a prosperidade.

465. Cravo-da-*índia*: Utilizado em banho aromático, ajuda na atração e no exorcismo. O cozimento das folhas e cascas ajudam nos banhos de assento. Ajuda a debelar a fadiga das pernas.

466. Cravo-de-defunto: indicado no tratamento contra acne. No fortalecimento da resistência imunológica. Para melhorar o apetite e contra prisão de ventre. Ajuda no combate à tosse.

467. Crista-de-galo: O banho de descarrego ajuda no combate a Eguns. Age excelentemente na cura de erisipelas. É indicada no tratamento de diarreia. Recomenda-se para afecções do fígado. Usa-se em forma de salada, também como alimento. Pode-se espremer o suco e tomar algumas colheres de sopa por dia. Partes usadas: Folhas e talos.

468. Culantrilho: Emprega-se fresco, pois logo perde suas propriedades curativas. Facilita a expectoração e acalma as dores do peito. Favorece o aparecimento das regras. Usa-se em loções para tonificar o couro cabeludo, ajuda a evitar a queda dos cabelos.

469. **Cunanã:** Muito usada em banhos de descarrego e limpeza, seus galhos são usados na cura de úlceras.

470. **Cúrcuma:** Eczema, infecções internas e úlceras. A curcumina inibe o crescimento de muitos tipos de câncer, tais como cólon, próstata, ovário, mama e cérebro. Cúrcuma, gengibre, pimenta-do-reino e páprica – fórmula anticancerígena. Quando consumidos juntos, têm efeitos impressionantes sobre tumor de mama e leucemia.

471. **Cumaru – Semente:** Suas propriedades medicinais atuam reconstituindo as forças orgânicas debilitadas, funciona como tônico cardíaco.

472. **Curcumina:** O princípio ativo dessa é capaz de transformar o sabor de uma fruta de polpa ácida como um limão, em algo adocicado e sem acidez. Dessa forma, as frutas ácidas e amargas tornam-se extremamente agradáveis ao paladar humano. A fruta é ideal para quem quer fazer regime, perder a barriga ou para quem tem diabetes. A fruta não é doce ao paladar, mas possui molécula ativa de glicoproteína, com cadeias de carboidratos, chamada miraculina.

473. **Cusparia trifoliata:** A casca de angustura é tônica, febrífuga e combate desinteria.

474. **Dama-da-noite:** Limpeza, proteção e encanto. Ajuda a curar reumatismo. Ajuda a encontrar pessoas com a mesma afinidade. Ao ser consumida em forma de chá, funciona como: Diurético, calmante, cardiotônico, estimulante, remineralizante. Por ser muito rica em vitaminas e minerais, a planta vem sendo consumida em forma de chá, pode ser recomendada contra: Angina do peito, asma, excessivo fluxo menstrual, bronquite, catarro na bexiga, congestão cerebral, congestão no fígado, coriza, dismenorreia, dor de cabeça, enxaqueca, febre, hipertrofia do coração, insuficiência cardíaca congestiva, palpitações, problemas circulatórios, problemas pulmonares, reumatismo. Pode ser utilizada ainda para o tratamento dos sintomas mais comuns da menopausa como calor, dores articulares e musculares, formigamentos, depressão, insônia, fadiga, zumbidos, cefaleia e palpitação. *Obs.:* Este medicamento é contraindicado para mulheres gestantes, lactantes, crianças, ou aqueles que têm hipersensibilidade aos componentes da planta. Para uso interno, pode provocar urticária, dermatose, queimação da boca, enjoo, vômitos e diarreia.

475. **Damasco:** Ótima erva utilizada na realização de feitiços amorosos.

476. Dandá da costa: As batatas são colocadas no fogo e transformadas em pó o qual serve para desocupar casas. Se colocadas em baixo da língua, melhora o hálito. Ajuda a afastar espírito maléfico e eguns.

477. Dedaleira: Planta medicinal indicada em caso de insuficiência cardíaca, vendida apenas sob prescrição médica, pode ser encontrada em forma de comprimido pronto para uso. Cardiotônico (inotrópico positivo: aumento da contratilidade do miocárdio e cronotrópico negativo: diminui o ritmo cardíaco), diurético, cicatrizante. Insuficiência cardíaca aguda ou crônica. *Obs.*: Se tomar doses elevadas correrá o risco de intoxicação.

478. Dendezeiro: Considerada uma das árvores sagradas dentro da Umbanda e do Candomblé. As folhas desfiadas servem para proteger os terreiros contra eguns.

479. Dente-de-leão, taraxacum Oficinale: Rica em vitaminas A, B, C e D. Taraxina, além de contribuir para a limpeza do sangue, esse princípio ativo contribui para o referido vegetal, seja laxante, diurético, estomáquico, expectorante e colagogo (estimulante da vesícula). Atua excelentemente contra constipação, pedras vesiculares, pâncreas e problemas do fígado. É depurativo do sangue e melhora o sangue fraco e o apetite, evitando assim a anemia. É uma excelente erva benéfica contra diabete. Litíase biliar, problemas hepáticos e vesícula biliar, cálculos biliares, diurético, cirrose, desintoxicante, icterícia, coadjuvante no tratamento da obesidade, dermatoses e hipoacidez gástrica, depurativo, ativador da secreção biliar, fortificante, rico em potássio e carotenoides, fortificante das vistas. O suco dessa planta tomado em água é um excelente fortificante dos nervos, do cérebro e das vistas. Atua excelentemente no tratamento de problemas hepáticos. Em uso externo, em forma de chá, alivia irritações, escamações e até vermelhidões na pele.

480. Dinheiro-em-penca: Dinheiro, proteção. Toma-se o banho do ombro para baixo.

481. Dólar: Toma-se o banho do ombro para baixo. Para nunca faltar dinheiro. Fazer o patuá com a folha e uma moeda.

482. Dolomita: Fonte natural de cálcio, muito utilizado e indicado na reposição de cálcio. A deficiência de cálcio provoca inúmeros problemas à saúde, como dores musculares, artrite, reumatismo, dores nas articulações, osteoporose.

483. Dormideira (Sensitiva): Utiliza-se o cozimento da planta para gargarejo e bochecho em casos de aftas e garganta inflamada. Muito usada também em banhos de descarrego.

484. **Douradinha, lidernia diffusa:** Diurética, depurativa, emética, emenagoga, psoríase, depurativa, inflamação da bexiga, pedra nos rins, sífilis, afecções das vias respiratórias.

485. **Douradinha-do-campo:** Por ser uma das ervas mais utilizadas no combate a doenças de pele, ela é bastante solicitada. É eficiente nas dificuldades de urinar, inflamações da bexiga e eliminação das pedras. Bastante eficiente nas afecções pulmonares, bronquites e tosses. Erva que cura até sarna. Eficaz no combate a edemas e eczemas.

486. **Dragoeiro ou sangue de dragão:** Limpeza e purificação.

487. **Drimis (tintura) estomacal:** Estimula o apetite e combate as cólicas e o catarro intestinal. Age contra a prisão de ventre.

488. **Dulcamara:** Possui propriedades analgésica, sedativa, diurética, antimicrobiana e laxativa.

489. **Echinacea, equinacea angustifólia:** Planta utilizada na prevenção e no tratamento da maioria das doenças infecciosas, pois possui ação bacteriostática. Infecção generalizada (virais e bacterianas), cura ferimentos, estimula sistema imunológico por aumentar as células de defesa do organismo, gripes, resfriados, alergias, outras infecções virais, nas imunodeficiências moderadas.

490. **Eczoflora (tintura – composta):** Indicada no tratamento das dermatoses, especialmente eczemas agudos e crônicos. É o melhor tratamento de eczemas e como medicação de úlceras varicosas, chagas purulentas, feridas, herpes, terçol. Atuante contra inflamações da pele e das mucosas. É um poderoso depurativo, limpando o sangue.

491. **Edelweiss:** Planta Medicinal que cresce nas montanhas, possui efeito antioxidante e pode ser encontrada em creme ou loções. Em uso interno (infusão), adstringente, antidiarreico. Antioxidante, antienvelhecimento, captador dos radicais livres. Em uso interno (infusão), afecções respiratórias, diarreias. Envelhecimento da pele, cuidados cosméticos.

492. **Egenda:** Auxilia no desenvolvimento dos novos médiuns, usado em banhos. Traz logo os guias do filho de santo. Fazer o banho antes dos trabalhos.

493. **Egletes (tintura):** Perturbações gástricas, vômitos, diarreias e inapetência.

494. **Eleuthero:** Planta medicinal que melhora a capacidade física e psíquica, utilizada principalmente em casos de estresse. Encontrada muitas vezes sob a forma de cápsulas ou extrato padronizado. Partes utilizadas: Raízes e folhas.

Efeitos: Melhora a capacidade física (resistência também) e psíquica, antioxidante, imunoestimulante, anti-inflamatório e tônico. Indicações – estresse, fadiga (astenia) física ou mental, durante a convalescença (por exemplo, após o câncer), desgaste com fuso horário, na preparação para realizar provas, como o vestibular.

495. **Elixir paregórico:** Chá usado no combate à dor de barriga e desinteria.

496. **Embaúba:** Excelente diurético, que regula os batimentos cardíacos. De suas folhas obtém-se o xarope que atua contra tosse, asma, gripe e coqueluche. O suco de sua raiz cura úlceras cancerosas. Fazer uso de três dias e, posteriormente, retomar o tratamento.

497. **Emburana:** Erva indicada na cura de bronquite, tosse e asma.

498. **Endro, anethum graveolens:** Digestivo, carminativo, diurético, galactagogo, gases, cólicas, calmante leve, aumenta leite materno, condimento. Ótimo exterminador das ânsias de vômitos. Amenizador de cólica intestinal e de estômago. A infusão da semente nos bochechos e gargarejos ajuda a curar inflamações da garganta e da boca.

499. **Enche-prato:** Sua raiz contém ácido pfáffico que é nova estrutura baseada no hexaciclico nortriterpeno. Em pessoas com câncer, mostrou resultado positivo. O ácido pfáffico tem alto poder de inibição sobre culturas vivas de cálculos tumorais, tais como melanoma B-16, Hela S-3 e sobre células de carcinoma de pulmão; na concentração de 4-6 ug/ml usado o método definido por Takgnoto et a1 empregado como cicatrizante. Para a planta ser consumida ela passa por uma lavagem. Depois é cortada, desidratada, inspecionada e, então, fica pronta para ser embalada. Pode ser consumida em pó, adicionada na água, em suco ou em cápsulas.

500. **Epilóbio:** Planta medicinal com efeito sobre a próstata, indicada por exemplo, em caso de hiperplasia benigna da próstata. Pode ser encontrada em forma de infusão. Constituintes: Flavonoides, taninos, fitosterois, ácidos triterpênicos. Indicações: Contra a hiperplasia benigna da próstata. Algumas fontes mencionam efeito contra o câncer de próstata, mas o efeito não está cientificamente comprovado.

501. **Eritrina:** É aplicada como pacificadora do sistema nervoso e contra a bronquite.

502. **Erva-baleeira, cordia verbanacea:** Esta é usada na forma de pomada, extrato ou folhas maceradas para curar ferimentos provocados por acidentes com peixes nas pescarias. Especula-se, inclusive, que o nome "baleeira" seja

inspirado justamente nesta associação com o uso da planta por pescadores e por ser abundante nas regiões litorâneas. Seu uso popular é largo e variado: é usada contra artrite, reumatismo, artrose, contusões e em todo tipo de inflamação, inclusive na forma de bochechos para aliviar dores de dente e tratar inflamações bucais. Além disso, é indicada contra úlceras. Seus poderes como cicatrizante e anti-inflamatório é que tornaram essa planta conhecida. Em algumas regiões, as folhas da erva-baleeira são cozidas e aplicadas sobre feridas para acelerar a cicatrização. Anti-inflamatória e cicatrizante. Ajuda na redução de hematomas.

503. **Erva-capitão:** Excelente erva que combate manchas na pele.

504. **Erva-ciática:** Ajuda a amenizar as dores provenientes do reumatismo para fora. Macere a erva e aplique-a fora das juntas. Deixe agir por 40 minutos. No local formará uma bolha amarela. Abra-a até secar e acrescente uma pomada para curar totalmente.

505. **Erva-cidreira (melissa):** Saúde, amor e sucesso. O chá feito das folhas ajuda no combate de gases intestinais, tosse, perturbações urinárias, histerismo, pressão alta e de insônia. Indicada contra dor de barriga.

506. **Erva-cidreira (Capim-santo):** O chá ajuda a pessoa a ficar mais calma.

507. **Erva-curraleira:** Usa-se o cozimento das folhas como diurético e tratamento da sífilis.

508. **Erva-da-jurema:** O chá atua contra tosse, gripe e cólica menstrual. O banho desagrega cargas enfermiças, limpa e purifica o corpo e o ambiente.

509. **Erva-de-andorinha:** Utilizada para lavar os olhos no caso de cataratas.

510. **Erva-de-bicho:** É indicada para banhos de limpeza. Indicada também para ajudar no tratamento de quem tem problemas renais, por ser diurética. O chá da planta estimula a circulação do sangue, por este motivo é bem utilizado no tratamento de varizes e fragilidade capilar. Ajuda nas hemorragias gástricas e é bom também para casos de infecções urinárias. Regula o fluxo menstrual na falta de menstruação. Ajuda no combate a hemorroidas e afecções das vias urinárias. O uso externo se dá em compressas para tratar hemorroidas, feridas e eczemas. *Obs.:*Contraindicado para gestante, lactante e crianças.

511. **Erva-de-bugre:** Emagrecedor, Diminui o inchaço das pernas. Ajuda a combater doenças de pele, veneno de cobras e aranhas.

512. **Erva-de-gato ou gatária:** Combate ansiedade, febre, cólica menstrual.

513. **Erva-de-lagarto:** O sumo desta planta é bastante indicado contra sífilis, reumatismo e feridas crônicas.

514. Erva-de-passarinho: Muito solicitada para ajudar no combate de úlceras. As folhas e flores são usadas em caso de diabetes e hemorragias diversas. Usada também no combate à dor de dente e queda de cabelo. É um santo remédio na cura de empingens. Seca-se a erva e transforma em pó. Coloca-se sobre feridas e úlceras para a cicatrização.

515. Erva-de-rato: As folhas maceradas são usadas sobre as feridas para uma rápida cicatrização. O látex desta planta é tido como violento tóxico para ratos. É um vegetal tóxico para o gado.

516. Erva-de-são-cristóvão: Planta medicinal indicada para atenuar os sintomas da menopausa, especialmente as ondas de calor. Favorece a produção de estrógenos, antirreumático, estimula a menstruação, antidepressivo. Alternativa à terapia hormonal de substituição (THS) em caso de distúrbios e sintomas ligados à menopausa ou à pré-menopausa, tipicamente em caso de ondas de calor. Em caso de síndrome pré-menstrual ou dismenorreia (dores menstruais). Leve depressão e artrite (efeito possível), (amarelão), distúrbios hepáticos, gravidez, amamentação.

517. Erva-de-são-joão: Ajuda no combate a cólicas intestinais e reumatismo. Banho de descarrego.

518. Erva-de-sangue: Muito utilizada nas curas das doenças de pele.

519. Erva-de-santa-luzia: Expectorante e ajuda na desinflamação de erisipela. Muito prestigiada como um grande remédio, por ser de total eficácia contra o vício da bebida. A água de suas folhas é empregada no combate a doenças dos olhos.

520. Erva-de-santa-maria: É uma das ervas mais eficazes na medicina caseira. O seu sumo batido no liquidificador e deixado no copo por 10 minutos combate doenças como o derrame. Excelente antibiótico. Age excelentemente no alívio de contusões e dores musculares causadas, principalmente, por pancadas. Quando cansado, tomar o banho do ombro para baixo. Descarrego. Age no combate a pulgas, piolhos e percevejos. *Obs.*: Deve ser evitada por gestantes e lactantes.

521. Erva-do-bom-pastor: Benéfica ao organismo da mulher. Na tradicional medicina chinesa, a Erva do Bom-pastor é usada para tratar doenças nos olhos e desinteria. No Ocidente, a planta é considerada remédio caseiro contra cistite, problemas de pele, dentre outras.

522. Erva-doce: Ajuda a regular a menstruação. Possui propriedades expectorantes. Combate insônia, cólica, vômito, ansiedade, constipação, gases, azia. Ajuda a gestante na produção de leite.

523. **Erva-grossa:** As folhas agem no combate ao catarro dos brônquios e pulmões.

524. **Erva-macaé:** Indicada na cura de doenças de pele e erisipela. Combate o colesterol e a pressão alta.

525. **Erva-maluca:** Suas propriedades são as seguintes: Anestésicas, purgativas, bactericidas (destroem bactérias), antifúngicas, antissépticas, antivirais, diuréticas, afrodisíacos, estimulantes do sistema imunológico e vasorrelaxantes. Os ramos, as folhas e as flores do jambú podem ser consumidos crus, em saladas, em preparações cozidas, refogadas ou assadas. Seu sabor é picante e ela não apresenta cheiro. Alivia dores, combate os radicais livres que são causadores de doenças como o câncer e o envelhecimento precoce. Contribui contra a tensão vascular.

526. **Erva-midriática:** O sumo de suas folhas aplicado diretamente no local da erisipela e deixando por no mínimo 30 minutos ajuda na cura. Limpeza de ambientes. Trabalho feito com os galhos ajuda no poder de atração.

527. **Erva-moura:** A folha é macerada e colocada em forma de emplasto, cura úlcera e ferida.

528. **Erva-pombinha:** Planta medicinal de ação sobre o sistema digestivo, em particular na vesícula biliar, frequentemente se apresenta como um chá ou em cápsulas. Constituintes – alcaloides (protopina, fumarina), ácido orgânico (ácido fumárico), flavonoides, mucilagens, taninos, sais de potássio. Partes utilizadas: Partes aéreas floridas (planta inteira com as flores sem a raiz). Efeitos: Depurativo, ação sobre o sistema digestivo, tônico, normaliza a secreção da bílis (aumenta a secreção da bili). Indicações: Indigestão (dificuldade na digestão), estômago pesado, náuseas (incluindo náuseas em mulheres grávidas); distúrbios do trato biliar (como os cálculos biliares); constipação (em alguns casos); distúrbios do sono (especialmente que ocorrem após 01h da manhã); escabiose; psoríase. Preparações: Chá, xarope, cápsulas e tintura-mãe.

529. **Erva-preá:** O Banho desta erva alivia a dor nas articulações. O chá é empregado como excitante.

530. **Erva-prata:** É excelente no bom funcionamento do aparelho urinário e, em banhos de assento, ajudam a diminuir as secreções glandulares e melhorar a pele.

531. **Erva-salicínia: Planta** anti-inflamatória e cicatrizante. Facilita a redução de hematomas.

532. **Erva-tostão:** Suas folhas são aplicadas em banhos de descarrego.

533. Ervilha-de-angola: Suas flores são utilizadas contra as doenças dos brônquios e pulmões.

534. Ervilha-de-sete-anos: O chá da erva (de 20 a 27 folhas) é indicado como depurativo do sangue, diurético, inflamação da garganta e dor de dente inflamado. A raiz é benéfica no combate aos males do fígado. A planta, principalmente a semente, é nutritiva, rica em proteína, ferro e cálcio.

535. Escabiosa: Combate a tosse e regula a menstruação irregular.

536. Escada-de-jacó ou polemônio: Antifebril. Regula a temperatura do corpo.

537. Espada-de-santa-bárbara: Proteção contra as cargas negativas enviadas.

538. Espada-de-são-jorge: Proteção contra as cargas negativas enviadas. Combate erisipela.

539. Espigélia: Quando fresca tem odor venenoso que em local fechado pode causar uma espécie de narcotismo por suas qualidades venenosas e suas propriedades tóxicas. Adequado às pessoas anêmicas, debilitadas, com diátese reumática; às crianças escrofulosas, atormentadas por ascarídeos e vermes. Pessoas com cabelos claros, pálidas, magras, inchadas, fracas.

540. Espinafre: Riquíssimo em potássio, cálcio, ferro e vitaminas C e E. Atuante no combate à anemia e no controle de diabetes. É indicado para pessoas com o sistema nervoso descontrolado. É utilizado no tratamento da anemia, por ajudar na reposição de glóbulos vermelhos. *Obs.:* Deve ser evitado por pessoas que sofrem de reumatismo ou que tenham problemas de fígado e rins.

541. Espinheiro-branco: Atua como redutor da pressão arterial (hipotensor) e melhora a circulação do sangue. Se destaca pela capacidade de melhorar e evitar doenças cardiovasculares. Tem efeitos sedativos no sistema nervoso simpático e se administra em pacientes em casos leves de problemas de nervos ou de ansiedade.

542. Espinheiro-de-carneiro: Sua raiz tomada em chimarrão ajuda no combate ao alcoolismo. Excelente contra bronquite asmática.

543. Espinheira-santa: Atua contra anemia, câncer, devido às propriedades medicinais que possui. Ela também pode colaborar na perda de peso. Os ácidos tônico e silícico, presentes na planta, possuem ação antisséptica e cicatrizante. Excelente contra má digestão, azia e acidez estomacal, refluxo, gastrites, inclusive as causadas por helicobacter pylori, úlceras gástricas e duodenais, perturbações do trato gastrointestinal, enterites (inflamações do intestino), flatulência, mau hálito causado por distúrbios estomacais, dentre outros benefícios.

544. Espinheiro (tintura e planta): As folhas novas, em infusão, combatem os acessos asmáticos, e, em gargarejos são úteis nas anginas. Em cozimento é de muita utilidade nas congestões do fígado e nas cólicas hepáticas. Em casos de acessos asmáticos: 1 colher de café em 1 cálice com água de 3 em 3 horas, até 4 vezes ao dia, ou mais, nos casos graves.

545. Espinheiro-marítimo: Planta medicinal rica em vitaminas, sobretudo a C, e em aminoácidos, com efeito estimulante. Indicada em casos de fadiga ou convalescência, é quase sempre apresentada como suco. Constituintes: Vitaminas, vitamina C (até 600 mg por 100g de frutos), vitamina E, vitaminas B, aminoácidos, flavonoides. Partes utilizadas: Frutos ou bagas. Efeitos do espinheiro-marítimo: Estimulante físico, tônico geral, planta adaptógena, adstringente. Indicações do espinheiro-marítimo.

546. Espirradeira: A medicina caseira indica seu suco em uso externo no combate à sarna e ao extermínio de piolhos, pulgas e percevejos.

547. Estigmas de milho ou barba de milho (planta): Erva diurética, empregada em afecções da bexiga, dores e puxos durante a micção (cistite). Em casos em que o doente é obrigado a urinar a todo o momento com fortes dores que se irradiam pelas cadeiras e próstata. Também para cálculos renais. Dose: Infusão com um punhado de erva para 1 litro de água fervente. Tomar xícaras de café, de hora em hora, pois faz ceder as dores, aumenta o fluxo urinário e combate a inflamação da mucosa vesical.

548. Estalos: Planta medicinal indicada em caso de insuficiência cardíaca, vendida apenas sob prescrição médica, pode ser encontrada em forma de comprimido pronto para uso. Cardiotônico (inotrópico positivo: aumento da contratilidade do miocárdio e cronotrópico negativo: diminui o ritmo cardíaco), diurético, cicatrizante. Insuficiência cardíaca aguda ou crônica. *Obs.*: Se tomar doses elevadas correrá o risco de intoxicação.

549. Estigma de Milho (Zea Mays L.): Sedativa, diurética, contra nefrite e cistite, cólicas renais, cálculos renais, ácido úrico, inflamações da bexiga, rins, areias nos rins, dores ao urinar, hipertensor.

550. Estoraque brasileiro: O pó dessa erva é usado no tratamento de feridas rebeldes e úlceras, colocando-se sobre as lesões.

551. Eucalipto: Saúde e Proteção. Desagrega cargas negativas e enfermiças, renova as energias, equilibra o emocional. Combate gripe, diabete, bronquite, gangrena pulmonar, males da bexiga.

552. Eucalipto/Cidra: Usado em banho de descarrego. Seu chá é usado contra afecções dos brônquios.

553. Eucalipto-limão: A medicina caseira indica-o no combate a febres e para amenizar dores. Indicado também nos banhos de descarrego ou limpeza dos filhos de Iansã.

554. Eucalipto/Murta: É indicado no combate à febre e para suavizar doenças do aparelho respiratório.

555. Eucalipto aromático: É indicado ao combate de problemas pulmonares, inflamações da garganta, bronquite, asma e todo tipo de resfriado.

556. Eufrásia: Coloque um pouco de erva na panela com água quente. Ponha para cozer até ferver. Deixe descansar à noite. Coe o líquido aproveitando o máximo até secar bem a erva. Guarde num recipiente hermeticamente fechado, protegido da luz e do calor. Não coloque em geladeira. Beba meia colher de chá por dia para aumentar a clarividência.

557. Facheiro preto: Ajuda no combate às afecções renais na cura de diarreia.

558. Fáfia ou ginseng: Atua como agente de combate ao stress.

559. Farinha de uva: Contribui para uma pele saudável, diminui os níveis de colesterol, fornece energia para os praticantes de atividades físicas, previne e controla diabetes. É um alimento rico em polifenois que são importantes no combate ao estresse oxidativo e inflamação. Auxiliando assim, na prevenção do câncer e envelhecimento das células por ser antioxidante e combater os radicais livres.

560. Fava: Entre os nutrientes da fava podemos destacar as vitaminas do complexo B, vitamina C, carboidratos, amido, magnésio, potássio, ferro, ácido fólico, fibras, antioxidantes, proteínas, cobre, fósforo, que são importantes para manter o bom funcionamento do corpo, além de conter baixo teor de gordura e ser livre de gordura saturada. Significa que consumir a fava também pode ajudar a emagrecer. Protege o coração, por ser rica em fibras. A fava também pode ser um ótimo alimento para manter os níveis de colesterol adequados e as taxas de glicose no sangue. Portanto, o feijão de fava pode ser considerado ótimo aliado para reduzir as quantidades de lipoproteína de baixa densidade ou o mau colesterol e, assim, proteger o nosso coração de muitos problemas: hipertensão, ateriosclerose, derrame, AVC, ataque cardíaco. Ajuda na perda de peso. Combate a depressão. Controla o apetite. Ajuda durante a gravidez.

Trata o Mal de Parkinson por ser um alimento rico em levedopa. Por ser rica em vitamina C, um nutriente de excelente poder antioxidante; ajuda a combater radicais livres presentes no organismo, bem como o estresse oxidativo e outros danos. Previne o envelhecimento precoce da pele. Melhora a digestão. Regula o intestino, ajudando a emagrecer. Evita problema como prisão de ventre.

561. **Fava de tonca:** Reduzido a pó, pode ser utilizado igual ao pó de pemba. É aplicado em defumações ou espalhados no ambiente para promover a anulação de cargas negativas e afugentar espíritos obsessores, além de destruir larvas astrais. Protege contra cargas negativas e bruxarias.

562. **Fava-pichuri:** O pó pode ser usado em defumação para trazer bons fluidos e afugentar obsessores.

563. **Fedegoso:** Ajuda na limpeza do solo onde foram riscados os pontos de Exu, além de realizar os sacudimentos domiciliares. Erva utilizada em banhos de descarrego para anular a presença de Eguns e Kiumbas.

564. **Fedegoso, crista-de-galo:** Erva utilizada em banhos de descarrego para anular a presença de Eguns e Kiumbas.

565. **Fedegosão:** O chá tem ação purgativa, bastando para isso três botões germinativos. Em dose menor é usado como digestivo. Esta planta é empregada, pelo povo, como abortiva.

566. **Feijão:** Independentemente do tipo de feijão consumido, justamente por apresentarem características nutricionais muito semelhantes, é possível trazer resultados muitos positivos mantendo uma alimentação balanceada. Além disso, o feijão pode ajudar na perda de peso, pois é capaz de gerar rapidamente a saciedade no corpo, dimunuindo a necessidade de ingestão, uma vez que o organismo se dará por satisfeito com menor quantidade do alimento. Combate a anemia. Fortalece o ferro no organismo. Ajuda na proteção e na reconciliação.

567. **Feijão-andu:** O chá da erva (de 20 a 27 folhas) é indicado como depurativo do sangue, diurético, inflamação da garganta e dor de dente inflamado. A raiz é benéfica no combate aos males do fígado. A planta, principalmente a semente, é fortemente nutritiva, rica em proteína, ferro e cálcio.

568. **Feijão-branco:** O feijão branco tem um sabor muito parecido com o do feijão carioca, porém também não é regularmente utilizado na cozinha diária. As aplicações mais comuns desse tipo de feijão incluem o preparo de saladas e até mesmo de dobradinhas.

569. Feijão-carioca: O feijão carioca, marrom ou mesmo feijão branco em algumas regiões, é excelente fonte de proteínas, magnésio e fibras. Este é o tipo mais comum de feijão e está presente na alimentação diária ao menos dos brasileiros.

570. Feijão-de-árvore: O chá da erva é indicado como depurativo do sangue, diurético, inflamação da garganta e dor de dente inflamado. A raiz é benéfica no combate aos males do fígado. A semente da planta, é fortemente nutritiva, rica em proteína, ferro e cálcio.

571. Feijão de corda: Muito rico em nutrientes, a exemplo das vitaminas C, K e A. Além disso, possui alto teor de fibras em sua composição e tem substâncias que funcionam como antioxidantes. Todo esse potencial nutritivo consegue fazer desse grão um defensor do organismo humano. A vagem é fonte de betacaroteno, luteína e zeaxantina, que garantem melhor visão noturna e ainda protege os olhos da ação de luz azul. Tais substâncias são oriundas da grande quantidade de vitamina A presente nos grãos desse feijão. Em relação à vitamina K, o organismo a recebe como um potencializador dos ossos, uma vez que ela é capaz de ajudar a estrutura óssea a não perder minerais. A vitamina C, por sua vez, age como antioxidante e ajuda o corpo a prevenir a ação dos radicais livres. Esses elementos são capazes de danificar células saudáveis do organismo. Além disso, esse nutriente ajuda na formação do colágeno, o que fortalece a pele, os ossos, tendões e alguns órgãos. Além de todos esses benefícios, o feijão-de-corda ainda conta com a atuação das fibras, as quais ajudam a diminuir o colesterol ruim do sangue.

572. Feijão-guandu: benefícios do superalimento indiano: Estímulo para a crescimento, para a boa saúde sanguínea.

573. Feijão-preto: É indicado na boa alimentação. Imunidade fica fortalecida. Combate a anemia. Fortalece o ferro no organismo. Comumente utilizado em pratos tradicionais como a feijoada, o feijão preto é rico em ferro. Embora tenha excelente desempenho se o compararmos aos demais na tabela nutricional que desenvolvemos abaixo, é reservado a algumas regiões apenas, não sendo tão comum diariamente.

574. Feijão-verde: Um dos principais benefícios proporcionados pelo feijão verde são as suas propriedades nutricionais. Esses grãos crocantes possuem baixo teor de calorias e de gorduras, não contêm colesterol, são ricos em fibras e água, além de serem notáveis fontes de vitaminas e minerais, tais como vitamina A, B6, C, K, ácido fólico, cálcio, silício, ferro, manganês, potássio e cobre. Ele tem efeito depurativo e atua na regulação do trânsito intestinal. Atua na eliminação de líquidos, evitando a retenção do mesmo no corpo. Devido a isso, o feijão verde é um vegetal indicado para indivíduos que sofrem com gota, hipertensão arterial, cálculos renais etc. O vegetal é uma boa fonte de ferro, mineral integrante da hemoglobina, responsável por transportar o oxigênio dos pulmões para todas as células do corpo, além de fazer parte dos principais sistemas enzimáticos da produção de energia e do metabolismo. A carência de ferro tem como consequência a anemia ferropriva. Reduz o risco de doenças do coração e câncer de cólon, além de controlar melhor a diabetes. Um copo de suco de feijão pode auxiliar na redução do açúcar no sangue e na prevenção da diabetes tipo II; já uma xícara do vegetal ao dia pode reduzir o colesterol. O feijão verde é uma boa fonte de riboflavina, um composto orgânico que pode ajudar na redução da frequência de enxaquecas nos indivíduos que sofrem com as mesmas. Devido à presença do betacaroteno e da vitamina C, que apresentam forte efeito anti-inflamatório, o feijão verde pode ser útil para reduzir a gravidade de doenças inflamatórias, tais como a asma, osteoartrite e artrite reumatoide.

575. **Fel-da-terra:** Planta medicinal com ação sobre o sistema digestivo, em particular na vesícula biliar, frequentemente se apresenta como um chá ou em cápsulas. Constituintes: alcaloides (protopina, fumarina), ácido orgânico (ácido fumárico), flavonoides, mucilagens, taninos, sais de potássio. Partes utilizadas: Partes aéreas floridas (planta inteira com as flores sem a raiz). Efeitos : Depurativo, ação sobre o sistema digestivo, tônico, normaliza a secreção da bílis (aumenta a secreção da bili). Indicações: Indigestão (dificuldade na digestão), estômago pesado, náuseas (incluindo náuseas em mulheres grávidas); distúrbios do trato biliar (como os cálculos biliares); constipação (em alguns casos); distúrbios do sono (especialmente que ocorrem após 01h da manhã); escabiose; psoríase. Preparações: chá, xarope, cápsulas e tintura-mãe.

576. **Feno-grego:** Semente nutritiva estimulante do apetite. Combate a anemia, melhora a pele.

577. **Ficifolia (tintura):** Empregada com sucesso nas prisões de ventre, dores no baixo ventre, nos quadris e para combater cólicas uterinas e regras dolorosas.

578. **Figo – Fissina:** Enzima proteolítica (que auxilia na divisão molecular das proteínas), cuja função é semelhante à da bromelina contida no abacaxi e a da papaína no mamão. Tem aplicação prática contra lombrigas e oxiúros. Excelente alimento para os nervos. O chá da folha tem atuação excelente contra diabetes, cálculo renais e problemas no fígado. O bochecho atua na cura de feridas nas gengivas.

579. Figo-benjamim: Erva empregada em banho para pôr fim a quem esteja sofrendo obsessão.

580. Figo-do-inferno: É o local ideal para se arriar obrigações. Excelente para se deixar oferendas para as entidades.

581. Figueira: Ajuda a desenvolver a clarividência. Fertilidade.

582. Filipêndula: Planta medicinal anti-inflamatória e antálgica, ela é utilizada em caso de doenças reumatismais e pode ser encontrada em forma de comprimidos ou cápsulas. As propriedades adstringente e antiácida fazem da Filipêndula uma das preferidas na medicina caseira para combater hiperacidez gástrica, por estar associada à reparação do estômago. Flavonoides, derivados salicilados (ácido salicílico), heterosídeos, compostos fenólicos. Partes utilizadas: Sumidades floridas. As flores contêm quantidade significativa de óleos essenciais, flavonoides e taninos. Efeitos: Antágico, anti-inflamatório, febrífugo, diurético, anticelulite, sudorífero, cicatrizante. Indicações: Reumatismos (crônicos): artrose, gota. Febre, celulite. Às vezes, essa planta é indicada para distúrbios na bexiga e nos rins. Em doses elevadas, distúrbios gástricos podem ocorrer.

583. Fisális: Planta medicinal utilizada devido ao seu efeito diurético em casos de gota ou problemas urinários. É muitas vezes utilizada na forma de decocção ou infusão. Indicações: Gota, reumatismo, problemas renais e pedras renais.

584. Flamboyant: O chá cura Hipertensão. Sedativo suave. Banho de purificação de médium autorizado.

585. Flor da noite: Por ser muito rica em vitaminas e minerais, a planta vem sendo consumida em forma de chá e pode ser recomendada contra: Angina do peito, asma, excessivo fluxo menstrual, bronquite, catarro na bexiga, congestão cerebral, congestão no fígado, coriza, dismenorreia, dor de cabeça, enxaqueca, febre, hipertrofia do coração, insuficiência cardíaca congestiva, palpitações, problemas circulatórios, problemas pulmonares, reumatismo. Pode ser utilizada ainda para o tratamento dos sintomas mais comuns da menopausa (calor, dores articulares e musculares, formigamentos, depressão, insônia, fadiga, zumbidos, cefaleia e palpitação). Recomendações em febres catarrais e reumáticas, simples ou inflamatórias. Em cefaleia por congestão sanguínea, cefaleias pulsantes, apoplexia sanguínea, oftalmia aguda, otite reumática, reumatismo com estenocardia e hipertrofia cardíaca, asma congestiva, opressão da respiração, hemorroidas. Pertubações cardíacas consequentes ao abuso de álcool, tabaco, chá, café e debilidade do pulso por excitação do nervo pneumogástrico. *Obs.:* Este medicamento é contraindicado para gestantes, lactantes, crianças, ou aqueles que têm hipersensibilidade aos componentes da planta. Para uso interno, pode provocar urticária, dermatose, queimação da boca, enjoo, vômitos e diarreia.

586. **Flor de jateí kaa, pantaneira – Flor amarela:** Contém o flavonoide – combate o envelhecimento da célula, efeito detox, antibactericida e anti-inflamatório, combate dor de estômago e inflamação das gengivas.

587. **Flor de laranjeira:** A flor de laranjeira ajuda no combate à insônia. Aniquila Inflamação de garganta e ajuda a anular a tosse, além de atuar no bom funcionamento dos rins. O botão é usado para o amor.

588. **Flor de sabugueiro:** Tem ação diurética, sudorífera, antifebril e emoliente. Emprega-se nas afecções catarrais das vias respiratórias, no reumatismo e, como diurético, nas doenças das vias urinárias. Toma-se a infusão para provocar a transpiração nos resfriados, anginas e nos primeiros sintomas da febre. Indicada em caso de febres eruptivas como o sarampo e a escarlatina e servem para restabelecer a transpiração e a erupção quando ela cessa bruscamente no caso de sarampo recolhido. Externamente, usa-se uma infusão mais forte nas inflamações superficiais da pele, furúnculos e erisipela. Dose: Para uso interno, infusão com 4 g para 1 litro de água e toma-se de 3 a 4 xícaras por dia. Para uso externo, infusão com 10 a 15 g para 1 litro de água.

589. **Folha-da-costa:** Usada nos banhos de descarrego e contra doenças pulmonares. Atua como remédio em combate à dor de ouvido.

590. **Folha de bambu:** Descarrego e proteção.

591. **Folha de laranjeira:** Usada nos banhos de descarrego, contra labirintite e para o amor.

592. **Folha da fortuna:** É muito eficaz por acelerar cicatrizações, contusões e escoriações. Suas folhas são maceradas e colocadas no local sobre o machucado. Combate furúnculos e úlceras.

593. **Folha da oliveira:** Auxilia no emagrecimento, protege o coração, controla a pressão, diminui o colesterol, protege o fígado, previne o envelhecimento precoce, fortalece o sistema imunológico, combate a osteoporose, além de ser um diurético natural e possuir propriedades anti-inflamatórias.

594. **Folha-da-riqueza:** Erva utilizada por naturalistas como diurética.

595. **Folha-de-fogo:** Ajuda no tratamento de sífilis, afecções urinárias e genitais. Quando transformada em pó serve para curar feridas rebeldes.

596. Folha de louro: Caminhos, prosperidade, saúde.

597. Folha de mafumeira: Usada para dispersar dores de cabeça.

598. Folha de seringueira: Banho de descarrego.

599. Folha de uva: Limpeza e fortalecimento.

600. Folha de vintém: Sua raiz ajuda no combate à febre. A casca é recomendada para as dispepsias e o sumo de suas folhas atua contra as dores de ouvidos e dentes.

601. Folha do baobá: Sua principal finalidade é invocar espíritos. Chamam-na de a "Árvore da Longevidade."Baobá é considerada a árvore da premonição e dos avisos importantes.

602. Folhas dos sininhos: Serve para banhos de limpeza e descarrego.

603. Folia Magra, Cordia Ecalyculata Vell; Salicifolia: Estudos indicam que esta planta medicinal da farmacopeia brasileira pode atuar no sistema nervoso central, causando uma atividade supressora do apetite, contribuindo, ainda, para maior queima de gorduras localizadas principalmente do abdômen, além de atuar também como estimulante no sistema imunológico. Princípios constituintes da Pholia Magra ajudam a evitar o depósito de gorduras na parede das artérias coronarianas, diminuindo os riscos de problemas cardíacos. Em razão dos seus constituintes (alantoína, cafeína, potássio, tanino e óleos essenciais) age também como diurético, contribuindo para a redução dos depósitos de celulite, pois, estimula a circulação e possui ação energética por seu efeito termogênico. Estudos realizados em laboratório revelaram que a planta apresenta baixa toxicidade e uma de suas maiores vantagens é que pode ser um coadjuvante natural para auxiliar no tratamento da obesidade, sem os efeitos indesejáveis que outros produtos para emagrecimento causam. A Pholia Magra é muito conhecida nos Estados Unidos, para onde tem sido exportada como a erva antibarriga.

604. Frângula: Planta medicinal com efeito laxante, indicada em caso de prisão de ventre, pode ser encontrada em forma de extrato, comprimidos estandarizados ou xarope. Derivados: Hidroxiantracênicos (glucofrangulinas: glicosídeos de antraquinonas), flavonoides, taninos. Prisão de ventre ocasional ou crônica, hemorroidas, tosse produtiva.

605. Fruta do dragão: Possui quantidade surpreendente de vitamina C em sua composição, o que ajuda e muito o nosso sistema imunológico. Estão presentes também algumas vitaminas do complexo B, que colaboram para melhor fluxo sanguíneo e podem trazer benefícios da pitaya como o de manter baixos os níveis de colesterol no sangue. Existem três variedades de pitaya que são amplamente consumidas no mundo: a pitaya amarela com polpa branca, a rosa com polpa vermelha e a rosa com polpa branca. Também pode ser incluída em misturas agridoces, como saladas de verduras com frutas e acompanhamento para peixes. Esta fruta serve ao nosso Sistema imunológico, saúde do sistema cardiovascular. É riquíssima em fibras, são antioxidantes, ajudam no funcionamento do metabolismo, possuem propriedades anti-inflamatórias, antibacterianas e antifugicidas. O ideal é consumir apenas a polpa da pitaya, seja para comer em pedaços ou usá-la para fazer sucos.

606. Fruta-de-lobo: A infusão da raiz dessa fruta é usada contra hepatite e o xarope dos frutos, contra asma. O pó branco extraído do fruto verde é também utilizado para combater diabetes e eplepsia. Os frutos verdes contêm solasodina, substância química precursora de esteroide.

607. Fruta-da-condessa: Bastante utilizada no combate à epilepsia. Toma-se meio copo do chá da raíz 2 vezes ao dia.

608. Fruta Milagrosa/ Fruta do Milagre: O princípio ativo dessa fruta é capaz de transformar o sabor de uma fruta de polpa ácida como um limão, em algo adocicado e sem nenhuma acidez. Dessa forma, as frutas ácidas e amargas tornam-se extremamente agradáveis ao paladar humano. A fruta é ideal para quem quer fazer regime, perder a barriga ou para quem tem diabetes. A fruta não é doce ao paladar, mas possui uma molécula ativa de glicoproteína, com algumas cadeias de carboidratos, chamada miraculina. Durante o período de uma hora você poderá comer alimentos azedos como sendo doce. Sem açúcar, sem aditivos, 100% natural, saudável, e realmente gostoso.

609. Fruta Pão: Ajuda na eliminação de furúnculos.

610. Fruto de bicuíba (tintura e fruto): Empregado em acessos asmáticos, reumatismo gotoso, flatulência, debilidade do estômago e mau hálito. Externamente têm aplicação nas dores reumáticas, moléstias da pele, erisipelas e hemorroidas. É muito útil nas cólicas do estômago e intestinos, como tônico e restaurador de forças. Estimula o cérebro, avivando a memória e a inteligência.

611. Fruto do gentio (tintura): Purgativo enérgico, útil nas febres e prisões de ventre.

612. Fucus – alga – fucus vesiculosos: É uma alga castanha, extremamente abundante nos rochedos das costas do Atlântico, Pacífico e mar do Norte. Muito utilizada no século XVIII para o tratamento da asma e das doenças de pele. Os anglo-saxões dos litorais utilizavam-no na alimentação. A planta possui ação estimulante da tireoide, é diurética, depurativa do sangue e complemento mineral. Pela riqueza em elementos que absorve do seu meio natural e que são transferidos para o organismo humano, é usado como complemento alimentar. Pelo seu teor de iodo estimula a tireoide, ajudando a regularizar a produção de hormônio tireotrofina e acelerar o metabolismo de glicose e ácidos graxos. Por essa razão, é muito utilizado como auxiliar no tratamento da obesidade. Também pela ativação do metabolismo e pela presença de mucilagens, ajuda a promover aumento do trânsito intestinal, possuindo ainda ligeira ação diurética. Como fitocosmético é utilizado no tratamento da celulite. O uso é contraindicado para pessoas com hipersensibilidade ao iodo, com hipertireoidismo, problemas cardíacos, gravidez e lactação (cápsulas). Excelente auxiliar no tratamento da obesidade, proporcionando o emagrecimento sem alterar as funções normais do organismo, sendo também regulador intestinal. Não causa distúrbios metabólicos. Dose: Tomar 2 cápsulas ao dia, após as refeições.

613. **Fumária:** Planta medicinal com uma ação sobre o sistema digestivo, em particular na vesícula biliar, frequentemente se apresenta como um chá ou em cápsulas. Constituintes: Alcaloides (protopina, fumarina), ácido orgânico (ácido fumárico), flavonoides, mucilagens, taninos, sais de potássio. Partes utilizadas: Partes aéreas floridas (planta inteira com as flores sem a raiz). Efeitos: Depurativo, ação sobre o sistema digestivo, tônico, normaliza a secreção da bílis (aumenta a secreção da bili). Indicações: Indigestão (dificuldade na digestão), estômago pesado, náuseas (incluindo náuseas em mulheres grávidas); distúrbios do trato biliar (como os cálculos biliares); constipação (em alguns casos); distúrbios do sono (especialmente que ocorrem após 01h da manhã); escabiose; psoríase. Preparações: Chá, xarope, cápsulas e tintura-mãe.

614. **Fumo-bravo:** As raízes tratam tumores.

615. **Fumo da terra:** Planta medicinal com ação sobre o sistema digestivo, em particular na vesícula biliar, frequentemente se apresenta como um chá ou em cápsulas. Constituintes: Alcaloides (protopina, fumarina), ácido orgânico (ácido fumárico), flavonoides, mucilagens, taninos, sais de potássio. Partes utilizadas: Partes aéreas floridas (planta inteira com as flores sem a raiz). Efeitos: Depurativo, ação sobre o sistema digestivo, tônico, normaliza a secreção da bílis (aumenta a secreção da bili). Indicações: Indigestão (dificuldade na digestão), estômago pesado, náuseas (incluindo náuseas em mulheres grávidas); distúrbios do trato biliar (como os cálculos biliares); constipação (em alguns casos); distúrbios do sono (especialmente que ocorrem após 01h da manhã). Escabiose. Psoríase. Preparações: Chá, xarope, cápsulas e tintura-mãe.

As ervas, as frutas, as flores e suas funções | 79

616. **Funcho:** Eficaz no tratamento de crianças com gases intestinais, cólicas, diarreias, vômitos, bronquite, pneumonia e estimulante (sementes). Sua raiz é diurética e ajuda a aumentar o leite nos seios. Usar com moderação.

617. **Galanga:** Planta medicinal contra diversos distúrbios digestivos, é frequentemente encontrada em (chá). Constituintes: Óleo essencial, taninos, substâncias irritantes, flavonoides. Partes utilizadas: Rizoma de galanga. Efeitos da galanga: Espasmolítico, anti-inflamatório, antibacteriano, estimulante, tônico digestivo. Indicações da galanga: Em caso de distúrbios digestivos, dores de barriga, espasmos, flatulências, vômitos.

618. **Galeata:** A folha e a casca verde são bem empregadas nos banhos de limpeza. O fruto é comestível e com este se prepara uma geleia que é eficaz contra picada venenosa.

619. **Gameleira:** Por ser uma árvore quase extinta, é intocável e sagrada. Não tem uso na medicina naturalista.

620. **Gameleira-branca:** Por ser uma árvore quase extinta é intocável e sagrada.

621. **Garcínia cambogia:** A garcínia cambogia é utilizada como inibidor de apetite e também para bloquear a absorção e síntese da gordura, reduzir os níveis do mau colesterol. Suplemento rico em ácido hidroxicítrico. Indicado nos regimes de emagrecimento e reduz lipídios no sangue, moderadora de apetite, diminui o desejo de comer doce, reduz a produção de gordura e colesterol no organismo por equilibrar os níveis de glicose no sangue; promove a síntese do glicogênio e aumenta o nível de energia no organismo.

622. **Garra do diabo:** Indicada contra reumatismo, diabete, arteriosclerose e doenças do fígado.

623. **Gelatina:** Possui alto teor de proteína e aminoácidos. Enrijece os tecidos da pele, previne a formação de estrias. Utilizada no combate à flacidez e no tratamento de unhas e cabelos quebradiços, cabelos enfraquecidos, envelhecimento precoce, coadjuvante no regime de emagrecimento.

624. **Geléia Real:** Suplemento rico em minerais, aminoácidos, essenciais enzimas, compostos fosfóricos e fatores de estímulo imunológico, constituindo potente antioxidante preventivo da degeneração celular e envelhecimento precoce. Recomendado a pessoas em estado de estresse devido à intensa atividade física ou mental. Regulariza o apetite, melhora a digestão, aumenta a defesa do organismo contra infecção e revitaliza o sistema celular, agindo como antioxidante, retardando o envelhecimento e rejuvenescendo todos os tecidos. Excelente complemento alimentar inclusive para as crianças.

625. Genciana: (Tintura) – Depurativa, indicada na falta de apetite e problemas gastrointestinais. Tônica contra os males do estômago e contra a febre.

626. Gengibre: Age como agente anti-inflamatório e antibiótico, além de ser descongestionante das vias respiratórias, pela presença de alcaloides em sua composição. Combate inflamações, aumenta a imunidade e traz ânimo.

627. Gengibre-zingiber: Popularmente, é usado o chá nos casos de hemorragia.

628. Gergelim: Aplica-se nas dores reumáticas e em tumores. Recomenda-se o seu uso em queimaduras e em dores de ouvido.

629. Gérmen de trigo – Tocoferol (vitamina E): Nutriente necessário à reprodução animal. Possui também propriedades antiulcerativas.

630. Gervão: O chá da folha consumido antes das refeições beneficia o bom funcionamento do estômago e do intestino, ajudando no combate à prisão de ventre. O chá do gervão puro dilui as doenças dos rins. Suas folhas em conjunto com as raízes da erva-tostão são colocadas em cozimento sendo um excelente tratamento para quem tem problemas de fígado. Excelente repelente natural. Possui propriedades cicatrizantes, béquicas, diuréticas, vermífugas, analgésica, antibacteriana, antidiarreica, antiemética, anticatarral, hemorroidária, antioxidante, antipirética, emenagoga e digestiva. É indicada para combate e tratamento de úlcera péptica, amebíase, afecções renais, distúrbios nervosos, afecções hepáticas e biliares, parasitas intestinais, febre, bronquites crônicas, inchaço do baço e dores de origem reumática. Também utilizada no tratamento de cefaleia, contusão, debilidades orgânicas, furúnculos, hepatite, machucaduras, tumores, vitiligo, rouquidão, resfriado. Seus princípios ativos são os glicosídeos, saponinas, taninos e mucilagens. Também conhecida por aguará podá, aguará pondá, chá-do-brasil, ervão, gerbão, gervão, gervão-azul, gervão-folha-de-verônica, gervão-legítimo, orgibão, rinchão, uregão, urgebão, urgervão, vassourinha-de-botão, verbena, verbena azul. Arbusto de folhas ligeiramente ovais, flores pequenas e azuis.

631. Gervão-roxo (planta): É tônico estomacal, febrífugo e vulnerário. Estimula as funções gastrintestinais. Recomendado nas doenças crônicas do fígado e dispepsias. Usado também contra gripes e resfriados. Erva sagrada utilizada na limpeza de coroa dos filhos de alguns Orixás.

632. Gigoga amarelo: Usado em banho de limpeza para fortalecer a aura e anular Eguns.

633. **Gibarbeira:** Planta medicinal utilizada contra os distúrbios venosos (pernas pesadas), geralmente encontrada em cápsulas. Constituintes: Saponinas, esteroides saponina, saponosídeos, ruscogeninas. Partes utilizadas: Raízes (rizoma). Efeitos da gilbarbeira: Tônico, antiflogístico, diurético, antiexsudativo, vasoconstritor. Indicações da gilbarbeira: Insuficiência venosa crônica (pernas pesadas, pernas doloridas, hemorroidas, insuficiência linfática, náuseas e vômitos).

634. **Gimnema:** Auxilia no controle de diabete, agiliza a queima de carboidrato, facilitando e suprindo a deficiência de insulina, possuindo a vantagem de não apresentar efeitos colaterais.

635. **Ginkgo Biloba, ginkgo biloba l.:** Sua forte ação vasodilatadora e antioxidante se deve principalmente ao seu princípio mais ativo que é a ginkgobolina, um bioflavonoide. Tem indicação na geriatria e neurologia, relaxando os vasos sanguíneos e estimulando assim a circulação, profilático do envelhecimento celular, protege contra os radicais livres, inibe a destruição do colágeno, vertigens, labirintite, enxaqueca, arteriosclerose, deficiência auditiva e intelectual devido à má irrigação cerebral, perda da memória e concentração, ativa a função cerebral, oxigenação cerebral; combate artrite, cansaço nas pernas, úlceras varicosas, flebite; previne edema cerebral, depressão, estafa, stress; restaura ainda o vigor sexual. Melhora as propriedades fluídicas do sangue, favorecendo a perfeita alimentação e oxigenação dos tecidos.

636. **Ginseng, pfaffia paniculata – tintura e raiz:** Combate o desânimo e o cansaço. Sua composição rica em vitaminas e sais minerais melhora a resistência do organismo ao stress e à fadiga. Indicado no stress, tensão, impotência sexual, distúrbios neurovegetativos, envelhecimento físico e mental. É também encontrado em cápsulas já prontas para o consumo de 02 vezes ao dia. Impotência e todos os males relacionados à sexualidade.

637. **Ginseng Siberiano:** Planta medicinal que melhora a capacidade física e psíquica, utilizada principalmente em casos de estresse. Encontrada muitas vezes sob a forma de cápsulas ou extrato padronizado. Partes utilizadas: Raízes e folhas. Efeitos: Melhora a capacidade física (resistência também) e psíquica, adaptogênica (ver definição desse termo em observações), antioxidante, imunoestimulante, anti-inflamatório e tônico. Indicações: Estresse, fadiga (astenia) física ou mental, durante a convalescença (por exemplo, após o câncer), desgaste com fuso horário, na preparação para realizar provas, como o vestibular.

638. Girassol: Erva riquíssima em vitamina E. Heliantina encontrada na flor e no caule, é útil para combater febres intermitentes, especialmente as produzidas pela malária. Encontra-se na semente o ácido graxo linoleico, que pode ser usado contra distúrbios nervosos, mesmo em casos de esclerose múltipla. Indicada no combate a resfriados, hemorragia nasal, males do coração, dores de estômago, nervos e contusões. As folhas são usadas como excelente defumador e anulador de eguns, além de atuar como destruidor de larvas astrais. As pétalas e as sementes, diluídas em álcool, ajudam no combate ao reumatismo. A decocção das sementes, adoçada com mel, alivia dores de cabeça.

639. Gitó, carrapeta: Bastante solicitada em banhos de cabeça para desenvolver a vidência, a audição e a intuição.

640. Goji: Planta medicinal rica em vitaminas e minerais de ação antioxidante, utilizada em casos de problema de memória. Constituintes: Vitaminas (C, E, B1, B5), provitamina A, minerais, oligoelementos, carotenoides antioxidantes (betacaroteno e zeaxantinas), fibras, carotenoides, polissacarídeos, beta-sitosterol. Parte utilizada: Fruta. Efeitos antioxidante, imunoesimulante. Melhora do desempenho neuropsicológico (memória), Indicações: Colesterol, Alzheimer, através de seu efeito na memória (mas ainda são necessários estudos em larga escala para comprovar os reais efeitos das bagas de goji na doença de Alzheimer). Prevenção de doenças cardiovasculares (ler as observações), tais como hipertensão, possível prevenção do diabetes.

641. Golfo-branco-de-monan: Serve para banho de descarrego.

642. Golfo de flor: As flores ajudam no combate a úlceras.

643. Golfo de flor branca: A raíz da planta bem lavada é aplicada para debelar desinteria e, as flores para ajudar no extermínio de úlcera.

644. Goiaba: Acaba com a diarreia. Ajuda na cura de bronquite. Combate a tosse. Age eficazmente em gargarejo e lavagem intestinal. Excelente tratamento contra varizes.1. *Ácido pantotênico*: Faz parte do complexo vitamínico B, grupo de nutrientes que atuam na pele, nervos e olhos. 2. Colina: Atua como protetora do fígado, impedindo o acúmulo de gorduras nessa glândula; seus efeitos são conhecidos como lipotrópicos.

645. Goiabeira: Cura cólica. O chá combate afecções da boca e da garganta. O uso do broto da goiabeira cura desinterias. A fruta verde provoca prisão de ventre.

646. Gobô: A raiz e as folhas são as partes mais utilizadas. Indicada principalmente por depurar o sangue, nos casos de varizes, hemorroidas, loções, banhos e pomadas. Age como antibiótico, é ainda diurética, anti-inflamatória, bactericida, depurativa e cicatrizante, além de agir no couro cabeludo. Beber o suco das folhas de bardana batidas no liquidificador com um copo de água em jejum durante 10 dias ajuda na redução de colesterol. Aplicada em banhos mediúnicos dos médiuns para limpar cargas negativas e eguns.

647. **Graviola – Corosol (tintura e folhas):** Suas folhas são utilizadas para combater desinterias, cólicas intestinais, tosse e bronquite. Tem efeito diurético, anti-inflamatório, antirreumático e antiespasmódico. As folhas são béquicas, peitorais, aromáticas, antiespasmódicas e encerram um óleo essencial de cheiro desagradável com ação parasiticida, antirreumática e antinevrálgica. Aplica-se o chá da graviola no combate à diabete. Fruta rica em vitamina que serve como alimento. Atua contra prisão de ventre.

648. **Groselha:** Suas folhas são utilizadas nos banhos de limpeza e purificação.

649. **Groselha branca:** Com o fruto se fabrica um xarope que se aplica em casos de tosses crônicas.

650. **Grumixameira:** Adstringente, aperiente, aromática, diurética, energizante, revitalizante. Aplica-se o cozimento das folhas no combate ao reumatismo.

651. **Guabira:** Aplicada para pôr fim em conjuntivite.

652. **Guabiraba anis:** É Usada no combate à conjuntivite e ajuda no tratamento de quem tem problemas de reumatismo.

653. **Guabiroba:** O chá pode ser usado no tratamento de distúrbio que afeta o sistema urinário, como cistite e uretrite. Contém proteínas, ferro, carboidratos, fósforo, niacina, complexo B e cálcio.

654. **Guaçatonga:** Redutor do colesterol. Ajuda a reduzir o cansaço das pernas. Estimula a circulação. Muito usada em doenças de pele e picadas de cobras.

655. **Guaco:** Banho antigripal. O chá ou o xarope combate as tosses crônicas e alivia bronquites.. Atuante contra reumatismo e nevralgia. Indicado também contra picadas de cobras,, cicatrizante e calmante.

656. **Gualtéria:** planta medicinal com efeito anti-inflamatório, usada principalmente contra a dor muscular ou reumatismo, muitas vezes encontrada sob a forma de creme ou linimento (bálsamo). Constituintes: Óleo essencial (Wintergreen): salicilato de metila, taninos. Partes utilizadas: Folhas. Efeitos: Anti-inflamatório, analgésico. Indicações: Dores musculares, tendinite, reumatismo (nos músculos e tendões, artrite, artrose), cãibras, ciática e gota.

657. **Guando:** As pontas dos ramos são usadas contra hemorragia. O chá da erva (de 21 a 27 folhas) é indicado como depurativo do sangue, diurético, inflamação da garganta e dor de dente inflamado. A raiz é benéfica no combate aos males do fígado. A planta, principalmente a semente, é fortemente nutritiva, rica em proteína, ferro e cálcio.

658. **Guapo:** Deve ser evitado por cardíacos. Cura resfriado e doença pulmonar.

659. **Guapo cheiroso "Coração de Jesus":** Usado em ritual de limpeza.

660. **Guarabu, pau-roxo:** Usado nos banhos de purificação dos filhos de Ogum.

661. **Guaraná (tintura e pó):** Tônico e reconstituinte nas doenças dos intestinos, sobretudo nos casos de diarreias e prisão de ventre. Usado contra esgotamento físico, distúrbios gastro- intestinais, diarreias, cansaço e atividades intelectuais. Reduz gases e sonolência após as refeições. Remédio que ajuda bastante a controlar a micção noturna. Bom contra diarreias, hemorragias, além de ser antisséptico intestinal. O pó ativa as funções cerebrais e previne arteriosclerose, enxaquecas, nevralgias e detém as hemorragias. Excelente atuador para o coração. Bastante aconselhado às pessoas que gastam a vida com trabalhos intelectuais exaustivos ou com exercícios físicos prolongados. Dose: em pó, 1 colher de sopa para 1/2 copo com água, temperado a gosto, 2 vezes ao dia.

662. **Guararema:** O cozimento das folhas é eficaz no tratamento de hemorroidas.

663. **Guarataia (composto em pó):** Preparado de plantas amargas de muito valor estomacal, combate o peso no estômago, dor de cabeça, zumbido no ouvido, azia etc.

664. **Guassatonga/Congonha do Bugre, casearia sylvestris:** Úlceras gástricas, feridas, eczemas, aftas, herpes, mau-hálito, antidiarreico, cicatrizante, antisséptico.

665. **Guaxima-cor-de rosa:** Usa-se a flor no combate à tosse. A semente e o fruto são antifebris.

666. **Guanxuma:** Usada nos casos de retenção urinária, tosse, bronquite. Vermífuga. Atua contra indigestão e amarelão e ajuda a baixar a pressão. Usa-se o chá da raiz. Usada também em sacudimento.

667. **Guiné:** Indicado contra as doenças da cabeça, das vistas, contra a falta de memória, reumatismo, paralisia, nervos e sua raiz ainda alivia dor de dente. Banho de descarrego com as folhas, do ombro para baixo. Quebra formas-pensamento baixas e ajuda na comunicação com os bons espíritos. Bom contra obsessões de natureza sexual.

668. Guiné-caboclo: Utilizado em banhos de descarrego. O chá beneficia o estômago em caso de má digestão.

669. Guiné-pipi: Usado em defumações pessoais e de ambientes, ajuda no extermínio de cargas negativas. O chá é servido no combate a dores de cabeça e para debelar o reumatismo.

670. Haguniada (tintura – composta): É o melhor remédio para o tratamento das doenças do útero, dos ovários e combate corrimentos. Combate as inflamações, catarros, cólicas, suspensões e regras dolorosas. Com seu uso evitam-se as operações do útero e ovários, como raspagens, curetagens, cauterizações etc. As doenças do útero e dos ovários trazem perturbações no estômago e tonteiras, dor de cabeça, cansaço, desânimo, gases, prisão de ventre, dores nos quadris e baixo ventre.

671. Hamamelis, hamamelis virginiana: É usada há muito tempo pelos índios norte-americanos para tratar inflamações, feridas de pele e tumores. Ativador da circulação da pele. Ajuda a evitar a queda de cabelo.

672. Helicônia: Erva utilizada nos banhos de limpeza e descarrego dos filhos de Ogum.

673. Hepatoflora (tintura – composta): Associação de plantas para o tratamento das moléstias do fígado. Insuficiência hepática, litíase biliar, cólicas hepáticas, icterícias etc.

674. Hera: Proteção, saúde e amor.

675. Hera-terrestre: Planta medicinal utilizada em caso de tosse produtiva ou bronquite, pode ser encontrada em forma de medicamento pronto para o uso. Constituintes: Triterpeno saponinas, flavonoides, cumarinas, óleo essencial. Parte utilizada: Folha. Efeitos: Expectorante, fluidificante, espasmolítico. Indicações da hera-terrestre: Em caso de tosse produtiva ou bronquite.

676. Hibisco: Flor avermelhada que ajuda na melhora da digestão e acalma os nervos.

677. Hipericão: Erva queimada em forma de defumador para banir kiumbas, eguns e espíritos malignos.

678. Hipérico: Calmante, antidepressivo, anti-inflamatório e cicatrizante. *Obs.:* Deve ser evitado por pessoas portadoras de diabetes.

679. Hissopo: Muito utilizado no combate ao catarro dos brônquios. Usa-se o chá.

680. Hortelã-brava: É eficaz no tratamento diurético, contra gases intestinais e dores de cabeça. É excelente xarope contra catarros pulmonares, tosses e bronquite asmática.

86 | Fitoenergia: terapias holísticas, espirituais e naturais

681. **Hortelã-da-horta:** O chá previne doenças como asma, tosse e enxaqueca. Combate fadigas, cólicas, afecções hepáticas, palpitações, tremores, sinusite, bronquite crônica, dispepsias nervosas, vômitos, cólicas uterinas, dores odontológicas e facilita a expectoração. O chá da erva pode ser usado como calmante, por ajudar no combate ao strees, à depressão e à ansiedade.

682. **Hortelã-pimenta:** É excelente xarope contra catarros pulmonares, tosses e bronquite asmática. Usado em banhos de descarrego, do pescoço para baixo, para anular cargas negativas.

683. **Imbé:** É usado no tratamento de ácido úrico, bexiga, inflamações nos testículos, erisipela, inflamação reumática, orquite, rins e para a cura de úlcera.

684. **Imperatória:** Planta medicinal com efeitos digestivo e diurético, indicada em casos de distúrbios digestivos ou dor de dente. É muitas vezes apresentada como um chá ou decocção. Constituintes: Óleo essencial, cumarinas, taninos, saponinas. Partes utilizadas: Raízes (suco que pode ser extraído a partir da raiz de imperatória), rizoma. Efeitos: Diurético, digestivo e estomacal, tonificante, analgésico, anti-inflamatório, expectorante. Indicações: Distúrbios digestivos, inchaço, dor de dente (como raiz fresca), alguns distúrbios cardiovasculares (favorece a oxigenação do sangue). Preparações: infusão, decocção, cápsula, pó, tintura-mãe (à base da raiz), vinho (à base da raiz).

685. **Incenso de caboclo:** Usado nas defumações e em banhos de descarrego. Combate resfriados e bronquites.

686. **Ingá-bravo:** Indica o uso das cascas, em cozimento, na cura das úlceras e feridas crônicas, banhando-as.

687. **Inhame:** Excelente no combate a furúnculos e para limpar as impurezas do sangue, dos rins e intestino. Ajuda no fortalecimento do sistema imunológico.

688. **Ingazeiro:** Suas cascas, em cozimento, são usadas na cura de úlceras e feridas crônicas, banhando-as.

689. **Ipê-amarelo:** É adstringente; o cozimento da casca combate estomatites, nevralgias, sífilis, câncer, úlceras, diabetes (contém insulina), pedras vesicais, inchaço dos pés. Ajuda na eliminação de toxinas, aumenta os glóbulos vermelhos e tem ação sobre as células que crescem desordenadamente. Evita a formação de tumores, doenças de pele e impinges. Famoso depurativo do sangue. Eficiente tratamento para quem tem reumatismo. Para gargarejo e contra inflamação. Ferva um pouco de água e acrescente um pedaço da entre-casca. Excelente defumador no ambiente.

690. Ipê-branco: Age como fortificante em nosso organismo.

691. Ipecacuanha, cephaelis ipecacuanha: Raiz do nordeste indicada contra a bronquite, tosse e catarro no peito. Planta medicinal de origem brasileira, utilizada principalmente em fitoterapia como expectorante em caso de tosse produtiva ou bronquite, é geralmente encontrada em xaropes. Constituintes: Alcaloides (emetina, cefelina), saponinas, taninos, glucosídeos. Partes utilizadas: Raíz (ipecacuanhae radix), rizoma. Efeitos da ipecacuanha: Em dose fraca: expectorante, em dose mais alta: emético (que estimula o vômito), espasmolítico (na região dos músculos bronquiais), hemostático, adstringente. Indicações da ipecacuanha: Contra a tosse produtiva e a bronquite, em caso de intoxicação, para estimular o vômito (por exemplo, quando houver overdose de medicamento).

692. Ipê-roxo, pau-d'arco: É adstringente e pode ser útil no tratamento de problemas de imunidade, asma, eczema, psoríase, infecções bacterianas e infecções virais. O cozimento das cascas combate estomatites, nevralgias, sífilis, câncer, úlceras, diabetes (contém insulina), pedras vesicais, inchaço dos pés. Ajuda na eliminação de toxinas, aumenta os glóbulos vermelhos e tem ação sobre as células que crescem desordenadamente. Evita a formação de tumores, doenças de pele e impigens. Famoso depurativo do sangue. Ajuda na eliminação de verrugas. Trata as infecções vaginais causadas por fungos. Eficiente tratamento para quem tem reumatismo. Para gargarejo e contra inflamações. Ferve-se um pouco de água e se acrescenta um pedaço da entrecasca. Excelente defumador para o ambiente.

693. Isoflavona, glycine híspida: Suplemento à base de soja, rico em fitoestrógenos que atuam na redução dos sintomas da menopausa, como ondas de calor, alterações de humor, depressão, sudorese e ansiedade.

694. Jaborandi: Seu chá é um ótimo expectorante. É um excelente remédio contra gripe, laringite, bronquite, edema pulmonar, caxumba. É usado contra queda de cabelos.

695. Jaboticabeira: Usada nos banhos de limpeza e descarrego. Combate asma. Semanalmente fazer o banho. Principalmente quem é filho de Ogum.

696. Jaca – Semente: A semente da jaca contém cálcio, fósforo, potássio, magnésio, manganês e ferro, vitaminas do complexo B como a riboflavina e a niacina que ajudam a prevenir a constipação e a combater infecções. Fortalece o sistema imunológico, ajuda no combate ao câncer e promove digestão saudável, ajudando o bom funcionamento do fígado, evitando possível queda de cabelo. Excelente alimento no combate à anemia.

697. Jaca, jacalina: Em estudos realizados na universidade francesa de Montpellier, pesquisadores descobriram que essa substância tem capacidade de bloquear a ação avassaladora do HIV, vírus causador da Aids. Sua função é a de atuar nos linfócitos, aumentando as atividades dessas células.

698. Jaca-de-pobre: O fruto serve como rico alimento e atua contra prisão de ventre. A semente ajuda a combater veneno de picada de cobra.

699. Jacatirão: O seu pé é um dos melhores lugares, ou o mais apropriado p/ arriar obrigação.

700. Jambolão: Indicado no tratamento de diabete.

701. Jambo-amarelo: Banho de limpeza nos filhos de Ogum. O chá é usado para emagrecimento.

702. Jambo-encarnado: Usado em banhos de purificação nos filhos de Ogum.

703. Jambú: As propriedades do jambú são: Anestésicas, purgativas, bactericidas (destroem bactérias), antifúngicas, antissépticas, antivirais, diuréticas, afrodisíacos, estimulantes do sistema imunológico e vasorrelaxantes. Os ramos, as folhas e as flores do jambú podem ser consumidos crus, em saladas, em preparações cozidas, refogadas ou assadas. Seu sabor é picante e ela não apresenta cheiro. Alivia dores, combate os radicais livres que são causadores de doenças como o câncer e o envelhecimento precoce. Contribui contra a tensão vascular.

704. Jamacaru: Ao ser consumida em forma de chá pode ser utilizada como: Diurético, calmante, cardiotônico, estimulante, remineralizante. Por ser muito rica em vitaminas e minerais, a planta vem sendo consumida em forma de chá, pode ser recomendada contra: Angina do peito, asma, excessivo fluxo menstrual, bronquite, catarro na bexiga, congestão cerebral, congestão no fígado, coriza, dismenorreia, dor de cabeça, enxaqueca, febre, hipertrofia do coração, insuficiência cardíaca congestiva, palpitações, problemas circulatórios, problemas pulmonares, reumatismo. Pode ser utilizada ainda para o tratamento dos sintomas mais comuns da menopausa como calor, dores articulares e musculares, formigamentos, depressão, insônia, fadiga, zumbidos, cefaleia e palpitação. *Obs.:* Medicamento contraindicado para gestantes, lactantes, crianças, ou aqueles que têm hipersensibilidade aos componentes da planta. Para uso interno, pode provocar urticária, dermatose, queimação na boca, enjoo, vômitos e diarreia.

705. Jambolão (tintura): Antidiabético, estomacal, carminativo e adstringente. Indicado no tratamento de diabetes (afirma-se que faz desaparecer a glicosúria em 48 horas), na desinteria, hemorragia e leucorreia.

706. **Jamelão:** O fruto serve como forte alimento e tônico sanguíneo.

707. **Jamenina (tintura):** Muito empregada em uso externo para fricções no reumatismo, nas nevralgias, na fraqueza das pernas, no beribéri e na paralisia periférica.

708. **Japecanga:** Tem um excelente uso como depurativo do sangue.

709. **Jaqueira:** É usada para espectorar catarros do peito.

710. **Jarrinha:** Bastante procurada para se fazer antídotos contra veneno de cobra. Obs.: Cuidado, pois é abortivo.

711. **Jasmim:** Ótima essência para conquistas. Excelente xarope contra tosse e gripe. As flores resultam em um excelente xarope no combate a gargarejos e inflamações das amígdalas.

712. **Jasminum arabicum (planta):** Diurético, edema, inchaços, ácido úrico, artrite, obesidade, cardiotônico etc. Estimula a circulação, tonifica os nervos e ativa a função renal.

713. **Jatai, jatobá:** Usado como fortificante.

714. **Jatobá:** Usada contra doença pulmonar e problema respiratório. Ajuda na cura de cistite.

715. **Jatropha:** Combate as afecções circulatórias.

716. **Jenipapo:** O cozimento das cascas é aplicado no tratamento e combate a úlceras. As folhas são usadas em banhos de descarrego e limpeza. Fortificante do sangue.

717. **Jequitibá-rosa:** O cozimento das cascas é eficaz para quem tem problemas de hemorragias internas. Age milagrosamente no tratamento de leucorreias. Age milagrosamente contra doenças do útero e ovários: corrimentos, salpingites (flores brancas) etc. Termina com as dores dos ovários, do ventre, das cadeiras e com os corrimentos. Nas inflamações da garganta, anginas, faringites e amigdalites, usam-se como gargarejo quente até desaparecerem as inflamações. É indicado com grande sucesso em todas as inflamações de mucosas.

718. **Jiló de macaco:** Atua na cura para o fígado, para os rins e para o estômago.

719. **João-da-costa (tintura e raiz):** Utilizado para cólicas uterinas, inflamações do útero e ovários, corrimento, cólicas menstruais. Auxilia ainda nas dores reumáticas e articulares. Indicado em doenças uterinas e ovários. Age muito bem contra corrimento. Uso interno.

720. João curto (tintura e raiz): Antirreumático poderoso. Usa-se somente a raiz, que tem um gosto picante, é branca e contém grande quantidade de amido. Em grande dose é purgativa.

721. Juá: Os frutos acalmam os nervos e melhoram a azia. A raiz é diurética, ajuda a emagrecer.

722. Juá-de-capote (tintura): Atua sobre o baço e o fígado. Recomendado para tratamento de anemia e constipação do ventre.

723. Juazeiro: Libera bloqueios do primeiro chacra, por isso é recomendado para intestino preso ou preguiçoso. É calmante e relaxante do corpo físico, ajudando a induzir a um estado de leve sonolência. É aplicado o chá das cascas no combate a úlceras, ferimentos e contusões.

724. Jucá: (tintura e cascas): O caldo grosso feito da casca e da semente, cozidas demoradamente, ajuda na cura de feridas. Precioso no tratamento da diabetes. Diminui a sede e a diurese, é um recurso seguro para o desaparecimento rápido do açúcar na urina. Também tem notável ação nas enterocolites, nas diarreias, suprimindo as putrefações intestinais.

725. Junco: A raiz do junco é boa para o tratamento de doenças de garganta e laringites. Os artistas de canto devem usá-la frequentemente. Por isso, deve se aplicar 20 gramas de raiz em 1L de água e deixar ferver 5 minutos. Côa-se o chá e faz gargarejo ainda morno.

726. Juníper: Diurético e cicatrizante. Purificador da mente. Age clareando a mente de pensamentos poluídos e obsessivos. Limpa vibração negativa. Dissipa confusão mental.

727. Jureminha: É uma das mais usadas em todas as obrigações de cabeça, nos banhos de limpeza.

728. Jurema-branca: Seu chá é excelente no combate à insônia. É de suma importância em defumações.

729. Jurema-preta: Seu xarope é um excelente antigripal. Quebra feitiço. Vence demanda. Banhos de descarrego.

730. Jurubeba: O uso do fruto propicia melhor funcionamento do baço, do estômago e do fígado, além de prevenir contra hepatite. O chá do caule, da folha ou da raiz exerce efeito diurético, estimula as funções digestivas e alivia afecções no estômago, no baço e no fígado. Atua ainda contra catarro da bexiga.

As ervas, as frutas, as flores e suas funções | 91

731. Jurubeba do mato (tintura e raiz): Afecções hepáticas, hepatite, icterícia, febres, inapetência, má digestão, debilidade geral, diabetes, cistite, anemia, tumores abdominais e uterinos etc. Tônico e desobstruente. Usada para o fígado e baço, nas hepatites crônicas, febres intermitentes, tumores de útero, nas hidropisias e erisipelas.

732. Jurupitan (tintura – composta): Preparado de ação desobstruente, tônica, estimulante e reguladora da função hepatoesplênica. A planta é indicada em cólicas e congestões do fígado, cálculos biliares, cirrose, intoxicação alimentar, distúrbios gastrintestinais e dispepsias de fundo hepático.

733. Karatá (tintura): Diurético e descongestionante. Aumenta o fluxo urinário, tornando a urina clara e sem depósitos. A planta tem sido empregada em moléstias pulmonares, bronquites, tuberculose e coqueluche.

734. Kava kava: Ajuda no tratamento de tensão nervosa, ansiedade, agitação, depressão e insônia.

735. Kitoco: O chá é bem empregado contra problemas de estômago. O sumo das folhas maceradas é utilizada contra tumores.

736. Kókolos (tintura – composta): Preparado de plantas rico em princípios amargos, que agindo sobre o estômago tonifica a mucosa e regula a função digestiva, evitando ou fazendo desaparecer todo o mal-estar após as refeições. Indicado nas dispepsias atônicas, hiperacidez, sensação de peso após as refeições, azia, flatulência, regurgitação e demais distúrbios gástricos. Kókolos é o melhor tratamento para o estômago, combatendo antigas dispepsias consideradas incuráveis. Pode-se tomar durante longo tempo sem prejuízos para o organismo.

737. Konjac: Planta medicinal originária do Japão, inibidora de apetite, ela pode ser encontrada geralmente em forma de cápsulas. Parte utilizada: Tubérculo. Efeitos da konjac: Inibidor de apetite, moderador do apetite. Indicações: Sobrepeso.

738. Lágrima-de-nossa-senhora: É usada em banho de descarrego ou limpeza. Seu chá é considerado excelente diurético. Os banhos debelam o reumatismo e reduzem inchaços.

739. Lança-de-Ogum: limpeza, purificação e proteção do ambiente O banho do ombro para baixo é excelente contra obsessores e cargas negativas em geral.

740. Lanceta: Muito procurado para pôr fim às inflamações e acabar com as erisipelas, fazendo assim cessar as dores.

741. Lanciba (tintura – composta): Preparado indicado no tratamento das dispepsias gastrintestinais e suas manifestações. Reúnem as propriedades febrífugo, antirreumático e emenagogo do melão de são caetano, tônico, amargo, carminativo, febrífugo da tinguaciba, tônico, estomacal e antidiarréica da calumba. É eficaz nas dores de estômago, cólicas intestinais e menstruais, diarreias. Combate a gripe, a febre tifoide, a malária e todos os estados febris.

742. Lancifolia (tintura – composta): Preparado indicado no tratamento de prisão de ventre e dispepsias. A falta de evacuação diária pode produzir sintomas como tonteiras, dor de cabeça, peso no ventre, pontadas sobre o fígado, boca amarga, desânimo, estado de nervosismo etc., que podem ser evitados com o uso de lancifolia, um preparado que, regularizando o funcionamento dos intestinos, permite o retorno à boa disposição.

743. Lanterna chinesa: O uso em infusão das flores é indicado para quem tem problema de inflamação nos olhos. A erva é também usada em casos de obsessão por eguns.

744. Laranja (flor, folhas e casca): 1. *Ácido ascórbico (vitamina C)*: Nutriente vitamínico com ação hematopoiética, ou seja, necessário à formação do sangue. 2. Hesperidina: Pigmento avermelhado e rugoso. 3. Limoneno: Encontra-se no óleo essencial contido na casca. Em associação, esses agentes trofoterápicos (bioflavonoides) são anti-inflamatórios das articulações e reconstrutores dos vasos sanguíneos causadores de varizes. Estimula o amor tornando a pessoa mais atraente, também torna o ambiente agradável e "leve".

745. Laranja cidra: Seu fruto serve de alimento adstringente.

746. Laranja-da-terra: Árvore sagrada. O seu fruto serve como alimento e é excelente remédio no combate à gripe, à tosse etc.

747. Laranjeira: As folhas, a flor e o caule são indicados nas contrações musculares, indigestões, cólicas, epilepsia, problemas nos nervos e ao que estiver relacionado à neurologia. O banho da flor de laranjeira é excelente no combate às cargas negativas. O seu chá é um ótimo calmante.

748. Laranjeira-da-terra (tintura e folha): Estimulante, carminativo, vermífugo, antiespasmódico e tônico. Indicada nas digestões difíceis, flatulência e febres.

749. Laranjeira-do-mato: Seu uso se restringe principalmente a aliviar as cólicas menstruais e abdominais. Indicado também para combater dores de estômago, gases, tonturas e vômitos.

750. Laranjinha-do-mato ou laranjeirinha do mato (tintura e cascas): Amargo, aromático. indicada para combater cólicas estomacais, intestinais e menstruais.

751. Lariço-europeu: Planta medicinal (árvore) com efeito hiperemiante, utilizada em uso externo contra reumatismo, ela é geralmente encontrada em pomada ou bálsamo. Constituintes: Terebentina, óleo essencial (alfa-pineno). Partes utilizadas: Tronco (do qual é extraído um bálsamo) = terebentina de lariço-europeu ("terebintina de veneza"). Efeitos da planta: Hiperemiante, antisséptico. Indicações do lariço-europeu em uso externo (uso recomendado): Reumatismo, problemas na região dos nervos (nevralgias), furúnculo, catarro na região do sistema respiratório, alergia, possíveis efeitos na região do sistema nervoso central, em caso de uso interno (comprimido). Na compra de um medicamento à base de lariço-europeu, leia a bula e peça orientação a um especialista. Contraindicações: Alergia (hipersensibilidade) ao lariço-europeu, asma brônquica.

752. Lavanda: Pedidos Amorosos. Combate a tristeza. Ajuda na concentração e nos estudos.

753. Lecitina de soja, lecithinum, colina: Fortalecedora do fígado até mesmo contra cirrose hepática. Age contra afecções da pele. Inositol e fósforo: responsáveis pelo melhor aproveitamento das vitaminas A, D e E. 3. Serina: aminoácido encontrado em muitos tipos de proteínas. Elimina o excesso de colesterol e triglicérides rejuvenescedor da pele; aumenta a capacidade física e de aprendizado. Diurético. Tomar uma cápsula antes das refeições.

754. Leiteira: É usada em banhos de purificação e limpeza.

755. Levante: Quebra-feitiço. Vence demanda. Bom para proteção e abertura de caminhos. Descarrego. O chá é excelente antigripal. Com a erva se faz excelentes receitas populares de xarope expectorante. É considerado tônico, estomáquico e digestivo. Seu banho é recomendado para trazer boa sorte e prosperidade. Indicado como atrativo do amor.

756. Levedo de cerveja, ácido fólico: substância essencial no crescimento físico dos indivíduos, extraída da fermentação de alimentos utilizados na produção de cerveja, através de um microorganismo chamado Lactobacillus casei, que é pertencente ao grupo dos bacilos não patogênicos ao homem. Seu uso é indicado em casos de anemia magaloblástica. Encontra-se em abundância nos vegetais de folhas verdes. Desintoxicante, ativador das funções hepáticas, ótimo para eliminar impurezas da pele. Contém vitaminas do complexo B. Tomar uma cápsula após as refeições.

757. Levístico, levistici radix: Planta medicinal utilizada em caso de problemas digestivos (flatulência), é geralmente encontrada em infusão (chá). Óleos essenciais, cumarina, terpenos. Partes utilizadas: Raíz (levistici radix) e rizoma. Efeitos do levístico: Estomáquico, diurético (leve), antiespasmódico. Indicações do levístico: Distúrbios digestivos: Dispepsia, cólicas, flatulência, doenças infecciosas na região do sistema urinário. Efeitos secundários: Fototoxicidade (reação com a luz do sol). Na compra de um medicamento à base de levístico, leia a bula e peça orientações a um especialista. Contraindicações: Edema na região do sistemsa cardíaco e urinário. Na compra de um medicamento à base de levístico, leia a bula e peça orientações a um especialista.

758. Lima: Recomenda-se essa fruta nos casos de febre e retenção urin*ária*. O chá da casca dessa fruta e das folhas ajuda no controle à pressão baixa, colocando fim ao problema. Riquíssima em vitamina C, ajuda a combater perturbações do estômago.

759. Limão bravo: Ajuda os brônquios e os pulmões, pondo fim às tosses rebeldes.

760. Limoeiro: 1. Rutina (vitamina P): *É* indicada contra varizes. 2. Espiridina: Combianada com a vitamina C, essa substância atua favoravelmente nos vasos capilares. Por esta razão, o limão também é indicado contra os cânceres de pele. O azedo característico do fruto é proveniente da azardacina, muito útil contra os insetos e o mau cheiro característico das axilas. 3. Limoneno: é responsável pelo aumento da produção de enzimas do corpo, capaz de combater com mais eficiência as células cancerígenas. Contra sepsia em geral. Atua contra gripe. Ajuda no emagrecimento.

761. Limonete: Planta medicinal utilizada como calmante contra o nervosismo e distúrbios gastrointestinais relacionados ao estresse. Essa planta é geralmente encontrada em forma de infusão (chá). Constituintes: Glicosídeos (verbenina), taninos, óleos essenciais, mucilagem, sais minerais, alcaloides. Partes utilizadas: Folha, haste, óleo essencial, flor. Efeitos do limonete: Calmante, apaziguador do sistema gastrointestinal (em caso de estresse), digestivo, carminativo, antiespasmódico. Indicações do limonete: Nervosismo (estresse), distúrbio gastrointestinal ligado ao nervosismo. Preparação à base de limonete, Infusão de limonete (chá de limonete), óleo essencial de limonete (perfumado), Xarope de limonete. *Obs.: Se ingerido em alta dose ou na gestação, poderá causar vômito.*

762. Língua-de-vaca: Muito utilizada nas curas de doenças de pele.

763. Linhaça: A lignana contida na linhaça restabelece o equilíbrio hormonal durante a menopausa. Laxativo, antisséptico, inflamação da bexiga e do reto, catarros da garganta, rouquidão, tosse seca, úlcera.

764. Lírio-do-brejo ou lírio branco: Suas flores e folhas são usadas nos banhos de limpeza.

765. Lisimáquia púrpura: Ajuda na restauração da harmonia da casa. Coloque um pouco da erva em cada quarto.

766. Lobeira: A infusão da raiz da lobeira é usada contra hepatite e o xarope do fruto, contra asma. O pó branco extraído do fruto verde é também utilizado para combater diabete e epilepsia. O fruto verde contém solasodina, substância química precursora de esteroide.

767. Lobélia: Ação contra males respiratórios e tabagismo. Lobélia ou Lobelia inflata é também conhecida como tabaco-indiano, erva emética e erva de asma.

768. Lombrigueira: Essa planta quando fresca tem dor venenoso e fétido que em locais fechados pode causar uma espécie de narcotismo por suas propriedades tóxicas. Adequado às pessoas anêmicas, debilitadas, com diátese reumática; às crianças escrofulosas, atormentadas por ascarídeos e vermes. Pessoas pálidas, magras, inchadas, fracas.

769. Losna: Riquíssima em ferro. Ajuda no combate à anemia. O chá é usado na destruição de solitárias. Seu sumo é excelente contra gastrite, úlcera, cólicas e problemas relacionados ao fígado. *Obs.: Deve ser evitada por gestantes e lactantes.*

770. Lótus-do-egito: Potente floral transmutador de energias trevosas. Faz profundo trabalho de limpeza no chacra básico, assim como faz limpeza em todos os outros chacras. Purifica as toxinas psíquicas que desestabilizam nossos chacras, podendo até causar a nossa desconexão com o alto. Purifica também de toxina suprafísica que nos causa muito sofrimento, congestionando o chacra do Plexo Solar. Trabalha, ainda, a ninfomania. A essência floral da erva traz harmonia, elevação e visão da vida de forma mais elevada, sem a manipulação do ego. Promove a expansão da consciência, trazendo a compreensão dos acontecimentos e mais consciência do eu integrado ao Eu Maior.

771. Louro: Defumação, banho e chá. O chá combate a ausência da menstruação.

772. Lúca, árvore-da-pureza: Seu pendão floral é usado nas obrigações dos filhos de Oxum.

773. **Lúcia-lima:** Atua em problemas relacionados ao estresse, nervos e ansiedade, bem como insônia. Tem o dom de relaxar o corpo. Algumas pessoas a consomem por suas propriedades digestivas; elimina os gases intestinais (é carminativa) e evita ou alivia as cólicas (é antiespasmódica). Podemos usar suas folhas frescas para condimentar muitos pratos ou temperar limonadas e sucos. Com suas folhas secas podemos preparar um chá (um punhado de folhas para cada xícara de água fervente). Podemos combiná-la com a valeriana, camomila, menta ou poejo.

774. **Lungaciba (tintura):** Preparado indicado para facilitar a digestão e combater os distúrbios gastrintestinais. É especialmente indicado em desinteria, colite acompanhada de catarro intestinal, cólica e diarreia, mesmo a infantil, devido a sua ação rápida e eficaz.

775. **Lúpulo/flor:** Planta medicinal com efeito sonífero, calmante e ligeiramente antidepressivo, ela é geralmente encontrada em infusões (chás), comprimidos ou cápsulas. O pó dourado que cobre as flores (lupulina) é um poderoso sedativo indicado em casos de insônia. Um travesseiro ou almofada carregado de lúpulos secos ajuda a ter uma boa noite de sono e cura.

776. **Maca, lepidium peruvianum:** Melhora o desempenho sexual induzindo naturalmente a produção de testosterona em ambos os sexos, provocando o aumento da libido.

777. **Macaçá:** Cura diabetes. Coloca-se a água pura no coco e a bebe.

778. **Maçã (folhas, flores e casca):** 1. *Ácido málico:* substância fundamental à tonicidade cardíaca. 2. Pectinas: possui propriedades medicinais antidiarreicas. Desperta nossa sensibilidade ao amor e aumenta nosso poder magnético de atrair o que nos agrada. Rica em água e pectina, a maçã oferece vários benefícios. Por exemplo: remover fluidos, reduzir o inchaço e saciar o apetite. Tem também a capacidade de "derreter" gordura, aumentar a micção e desintoxicar o corpo. As maçãs são elevadas em ácidos aminados e de fibras que saciam o apetite e melhoram a digestão. Recomenda-se comer para evitar ganhar peso. É um fruto que impede cavidades, clareia dentes e previne doenças cardiovasculares através da limpeza da gordura no sangue (colesterol).

779. **Maçã-de-cobra:** Bastante eficaz nos banhos de descarrego e limpeza.

780. **Macaé:** Ajuda a combater problemas de pele.

781. **Macacheira:** O cataplasma das folhas aplicado em tumores e inflamações é um ótimo cicatrizante.

782. **Maçã peruana:** Planta medicinal originária do Peru, utilizada por seu suposto efeito estimulante sexual (afrodisíaco). Ela é geralmente encontrada em comprimido ou pó. O lúpulo (foto inflorescências secas a esquerda) é uma planta com eficácia sobre a ansiedade e distúrbios do sono comprovada por estudos clínicos. Estes efeitos ocorrem principalmente devido ao óleo essencial do lúpulo. O lúpulo foi usado pelos índios americanos contra dor e insônia. Durante os distúrbios do sono, o lúpulo é muitas vezes usado em combinação com a valeriana. Constituintes: Minerais (potássio,…); Vitaminas (B1,…); Aminoácidos; Uridina; Ácido málico; Saponinas; Macamidas; Alcaloides; Polifenois. Partes utilizadas: Ervas com folhas, flores e extremidades dos caules. Efeitos: Favorece o estímulo da libido, afrodisíaco, aumenta a fertilidade, promove o bem-estar e é antioxidante. Indicações: Contra diversos problemas sexuais (falta de desejo em homens e mulheres), problemas de ereção, infertilidade em homens e mulheres.

783. **Macela/flor:** Coloca-se 07 ou 13 flores dentro do travesseiro para acalmar e dormir tranquilo. O suco é usado em casos de epilepsia. O chá é indicado para problemas digestivos, azia e para diminuir as cólicas abdominais. Indigestões, males do estômago, inapetência; tônico amargo, perturbações gástricas (desinterias e diarreias).

784. **Macela-do-campo (tintura e planta):** Estimulante estomacal e digestivo. Indicada para cólicas intestinais e, externamente, usada na cura de feridas.

785. **Macieira:** O chá de suas folhas é indicado para a nutrição do baço e do sistema nervoso. Produz excelente sono.

786. **Maconha:** Seu chá é indicado no combate à epilepsia.

787. **Madeira do oriente:** Ajuda na concentração.

788. **Mãe-boa tintura e raiz:** Popularmente, é bastante utilizada contra o reumatismo, tanto em chá quanto em banho. Empregada no combate ao beribéri. O líquido pode ser ingerido até 3 vezes por dia.

789. **Malolô:** O cozimento da folha é usado no tratamento e combate ao reumatismo.

790. **Malmequer, calêndula:** Suas flores e folhas atuam no combate à acne, pele seca, feridas e queimaduras. Antialérgica, cicatrizante, refrescante, anti-inflamatória, bactericida e anti-fúngica. Reequilibra a energia. Auxilia na comunicação. Receptividade. É usada como reguladora do fluxo menstrual. As folhas aplicadas em fricções ajudam no controle da menstruação. Quando maceradas em água ajuda no controle de reumatismo.

791. **Malmequer-do-campo:** O sumo de suas flores e folhas tem função cicatrizante sobre feridas e úlceras.

792. **Malmequer-miúdo:** É um excelente cicatrizante e excitante.

793. **Malva-branca:** Erva indicada no combate a problemas respiratórios, tosse; funciona como antigripal e na cura de dor de dente. Tem virtude emoliente, para cataplasma, inflamações do estômago, da vista, da boca, de gengivas, da garganta, do intestino, da bexiga, dos rins e da pele. Banhos contra inchaços das pernas; ajuda a emagrecer sem prejudicar o coração – tomar de 30 a 40 dias seguidos. Combate inflamações dos ouvidos e das pálpebras.

794. **Malva-cheirosa:** Cura inflamações na boca.

795. **Malva-do-campo:** É aplicada em banhos de limpeza no combate à inveja.

796. **Malva-rosa:** Aplicada na cura de inflamações do aparelho digestivo e respiratório (tosse e asma). O buchecho controla dor de dente.

797. **Malvarisco:** Excelente banho de descarrego. Muito eficaz em bochechos e gargarejos.

798. **Mama-de-cadela:** Depurativa. Combate o vitiligo, reumatismo, doenças da pele em geral, intoxicações crônicas. Para vitiligo pode ser usada na forma de chás ou, externamente, na forma de tintura, associada ao cipó-de-são-joão. Aplica-se essa tintura sobre as manchas a cada dois dias, evitando-se o sol excessivo.

799. **Mamão – Papaína:** Enzima proteolítica antidispéptica, ou seja, age contra a má digestão das proteínas. É possuidora de alto valor biológico, sendo usada também contra processos inflamatórios internos e externos. Flor: Excelente xarope no combate à tosse.

800. **Mamão-bravo:** Planta utilizada em banhos de limpeza, na cura de ferida e banhos fortes.

801. **Mamica-de-cadela, zanthoxylon rhoefoliun:** Auxilia na cura das picadas de cobras e de insetos. Ajuda quem tem problemas de pele. Ajuda no tratamento de gripes, resfriados, bronquite, má circulação sanguínea, pele despigmentada devido ao vitiligo ou outras manchas, úlcera gástrica, esquistossomose (barriga d'água), chagas.

802. **Maminha-de-porca:** As mordeduras de cobras venenosas são curadas com o chá da casca cozida.

803. **Mamoeiro:** Sua folha é excelente no combate à diarreia. Seus talos servem para cortar cobreiro.

804. Mamona branca: O óleo de rícino é indicado contra prisão de ventre.

805. Manacá (folhas): Diurético e purgativo. Usar 1 colher de sopa da erva para 1/2 litro de água e deixar ferver. Na magia amorosa, ela é usada em banhos misturada com girassol e mil-homens.

806. Maná cubiu: Fruto rico em fibra, fósforo, vitamina B3, vitamina C e pectina, que age no bom funcionamento do sistema nervoso e bom desempenho das funções cerebrais.

807. Mandacaru: Por ser muito rica em vitaminas e minerais, a planta vem sendo consumida em forma de chá e pode ser recomendada contra angina do peito, asma, excessivo fluxo menstrual, bronquite, catarro na bexiga, congestão cerebral, congestão no fígado, coriza, dismenorreia, dor de cabeça, enxaqueca, febre, hipertrofia do coração, insuficiência cardíaca congestiva, palpitações, problemas circulatórios, problemas pulmonares, reumatismo. Pode ser utilizada ainda no tratamento dos sintomas mais comuns da menopausa (calor, dores articulares e musculares, formigamentos, depressão, insônia, fadiga, zumbidos, cefaleia e palpitação). Recomendações em febres catarrais e reumáticas, simples ou inflamatórias. Em cefaleia por congestão sanguínea, cefaleias pulsantes, apoplexia sanguínea, epistaxe abundante, oftalmia aguda, otite reumática, reumatismo com estenocardia e hipertrofia cardíaca, asma congestiva, opressão da respiração; hemorroidas. Wilcox.R.W. indica seu uso nas pertubações cardíacas consequentes ao abuso de álcool, tabaco, chá, café e debilidade do pulso por excitação do nervo pneumogástrico. *Obs.*: Este medicamento natural é contraindicado para mulheres gestantes, lactantes, crianças, ou àqueles que têm hipersensibilidade aos componentes da planta. Uma vez ingerido pode provocar urticária, dermatose, queimação da boca, enjoo, vômitos e diarreia.

808. Mandacaru em forma de chá: Utilizada como diurético, calmante, cardiotônico, estimulante, remineralizante. Por ser muito rica em vitaminas e minerais. Recomendada contra angina do peito, asma, excessivo fluxo menstrual, bronquite, catarro na bexiga, congestão cerebral, congestão no fígado, coriza, dismenorreia, dor de cabeça, enxaqueca, febre, hipertrofia do coração, insuficiência cardíaca congestiva, palpitações, problemas circulatórios, problemas pulmonares, reumatismo. Pode ser utilizado ainda para o tratamento dos sintomas mais comuns da menopausa como calor, dores articulares e musculares, formigamentos, depressão, insônia, fadiga, zumbidos, cefaleia e palpitação. *Obs.*: Este medicamento natural é contraindicado para gestantes, lactantes, crianças, ou aqueles que têm hipersensibilidade aos componentes da planta. Uma vez ingerida pode provocar urticária, dermatose, queimação da boca, enjoo, vômitos e diarreia.

809. **Mandacaru de três quinas:** Ajuda no combate a cálculos renais.

810. **Mandioca:** O cataplasma das folhas aplicado em tumores e inflamações é um ótimo cicatrizante.

811. **Manga:** Rica em vitamina A, Carboidratos e Terebintina. Carboidratos: são os produtores de energia para o corpo humano. Sua ação organoléptica é altamente destacável. Terebintina: componente do óleo essencial da mangueira, sendo útil no combate às doenças pulmonares e erupções da pele.

812. **Manga – folhas:** As folhas de manga são ricas em vitamina B, vitamina C, flavonoides e fenóis, além de ser um excelente antioxidante.

813. **Mangabinha do norte ou Mangaba:** Contém ferro, vitaminas A, B1, B2 e C. Geralmente a casca e as folhas são usadas para fazer o chá. Ajuda a regular e a manter a pressão arterial em nível equilibrado. Regula o colesterol quando alto. As cascas podem resolver complicações do fígado e do baço. Considerado um excelente laxante. Bastante utilizada na cura de gripe, problemas renais e cólica menstrual. O fruto usado no tratamento do diabetes é de suma importância.

814. **Mangerona:** Problemas estomacais, aperiente, digestiva, cólicas, gases, histeria. Na forma de cataplasma, pode ser usada em feridas, contusões, queimaduras e dores reumáticas.

815. **Mangue-cebola:** Esta erva macerada e feito como emplasto cura feridas crônicas.

816. **Mangue-vermelho:** Muito eficaz no tratamento de úlceras e feridas, banhando a parte lesada com o chá das folhas fervidas.

817. **Mangueira (folhas):** Suas folhas são diuréticas e servem para banhos. Desagrega cargas enfermiças no corpo, limpa e purifica o ambiente, criando uma "esfera" de proteção. Auxilia no crescimento espiritual. Excelente contra obsessores e cargas negativas em geral. Afasta a tristeza e a depressão. Abraçar uma mangueira faz com que as cargas negativas desapareçam.

818. **Manjericão:** Ótima erva usada em ritual de limpeza. O cozimento da raíz serve para estancar o sangue. O banho é usado para a limpeza de eguns. Aumenta o magnetismo pessoal, atua contra a depressão e a ansiedade. Estimula as escolhas e decisões. Antigripal, fortificante e atua contra crises de bronquite.

Excelente banho macerado contra cargas negativas. Não ferver. *Obs.: Deve-se evitar tomá-lo antes de dormir.*

819. **Manjericão-seco:** Queimar manjericão seco ajuda a exorcizar a negatividade da casa, depois salpique um pouco em cada quarto, sempre fazendo uma oração.

820. **Manjericão-africano:** Ajuda a combater afta, amigdalite, bronquite asmática, cãibra do estômago, catarro, doenças das vias respiratórias, gases, gripe, resfriado, reumatismo, tosse e vômito e problemas renais.

821. **Manjericão-miúdo:** O seu banho é excelente na eliminação de cargas negativas; o chá funciona como calmante e antigripal. Usa-o macerando-se as folhas e deixando-o passar à noite. É usado como excelente eliminador de gases. Não ferver a erva.

822. **Manjericão roxo:** Esta erva funciona como ótimo purificador de ambiente. É indicado para tratar de enjoos, vômitos e dor de estômago. O seu banho é excelente para expulsar carga negativa, e o chá funciona como calmante e antigripal.

823. **Manjericona:** Ótimo banho contra cargas negativas. Excelente chá para tomar antes de dormir.

824. **Manjerioba:** Utiliza-se o chá em cozimento como regulador menstrual. Beneficia os órgãos genitais. Utilizada nos banhos fortes, nos descarregos, nas limpezas pessoais e domiciliares e nos sacudimentos pessoais, sempre do pescoço para baixo.

825. **Manjerona:** Indicada nas fraquezas dos nervos e nas fraquezas musculares. Combate resfriados, amigdalites, inflamações de garganta, cólicas intestinais, males do estômago, insônia, depressão, neurastenia, paralisia, entorses, traumatismo, afecções da pele, gastrite, incontinência dos instintos sexuais e reumatismo. Uma colher de chá da erva para cada xícara de água. Ajuda a fortalecer os órgãos abdominais baixos. *Obs.: Deve ser evitada por gestantes e lactantes.*

826. **Manoca:** Uso para banhos de descarrego e magia amorosa.

827. **Mão de deus:** para combater vícios de drogas utilizando essa na forma de chá ou colocando sob o travesseiro para dormir. Ou ainda, o fruto maduro, por infusão, é usado no combate a hemorroidas.

828. **Maracujá:** Fruto e folhas ricos em vitamina C e passiflorina: imprescindível contra doenças do sistema nervoso. Calmante, ajuda na redução da ansiedade, do nervosismo e combate a insônia. Diurético. A flor serve para fortalecer nossos laços de amizade. É bastante utilizado nos casos de nevralgia por exercer função de analgésico. *Obs.: Deve ser evitado por quem tem pressão baixa.*

829. Maracujá-açú: Defluxo (catarro agudo, que se acompanha de tremor generalizado e resulta de intoxicação por bebida alcoólica).

830. Maracujá-caiano: Anti-insônia. Diurético.

831. Marapuama, ptychpetalum olacoides – (tintura e raiz): Tônico nervoso, afrodisíaco. Estimulante dos nervos nas depressões, esgotamento, impotência. Tônico nervino, estimulante, afrodisíaco, antirreumático e antidispéptico. Muito indicado nas depressões nervosas e esgotamento físico, ataia locomotora, paralisias parciais, nevralgias, reumatismo crônico e também em casos de dispepsias. Ajuda a combater e a evitar a anemia. Ótimo medicamento contra a impotência sexual.

832. Maravilha: Ajuda na eliminação de leucorreia (corrimentos) e cólicas abdominais.

833. Maravilha-bonina: Utilizada na eliminação de corrimentos, males do fígado, afecções hepáticas e cólicas abdominais.

834. Maravilha-dos-jardins: Suas flores e folhas atuam contra acne, pele seca, feridas e queimaduras. Antialérgica, cicatrizante, refrescante, anti-inflamatória, bactericida e anti-fúngica. Reequilibra a energia. Auxilia na comunicação. Receptividade. É usada como reguladora do fluxo menstrual. As folhas aplicadas em fricções ajudam no controle da menstruação. Quando maceradas em água, essa ajuda no controle de reumatismo.

835. Marcela: O chá da flor é estimulante ao apetite. A folha ajuda no controle de quem é agitado.

836. Margarida-dourada: Suas flores e folhas atuam contra acne, pele seca, feridas e queimaduras. Antialérgica, cicatrizante, refrescante, anti-inflamatória, bactericida e anti-fúngica. Reequilibra a energia. Auxilia na comunicação. Receptividade. É usada como reguladora do fluxo menstrual. As folhas aplicadas em fricções ajudam no controle da menstruação. Quando maceradas em água, ajuda no controle de reumatismo.

837. Maria-gorda (folhas) – baobá: Chamam-na de a "Árvore da Longevidade". É considerada a árvore da premonição e dos avisos importantes.

838. Maria mole: Aplicada nos banhos de limpeza e descarrego.

839. Marianinha: Essa erva é utilizada contra venenos de picadas de cobras.

840. Maricotinha: Ajuda no combate à inflamação ocular e dor de ouvido.

841. Marmelinho (tintura e planta): Diurético. Indicado como dissolvente de cálculos renais e como antidisentérico.

As ervas, as frutas, as flores e suas funções | 103

842. **Maroto:** Partes usadas: Folhas e raízes, em infusão. Fazer o chá com folhas (infusão) ou raízes (decocção). Aplicação tópica em dor lombar, dor renal, úlcera, ferida, micose. Suas folhas e raízes são usadas para fazer infusões e decocção para a cura interna, sobretudo de doenças urinárias, como anti-inflamatório.

843. **Marroio:** Planta medicinal cujos principais efeitos são: antitussígeno, expectorante e fluidificante. Indicado principalmente para casos de problemas respiratórios como tosse e bronquite, mas também pode ser utilizado para alguns casos de problema no fígado e falta de apetite. Calmante (da tosse), fluidificante, expectorante, colerético (aumenta a secreção biliar), febrífugo, antisséptico, tônico (para o estômago). Indicações: Tosse, bronquite, problemas no fígado (tomando antes das refeições), falta de apetite, anorexia. Preparação: Chá e decocção. *Obs.*: Deve ser evitada por gestantes e lactantes.

844. **Mastruz:** É uma das ervas mais eficazes na medicina caseira. O seu sumo batido no liquidificador e deixado no copo por 10 minutos combate doenças como o derrame. Excelente antibiótico. Age excelentemente no alívio de contusões e dores musculares causadas, principalmente, por pancadas. Quando cansado, tomar o banho do ombro para baixo. Descarrego. Age no combate a pulgas, piolhos e percevejos. *Obs.*: Deve ser evitada por gestantes e lactantes.

845. **Mata cabras:** Defumador utilizado para afugentar eguns e destruir larvas astrais. O banho quente com o cozimento de suas folhas serve para tirar dores dos pés e das pernas.

846. **Mata campo:** Usada em forma de xarope nos problemas do aparelho respiratório, proporciona excelentes resultados. Seu chá também é bastante eficaz contra a gripe, tosse, bronquite e pneumonia. O chá dessa erva tem efeito diurético. Grande auxiliar no combate à pneumonia. Ajuda na cura de hemorroidas. O banho de assento é auxiliar nas afecções do útero e pontadas nas costas.

847. **Mata-pasto:** Partes usadas: Folhas e raízes, em infusão. Fazer o chá com folhas (infusão) ou raízes (decocção). Aplicação tópica em dor lombar, dor renal, úlcera, ferida, micose. Suas folhas e raízes são usadas para fazer infusões e decocção para a cura interna, sobretudo de doenças urinárias, como anti-inflamatório. Os galhos são usados em banho de descarrego. Usa-o também no combate a febre maligna.

848. **Mata-pau (planta):** Uso externo para curar feridas, úlceras e rachaduras nos mamilos.

849. Matcha: Auxílio no metabolismo: Acelera o metabolismo e facilita a queima de gordura, promovendo uma eficácia na perda de peso. Ajuda na concentração: Por liberar gradualmente dose de cafeína no sangue e conter Teanina, auxilia a manter a concentração. Prevenção ao câncer: O matcha possui Epigalocatequina Galato (EGCG), uma substância preventiva contra diversos tipos de câncer. Redução de colesterol: Diminui o nível de colesterol que causam doenças cardiovasculares e trabalha para o aumento de níveis do colesterol bom (HDL). Controle da glicose: O chá de matcha é usado em diversos países para abaixar níveis de glicose no sangue. Ótimo para a pele: Combate envelhecimento precoce e protege contra males derivados da exposição solar. Protege o sistema imunológico (auxilia na produção de linfócitos auxiliares, responsável por proteger o sistema imunológico e evitar doenças). Fornece energia para o corpo.

850. Mate: Usado para lavar e cicatrizar feridas.

851. Matricária: Planta medicinal utilizada para tratar a enxaqueca e as dores de cabeça, pode ser utilizada em infusão ou cápsula. Constituintes: Óleo essencial, Sesquiterpeno (partenolídeo, essa substância parece ser responsável pelo efeito contra a enxaqueca), Flavonoide, Cânfora, Acetato de crisantemilo. Partes utilizadas: Folhas e inflorescências secas. Efeitos: Antienxaqueca, analgésico, febrífugo. Indicações: Em caso de enxaqueca, principalmente como prevenção (efeito comprovado por estudos clínicos), contra a dor de cabeça, atrite, febre, cólicas menstruais. Infusão (chá), cápsula ou comprimido. Para um efeito contra a enxaqueca, a dose de 50-100mg por dia de pó; este pó deve conter 0,2 a 0,35% de partenolídeo para uma boa eficácia; decocção de matricária; folhas frescas (ou seca). *Obs.*: Deve ser evitada por gestantes e lactantes principalmente no período de amamentação.

852. Maxixe, zinco: Mineral usado contra a anemia e processos anaplásticos da célula (formação do câncer).

853. Maxixe de capeta: As folhas secas são excelentes no combate à asma.

854. Maytenus (tintura): Analgésico indicado nas doenças do estômago, úlcera gástrica ou de duodeno, afecções dos rins e fígado e também nas afecções cutâneas simples ou ulcerativas. Possui propriedades tônicas, diuréticas e laxativas. *Obs.*: Deve ser evitada por gestantes e lactantes principalmente no período de amamentação porque reduz o leite.

855. Mel, inibina: Substância antibiótica usada no combate à formação de processos bacilêmicos (bacilo no sangue) produtores de doenças como o tifo, difteria, lepra, tuberculose etc.

856. Melado – Indicações: 1. Colina: Remove os depósitos de gordura centralizados no fígado, consequentemente reduzindo o excesso de colesterol. 2. Ferro: Mineral de suma importância no combate à anemia.

857. Melaleuca: Planta medicinal utilizada principalmente em forma de óleo essencial, indicada sobretudo em caso de micoses dos pés ou das unhas, graças a um forte efeito antifúngico. Propriedades: Antifúngico, bacteriostático, antiacneico, antisséptico, cicatrizante. Micoses dos pés (pé de atleta), micoses das unhas (onicomicose), candidíase (micose vaginal), acne, picadas de insetos, feridas (cortes), caspas, problemas de gengivas, aftas (óleo essencial), manchas da idade. Ajuda no tratamento de feridas profundas, queimaduras, coceiras generalizadas, seja anal ou varginal. Lesões de herpes, tinha, psoríase, pé de atleta, furúnculos e acne. *Obs.*: Não deve ser ingerida.

858. Melambo: Tem sabor amargo e picante. Ajuda na cura de anemia, bronquite e malária.

859. Melancia: Curcubitina: Usada como hipotensora, tem também efeitos magníficos contra doenças renais e febre intestinal. Diurética. Em festas de casamento, as mesas com toalhas vermelhas e enfeites dourados também devem ser forradas com essa fruta, pois ela simboliza a fartura.

860. Melão: Celulose: Indicada contra prisão de ventre devido ao seu alto teor de matérias fibrosas. Excelente fruto que ajuda a repor os sais minerais, a emagrecer. 1. Enfermidades do aparelho genital feminino – fazer desjejuns com a polpa ou o suco num tempo máximo de 10 dias. 2. Solitária – tomar pela manhã, em jejum, 1 xícara de suco das sementes liquidificadas. O melão também regula o bom funcionamento dos rins e previne doenças tais quais: reumatismo, gota, artrite, prisão de ventre, uretrite, cirrose hepática, leucorreia, cálculos biliares, além de muitas outras.

861. Melão d'Água: As mulheres com dificuldade em engravidar geralmente usam-no.

862. Melão-de-são-caetano: O chá da folha combate diabetes. Erva que ajuda contra hemorroidas. A planta é purgativa. Tem grande eficácia contra o reumatismo.

863. Menta: Promove a expansão e o despertar com tranquilidade e lucidez. Renova e regenera a auto-aceitação, abrindo espaço para ser você mesmo. Excelente contra fadiga mental, depressão, estresse e ansiedade. Estimula o fluxo de energia e os sonhos trazendo informações e compreensão sobre eles. Tem ação analgésica no sistema digestivo. É purificador do sangue, anti-inflamatório e expectorante. Atua no combate a cólicas, afecções hepáticas, palpitações, tremores, sinusite, bronquite crônica, dispepsias nervosas, vômitos, cólicas uterinas, dores odontológicas e facilita a expectoração. O chá da erva pode ser usado como calmante.

864. **Mentrasto:** Atua na eliminação de gases.

865. **Melissa: O chá da folha a**calma os ânimos e nos torna mais alegres. Por isso, este chá ajuda na redução da ansiedade e alivia a depressão. Serve para curar dor de barriga e dor de cabeça, além de contribuir com um bom sono. Suas propriedades contribuem para o bom funcionamento do fígado e do estômago. Ajuda a fortalecer quem possui fraqueza nos órgãos abdominais baixos.

866. **Mexerica:** Alimento para ajudar na limpeza dos rins e do intestino. Refeição perfeita se realizada pela manhã.

867. **Mikania (chá – composto):** Associação de plantas com propriedades diuréticas, altamente eficaz nas afecções dos rins e vias urinárias, nefrites, cistites, pielites, uretrites, albuminúrias, uricemia, cálculos renais, catarro vesical e hidropisias.

868. **Milagre de são joaquim:** Atua em rituais diversos, mas principalmente em banho contra inveja.

869. **Mil-em-rama:** Na medicina caseira é indicada no combate a doença do peito e hemorragia pulmonar.

870. **Mil-folhas/novalgina:** Em casos de problemas digestivos e contra inflamações. Pode ser usada em infusão. O chá é bom para baixar febre, aliviar dor. Contra reumatismo, insônia, pressão alta.

871. **Milho:** Possui cálcio, potássio, vitamina K e zeína: proteína de ação energética que ajuda a combater problema renal. O infuso do cabelo, quando bebido, tem efeito diurético. Quem tem dores ao urinar, ajuda a aliviar tais sintomas. O óleo extraído da semente de milho auxilia na redução do colesterol.

872. **Mil homens (tintura e planta):** Tônico, diurético, antisséptico, febrífugo e estimulante. Indicado na dispepsia atônica, falta de apetite, nas afecções nervosas, histeria, hipocondria, febres intermitentes e renitentes e na amenorreia. Além de ajudar a resolver problemas circulatórios, formigamentos, frieiras e dormenças. Excelente banho de magia para fortalecer um romance.

873. **Mimo-de-vênus:** Ajuda no combate ao acúmulo de gordura que se concentra na barriga e no quadril.

874. **Mirra:** Proteção e Espiritualidade. Facilita o contato com os planos superiores. Usado para limpeza astral da casa, afasta maus fluidos e estimula a intuição. Boa sorte, meditação, cura e proteção. Também é usado quando vai se desfazer alguma demanda ou feitiço.

875. **Miracle fruit:** Miraculina, Cereja miraculosa, Miracle Berry, Fruta do milagre, Fruta Milagrosa.

876. **Miraculina:** O princípio ativo é capaz de transformar o sabor de uma fruta de polpa ácida como um limão, em algo adocicado e sem nenhuma acidez. Dessa forma, as frutas ácidas e amargas tornam-se extremamente agradáveis ao paladar humano. A fruta é ideal para quem quer fazer regime, perder a barriga ou para quem tem diabetes. A fruta não é doce ao paladar, mas possui uma molécula ativa de glicoproteína, com algumas cadeias de carboidratos, chamada miraculina. Durante o período de uma hora você poderá comer alimentos azedos como sendo doce. Sem açúcar, sem aditivos, 100% natural, saudável, e realmente gostoso.

877. **Moleirinha:** Planta medicinal com ação sobre o sistema digestivo, em particular na vesícula biliar, frequentemente se apresenta como um chá ou em cápsulas. Constituintes: alcaloides (protopina, fumarina), ácido orgânico (ácido fumárico), flavonoides, mucilagens, taninos, sais de potássio. Partes utilizadas: Partes aéreas floridas (planta inteira com as flores sem a raiz). Efeitos: Depurativo, ação sobre o sistema digestivo, tônico, normaliza a secreção da bílis (aumenta a secreção da bili). Indicações: Indigestão (dificuldade na digestão), estômago pesado, náuseas (incluindo náuseas em mulheres grávidas); distúrbios do trato biliar (como os cálculos biliares); constipação (em alguns casos); distúrbios do sono (especialmente que ocorrem depois da 01h da manhã). Escabiose. Psoríase. Preparações: Chá, xarope, cápsulas e tintura-mãe.

878. **Morango:** Riquíssimo em vitamina C. 1. Salicilatos: são usados como bactericidas e analgésicos. Eis a razão de se usar o morango contra dores artríticas, como comprovou por diversas vezes o cientista Lineu, que sofria dessa enfermidade. 2. *Ácido elárgico*: apesar da pequena proporção encontrada nessa fruta, este ácido tem aplicação eficaz contra alguns tipos de câncer. O chá das folhas deste fruto atua como diurético e nos casos de gota.

879. **Morangueiro:** Aplica-o como diurético. É usado contra inflamações dos rins e da bexiga, liberando a urina. Bastante chamado na recuperação de pessoas que carecem de vitamina C.

880. Moringa: Rica em vitamina A. O suco verde feito da moringa + 01 copo de água, hortelã, limão e mel ajuda na melhoria da visão, da pele e do cabelo. Auxilia no tratamento de gota e dores reumáticas.

881. Moringa Oleífera: Problemas que a Moringa Oleífera pode ajudar a combater: Tratamento de dores articulares, como artrite, artrose etc. Os altos níveis de açúcar no sangue. Colesterol alto e alta pressão arterial. Problemas de má digestão. Recuperação dos músculos e ossos debilitados. Recuperação da visão afetada. Problemas respiratórios, como asma, bronquite, rinite, sinusite. Controla obesidade e excesso de peso. Ajuda a recuperar energia. Ajuda no ciclo menstrual desregulado e cólicas menstruais intensas. Contra problemas circulatórios. Contra envelhecimento precoce das células (radicais livres).

882. Moruré (casca): Contribui para o alívio das dores reumáticas, artríticas e da coluna vertebral. É estimulante do sistema nervoso e muscular.

883. Mostarda, brassica nigra: Aplicada em cataplasmas, combate a tosse e as dores musculares. Em medicina caseira, utilizam-se sementes, como disgestivos, rubefacientes e estimulante de todas as funções do organismo. As folhas no preparo de ensopados, saladas, molhos e condimentos; cataplasmas de farinha de mostarda: dores reumatismais, cãibras ou lassidão, purgante, gastrite, cataplasma para ciática.

884. Mulungu, erythrina mulungu: Propriedades calmantes e o chá como um complemento no tratamento emocional reduzindo o mau humor, a ansiedade, a histeria, a insônia, a síndrome do pânico e neuroses em geral. É um ótimo controlador do sistema nervoso e contra a bronquite. Serve para mal do vento e ajuda no tratamento de derrame cerebral. O banho de mulungu alivia dores musculares, reumáticas e combate o estresse. A casca do caule possui propriedades medicinais contra a tosse e a insônia. Apresenta-se como hipnótico e sedativo de ação suave.

885. Murapuama (casca): Funciona como tônico neuromuscular e até afrodisíaco. É utilizado em casos de fraquezas, gripes, impotências, reumatismo crônico etc.

886. Mureré: Auxilia na cura das picadas de cobras e de insetos. Ajuda quem tem problemas de pele. Ajuda no tratamento de gripes, resfriados, bronquite, má circulação sanguínea, pele despigmentada devido ao vitiligo ou outras manchas, úlcera gástrica, esquistossomose (barriga d'água), chagas.

887. **Muricata:** Árvore riquíssima em proteínas que reforça o sistema imunológico e reconstitui todo o organismo. Considerada antibacteriana e antirreumática muito útil no combate à tosse, diarreias, febre e resfriados em geral.

888. **Murta:** O seu óleo é indicado para cuidados com a pele.

889. **Musa seiva (tintura):** Líquido natural, extraído do caule da musa sapientum, tônico, valioso reconstituinte dos organismos debilitados. Indicada nos estados de fraqueza geral, de desnutrição, convalescença, tuberculose, nas gastrenterites, nas diarreias e em todos os processos de grande desgaste orgânico. Estimula o apetite e melhora a disposição para o trabalho físico e mental.

890. **Musgo:** A aplicação do sumo dessa ajuda no combate às hemorroidas.

891. **Musgo da pedreira:** Banhos de descarrego e defumações pessoais.

892. **Musgo-marinho:** São utilizados para o tratamento das vias respiratórias.

893. **Mussambê (com números ímpares):** Combate vícios. Excelente para cura de feridas.

894. **Mutamba:** As folhas maceradas em água servem para a eliminação de piolhos e lêndias.

895. **Myrospermum (tintura e rasura):** Expectorante e balsâmico. Indicado nas afecções das vias respiratórias, bronquites crônicas e asmáticas, gripes, resfriados com tosse e catarro.

896. **Narciso:** A medicina alternativa a tem como uma planta perigosa.

897. **Nega mina:** Inteiramente aplicada nos males do fígado. Ajuda no combate às cólicas.

898. **Negra-mina (folhas):** Aromática e estimulante. Indicada no tratamento de reumatismo, cólicas, nevralgias e na congestão do fígado.

899. **Nenúfar:** A essência floral da erva traz harmonia, elevação e visão da vida de forma mais elevada, sem a manipulação do ego. Promove a expansão da consciência, trazendo a compreensão dos acontecimentos e mais consciência do eu integrado ao Eu Maior.

900. **Nhambu:** Anestésica, purgativa, bactericida antifúngica, antisséptica, antiviral, diurética, afrodisíaco, estimulante do sistema imunológico e vasorrelaxante. Pode ser consumida crua, em salada, em preparações cozidas, refogadas ou assadas. Seu sabor é picante e não apresenta cheiro. Alivia dor, combate os radicais livres que são causadores de doenças como o câncer e o envelhecimento precoce. Contribui contra a tensão vascular.

110 | Fitoenergia: terapias holísticas, espirituais e naturais

901. **Nim:** Quando adicionado em xaropes, ele produz efeito expectorante, combate asma, enfisema pulmonar, bronquite, sinusite, chagas, úlcera, gastrite, infecções uterinas e impotência sexual. Os extratos da folha da planta são usados na fabricação de produtos comerciais utilizados contra diabetes, cura de problemas dermatológicos, espinhas e acne, além de infecções bacterianas e virais, antisséptico, purificador do sangue, vermes intestinais e malária crônica. Combate também dor de dente, dor de cabeça. Indicado como anti-hiperglicêmico, antisséptico, calmante, cicatrizante de ferimentos, sedativo local e contraceptivo.

902. **Nó-de-cachorro, heteropteris aphrodisiaca:** Problema de visão, antioxidante, estimulante geral, afrodisíaco. Ajuda no combate da perda de memória e da fadiga (chá). Também alivia e previne úlceras e serve de revigorante físico e mental.

903. **Nogueira (folhas):** Adstringente, depurativo e tônico. Indicada no raquitismo, fístulas, escrofulose, úlceras, afecções venéreas, herpes e icterícia.

904. **Noz-de-Cola:** Excelente regulador do sistema nervoso. É indicado como tônico fortificante do coração.

905. **Noni:** Usado para combater insônia, falta de energia, cansaço, stress, dificuldade de concentração e os efeitos do tabagismo.

906. **Novalgina:** Bastante conhecida pela população. O chá é bom para equilibrar a febre, aliviar dores, insônia, pressão alta, má circulação, males do estômago e fígado. Pode ser usada em forma de infusão no combate a hemorroidas.

907. **Noz-moscada:** Seu chá combate gases. O pó espalhado no ambiente ajuda a melhorar as finanças. Se usado nas mãos e nos braços, ao sair à rua, atrairá boas energias. Excelente em defumações para purificar o ambiente e trazer prosperidade. No banho ajuda a ampliar a intuição e o contato com espíritos benéficos.

908. **Obi:** Excelente regulador do sistema nervoso.

909. **Oliveira:** Previne o envelhecimento precoce. Proteje o coração. Diminui o colesterol. Ajuda a proteger o fígado. Fortalece o sistema imunológico. Combate a osteoporose. Controla a pressão. Ajuda no combate à arteriosclerose, alivia os sintomas de cansaço, hipertensões moderadas, estresse, dentre outros benefícios. Possui efeito diurético e propriedades anti-inflamatórias.

910. **Ômega 3:** As duas formas mais potentes de ômega 3 são os ácidos eicosapentaenoico (EPA) e docosaexanoico (DHA). São encontrados principalmente nos peixes de água fria. O terceiro tipo de ômega 3, o ácido alfalinolênico (ALA)

é encontrado na linhaça e nas beldroegas. Este alimento ajuda até mesmo a aliviar tem cólicas. Exerce significativa função na saúde mental. Anti-inflamatório eficaz e útil no combate aos problemas das articulações, lúpus e psoríase. Ajuda no combate a problemas cardiovasculares e doenças circulatórias. Ajuda a baixar a pressão arterial e trabalha no combate à imunidade.

911. **Onze-horas:** Banhos de descarrego e limpeza.

912. **Ora-pro-nóbis:** Ajuda no combate à anemia. Restaura os glóbulos vermelhos, aumentando assim a imunidade.

913. **Orégano:** Duzentos compostos antioxidantes, combate o envelhecimento e muitas doenças. Recomendação: deve ser adicionado cru à comida já pronta. Indicado para aliviar dores musculares e reumáticas. Ajuda no equilíbrio da pressão arterial. Excelente sedativo e expectorante, indicado no combate a resfriados.

914. **Orelha-gigante:** A raiz e as folhas são as partes mais utilizadas. Indicada principalmente na depuração do sangue, nos casos de varizes, hemorroidas, loções, banhos e pomadas. Age como antibiótico, é ainda diurética, anti-inflamatória, bactericida, depurativa e cicatrizante, além de agir no couro cabeludo. Beber o suco das folhas de bardana, batidas no liquidificador, com um copo de água em jejum durante 10 dias, ajuda na redução de colesterol. Aplicada em banho mediúnico de médiuns para limpar carga negativa e eguns.

915. **Orobô:** Atuante contra bronquites.

916. **Oripepê:** O xarope da folha é um excelente expectorante infantil. A folha auxilia no combate ao escorbuto, à anemia e à dispepsia. O extrato da flor auxilia em casos de dor de dente.

917. **Oriri:** É indicado como excelente diurético natural. O banho manda embora pensamentos negativos.

918. **Ovário flora (tintura – composta):** Conjunto de ervas (agoniada, carapiá e joão-da-costa), que se destina ao tratamento da leucorreia (flores brancas). Tem ação eficaz nos corrimentos vaginais agudos e crônicos acompanhados de dores no baixo ventre, mal-estar, palpitações, nervosismo etc. Empregado no tratamento da dismenorreia e suas manifestações.

919. **Oxibatá:** Ajuda a combater doenças da pele.

920. **Oxicoco:** Planta medicinal utilizada principalmente em prevenção ou como antisséptico das vias urinárias, em caso de cistite repetitiva. É frequentemente apresentada em forma de suco. Constituintes: Antocianinas (proantocianinas),

flavonoides, taninos. Efeitos do cranberry: Antisséptico das vias urinárias (por depósito de um biofilme protetor sobre as paredes do sistema urinário) adstingente, antiviral. Indicações: Infecções urinárias (cistite, principalmente em caso cistites repetitivas, o efeito é preventivo. Prevenção de infecções intestinais (do tipo viral). Prevenção das cáries (graças ao depósito de um biofilme). O cranberry é considerada capaz de reduzir o colesterol ruim (LDL).

921. **Paciência:** Usos e benefícios: Além de ser uma virtude de poucos, a paciência é uma erva fantástica para lidar com diversas condições adversas de saúde.

922. **Pacová (tintura – composta):** Preparado indicado nas dispepsias gastrintestinais. Atua eficazmente como carminativo e estimulante da mucosa gástrica aumentando a secreção dos fermentos digestivos. Por sua composição, é também muito eficaz como antirreumático, combatendo as dores lombares e o artritismo.

923. **Palma-christi:** Laxante.

924. **Palmeira africana:** Suas folhas são de excelente utilização nos banhos de descarrego e de limpeza.

925. **Panacéia:** Seu chá age como diurético e de grande eficácia no combate à sífilis e doença de pele.

926. **Pantaneira ou flor de jateí kaa – Flor amarela:** Contém o flavonoide. Combate envelhecimento da célula, efeito detox, antibactericida e anti-inflamatório, combate dor de estômago e inflamação das gengivas.

927. **Papaconha:** Raiz indicada contra bronquite, tosse e catarro no peito.

928. **Papoula:** Sementes ingeridas com pão ajudam a ter bom sono devido ao seu efeito calmante. Combate tosse, asma e ajuda a aliviar as dores, mesmo as de câncer.

929. **Páprica, cúrcuma, gengibre e pimenta do reino:** Fórmula anticancerígena. Quando consumidos juntos, têm efeitos impressionantes sobre tumor de mama e leucemia.

930. **Para-raio:** Seus frutos ajudam na cura de hemorroidas. Mas as folhas, usadas em excesso, podem ser abortivas.

931. **Paratudo:** É uma espécie de ipê que nasce somente no Cerrado e no Pantanal. Contém o iridoide. Macerar a casca e misturar juntamente com uma gordura ou um óleo e colocar sobre a picada ajudará na cura de picadas de cobra.

932. **Parietária (tintura e planta):** Retenção de líquidos, edemas, inflamações das vias urinárias, retenção de urina, palpitações cardíacas com falta de ar, dores

na região do coração, angústia, zumbido nos ouvidos etc. Depurativo, diurético, emoliente e refrescante. Usada nas afecções das vias urinárias, cálculos renais, albuminúria, cistites, catarro da bexiga, e dermatoses crônicas. Externamente é utilizado como cicatrizante. Ajuda no combate a doenças de pele.

933. **Pari-pari:** Diurético, purgativo, combate inchaço, blenorragia, bronquite, laringite, reumatismo, sífilis. Planta medicinal que possui grande quantidade de ferro. Por isso, é utilizada no tratamento de anemia e anemia ferropriva. Usado ainda para neutralizar o veneno de cobras. Cura espiritual de obsessores. Se usado em altas doses pode envenar. Ajuda na cicatrização de gastrite e úlceras gástricas.

934. **Pariparoba:** Diversos, principalmente doenças do fígado, afecções gástricas, dentre outras. Mastigar a raiz alivia dor de dente. O chá das folhas ou raízes estimula as funções estomacais e hepáticas, ajudando na digestão. O cataplasma das folhas atua no combate a furúnculos e dor de cabeça.

935. **Passiflora (tintura – composta):** Calmante enérgico e hipnótico suave, atua como a morfina, sem seus inconvenientes. Empregado nas tosses rebeldes, crises nervosas e neurastênicas, e nas insônias. É o melhor calmante vegetal conhecido.

936. **Pata-de-vaca:** É tida como insulina vegetal e por tal motivo é indicada no combate à diabete. Deve ser consumida em forma de chá pela manhã e ainda em jejum. *Obs.*: Gestantes e lactantes devem evita-la.

937. **Patchouli:** Erva utilizada em sua essência para ajudar nas conquistas amorosas. Usada em preparos de banho – do ombro para baixo.

938. **Pau-andrade (Persea Cordata):** Inchaço dos pés e pernas, manchas de pele.

939. **Pau-cortiça-da-índia:** As folhas são excelentes para abrir os poros e emolientes.

940. **Pau-d'alho (planta):** Anti-hemorroidário, antirreumático e vermífugo. Indicado no tratamento de hemorroidas, reumatismo, doenças da próstata e verminoses. Usado também em banhos nas afecções reumáticas e em cataplasmas, para remover abscessos. A compressa das folhas bem amassadas é colocada sobre os tumores que ajudam na cura desses. O cozimento de suas folhas é excelente chá no combate a hemorroidas.

941. **Pau-d'arco, ipê-roxo:** É adstringente e pode ser útil no tratamento de problemas de imunidade, asma, eczema, psoríase, infecções bacterianas e infecções virais. O cozimento das cascas combate estomatite, nevralgia, sífilis, câncer, úlcera, diabete (contém insulina), pedras vesicais, inchaço dos pés. Ajuda

na eliminação de toxinas, aumenta os glóbulos vermelhos e tem ação sobre o crescimento celular desordenado. Evita a formação de tumores, doenças de pele e impigens. Famoso depurativo do sangue. Ajuda na eliminação de verrugas. Indicado no tratamento de infecções vaginais causadas por fungos. Eficiente tratamento para quem tem reumatismo.

942. **Pau-de-colher:** Usada em banhos de purificação do pescoço para baixo.

943. **Pau-de-lacre:** Planta utilizada para aliviar problemas de reumatismo e impingem.

944. **Pau-de-ovelha:** A erva é excelente para quem tem problemas nos rins, pois suas folhas têm propriedades antirreumáticas.

945. **Pau-ferro (tintura e casca):** Depurativo. Usado no combate à gota, reumatismo, sífilis e afecções pulmonares. Adstringente. Indicado no tratamento de diabete, reumatismo, enterocolite, diarreia e, ainda, em caso de hematúria (urina com sangue).

946. **Pau-pereira (tintura e planta):** Digestivo, estomacal, prisão de ventre. Tônico amargo e febrífugo. Favorece a queima de açúcar. Indicado nas digestões difíceis, inapetência, dores de estômago, tonturas, prisão de ventre e febres. Ajuda a combater a falta de apetite e trabalha contra a diabete. É usado nos banhos de descarrego.

947. **Pau-Pra-Tudo:** Indicado no combate à diabete, anemia, bronquite e malária.

948. **Pau-santo:** Em rituais o usa contra eguns e para aniquilar cargas negativas. Seu chá é antifebril.

949. **Pau-tenente:** Ajuda a baixar e a equilibrar a taxa de açúcar no sangue. Também atua no combate à pulga, percevejo, piolho e lendia.

950. **Pedra-hume-caá (tintura e planta):** É a mais afamada erva no tratamento da diabetes, sendo até chamada de insulina vegetal.

951. **Pepino:** Auxilia no bom funcionamento dos rins. Fortalece pele, unha e cabelo. O suco desta fruta combinando com o coentro e o aipo dão um excelente antisstress.

952. **Pera – *Ácido clorogênico*:** é considerado pelos pesquisadores como um antioxidante de primeira linha, ou seja, impede o desenvolvimento das células cancerígenas. 1. Pressão alta: Usar de 2 a 3 pêras no desjejum, evitando usar outros alimentos. 2. Inflamação dos rins e da bexiga: Tomar 2 xícaras do chá das folhas durante os intervalos das refeições.

953. **Peregun:** Banho de sacudimento. As folhas maceradas, em banhos ou compressas, ajudam no combate ao reumatismo.

954. **Pergamasso:** A raiz e as folhas são as partes mais utilizadas. Indicada principalmente por depurar o sangue, nos casos de varizes, hemorroidas, loções, banhos e pomadas. Age como antibiótico, é ainda diurética, anti-inflamatória, bactericida, depurativa e cicatrizante, além de agir no couro cabeludo. Beber o suco das folhas de bardana batidas no liquidificador com um copo de água em jejum durante 10 dias, ajuda na redução de colesterol. Aplicada em banho mediúnico dos médiuns p/limpar carga negativa e egum.

955. **Periperi:** Descarrego.

956. **Perna-de-saracura (planta):** Ajuda a combater infecções nas moléstias dos rins, da bexiga, da uretra e no edema das pernas, pois é um poderoso diurético. O pó das folhas secas é usado topicamente nas úlceras crônicas com excelentes resultados.

957. **Peroba-rosa (tintura e casca):** Tônico amargo e febrífugo. Poderoso medicamento contra o impaludismo (malária) agudo e crônico. Tem ação igual à do quinino, mas não irrita o estômago nem provoca surdez.

958. **Perobinha-do-campo (planta):** Usada na dismenorreia. Contra enxaquecas e afecções nervosas.

959. **Perpétua:** Ajuda na cura de problema respiratório, tosses e febres.

960. **Perisicária:** Adstringente, anti-inflamatório, cicatrizante externo, diurético, estimulante, sedativo, hemostático, tônico e vasoconstritor. Por essas ações medicinais, essa planta pode ser usada no tratamento de eczema na pele, fragilidade capilar e varizes. Também é muito útil em casos de afecções urinárias, delírio psiquismo de velhos. Ajuda no estancamento de hemorragias, diarreias e infecções intestinais. Além disso, é própria para favorecer a coagulação do sangue, melhorar a memória, tratar a retenção urinária, febre e verminoses.

961. **Pessegueiro:** No caso de conjuntivite é indicado o banho com a folha para lavar os olhos. O banho de sua flor e da folha propicia melhor condição mediúnica, destruindo cargas negativas e Eguns.

962. **Picão:** Erva com propriedades anti-inflamatórias, diuréticas, antidiabéticas, antissépticas, antioxidantes, antiespasmódicas e hepatoprotetoras. Seu chá ajuda no combate ao hepatite e febre. Atua no combate a males do fígado, rins, estômago e menstruação irregular. O pó é usado em feitiços.

116 | Fitoenergia: terapias holísticas, espirituais e naturais

963. **Picão-da-flor-grande (planta):** Diurético e colagogo. Indicado nas cólicas do fígado, cirrose alcoólica, congestões e hepatites crônicas. Favorece a evacuação da bílis.

964. **Picão-da-praia:** Seu chá é indicado como diurético e no combate aos males da bexiga. Partes usadas: Folhas e raízes, em infusão. Fazer o chá com folhas (infusão) ou raízes (decocção). Aplicação tópica em dor lombar, dor renal, úlcera, ferida, micose. Suas folhas e raízes são usadas para fazer infusões e decocção para a cura interna, sobretudo de doenças urinárias; como anti-inflamatório.

965. **Picão-do-mato:** Pode ser usado internamente, ou em banhos. Indicado ainda em casos de conjuntivite, diabetes, dor de dente, escorbuto e hemorroida. Toda planta recomendada no combate ao amarelão.

966. **Picão-preto:** Anti-inflamatório. Ajuda no tratamento à icterícia.

967. **Pichuri (tintura e fruto):** É empregada como carminativa, excitante e tônica. Nas desinterias, diarreias e dispepsias flatulentas.

968. **Pico-pico:** Usado contra reumatismo, afecções da bexiga, pedras na vesícula ou nos rins, dor de barriga, má digestão, febres. Toda planta é recomendada em casos de icterícia, bronquite asmático. O sumo ou o chá das folhas é usado para curar feridas e, em gargarejos, para aliviar as amígdalas. Ótimo remédio contra o diabete.

969. **Piloflora (tintura – composta):** Preparado indicado como tônico capilar, no tratamento da seborreia e higiene do couro cabeludo. Usar em fricções diárias e massagens no couro cabeludo, em caso de seborreia, e uma a duas vezes por semana para a manutenção de cabelos sadios e ativação do crescimento.

970. **Pilriteiro:** Planta medicinal indicada em caso de problemas cardíacos, é apresentada quase sempre em forma de gotas, comprimidos ou cápsulas. Constituintes: Flavonoides (vitexina), glicosídios, proantocianidinas e epicatequina, saponinas, taninos, ácido oleico. Efeitos: Antiarritmíco, cardiotônico, inotrópico positivo, hipotensor, vasodilatador e vaso-constrictor, fortificante. Indicações: Problemas cardíacos: por exemplo, em caso de palpitações, sensação de opressão na região próxima ao coração, problemas cardíacos de origem nervosa, hipertensão, ansiedade, distúrbios do sono (origem nervosa), estresse, arritmia cardíaca leve.

971. **Pimenta:** Excelente erva para ser colocada na porta de entrada da casa. Ajudará contra cargas negativas e feitiços encomendados.

972. **Pimenta-d'água:** É indicado para banhos de limpeza. Indicado para ajudar no tratamento de quem tem problemas renais, por ser diurética. Ajuda nas hemorragias gástricas e varizes. Regula o fluxo menstrual na falta de menstruação. Ajuda no combate a hemorroidas e afecções das vias urinárias.

973. **Pimenta-da-costa:** O uso dessa planta se faz contra inflamações e doenças infecciosas.

974. **Pimenta-da-Jamaica:** A pimenta-da-Jamaica é rica em vitamina C, vitamina B1, vitamina B2, além de betacaroteno. O extrato do óleo da planta é aplicado diretamente na área de dor de dente, age como anestésico natural. Pode ser usada em forma de banhos contra dores musculares. Também a usamos em forma de cataplasmas no tratamento de reumatismo, seguido de compressas.

975. **Pimenta darda:** A semente em infusão é de grande utilidade, pois destrói até ameba.

976. **Pimenta-de-macaco:** Banhos de assento e lavagens vaginais para dar fim à leucorreia. Ajuda no combate à úlcera e no estancamento de hemorragias.

977. **Pimenta-do-reino, gengibre, páprica, cúrcuma:** Fórmula anticancerígena. Quando consumidos juntos, têm efeitos impressionantes sobre tumor de mama e leucemia.

978. **Pimentão, copsaicina:** Componente picante do pimentão, com ação revulsiva quando aplicado topicamente. Internamente, atua como tônico muscular e carminativo na eliminação de gases.

979. **Pimentinha:** O sumo das flores é usado localmente nas cáries dentárias quando há dor de dente. As inflorescências mastigadas deixam a boca dormente.

980. **Pimentinha d'água:** A folha ajuda no combate ao escorbuto e à anemia. O xarope das folhas é um excelente expectorante infantil.

981. **Pingo-d'água:** Essa planta pode ser usada no tratamento de eczema na pele, fragilidade capilar e varizes. Também é muito útil em casos de afecções urinárias, delírio psiquismo de velhos, estancamento de hemorragias, diarreias e infecções intestinais. Além disso, é própria para favorecer a coagulação do sangue, melhorar a memória, tratar a retenção urinária, febre e verminoses.

982. **Pinhão branco:** A semente é usada como purgativo. O leite dos galhos ajuda a combater erisipela.

983. **Pinhão coral:** Ajuda no tratamento de feridas e úlceras malignas.

984. Pinhão-roxo: Destrói feitiços de magia negra. Excelente na cura de feridas e úlceras.

985. Pinheiro: O fruto serve como alimento. Atua contra prisão de ventre. Restaura a autoconfiança. Dispersa a melancolia. Desenvolve a autoaceitação e o perdão. É tonificante para os rins, os nervos e os pulmões. Combate infecções e febre alta. Normaliza a pressão sanguínea. É um dos mais efetivos óleos para fadiga e debilidade nervosa. Para purificação e limpeza do ambiente varra o chão de dentro para fora com um ramo de pinheiro. *Obs.*: Um ramo para cada quarto.

986. Piper (tintura – composta): Preparado específico para tratamento de hemorroidas. Evita a congestão do reto prevenindo a formação ou fazendo desaparecer os mamilos hemorroidários. Facilita e normaliza as evacuações.

987. Piperegum-verde: Erva que ajuda no combate ao reumatismo. Usa-se em banhos e compressas.

988. Piperegum-verde-amarelo: O seu uso contínuo em banhos e compressas auxilia na cura de reumatismo.

989. Pirazoutama (tintura – composta): Preparado obtido de plantas com ação depurativa enérgica. Indicada nas afecções cutâneas simples ou de origem sifilítica. Feridas, úlceras, furúnculos, eczemas, fístulas, boubas etc. Combate reumatismo crônico, dores nas escadeiras, dores articulares, e, sobretudo, a erva é indicada no tratamento da sífilis e suas manifestações.

990. Pitangatuba: Seu chá é excelente para desobstruir os brônquios e curar febres.

991. Pitangueira (tintura e folhas): Destrói feitiços de magia e atrai prosperidade. Adstringente, aromático e balsâmico. Usada no tratamento de reumatismo. Ajuda a combater gripe, resfriado, tosse e febres infantis.

992. Pitáya: Também chamada fruta dragão. A pitaya ajuda na eliminação dos radicais livres. Ótima fruta usada na alimentação para perder peso. Aumenta a imunidade (gripes e resfriados). Contribui na redução de colesterol ruim. Ajuda no bom funcionamento do intestino, dentre outros benefícios. Contém vitamina C, B1, B2, B3 e minerais (ferro, cálcio fósforo e oligossacarídeos), que auxiliam no processo digestivo, além de prevenir doenças como o câncer de cólon e diabetes, reduzir o mau colesterol e ser atuante contra a hipertensão. Além dos benefícios das frutas, as flores e os talos da pitaya podem ser eficazes nos tratamentos de problemas renais. Por sua vez, as sementes desse vegetal contêm grandes quantidades de ácidos graxos essenciais, aliados do sistema nervoso e cardiovascular. Ela possui quantidade surpreendente de vitamina C em sua composição, o que ajuda e muito o nosso sistema imunológico. Estão presentes também algumas vitaminas do complexo B, que colaboram para um melhor fluxo sanguíneo e podem trazer benefícios da pitaya como o de manter baixos os níveis de colesterol no sangue. Existem três variedades de pitaya que são amplamente consumidas no mundo: a pitaya amarela com polpa branca, a rosa com polpa vermelha e a rosa com polpa branca. A pitaya pode ser consumida ou processada em sucos funcionais, geleias e doces. Também pode ser incluída em misturas agridoces, como saladas de verduras com frutas e acompanhamento para peixes. Esta fruta serve ao nosso Sistema imunológico, saúde do sistema cardiovascular. É riquíssima em fibras, antioxidante, ajuda no funcionamento do metabolismo, possui propriedades anti-inflamatórias, antibacterianas e antifugicidas.

993. Piteira-imperial: O chá da folha verde é usado para lavar feridas, favorecendo a cicatrização.

994. Piripiri: Os caules secos, queimados e transformados em pó estancam hemorragias.

995. Pixirica: É indicada para o tratamento de doenças das vias urinárias e banhos de descarrego.

996. Pixurim: Atua contra problemas gástricos, cólicas e picadas de insetos.

997. Poejo: Problemas no aparelho respiratório são curados usando-se a maceração das folhas e ramos. Muito usado, em forma de chá, para combater resfriados infantis. Possui propriedades expectorantes. Atua no combate a cólicas intestinais. Excelente para o aparelho digestivo. Tratamento de afecções gastrointestinais, flatulência (gases), afecções respiratórias (tosses, catarros, coqueluche, bronquite etc.), distúrbios menstruais, debilidade geral e do sistema nervoso, insônia.

998. Pólen de flores (cápsulas): Ativador das funções estomacais. Aumenta o apetite, favorece as funções cerebrais, contribui na assimilação mental. É rica em proteínas, aminoácidos e carboidratos naturais. Tomar 2 ou 3 cápsulas ao dia nas refeições.

999. Polemônio: Antifebril. Faz o corpo voltar ao normal.

1000. Poincétia: Seu banho é empregado para combater dores nas pernas e promove a purificação dos filhos de Ogum.

1001. Porangaba: Excelente diurético e depurativo, por ajudar na eliminação de toxinas, do excesso de líquido e ativar o metabolismo.

1002. Potincoba: Adstringente, anti-inflamatório, cicatrizante externo, diurético, estimulante, sedativo, hemostático, tônico e vasoconstritor. Por essas ações medicinais, essa planta pode ser usada no tratamento de eczema na pele, fragilidade capilar e varizes. Também é muito útil em casos de afecções urinárias, delírio psiquismo de idosos. Ajuda no estancamento de hemorragias, diarreias e infecções intestinais. Além disso, é própria para favorecer a coagulação do sangue, melhorar a memória, tratar a retenção urinária, febre e verminoses.

1003. Própolis – Galangina: Princípio ativo também encontrado nas plantas zingiberáceas (cana-do-brejo, cana-de-macaco, galanga etc.), com propriedades emolientes e anti-inflamatórias. É um dos melhores antibióticos encontrados na Natureza.

1004. Psyllium: É indicado como complemento em dietas de emagrecimento, por retardar a vontade de injestão dos alimentos durante as refeições.

1005. Puca panga: Diurético, purgativo, combate inchaço, blenorragia, bronquite, laringite, reumatismo, sífilis. Planta medicinal que possui grande quantidade de ferro. Por isso é utilizada no tratamento de anemia e anemia ferropriva. Usado ainda para neutralizar o veneno de cobras. Cura espiritual de obsessores. Se usado em altas doses pode envenar. Ajuda na cicatrização de gastrite e úlceras gástricas.

1006. Pulmonária: Facilita a respiração de quem tem dificuldade em trabalhar com pós. Indicado nas doenças de pulmão e de alergia. Seu chá, misturado ao mel de abelhas, é um eficiente expectorante.

1007. Quaresma ou quaresmeira: Indicada para banhos de limpeza e purificação dos filhos. É indicada contra os problemas de rins e bexiga, em forma de chá.

1008. Quássia: Sua casca é usada para amenizar todo tipo de problema digestivo. Pode ser usado nos casos de vermes e má digestão.

1009. Quati: A folha e a semente são usadas em forma de antídoto contra picadas de cobra.

1010. Quebra demanda: Banho pessoal e defumação na casa para abrir os caminhos.

1011. Quebra-pedra: Elimina areia dos rins e bexiga, alivia dores no quadril e nas articulações. Excelente auxiliar na eliminação de cálculos renais. Ajuda no tratamento de hepatite B, nefrites e cistites. *Obs.*: Deve ser evitada por gestantes e lactantes.

1012. **Quiabeiro:** Seu fruto ajuda no combate a diabetes.

1013. **Quiabo-bravo:** Partes usadas: Folhas e raízes, em infusão. Fazer o chá com folhas (infusão) ou raízes (decocção). Aplicação tópica em dor lombar, dor renal, úlcera, ferida, micose. Suas folhas e raízes são usadas para fazer infusões e decocção para a cura interna, sobretudo de doenças urinárias, como anti-inflamatório.

1014. **Quina-cinzenta:** A casca é tônica, estimulante, eupéptica, febrífuga e antipalúdica.

1015. **Quina-cruzeiro (casca):** Estomacal, falta de apetite, má digestão, gases, anemia, raquitismo, convalescenças, febres palustres etc. Antidispéptico e tônico do sistema nervoso. Facilita a digestão, combate a azia e a flatulência.

1016. **Quina-do-amazonas, casca dos jesuítas:** Planta medicinal rica em quinina, indicada em casos de malária e febre, é muitas vezes encontrada na forma de pó. Composição: Alcaloides: quinina, quinidina; compostos fenólicos e antraquinonas. Malária (paludismo), febre, gripe, fadiga, excesso de peso e obesidade (efeito possível), cãibras musculares e contusões.

1017. **Quina-do-mato (tintura e planta):** Indicada em tratamento de anemias, estados de debilidade, nas febres palustres e hemorragias uterinas.

1018. **Quina-rosa (tintura e planta):** Tônico, amargo e febrífugo. Indicada nas convalescenças, anemias, estados de debilidade, nas febres palustres e hemorragias uterinas.

1019. **Quinaquina:** Indicada no combate à gripe e à febre. É um eficiente expectorante. Bastante eficaz em casos de malária e para exterminar a anemia.

1020. **Quínua, chenopodium quinoa:** Por apresentar quantidade muito grande de proteínas e todos os aminoácidos essenciais, além de ser rica em ferro e zinco, a quinoa é de especial interesse para o vegetariano. A quinoa fornece magnésio, potássio, manganês, vitaminas B1, B2, B3, D e E. As vitaminas e os minerais ainda controlam diversas funções orgânicas. Indicado para portadores de doença celíaca (ou seja, intolerância a alimentos à base de trigo, centeio, cevada e aveia), já que ela é totalmente isenta de glúten. Os atletas devem ingeri-la antes e depois das provas, pois a quinua contém ômega 3 e ômega 6, auxiliares no armazenamento de glicogênio nos músculos; as crianças, como alternativa ao leite de vaca; e os idosos, porque se trata de um alimento rico em lisina, aminoácido que ajuda a fortalecer a imunidade e a melhorar a memória.

1021. **Quioiô:** Com essa planta faz-se ótimo remédio contra diarreia.

1022. Quitoco (planta): Amplia a conexão com Deus, abre os canais sensoriais, amplia a canalização de energia vital. Elimina bloqueios do sétimo chakra, abre caminho para a espiritualidade na vida da pessoa; eleva a freqüência; melhora a qualidade do sono; estimula o aprendizado de viver a vida sem a necessidade de controlar tudo e a ser menos racional e mais intuitivo. Para combater reumatismos e nas inflamações do útero. Também indicada nas doenças do fígado e do intestino. Em banhos, serve para retirar as dores do corpo. O chá dessa erva ajuda na cura de males do estômago, tumores e abcessos. A folha é macerada ou batida no liquidificador com um pouco de água. Deixe de molho por no mínimo 30 minutos.

1023. Quitosana: A Quitosana, também conhecida por quitosano, é um polissacarídeo, ou seja, um carboidrato, extraído do exoesqueleto de crustáceos através de um procedimento de alcalinização que usa temperaturas bastante elevadas. Ele é usado para diversas maneiras entre as quais a cicatrização de ferimentos, remoção de proteínas com efeito alérgico dos alimentos e como suplemento alimentar. A quitosana, como suplemento natural, é usado para perda de peso. A substância é extraída do exoesqueleto de artrópodes marinhos. A quitosana é também conhecida como "esponja", porque sua função é absorver as gorduras para que possam ser eliminadas nas fezes, antes mesmo que possam ser absorvidas pelo organismo. Essa substância usada para perder peso é extraído do exoesqueleto através de um processo de superaquecimento. Ela não só é utilizada para emagrecer, mas também para eliminar proteínas que causam alergias de alimentos. Ela também é usada no controle de drogas e ainda é usada como redutora natural de LDL.

1024. Quixambeira: Seu banho é aplicado nos descarregos e limpeza para a destruição de eguns.

1025. Rabanete: 1. Rafanina: Substância encontrada no óleo essencial dessa hortaliça, cujas propriedades bacteriostáticas são frequentemente observadas pelos estudiosos da Natureza. 2. Senevol: Essência sulfurada responsável pelo gosto picante do rabanete, muito útil nos desarranjos digestivos. Usado como vermífogo, expectorante e estimulante de apetite.

1026. Rabugem: Macerada em água, a erva ajuda no extermínio dos parasitas da pele: piolhos, lêndias, pulgas e carrapatos.

1027. Rainha-dos-prados: Planta medicinal anti-inflamatória e antálgica, ela é utilizada em caso de doenças reumatismais e pode ser encontrada em forma de comprimidos ou cápsulas. Flavonoides, derivados salicilados (ácido salicílico), heterosídeos, compostos fenólicos. Partes utilizadas: Sumidades floridas. As flores contêm quantidade significativa de óleos essenciais, flavonoides e taninos. Efeitos: Antágico, anti-inflamatório, febrífugo, diurético, anticelulite, sudorífero, cicatrizante. Indicações: Reumatismos (crônicos): artrose, gota. Febre, celulite. Às vezes, essa planta é indicada para combater distúrbios de bexiga e rins. Em doses elevadas, distúrbios gástricos podem ocorrer.

1028. **Raiz de alteia (raiz):** Calmante e emoliente. Indicada em toda e qualquer inflamação externa, nas inflamações dos intestinos, diarreias, desinterias e prisão de ventre, usando-se nesses casos o cozimento em lavagens ou clisteres. O cozimento é também usado nas inflamações da mucosa interna da bexiga e inflamação da uretra. Para as gengivas irritadas das crianças, usa-se dar um pedaço de raiz de alteia para morder.

1029. **Raiz de anil (tintura e raiz):** Poderoso remédio para combater as leucorreias, moléstias do útero, corrimentos e inflamações provenientes desses males.

1030. **Raiz-de-bugre (raiz):** Indicada no tratamento e prevenção da febre aftosa e outras epizootias do gado. Dose: uma colher de sopa pela manhã e outra à tarde na ração de milho ou fubá, ou em infusão, administrada duas vezes ao dia.

1031. **Raiz de caixeta (tintura e cascas) Nas diarreias crônicas e agudas. Desinflama as paredes intestinais e normaliza a atividade dos intestinos.**

1032. **Rama de leite:** Ajuda na cura de disritmia.

1033. **Raspa de juá (planta):** Usa-se o cozimento para a lavagem da cabeça porque contém saponinas. Tonifica os bulbos capilares, elimina a caspa, favorece o crescimento e evita a queda dos cabelos.

1034. **Rasura de ipê preto:** Bastante solicitada contra inflamação da garganta, angina, rouquidão, faringite e feridas na boca, atuando como antisséptico e adstringente de grande valor. Usar em gargarejos.

1035. **Repolho, fenol:** Substância produtora do cheiro característico encontrado no repolho. Possui qualidades antissépticos e anestésicas.

1036. **Repolho-roxo, antocianina:** Glicosídeo de grande importância terapêutica. É responsável pela coloração roxa.

1037. **Resta-boi:** Planta medicinal com leve efeito diurético, muito usada no passado para tratar a cistite ou pedras nos rins. Hoje, essa planta é por vezes utilizada para tais indicações. Contudo, com algumas dúvidas sobre sua real eficácia científica, é geralmente encontrada sob a forma de chá. Efeitos: Diurético (efeito leve), "desintoxicante", antisséptico, estimula a atividade renal, anti-inflamatório.

1038. **Rheumoflora (tintura – composta):** Eficiente preparado no tratamento do reumatismo agudo ou crônico. As dores articulares, musculares, nevrálgicas ou intercostais desaparecem em poucos dias de tratamento.

1039. **Romanzeiro:** Seu fruto ajuda a desenvolver a adivinhação. Também é usado como atrativo de dinheiro, felicidade, sorte, realização de desejos e fertilidade.

1040. **Romã (casca e flor):** Excelente fonte de antioxidantes, e por esse motivo ajuda a proteger as células contra os radicais livres (que causam envelhecimento prematuro). Além disso, a romã permite melhor transporte de oxigênio no sangue, além de evitar a formação de coágulos. Granada de sementes são a vitamina C e de potássio. A ingestão de calorias de ½ copo (75 g) é de 80 calorias. O consumo frequente de suco de romã pode ajudar a prevenir muitas doenças e a promover melhor circulação do sangue, ajudando assim contra o endurecimento das placas. O gargarejo com o chá da casca sem açúcar ajuda no combate à inflamação de garganta e contra aftas. Pode-se tomar o chá também. Uma colher de sopa. O chá da casca do fruto ajuda na cicatrização da bochecha e combate a labirintite. O suco de romã, ingerido várias vezes por semana, reduz os níveis de colesterol no sangue e impede a ocorrência de algumas doenças, tais como a hipertensão. A fruta também reduz o risco de arteriosclerose e impede o endurecimento patológico. A alta ingestão de potássio é perfeito para aqueles com hipertensão. Há também na composição da romã óxido nítrico que relaxa os músculos, permitindo a vasodilatação, o que regula o fluxo de sangue. Utilizada para trazer prosperidade; protege contra as emanações provindas da inveja e do ódio.

1041. **Rompe-gibão:** Ajuda no combate à gripe.

1042. **Rosas-amarelas:** Fortalece nas melhores decisões. Ensina o caminho a ser seguido.

1043. **Rosas-brancas:** Excelente banho de limpeza. Principalmente no combate a quebranto de crianças. Ajuda a aguçar a intuição.

1044. **Rosas cor-de-rosa:** Ótima para locais em desarmonia; ajuda com o amor Universal.

1045. **Rosas com pétalas misturadas:** Fraqueza circulatória, esgotamento e covalescença.

As ervas, as frutas, as flores e suas funções | 125

1046. **Rosa-vermelha:** Usada como banhos de sedução no amor e para abrir os caminhos.

1047. **Rosmaninho:** Ações relaxante e anti-inflamatória.

1048. **Rúcula:** Rica em sais minerais e vitamina C. 1. Mirosina: auxilia na digestão gástrica e intestinal. 2. Essência sulfurada e nitrogenada: age contra doenças das vias respiratórias. Por isso, quando tomado em horários adequados (com o estômago vazio), o suco dessa hortaliça atua contra a bronquite e a asma. Beneficia o tratamento de gengivite.

1049. **Ruibarbo amargo:** Planta utilizada para tratar problemas gástricos e sintomas da menopausa. Adstringente e tônico. Digestões difíceis, fastio. Usar com moderação. *Obs.*: Contraindicado na gravidez, amamentação e cálculos.

1050. **Sabugueiro:** É decisivo no tratamento de: sarampo, catapora e caxumba. O cozimento das flores é excelente para a brotação e a secagem das mesmas. Ficar embaixo de um pé de sabugueiro em meditação ajuda a aliviar stress e depressão. O decocto da flor é usado externamente, para aliviar o efeito de reações alérgicas, suavizar e clarear a pele.

1051. **Saco (planta):** Aromático. Empregada em infusão nas bronquites, tosses, gripes e outros resfriados, e em banhos no reumatismo e dores nos quadris e pernas. Dose: infusão: um punhado para 1/2 litro de água fervente. Tomar de hora em hora. Banhos: faz-se o cozimento com a mesma quantidade de folhas, deixando ferver por uns 10 minutos.

1052. **Salgueiro:** Meditar embaixo de um pé de salgueiro ajuda a pessoa a ter inspiração e habilidade. Esta simpatia também é muito usada: escolha um galho e lhe dê um nó fazendo um pedido, quando este for realizado volte ao Salgueiro, desmanche o nó e agradeça pelo desejo conseguido.

1053. **Salicínea, cordia verbenácea:** Anti-inflamatória, cicatrizante, tem a propriedade de remover hematomas.

1054. **Saião:** Ajuda a aumentar o sistema imunológico. Indicada para o tratamento de úlceras, gastrite, asma, tosse, aftas, calos, inflamações na gengiva, usadas também no tratamento de lesões, abcessos, erisipelas, queimaduras e de osteoporose. Possui atividade anti-malarial e anti-histamínica. Ajuda no combate a doenças pulmonares, alivia dores e inchaços, cicatrizante e distúrbios estomacais. Uso externo: em frieiras, feridas, queimaduras, picadas de inseto, traumatismos e torções. Para traumatismos e torções as folhas devem ser maceradas com sal grosso e colocadas sobre o local afetado.

126 | Fitoenergia: terapias holísticas, espirituais e naturais

1055. Salsa: Riquíssima em sais minerais e vitaminas A, B e C. 1. Apiol: óleo volátil extraído das sementes, dotado de propriedades cicatrizante. Atua nas enfermidades hepáticas. 2. Apiina: usada em pequenas doses é útil contra excesso de fluxo menstrual (dismenorreia). 3. Miristicina: é encontrada no óleo essencial e, de acordo com pesquisas norte-americanas, é um poderoso agente anticancerígeno. Atua no tratamento de reumatismo e osteoporose. Serve como calmante. É antigripal. *Obs.*: Deve ser evitada por gestantes e lactantes.

1056. Salsa-da-praia: Usada para a proteção e purificação, afasta a negatividade. Anti-depressivo, purificador da aura. Prosperidade financeira.

1057. Salssaparrilha (tintura e raiz): Depurativo do sangue. Ajuda no combate ao ácido úrico e ao reumatismo. Ajuda a eliminar cálculos renais. Diurético, afecções da pele em geral, eczemas, urticárias, feridas, úlceras, dificuldade para urinar, artrite, gota, doenças venéreas, inapetência, distúrbios digestivos etc. Usar com moderação.

1058. Sálvia: Possui propriedades antissépticas. Quando misturada ao mel e ao limão atua contra gripes e inflamação de garganta. Serve para limpeza, proteção, longevidade, sabedoria e intuição. Suas folhas maceradas são empregadas em casos de suores. O bochecho combate aftas e feridas da boca. O sumo ingerido da sálvia ajuda a combater a inapetência. Atua excelentemente no tratamento de estomatites, gengivites e aftas. *Obs.*: Deve ser evitada por gestantes e lactantes.

1059. Samambaia (planta): Ajuda no tratamento de febre e psoríase – uma doença crônica de pele e problema respiratório. Empregada também com sucesso no reumatismo gotoso (que engrossa as articulações). Pessoas que padeciam de dor reumática durante anos ficaram curadas com o chá usado persistentemente num espaço de 2 a 3 meses. As dores desaparecem logo e as articulações voltam pouco a pouco ao normal. É um excelente diurético e estomacal, de grande utilidade nas dores de cadeiras, nas erupções de pele, em consequência de fermentações intestinais. Usa-se a folha em infusão como chá. A samambaia indicada é a do morro, pois as outras não produzem os mesmos resultados. Quem não gostar do chá, pode tomar o preparado pteris em tintura da flora medicinal.

1060. Sândalo: Aroma indicado para o autocontrole. Ajuda na meditação e em trabalho mediúnico, atuando no psicológico da pessoa, aflorando intuição e otimismo. Essência relaxante.

1061. Sangue-de-cristo: Usa-se o cozimento das folhas como tônico geral.

As ervas, as frutas, as flores e suas funções | 127

1062. **Sangue de dragão:** Usado nos banhos de descarrego e purificação, do ombro para baixo.

1063. **São-caetano:** A folha age como reguladora na menstruação.

1064. **São gonçalinho:** Em forma de chá, no combate a febres malignas.

1065. **Sapê:** A raíz é usada em banho de descarrego desse Orixá, do pescoço para baixo.

1066. **Sapoti:** As sementes bem trituradas combatem afecções renais, e o uso do fruto ajuda a combater a desnutrição.

1067. **Sapucainha:** Com a erva se faz a pomada para a cura de sarna, eczema seco, impingem, frieiras, erisipelas e eczemas úmidos. Aplicar sobre as partes afetadas.

1068. **Sarcoconia:** A sarcocornia produz sal cristalizado com três vezes menos cloreto de sódio do que o sal de cozinha. Além do sódio ela tem em sua composição outros sais que dão sabor ao alimento, mas não causam mal à saúde. O sal verde, como está sendo chamado, tem propriedades antioxidantes e antimicrobianas. Combate o colesterol elevado, ajuda no controle de aterosclerose, doenças renais, distúrbios intestinais, tuberculose, hepatites e previne a formação de tumores, pois possui em sua composição ácido tungtungmádico. Além disso, o sal verde tem propriedades fitoterápicas que agregam valor funcional à refeição, devido aos fitoesterois que ajudam na produção hormonal e no controle ao colesterol; flavonoides que aumentam o colágeno do corpo e fenois que combatem os radicais livres. Controla o nível de colesterol, diminui o nível de glicose no sangue, ajuda no fortalecimento do sistema imunológico, evita hipertensão e reumatismo, controla artrite e inflamações crônicas das articulações, ajuda na produção de colágeno e controla os radicais livres que provocam tumores e envelhecimento precoce.

1069. **Saracura-mirá:** É energético, por isso é usado no tratamento de cansaço físico e sexual, insônia, nervosismo e também falta de memória.

1070. **Sassafráz:** É uma excelente medicação para quem sofre dores ósseas. Ajuda o metabolismo do corpo físico a funcionar melhor; equilibra as funções renais; auxilia na regeneração dos ossos e possibilita calcificação mais rápida em casos de fraturas. Excelente harmonizador dos desequilíbrios hormonais da menopausa; ajuda a fortalecer a união entre duas pessoas, gerando paz, harmonia e pureza no vínculo.

1071. **Seiva de jatobá:** Tônico, expectorante e estomacal. Bebida medicinal indicada em casos de anemia, fraqueza, geral, fraqueza pulmonar, falta de apetite, má digestão e debilidade orgânica. Poderoso fortificante aconselhado para crianças desnutridas, com diarreia, vômitos e verminoses. As crianças podem tomar adoçado com mel ou açúcar.

1072. Selaginella

1073. sellowii: Possui cristais de açúcar que dão resistência à planta. Contém um composto químico que estimula o sistema imunológico e pode ajudar no tratamento da leishmaniose visceral ou calasar transmitida pelo mosquito palha.

1074. Semente de abóbora: Riquíssimo em vitaminas, minerais, zinco, potássio, magnésio, ferro e fósforo. Ajuda a fortalecer o sistema imunológico. O potássio atua contra hipertensão, além de ser um excelente auxiliar na redução de cálculos renais e contra perda de massa óssea. O consumo das sementes ajuda no combate à próstata, pois contêm fitosterois, que previnem a transformação da testosterona em di-hidrotestosterona, causadora do aumento desta.

1075. Semente de cumaru: Suas propriedades medicinais atuam reconstituindo as forças orgânicas debilitadas, funciona como tônico cardíaco.

1076. Semente de imburana: Aromático, calmante, expectorante e tônico. Contém cumarina. Usada nas afecções da bexiga, afecções pulmonares, bronquites, tosse, gripe e resfriados.

1077. Sempre-viva: Ajuda no combate à erisipela, a hemorroidas, inflamação dos olhos, dentre outras.

1078. Sene indiano: Indicado em casos de prisão de ventre. Tomar uma xícara uma vez dia durante apenas sete dias seguidos, pois a planta tem efeito antibiótico, por isso não pode ser tomado em demasia. Contraindicado a gestantes e lactentes.

1079. Sene (tintura e planta): Laxativo e purgativo, dependendo da dose. Pode produzir cólica e náuseas. Usa-se geralmente associado aos aromáticos. *Obs.*: Deve ser evitada por gestantes, lactantes e nos casos de espasmos intestinais.

1080. Seriguela: Ajuda a aliviar diarreia, febre, gases, inflamação, queimadura e a limpar ferida.

1081. Sensitiva (tintura e planta): Laxativo, desobstruente e emoliente. Indicada nos males do fígado, icterícia e reumatismo articular. É utilizada em banhos de descarrego. Utiliza-se o cozimento de toda a planta para gargarejos, bochechos, nas afecções da boca, amigdalites e faringites.

1082. Serralha: Excelente diurético. O infuso também é capaz de estacionar ou até mesmo reduzir os problemas de vitiligo. Fazendo-se o cataplasma sobre as manchas e bebendo o chá diariamente durante um mês. Uma colher do sumo de serralha. *Obs.*: Deve ser evitada por gestantes e lactantes.

1083. **Sete dor:** É usado em dores estomacais. Seu efeito é rápido e certo. Também em casos de limpeza.

1084. **Sete-sangrias:** É usado contra febres, sífilis, é diurético, faz baixar pouco a pouco a pressão alta, combate o colesterol, ajuda a emagrecer, alivia e fortifica o coração, depurativo do sangue, limpa o intestino e rins. O chá elimina o ácido úrico do organismo. Combate doenças de pele.

1085. **Silvina (tintura):** Adstringente, usada nas hemoptises, hematúria. Também empregada na dilatação dos grandes vasos e lesões cardíacas.

1086. **Simaruba (tintura e raiz):** É específica para diarreias e desinterias com catarros, sangue e puxos. Em todos os casos de enterites e colites. Pode-se usar até 6 vezes ao dia, de 2 em 2 horas, nos casos de diarreias abundantes, junto com canela preta.

1087. **Solidônia (planta):** Muito indicada nas inflamações e outras doenças dos olhos. Fazer o cozimento da planta, coar e banhar os olhos.

1088. **Soja, glicinina:** Proteína de alto valor biológico com propriedades terapêuticas contra esgotamento nervoso, desnutrição e enfermidades diabéticas (neste último caso quando usada com moderação). Possui todos os aminoácidos essenciais à vida humana.

1089. **Sorveira:** Geralmente é a árvore mais utilizada para localização de fontes de água. Uma forquilha de sorveira pode ajudar a descobrir água como também para a localização de metais e adivinhação.

1090. **Spigelia anthelmia:** Combate vermes intestinais. As raízes e as folhas são antihelmínticas. Nas Américas, Spigelia anthelmia é considerada um dos melhores vermifugos, e é reconhecida como um remédio contra ataques espasmódicos e nervosos. Também é usado para causar transpiração, enquanto uma decocção da planta é aplicada contra hipertensão. Na farmácia homeopática alemã, um extracto das partes aéreas é oficial como remédio para distúrbios neurais e cardíacos. A precaução é necessária para não aplicar doses elevadas, pois essas causam convulsões. Devido à toxicidade da planta, é essencial que, imediatamente, após a administração de uma dose, tratar as infecções de vermes. Alguns casos fatais foram relatados, especialmente em crianças. No Congo, uma decocção de planta é gargada para tratar dor de garganta e a seiva de plantas é esfregada em escarificações para tratar queixas no peito. A planta fresca serve como veneno de ratos e as plantas frutíferas consumidas em grandes quantidades são venenosas para o gado.

1091. **Spirulina:** Indicada no controle de anemia provocada por uma dieta descontrolada. Ajuda a combater o stress, restaurar o sistema nervoso e age como antioxidante, retardando o envelhecimento.

1092. **Stévia:** Erva bastante indicada aos diabéticos por não ter calorias e ser diurética.

1093. **Sucupira:** Semente depurativa e oleosa que se usada corretamente ajuda contra manchas de pele, eczemas e feridas.

1094. **Sucupira (batata, sementes e cascas):** Tônico, depurativo. Reumatismo, feridas, úlceras, eczema etc. Batata e sementes: indicadas no tratamento do artritismo, reumatismo, sífilis e também nas afecções cutâneas, manchas da pele e urticária. Cascas: sudorífico, digestivo, antidiabético e tônico tem ação sobre os vasos linfáticos. Indicada contra dores reumáticas, sífilis, hidropisia, fraqueza orgânica e como auxiliar da digestão.

1095. **Sucupira-branca:** A árvore é considerada uma das sagradas. As sementes agem na revigoração do sistema nervoso, as folhas atuam em banho de descarrego contra olho grande e inveja.

1096. **Suína (tintura e raiz):** Antirreumático poderoso. Usa-se somente a raiz, que tem um gosto picante, é branca e contém grande quantidade de amido. Em grande dose é purgativa.

1097. **Suma amargosa:** O chá é indicado no tratamento de doenças renais.

1098. **Suma roxa (tintura e raiz):** Depurativo vegetal, o mais enérgico para combater as diversas doenças da pele, simples ou de origem sifilítica, para os eczemas úmidos e secos (sobretudo nas crianças). No reumatismo já crônico, nas doenças da garganta, nariz e ouvido. Pode ser usada em infusão, cozimento ou tintura.

1099. **Sumaré:** Usado no combate e cura de furúnculo e erisipela rapidamente.

1100. **Super Algas, clorella:** Este produto possui intensa quantidade de nutrientes como proteínas, microminerais, vitaminas, clorofila dentre outros. Pode ser consumido por todas as pessoas. É normalizador da digestão na função intestinal. Ajuda no crescimento e na recuperação dos tecidos. Atua fortemente na prevenção do estresse, na síndrome da fadiga crônica, na síndrome do pânico.

Age ativamente como antidepressivo. Fortalece nosso sistema imunológico. Reduz o envelhecimento precoce e a degeneração orgânica. Combate cravos, espinhas, rugas, celulites, verrugas etc.

1101. **Taioba:** Usando-o externamente, ajuda na cicatrização de feridas e úlceras. A raiz crua é ralada e colocada na ferida, principalmente de úlceras.

1102. **Taioba branca:** A raiz tem aplicação poderosa e mata bicheiras dos animais, destrói as carnes podres e facilita a secagem rapidamente.

1103. **Tajujá:** É usada em banhos de limpeza ou descarrego.

1104. **Taperibá (tintura e planta):** Também é um poderoso tônico do coração, fazendo cessar as palpitações, o cansaço e as aflições. A infusão pode ser tomada à vontade, substituindo o café.

1105. **Tayuiá:** Depurativo poderoso, que ajuda na desintoxicação do sangue.

1106. **Tayuya, cayaponia tayuya:** elimina dores lombares e tensões nas costas; relaxa os músculos e os nervos; acalma dores musculares; desincha lesões e torções (mau-jeito). É anestésico natural. Acalma a frequência cardíaca e ajuda a reduzir a pressão alta.

1107. **Tamarindeiro:** As folhas debaixo do travesseiro proporcionam sono tranquilo a quem é estressado ou tem problemas de insônia (13 folhas).

1108. **Tamarindo:** A folha macerada combate dor de dente (chá). Não ferver. As folhas colocadas embaixo do travesseiro proporcionam sono tranquilo a agitados a quem tem problemas de insônia e pesadelo. (13 ou 21 folhas)

1109. **Tamiaranga:** Sua erva é destinada ao tratamento de úlceras e feridas malignas.

1110. **Tanaceto:** Sua principal utilização é contra a enxaqueca, aliviando os sintomas da dor, tonturas, dor de dente, zumbidos no ouvido, problemas menstruais como a tensão pré-menstrual, dentre outros.

1111. **Tangerina:** Esmague as sementes deixe descansar por 30' em ½ copo com água e beba. Ajudará quem tem retenção de líquido.

1112. **Taperibá (tintura e planta):** Ótimo tônico do coração. Ajuda cessar as palpitações, o cansaço e as aflições. A infusão pode ser tomada à vontade, substituindo o café.

1113. **Tapete de oxalá:** Banho de amaci. Dor de estômago.

1114. **Taquara:** Seus troncos costumam proteger as casas contra Kiumbas.

1115. Tea tree: Planta medicinal utilizada principalmente em forma de óleo essencial, indicada sobretudo em caso de micoses dos pés ou das unhas, graças a um forte efeito antifúngico. Propriedades: Antifúngico, bacteriostático, antiacneico, antisséptico, cicatrizante. Micoses dos pés (pé de atleta), micoses das unhas (onicomicose), candidíase (micose vaginal), acne, picadas de insetos, feridas (cortes), caspas, problemas de gengivas, aftas (óleo essencial), manchas da idade. Antisséptico geral, anti-infeccioso e cicatrizante. Ajuda no tratamento de feridas profundas, queimaduras, coceiras generalizadas, seja anal ou varginal. Lesões de herpes, tinha, psoríase, pé de atleta, furúnculos e acne. Usá-lo externamente. **Obs.: Não deve ser ingerida internamente.**

1116. Tejuco: Amenorreia, blenorragia, diarreia, dispepsia, erisipela, escrofulose, febres, leucorreia, reumatismo, sífilis. Parte usada: Bolbo da raiz, em decocção. Dose: 20 gramas para 1 litro de água. De três a cinco xícaras por dia, ou mais, conforme o caso.

1117. Tento ou olho de exu: Das sementes extrai-se o pó que cura doenças dos olhos.

1118. Terramicina: Excelente depurativo do sangue. Chá antigripal. Age contra inflamações.

1119. Tiborna: O suco leitoso é medicamento contra a icterícia, o enfarte do fígado, a obstrução do baço, a malária, os vermes intestinais. A casca tem efeitos purgativos.

1120. Ticória: A casca é adstringente e previne a malária.

1121. Ticoró: A casca contém propriedades adstringentes e eupépticas. Tem utilidade, também, como sucedâneo da quina verdadeira.

1122. Ticum: Nas aldeias indígenas, os caroços são tostados, triturados e misturados com água, passam por bom remédio contra a desinteria de sangue.

1123. Tília, tilia cordata: Elimina tonturas, vertigens, labirintite; orienta quanto ao rumo a tomar em relação à vida espiritual. Indicada em casos de resfriados, febre, bronquite, tosse. Considerada uma árvore sagrada.

1124. Timbó: Externamente, aplicam-se os vários timbós em forma de compressas, loções ou fricções, para acalmar dor, mesmo de origem reumática. Toma-se um punhado (cerca de 50 gramas) de raíz ou folha e um litro de água. Deixa-se a erva ferver até que se evapore a metade da água. Está pronto o poderoso analgésico. Os indígenas do Pará empregam-no contra hipocondria, alienação mental etc.

1125. **Timbó-de-raiz:** Extrai-se o suco da casca do tronco ou da raiz e aplica-se topicamente, em compressas; como analgésico, para aliviar as dores.

1126. **Timo:** Combate cólicas, flatulências, catarros crônicos, diarreia, leucorreia, amenorreia. É bom remédio contra a coqueluche e outras tosses. O cozimento do timo, em banhos, é aconselhado nos casos de gota e reumatismo crônico. Também se emprega, em loções, nas feridas crônicas, bem como nas anginas. O timo é, enfim, um substituto do serpão, em suas várias aplicações terapêuticas. Parte usada: Toda a planta florida. Dose: Uso interno, 10 gramas para 1 litro de água – 4 a 5 xícaras por dia. Uso externo: 40 gramas para um litro de água.

1127. **Timutu:** A raiz, em decocção, é emética e diurética.

1128. **Tinguacibá, tintura e cascas:** Em casos de inapetência, cólicas estomacais e intestinais provenientes de gases devidos às fermentações.

1129. **Tinguaciba:** É um vegetal vulgarmente usado em casos de dispepsia, cólicas intestinais, diarreia, falta de apetite. O Dr. Luiz Brandão empregava a tinguaciba, em dose maciça, para combater as cólicas intestinais. É empregado, com resultado eficaz, nas febres intermitentes. Interna e externamente, é indicada para combater reumatismo. Nas nevralgias, friccional-se a parte dolorida com o suco da tinguaciba. Para aliviar a dor de dente, aplica-se a seiva dessa planta no local, introduzindo-a diretamente na cárie. Parte usada: Casca. Dose: 20 gramas para 1 litro de água – 4 a 5 xícaras por dia.

1130. **Tinhorâo:** É uma planta venenosa. Usa-se externamente o chá (50 gramas para 1 litro de água quente) para limpar, e o bolbo, picado e amassado, em forma de pasta, para curar úlceras antigas. As folhas e as raízes secas, reduzidas a pó, prestam-se para os mesmos fins. O sumo das raízes e folhas, misturado com azeite, também é indicado para cicatrizar feridas e úlceras. Essa planta é usada pelos camponeses para curar as bicheiras do gado. O cozimento da planta cura inflamaçao dos olhos. Aplica-se topicamente com algodão hidrófilo. Partes usadas: Raiz e folhas.

1131. **Tintureira:** O chá de suas folhas fervidas é utilizado como energético desinflamatório.

1132. **Tira-verruga:** Ajuda no extermínio de verrugas.

1133. **Tiririca, dandá-da-costa:** As batatas são colocadas no fogo e transforma-das em pó o qual serve para desocupar casas. Se colocadas embaixo da língua, melhora o hálito. Ajuda a afastar espírito maléfico, eguns e kiumbas.

1134. Tomate, *ácido oxálico*: Contrariando algumas teorias defendidas no passado, esse ácido, por ser reagente, é usado na Medicina Natural contra distúrbios renais, entre eles o nefrítico. Quanto ao seu uso em associação com limão ou vinagre, alguns cuidados devem ser tomados. Pode ser empregado também como anódino (que alivia dores), no caso de picadas de insetos e de animais venenosos. Trata-se de um alimento capaz de auxiliar no combate a problemas reumáticos e do fígado. Externamente é útil nas afecções da pele. É um ótimo purificador do sangue.

1135. Tomba (tintura e raiz): Enérgico depurativo no tratamento da sífilis, reumatismo e doenças da pele. Tem a particularidade de estimular a nutrição, aumentar o peso de doentes e convalescentes.

1136. Tomilho, thymus vulgaris: Ativa a glândula tireoide; ativa a degustação; contribui no raciocínio lógico, na definição e organização de objetivos e metas. Melhora a comunicação em trabalhos de equipe e aumenta o entendimento entre as partes. Popularmente é bastante solicitado em casos de falta de apetite e também nos problemas respiratórios. É uma das melhores ervas usadas no combate à parasita (como a tênia) e repelente de pulga, percevejo, carrapato e piolho.

1137. Touca-de-viúva: Usa-se como diaforético.

1138. Tora: Tem virtudes aperientes, eupêpticas e febrífugas. A semente torrada substitui o café.

1139. Trapoeraba: Aguça, desenvolve e eleva a mediunidade.

1140. Transagem: O suco ou o cozimento das folhas é indicado para curar doenças de pele, infecção vaginal, casos de câncer, resfriado. Ajuda na expectoração de catarro. Benéfica na incontinência urinária. Uma colher de sopa da semente combate a diarreia. Indicada em casos de otite, conjuntivite, gengivite, amigdalite e inflamações renais. Anti-hemorroidas. As raízes são tônicas. Os fumantes têm nela um desintoxicante de nicotina e remédio para vencer o seu vício. Combate ainda a tosse, a asma e a tuberculose. Sua pomada é bem eficiente para curar feridas. Excelente contra caxumba. Cura inúmeras infecções.

1141. Tremate: Nos casos de oftalmia, aplicam-se as flores maceradas, que possuem propriedades calmantes e emolientes.

1142. Trepadeira do campo: O tratamento prolongado com a raiz, em forma de chá, tomada com mel, cura asma.

1143. Três-folhas-brancas: A casca é adstringente e previne malária.

1144. Três-folhas-do-mato: A casca encerra propriedades tônicas, antidisentéricas e febrífugas. É, também, útil no tratamento da framboesia.

1145. Três-folhas-vermelhas: Usa-se a casca, em decocção, para combater febres, inclusive as intermitentes. O suco da casca, diluído em água, serve para o mesmo fim. Parte usada: Casca. Dose: 20 gramas para 1 litro de água; 4 a 5 xícaras por dia. Família: Sapindâceas. Características: Arbusto em moitas. Folhas em palmas ternadas, obovais, recortadas. Flores esbranquiçadas, amareladas, miúdas, em espigas. Fruto: pequena baga vermelha ou amarela. Habitat: Estados do Nordeste. Valor terapêutico: Usa-se o decocto nas dores nevrálgicas.

1146. Trevo-cheiroso: Costuma-se usar essa planta nos casos de afecções gástricas, afecções nervosas, amenorreia, anúria, reumatismo. Externamente, em forma chá para curar inflamações de olhos inflamados, mesmo em casos de conjuntivite. O sumo das flores, fresco, do qual se pingam algumas gotas nos olhos, duas ou três vezes por dia, combate as cataratas. Como antisséptico, usa-se o chá para lavar feridas, úlceras etc. Misturado com mel, o chá dissolve as mucosidades em casos de ronqueira, catarros, resfriados, enfermidades da garganta e do peito. Em forma de cataplasmas, aplica-se topicamente em casos de amigdalite, bócio, dores de ouvido, inchaço em geral. Parte usada: Toda a planta. Dose: 20 gramas para 1 litro de água – 04 xícaras por dia.

1147. Trevo d'água: Usa-se o decocto, em clisteres, contra as febres perniciosas.

1148. Trevo de três folhas: Proteção. O de quatro folhas é usado para evitar o serviço militar.

1149. Trevo de quatro folhas: Usa-o como patuá da sorte ou para evitar o serviço militar.

1150. Trianosperma (tintura): Depurativa e antissifilítico. Indicada no combate ao reumatismo, a sífilis, a hidropisias e afecções cutâneas. É também digestiva.

1151. Tribulus T

1152. errestris: Tratamento da impotência e falta de libido (masculina e feminina). Diminui o colesterol e ácidos graxos. Stress muscular.

1153. Trigo, gliadina e glutenina: Substâncias proteicas de qualidades energéticas, indicadas nos casos de diarreia crônica, de acordo com os estudos feitos por Dick, Weijers e Van Kamer – pesquisadores holandeses. Fartura, dinheiro, fertilidade.

1154. Trombeteira-branca: Bastante utilizado no combate de asma e bronquite.

1155. Tuna: O fruto, cozido com mel, combate a tosse. O suco tem aplicação nas queimaduras.

1156. Tuperibá: A casca pulverizada é um bom remédio contra desinterias. O decocto da serragem do tronco é útil contra a blenorragia. O suco das folhas, aplicado com um cotonete, é bom para acalmar a dor de ouvido.

1157. Turiá: A casca da raiz e as folhas, secas, em decocção, com mel, são indicadas no preparo de xarope contra a tosse.

1158. Turiúva: A raiz, a casca e as folhas são adstringentes, sendo usadas contra diarreias crônicas e leucorreia.

1159. Uacima-da-praia: As folhas e os renovos são emolites e estimulam o apetite.

1160. Uapé: Suas folhas são bastante solicitadas no tratamento contra úlcera.

1161. Ucuuba-cheirosa: As folhas, em infusão, são indicadas contra cólicas abdominais e dispepsias. O decocto da casca é empregado como adstergente e cicatrizante: é bom para limpar e cicatrizar feridas. A resina da casca é preconizada contra a erisipela. A seiva, misturada com o decocto de camapu, aplica-se, com chumaços de algodão, sobre as hemorroidas.

1162. Ulmária: É indicada em afecções dos rins e bexiga, em febre, hemorroidas, contra problemas de enxaqueca e reumáticos. O decocto da raiz é diurético. Parte usada: Toda a planta. Dose: 20 g para 1 litro de água – 03 a 04 xícaras/dia.

1163. Umbaúba: Usado como excelente diurético. O uso prolongado pode causar a aceleração dos batimentos cardíacos. A *água* subtraída das raízes serve de remédio para o tratamento de diabete, e a fumaça das folhas queimadas serve para afugentar mosquitos, pernilongos e muriçocas.

1164. Umbu: Na medicina popular é usado para lavagens dos olhos. Suas cascas cozidas são utilizadas no combate de problemas da córnea.

1165. Umburana: Atua como descongestionante, aliviando o catarro do peito. Parte usada: Casca, em decocção.

1166. Umburana macha: A infusão da casca dessa planta produz um substituto do chá; é também usada no tratamento de picadas de cobras venenosas e escorpiões. Devido ao aroma da casca utiliza-se o pó para aromatizar fumo e rapé.

1167. Umiri: O decocto da casca é diurético e debela a tênia.

1168. Umiri-bálsamo: A resina é expectorante, tenífuga e antiblenorrágica.

1169. **Umiri-bastardo:** O óleo que se obtém dessa árvore tem virtudes adstringentes. O decocto da casca, em gargarejos, é útil nas úlceras da garganta.

1170. **Unha-de-anta:** A casca, em decocção, é empregada na diabete. O decocto das folhas é usado, interna e externamente, para combater elefantíase.

1171. **Unha-de-gato:** Ajuda a amenizar as dores nas costas e nas pernas. Inflamações em geral, amigdalites, rinite, sinusite, artrite, reumatismo, abscessos, furúnculos.

1172. **Unha-de-vaca (planta):** Diabetes, afecções renais e urinárias, incontinência urinária, elefantíase, tosse, bronquite etc. Dão excelentes resultados na diabete. A planta é um antidiabético específico. É utilizada como adstringente ou em banhos de assentos para combater males ou doenças do aparelho genital feminino.

1173. **Unha-gata:** Planta medicinal com leve efeito diurético, muito usada no passado para tratar a cistite ou pedras nos rins. É geralmente encontrada sob a forma de chá. Efeitos: Diurético (efeito leve), "desintoxicante", antisséptico, estimula a atividade renal, anti-inflamatório.

1174. **Urena Lobata:** Utiliza-se a folha em todas as inflamações. A raiz, em decocção, é empregada contra cólicas abdominais. A flor é expectorante: usa-se especialmente nas tosses secas e inveteradas. O decocto das sementes trituradas é um antelmíntico eficaz.

1175. **Urinária (planta):** Poderoso diurético, empregado nas moléstias de bexiga e de uretra.

1176. **Urtiga:** Usada contra as hemorragias pulmonares. A seiva do caule combate erisipela. Ajuda no extermínio de piolhos. Obs.: Cuidado ao mexer com as folhas, pois, podem provocar queimaduras e consequentemente se transformar em úlcera.

1177. **Urtiga branca (planta):** Reduz a taxa de glicose sanguínea. É bastante solicitada nos banhos de descarrego e de limpeza.

1178. **Urtiga-de-mamão:** Coloca-se o algodão molhado com o leite dessa erva sob a erisipela. O chá da folha combate os males dos rins.

1179. **Urtiga-vermelha:** O chá das raízes e folhas compõe um eficaz diurético. Anti-inflamatória e antioxidante.

1180. **Urucum:** Ajuda a reduzir o colesterol alto. As sementes verdes ajudam no combate a hemorragias, tosses e bronquites. Excelente tônico cardíaco. Possui ação benéfica para o fígado e estômago, além de ter propriedades emoliente, cicatrizante e ação anti-inflamatória. As folhas do urucum possuem propriedades anti-inflamatórias. Uma dica é fazer uma mistura de folhas de urucum e álcool e aplicar em queimaduras, cortes e feridas da pele.É também utilizado na cura de infecções vaginais.

1181. **Uva-branca e roxa:** Na uva encontramos a vitamina K, melatonina, resveratrol, flavonoides (catequinas, epicatequinas, quercetina etc), ácidos fenólicos (ácido cumárico, ácido gálico etc.) e carotenoides (betacaroteno, luteína e zeaxantina). 1. Glicose: Além de possuir elevado valor energético, tem propriedades diuréticas recomendáveis aos que sofrem de pressão alta e obesidade. 2. Ácido elárgico: Retira do organismo todas as impurezas celulares causadoras de câncer. A uva protege o sistema nervoso, evitando doenças como Alzheimer. A uva pode combater infecções e inflamação. Protege contra diabetes e combate o colesterol alto. Ajuda a ter uma vida longa e saudável. A uva protege contra a radiação, evitando assim o câncer de pele. 1. Falta de apetite – tomar 2 xícaras do suco puro no mínimo 3 horas após o desjejum e 3 horas após o almoço. 2. Gases intestinais – fazer desjejuns, em dias alternados, com a polpa da fruta (à vontade).

1182. **Uva-branca e roxa:** A uva é capaz de regular a pressão arterial, o colesterol total, o colesterol ruim (LDL) e seu nível de oxidação, reduzir a probabilidade de agregação de células às paredes dos vasos, reduzir as concentrações de espécies reativas de oxigênio (agentes oxidantes), regulação da agregação plaquetária, melhorar a vasodilatação pela liberação de óxido nítrico nas células das paredes dos vasos, melhorar as inflamações e os níveis de glutationa no sangue, reduzir os riscos de ataque cardíaco, além das obrigações e banhos de cabeça.

1183. **Uva-do-mato, coccoloba uvifera:** (planta): Poderoso dissolvente e eliminador dos cálculos do fígado e de areias dos rins. Combate as cólicas e congestões do fígado e as dispepsias flatulentas. Acaba com as tonteiras, dores de cabeça, peso depois das refeições, dor no peito, estado nervoso, prisão de ventre e sono agitado devido ao mau funcionamento do estômago. Febrífugo, estomáquica (dispepsia), digestiva, favorece o bom funcionamento do estômago, fígado. Elimina cálculos hepáticos e renais, artritismo, diarreia, afecções da garganta. Elimina o ácido úrico, auxiliando a boa função dos rins. Pode-se usar junto com a pariparoba ou com a castanha mineira.

1184. **Uva-do-monte:** Planta medicinal utilizada principalmente em prevenção ou como antisséptico das vias urinárias, em caso de cistites repetitivas, é frequentemente apresentada em forma de suco. Constituintes: Antocianinas (proantocianinas), flavonoides, taninos. Efeitos do cranberry: Antisséptico das vias urinárias (por depósito de um biofilme protetor sobre as paredes do sistema urinário) adstingente, antiviral. Indicações: Infecções urinárias como a cistite, principalmente em caso de cistites repetitivas, o efeito é preventivo. Prevenção de infecções intestinais (do tipo viral). Prevenção das cáries (graças ao depósito de um biofilme). O cranberry é considerada capaz de reduzir o colesterol ruim. (LDL)

1185. **Uva-ursi:** Indicada em casos de inflamação/infecção renais, da bexiga e da uretra. Atua excelentemente em cistite aguda. Inflamações renais crônicas, hipertrofia da próstata, uretrite, litíase renal, inflamações gerais do trato urinário, antisséptico, diurético, nefrite, prostatite, pielite, catarros da bexiga, congestão hepática, dispepsia, gases gastrointestinais, dor de cabeça, tontura, nervosismo, dor no peito devido à prisão de ventre, sono agitado, diarreia aguda. *Obs.:* Contraindicado seu uso na gravidez.

1186. **Uva-ursina (planta):** Adstringente, antisséptico e diurético. Indicada em doenças renais e das vias urinárias, nefrites, cistites, pielites, inflamações da próstata e uretra e na blenorragia.É também eficaz nas diarreias e bronquite crônica.

1187. **Uxi amarelo, endopleura uchi:** Ajuda a centrar emocionalmente a pessoa, centrar as ideias e as ações. Acalma as tensões do corpo; gera estado de serenidade, mantendo a consciência ativa e os instintos equilibrados. Traz efeito de aterramento, incentiva a pessoa a entrar em contato com as energias da natureza, reconhecendo Deus nas árvores, na terra e em outros elementos. Produz sensação de frescor nos ombros e costas. Seu uso se dá contra infecção urinária, mioma uterino e irregularidade menstrual. É uma erva anti-inflamatória, antimutagênica, antioxidante, antitumoral, antiviral, citostática, depurativa, diurética, hipotensora, imunoestimulante, regeneradora celular e vermífuga.

1188. **Valeriana, valeriana officinalis:** Poderoso calmante e sedativo leve, combate à insônia, perturbações da menopausa, estresse, hiperexcitabilidade, histeria, antiespasmódica na angústia, enxaqueca, neurose cerebral e cardíaca, esgotamento nervoso, sensação de queda, epilepsia, taquicardia, fadiga, cefaleia de origem nervosa, espasmos gastrintestinais, dores intestinais, cólicas, depressão, contusões, dermatose, eczema. Ajuda a diminuir a ansiedade e a cefaleia de origem nervosa. Indicado na cicatrização de feridas.

1189. **Vassourinha-de-botão:** Indicado unicamente nos sacudimentos pessoais dos filhos de Oxum.

1190. Velame: *É um tratamento excelente* na cura de doenças da pele.

1191. Velame-do-Campo , croton campestris): Vegetal utilizado na medicina caseira como antirreumático, depurativo e diurético.

1192. Velame-do-mato (tintura e planta): Diurético e sudorífico. Indicado nas doenças da pele, sífilis e reumatismo.

1193. Velame verdadeiro: Depurativo eficaz, além de excelente erradicador de doenças da pele.

1194. Vence demanda, vence tudo: Lavar o local com essa erva, de dentro para fora, que ajudará a tirar as demandas enviadas.

1195. Verbasco: Combate doenças dos pulmões: tosses com catarro, bronquite e asma. É ótimo expectorante.

1196. Verbena: Indicada no tratamento de doenças do fígado e do estômago.

1197. Verna (planta): Adstringente e antisséptico. Tônico e poderoso descongestionante das mucosas do útero e da vagina. Usada em lavagens, faz combate corrimentos vaginais. Para uma ação mais rápida, deve-se tomar também agoniada.

1198. Vinagueira: Utilizada para tratamento de febres e espasmos.

1199. Vintém, folha-do-dinheiro: Serve para banhos de purificação e para atrair dinheiro para a casa.

1200. Violeta (flor): Combate tosse, bronquite, coqueluche, sarampo e inflamações de garganta, e a raiz provoca diarreia.

1201. Viriliflora (tintura – composta): Preparado muito eficaz em casos de esgotamento nervoso e outras perturbações causadas por excesso de trabalho físico, intelectual e psíquico. É preconizada no tratamento da neurastenia sexual, astenia nervosa.

1202. Vitex: Dores de cabeça (muito raro) ou disfunções gastrointestinais (muito raro). O agnocasto é utilizado há milhares de anos na cura de diferentes distúrbios ginecológicos como as famosas cólicas menstruais, pois apaziguam alguns sintomas da síndrome pré-menstrual ou TPM. Pesquisas científicas têm comprovado a capacidade do Vitex de modular os níveis dos hormônios femininos, o que o torna útil em alguns distúrbios menstruais, como: dismenorreia (fluxo menstrual doloroso e irregular), hipermenorreia (hemorragia menstrual excessiva), oligomenorreia (menstruação anormalmente frequente), anovulação (suspensão da ovulação), amenorreia primária e secundária. É indicado também nos casos de mastodínia (dor nas mamas) e hiperprolactinemia (excesso de prolactina).

1203. **Vitória-régia:** Tudo da planta é aproveitado, por ser uma erva bastante proteica. Semente e rizoma são comestíveis, ricos em ferro e amido, ajudando assim no combate à anemia. A raiz é um tubérculo que pode ajudar no extermínio de furúnculos, e a folha é utilizada como laxante, além de ter propriedades cicatrizantes.

1204. **Viuvinha, flor-de-são-miguel:** Revestimento de grade, muro, cerca, caramanchões e cerca viva.

1205. **Xilitol:** Indicado nos casos de diabete, pré-diabetes e obesidade.

1206. **Xiquexique:** Indicada para limpeza e descarrego. Ajuda a controlar problemas nos rins.

1207. **Zedoária, cúrcuma zedoária:** A infusão dessa planta é usada como estimulante, contra gases, colesterol, insônia, expectorante, azia, gastrite, úlcera, hepatite e depurativa do sangue. Ajuda no combate ao mau hálito provocado por problemas estomacais, má digestão, prisão de ventre, cólica e gases intestinais. Diurético, ativa a circulação, desintoxica o organismo, regulariza a pressão arterial e auxilia no tratamento de gota.

1208. **Zimbro:** Ajuda a aumentar a filtragem dos rins. Ótimo depurativo que elimina o líquido do organismo e o excesso de ácido úrico.

2

Problemas e soluções

1. Abortivas: Plantas e ervas que podem provocar aborto se tomadas em maior quantidade, são um perigo: Abútua, artemísia, algodoeiro (semente), açafrão, alecrim do jardim, arruda, babosa, buchinha-do-norte, aroeira, ananás (verde), cabacinha (fruto), café (folhas), caruru-de-cacho (semente), cavalinha, corticeira (semente), cipó-mil-homens, mamoeiro vermelho, manga (suco da fruta), ruibarbo, salsa (semente usada com frequência).

2. Aborto: Ajuda a evitá-lo: Alfafa, capim-pé-de-galinha, calêndula, espelina, lágrimas-de-nossa-senhora (farinha), joão-da-costa ou cura-tombo, limão, margarida, pita, salva, sálvia-do-rio-grande-do-sul, unha-de-gato, viburno.

3. Abscesso: Tumor. Acúmulo de pus. Inchaço causado por formação de pus. Para amadurecê-lo, pode-se aplicar cataplasma de: açoita-cavalo (casca), assa-peixe ou mata-campo, arroz, bardana, cabaça ou porongo, calêndula, cardo-santo, cebola, cinamomo (folhas), erva-de-passarinho (fruto com farinha), jurubeba (folhas e frutos, uso interno), malva, melão-de-são-caetano, tuna, amora-do-mato (folhas), aipo com farinha (emplasto), arrebenta-cavalo (aplicar fruto), copo-de-leite (bulbo amassado), vassourinha-do-campo (folhas picadas com sal, uso externo), levedo de cerveja, óleo de boragem, erva-dutra, pau-d'alho, sumaré, figo, óleo de alho.

4. Abscisão: Queda de folhas ou de frutos em vegetais.

5. Abstergente: Usado para limpar ferimentos: limão, cebola, agrião, banana, figo, mamão.

6. Ácaros: Insetos microscópicos que costumam proliferar dentro de objetos, feitos com matéria porosas tais como tapetes, colchões, cortinas etc. São causadores frequentes de alergia.

7. Acidez na boca: Limão.

8. Acidez no estômago: Açoita-cavalo, amora-do-mato, anis, araçá-do-campo, bardana, boldo-do-chile, camboatá, caqui, cipó-mil-homens, erva-cidreira, erva-de-raposa ou santos-filho, endro, funcho, gengibre (bulbo), hortelã, juá (chá 5 frutinhas), laranja (casca), limão, losna, louro-preto, mamica-de-cadela (casca), paratudo (casca), pariparoba, pasto-de-anta, picão (folha e flor), pitanga, poejo, quebra-pedra, tansagem, paineira (casca), espinheira-santa, carqueja, carvão vegetal.

9. Ácido ascórbico: Vitamina C – Vitamina hidrossolúvel antioxidante e que combate o escorbuto. Principais fontes: Frutos cítricos: acerola, laranja e limão, Ferro+Vitamina C.

10. Ácido benzoico: Substância química comum em vegetais, composta por um núcleo cíclico de átomo de carbono, chamado benzeno, e um radical de ácido orgânico. Ele exerce ações anestésicas locais, antisséptica e analgésica.

11. Ácido nucléico: Macromolécula presente nas células de todos os seres vivos, está relacionada com a hereditariedade. Ver DNA e RNA.

12. Ácido prússico: Ácido cianídrico. Antídoto: urucun.

13. Ácidos graxos: Classe de substâncias em que estão incluídas as gorduras; qualquer ácido orgânico monocarboxílico.

14. Ácido úrico: Um ácido azotado, que representa o último termo do metabolismo das purinas e que é geralmente eliminado do organismo pela urina, mas que, em casos patológicos, forma grandes depósitos nas articulações – gota, ou nas vias urinárias – cálculos: Agrião, alcachofra, arnica-do-mato, batata-de-sucupira, chá-mineiro, chapéu de couro, cipó-prata, cloreto de magnésio, congonha-de-bugre, cordão-de-frade, dente-de-leão, douradinha-do-campo, erva-pombinha, cabelo-de-milho, japecanga, limão, pau-ferro, quebra-pedra, salsaparilha, samambaia, uva-do-mato, abacateiro (folhas), alfavaca, beldroega, capim-pé-de-galinha, cipero, cardo-santo, chuchu, chá-de-bugre, erva-tostão, grama, losna, melancia, pixirica, sabugueiro, salsa (raiz), tiririca, trapoeraba, urtigão. Excesso de ácido úrico: abacate, alcachofra, (alcachofra), alfafa, begônia, chapéu de couro, capim-de-burro, cipó-cabeludo, douradinha-do-campo, erva-de-bugre, erva-terrestre, melancia, pepino (1 copo de suco por dia), tuna, umbaúba, três-cipós, urtiga, unha-de-gato, cavalinha e dente-de-leão.

15. Ácino-pancreático: Porção exócrina do pâncreas, responsável pela produção de enzimas digestivas.

16. Aclimatado: Diz-se do vegetal que apesar de originário de outro país adaptou-se ao novo clima, sem prejuízo para seu desenvolvimento

17. Acne: Erupção na pele que aparece pelo acúmulo de secreções que afetam as glândulas sebáceas. Pústulas na pele. Espinhas, cravos, cistos. Doença das glândulas cebáceas do rosto e da pele. Duração de 2 a 20 anos. Evitar: Chocolate, derivados de leite, bebidas alcoólicas. Usar laxativos e purgantes. Regularizar as funções hepáticas e intestinais. Caiapó, velame, rosa-branca, exilir de velame, levedo de cerveja, chlorella, dolomita, agrião (salada), arroz (emplasto de farinha), argila (aplicar ou tomar na água), banhos faciais diários, limão (passar no local), feijão (farinha em vinagre, passar), maravilha (passar pó da semente), transagem (chá), nogueira (chá das folhas), vitaminas A e vitamina E, salsaparrilha (chá das folhas e raiz), própolis.

18. Acrodinia: Doença infantil causada pela intoxicação do mercúrio, caracterizada por eritema do nariz e tórax, polineurite e sintomas gastrointestinais. Afecção que se observa em ratos, cães e porcos, caracterizada por tumefação e necrose de patas, lábios e extremidades do nariz e dos ouvidos. Tipo de neurite das extremidades, ocasionando inflamação e vermelhidão das mãos e dos pés. Usar: carvão vegetal.

19. Acuidade mental: Capacidade de concentração. Ginkgo biloba.

20. Adenite: Inflamações das glândulas: óleo de eucalipto, limão.

21. Adinamia: Grande fraqueza muscular, sobretudo durante processos infecciosos prolongados. Falta de força física e/ou moral. Debilidade, fraqueza, prostração, astenia: chlorella, panax ginseng, ginseng brasileiro, cogumelo-do-sol.

22. Adiposidade: Excesso de gordura, obesidade: limão, chlorella, fibraquitosana, fat blocker.

23. Adsorvente: Captador de líquidos ou gases: carvão vegetal.

24. Adstringente: Que contrai, estreita, reduz, produz constrição, união, ligação. Que contrai os tecidos e vasos sanguíneos, diminuindo a secreção das mucosas. Contrai ou recobre os tecidos orgânicos, diminuindo as secreções ou formando camada protetora. Contraem os tecidos, combatendo diversas moléstias inflamatórias da boca, garganta, intestinos, orgãos genitais. Provoca contração das mucosas, dos vasos e dos tecidos: Agrião, aperta-rüão, aroeira, barbatimão, bolsas-de-pastor, buranhém, chicória, cipó-chumbo, óleo de eucalipto, guaraná, jaca, jatobá, jequitibá, maça, mil-em-rama, óleo de alho, romã, açoita-cavalo, álamo, avenca, begônia, caqui, chorão, cambuí, casca-de-anta, casca-de-cedro, cipó-escada, guabiroba, goiabeira, marmeleiro, nogueira, rosa, sempre-viva, videira (folhas).

25. **Afecção bacteriana:** Óleo de alho, amora, malva e transsagem.

26. **Afecção cutânea:** Abscessos, acne, eczemas, espinhas, frieiras, furúnculos, herpes, impetigo, manchas e úlceras. Abóbora-d'anta, barbatimão, batata-de--purga, batata-de-sucupira, canela-de-sassafrás, caroba ou carobinha, cedro-rosa, chagas-de-são-sebastião, cipó-azougue, confrey, fruto de biçuíba, funcho, gervão-roxo, japecanga, mata-pau, Maytenus, nogueira, óleo-de-copaíba, pau-d'alho, pirazoutama, pomada de cipó-azougue, pomada de Cyrtopodium, salsaparrilha, suma roxa, tomba, velame-do-campo, velame-do-mato, trianosperma.

27. **Afecção da pele:** Amora, barbatimão, calêndula, camomila, centelha asiática, guaçatonga, malva, salsaparrilha, sálvia, sete-sangrias, sucupira.

28. **Afecção da vesícula biliar:** Alcachofra, acerola, óleo de alho.

29. **Afecção das vias respiratórias:** Mel puro e derivados, óleo de alho, acerola.

30. **Afecção do fígado:** Alcachofra, boldo-do-chile, carqueja, jurubeba.

31. **Afecção do trato urinário:** Espinheira-santa, quebra-pedra.

32. **Afecção gástrica:** Gervão.

33. **Afecção intestinal:** Carvão vegetal.

34. **Afecção nervosa:** Angústia, ansiedade, convulsões, depressão, epilepsia, histeria, insônia, nervosismo, neurastenia: Artemísia, baúna, camomila, cassú, catuaba, cerejeira, erva-cidreira, maracujá, mulungu, sementes de imburana.

35. **Afecção pulmonar:** Broncopneumonia, pleurisia, pneumonia, tuberculose: agrião, assa-peixe, cambará, cambucá, cerejeira, erva-de-passarinho, óleo de eucalipto, imburana, mastruço, seiva de jatobá.

36. **Afonia:** Perdas da voz, rouquidão: Limão.

37. **Afrodisíaco:** Estimula o desejo sexual. Conserva ou restaura as forças geradoras; medicamento ou substância que excita o apetite sexual: Cipó-cravo, confrei, seiva de bananeira (seiva), seiva de jatobá, japeribá, guaraná, cedro rosa, panax, ginseng, ginseng brasileiro, catuaba, marapuama, manjerona, maca-peruana, alcachofra, abacate, agrião, amendoim, anis, aveia, batata-doce, baunilha (vagem), caju, canela, cereais (germes), chuchu, chicória, cravo-da-índia, crista-de-galo (semente com leite ou chá das flores), coca, colorau, damiana, erva-moura (brotos novos), gergelim, girassol (semente), giesta-das-canárias,

losna, mastruço, mostarda, melão-de-são-caetano (sementes), nogueira, noz-moscada, pimenta, rabanete, salsaparrilha, confrei, criptocária, seiva de jatobá, japeribá.

38. Afta: Pequenas vesículas que logo se ulceram e que aparecem especialmente na mucosa da boca – Alfavaca, limão, saião, malva, sucupira, tanchagem, sálvia, amora-preta, amora-vermelha (chá para bochecho), tansagem, guaçatonga (tomar e fazer bochechos), carvão vegetal, própolis.

39. Agregação plaquetária, inibidor: Previne a formação de trombose: Óleo de alho.

40. Agroquímicos: Nome genérico dado aos produtos químicos usados na agricultura convencional.

41. Aids: Unha-de-gato, echinácea, camapú, cogumelo-do-sol.

42. Albuminúria: Ocorrência de proteína na uréia: Cainca, limão, alcachofra, chá-mineiro, chapéu de couro, cipó-cabeludo, congonha-de-bugre, douradi-nha-do-campo, erva-tostão, parietária, limão.

43. Alcalinizante: Substância capaz de neutralizar a ação de um ácido. Reduz a acidez sanguínea: Cebola, pepino, tomate, melancia, melão, laranja, pêra.

44. Alcoolismo: Plantas que ajudam a combater o vício de beber álcool: Angélica, carvalho (chá das bolotas), limão, maracujá-açu, couve (talos colocados na cachaça e tomar uma colher por dia), erva-cancrosa, espinho-de-carneiro (a raiz no chimarrão), flor-do-pará, café salgado (uma xícara), vassoura-do-campo (chá dos brotos), lecitina de soja.

45. Aleitamento: Aumentam o leite materno: Abóbora (comer), agrião, amendoim, amêndoas, aveia, banana, beldroega (comer e tomar chá), castanha, caju, canjica, cebola, cenoura (semente), cominho, coco, erva-doce, funcho, feijão, figos, grandiuva (chá), lentilha (comer), milho-verde, oliva (óleo), pamonha. Plantas que diminuem ou suprimem o leite materno: Cana-do-brejo (chá da raiz), cerefólio (aplicando em cataplasma sobre os seios), dulcamara (cataplasma), escolopendra (chá, uso interno), sabugueiro (chá das flores), salsa (folhas amassadas em cataplasma), sene (chá das folhas 3 xícaras por dia), hortelã-pimenta (cataplasma), pervinca (cataplasma das folhas), tasneirinha, sálvia (chá uso interno), calêndula (chá das folhas ou da flor). Para alergia no seio: Carobinha-do-campo (tomar o chá e lavar com um cozimento mais forte), oficial-de-sala ou paina-de-sapo (lavar), tomar sal do mar em pequenas colheradas. Evitar alimento e bebidas ácidas.

46. Alelo: Que estão lado a lado: diz-se gens alelos daqueles que estão na mesma posição, em cromossomos diferentes do par homólogo; que ocupam o mesmo locus nos cromossomos homólogos.

47. Alergia: Hipersensibilidade a determinadas substâncias e agentes físicos, que se manifesta em certas pessoas; doenças que se atribuem à alergia: Asma, eczema, enxaqueca, urticária etc.): adotar regime alimentar adequado. Fazer cura de limão, salsaparrilha, velame, chá calmante. Tomar banhos de vapor. Ver também intoxicações. Levedo de Cerveja.

48. Alopécia: Ausência congênita ou não dos cabelos: Jaborandi.

49. Alterante: Plantas que produzem sede: Jurubeba.

50. Alzheimer: Ginkgo biloba.

51. Amamentação, aumentar: Algodoeiro, erva-doce, flor de sabugueiro, funcho; diminuir: Maytenus e sálvia.

52. Amarelão: Certificar-se se vem do fígado ou de vermes no sangue. Conforme a causa veja icterícia ou vermes.

53. Amargo: Substância de sabor adstringente, penetrante ou desagradável: Artemísia (Artemisia vulgares), ruibarbo.

54. Amebas: São vermes que vivem em nosso organismo, nos intestinos. Causam cólicas crônicas e desinterias: Carobinha-do-campo (chá das folhas em infusão), hortelã, cebola, erva-de-santa-maria (chá). O cozimento da raiz da ipecacuanha é empregada na cura da desinteria amebiana.

55. Amenorreia: É supressão do fluxo menstrual, fora da menopausa, ausência de menstruação: Aipo (chá), arruda (chá fraco), artemísia, avenca, baunilha, calêndula, cabeça-de-negro (taiuiá), carapiá, salsa-de-horta, margarida, marroio-branco, Óleo de prímula, abútua-miúda, alfazema, algodoeiro, angelicó, bucha, cardo-santo, guaiaco, jaborandi, limão, louro, manacá, melão-de-são-caetano, pipi, tejuco, timo, trevo-cheiroso, urtiga branca, vassourinha. Se o mal se prolongar, consultar um médico para determinar a causa.

56. Amigdalite: Inflamação das amígdalas. Função defensora do organismo. Fazer gargarejos quentes com chá de plantas tais quais: Casca do angico, anis, amoreira (folha), óleo de alho (com leite quente), bardana, canela, carapiá (gargarejo), chicória, cipó-chumbo, hortelã, jequitibá, limão (suco), camomila, malva, picão, romã (folha ou casca), rosas (folha ou flor), sabugueiro, salva, transagem (todo o pé), trevo-cheiroso, óleo-de-copaíba, sucupira, tomilho,

148 | Fitoenergia: terapias holísticas, espirituais e naturais

propoluna. Gargarejo quente com chá de plantas medicinais. Pincelar a garganta com limão. Regime com suco de frutas por 2 a 4 dias.

57. **Analgésicas:** Reduz sofrimento e a dor: Açoita-cavalo (chá), alface (chá da raiz ou da folha), arnica-do-mato, beladona (chá ou compressa), beijo (chá), caruru-bravo (chá), chorão (chá), coerana (chá e compressa), erva-cidreira (chá), erva-lanceta (chá da raiz), fruta-do-lobo (chá), guiné (chá da raiz ou compressa), hortelã (uso interno 3 externo), juá (chá), jasmim-do-mato, malva, guaxuma, língua-de-vaca (compressa), maracujá, mulungu (chá), pariparoba (chá das folhas ou da raiz), papoula (chá), sal-do-índio (compressa), sete-sangrias (chá), timbó (compressas), tília (chá), garra-do-diabo, espinheira-santa.

58. **Ancilose:** Diminuição ou privação de movimento em articulações naturalmente móvel: Limão.

59. **Ancilostomíase/Anquilostomiase:** infestação produzida pelo ancilóstomo, gênero de helmintos parasitos do intestino do homem e de vários animais. Ver vermes intestinais.

60. **Andropausa:** Sintomas de depressão, nervosismo, insônia. Perda de massa muscular e óssea; perda de pelo genital; dificuldades sexuais; perda de cabelo; distúrbios do sono; diminuição da libido; mãos e pés frios; vontade de chorar, irritabilidade; sudorese, constipação, formigamento nas extremidades: Ginko biloba.

61. **Anemia ferropriva, anemia ferropriva:** Acerola, Ferro+Vitamina C.

62. **Anemia:** Causada por deficiência de minerais: Ferro+Vitamina C, cobre, vitaminas e proteínas; empobrecimento do sangue; diminuição de hemáceas e hemoblobina do sangue circulante: Abacaxi, abóbora-d'anta, Acerola, Agaricus blazei, agrião, alcachofra, (Alcachofra), alecrim, alfafa, angélica, araruta (fécula), araticum (banhos), arruda, aroeira (chá), artemísia, aveia, avenca, banana, bardana, beterraba, cabriúva, camboatá, cambuí, canela, carqueja, capim-cheiro, capim-de-burro, canjerana, caqui, carapiá, casca-d´anta. Catuaba, cereais em geral, centeio (sopa), cenoura, cipó-cravo (casca), chlorella, coca, coco, coqueiro (raiz), couve, confrei, dente-de-leão, espinafre, erva-mate, erva-de-são-joão, fava, erva-da-míngua, fedegoso, feno-grego, geleia-real, Gengibre, Guaraná, ipê-roxo, Levedo de Cerveja, lentilhas, língua-de-vaca (raiz), limão, losna, lúpula, melado, marapuama, nogueira (folhas, nozes), óleo de fígado de bacalhau, ora-pro-nobis, orquídea, pau-pereira, pinheiro, picão, pita, pólen de flores, quina (amarela), quina-do-mato, repolho, trigo integral, salsa, salsaparrilha, serralha (suco), tarumã, urtiga-vermelha, urucu (colorau),

vinho natural, raiz-de-caixeta, seiva de bananeira, seiva de jatobá, simaruba, clorofila, uva, vitamina B12, Vit e Minerais.

63. **Anestésico:** Promove insensibilidade à dor: Jambú, vinagreira.

64. **Anestésico local:** Tira a sensibilidade à dor de uma região específica do corpo. O anestésico local, quando aplicado a um tronco nervoso, bloqueia tanto fibras sensitivas quanto motoras da área inervada. Outro ponto importante é que o anestésico local deve estar no seu local de ação em concentração suficiente para produzir a perda da sensibilidade dolorosa. Os mais usados: Cocaína, tetracaína, cloroprocaína, lidocaína, mepivacaína, bupivacaína, prilocaína, etidocaína e ropivacaína.

65. **Aneurisma:** Tumor formado no trajeto de uma artéria, pela dilatação da túnica elástica; Limão. Evitar líquidos. Evacuar os intestinos todos os dias. Repouso. Consultar um médico.

66. **Angina do peito:** Óleo de germe de trigo, crataegus oxyacantha.

67. **Angina pectoris:** Doença das artérias do coração. Sintomas: Forte dor no peito, falta de ar, dor que se espalha para o braço esquerdo e para as costas; erva-de-santana, sete-sangrias, erva-de-bugre, flor-da-noite (chá), cacto, cordão-de-frade (chá), pixirica (chá), jaracatiá (chá), crataegus oxyacantha.

68. **Angina:** Inflamação forte das mucosas da garganta, laringe e traqueja; agrião, óleo de alho, camomila, cereja (brasileira), cactos (chá), cipó-chumbo, erva-de-santa-maria (folhas), erva-levante, gervão, limão (bochechos), jequitibá (a casca para gargarejos), pariparoba (chá), poaia-preta, perpétua, poejo, mas-truço, mostarda, musgo-da-islândia, sálvia-cidreira (chá), sabugueiro, tansagem (tomar e fazer gargarejes), tinhorão (raiz para gargarejos), trapoeiraba (tomar e fazer gargarejos), tomate (chá para gargarejos), uva-do-mato (chá), violeta (chá), urtiga-branca (chá), alfavaca, cainca, carqueja, côco-de-dendê, erva-dutra, limão, sabugueiro, salva, tanchagem, crataegus oxyacantha. Compressas frias termógenas. Consultar o médico.

69. **Angiosperma:** Classe da divisão tracheophyta. Vem do grego: Angion, vaso + sperma, semente. Literalmente, semente produzida em um vaso; grupo de plantas cujas sementes são portadas dentro de um ovário maduro (fruto).

70. **Angústia:** Maracujá, maracujina, erva-cidreira, capim-santo.

71. **Anódino:** Mitiga e alivia as dores; batata-inglesa, tomate, carambola, laranja.

72. **Anorexia:** Falta de apetite: inapetência; pólen, garra-do-diabo, geleia real, alcachofra.

73. Anquilostomiase – Ancilostomíase: Infestação produzida pelo ancilóstomo, gênero de helmintos parasitos do intestino do homem e de vários animais. Ver vermes intestinais.

74. Ansiedade: Agrimônia, kawa-kawa, erva-de-são-joão.

75. Ansiolítico: Veja ansiedade.

76. Antiácido: Reduz a acidez estomacal. Atua contra os ácidos neutralizando a ação; substância que combate a acidez gástrica. (ver acidez gástrica)

77. Antiacneica: Que impede ou reduz a formação de acne (ver acne)

78. Antialérgico: Elimina os sintomas da alergia: Garra-do-Diabo. (Ver alergia)

79. Antiálgico: Analgésico; que suprime a dor; acalma o sofrimento, a dor: Açoita-cavalo (chá), alface (chá da raiz ou folha), arnica-do-mato, beladona (chá fraco ou compressas), beijo (chá), caruru-bravo (chá), chorão (chá), coerana (chá e compressas), erva-cidreira (chá), erva-lanceta (chá da raiz), fruta-do-lobo (chá), guiné (chá da raiz ou compressas), hortelã (uso interno 3 externo), juá (chá), jasmim-do-mato, malva, guaxuma, língua-de-vaca (compressas), maracujá, mulungu (chá), pariparoba (chá da folha ou da raiz), papoula (chá), sal-do-índio (compressa), timbó (compressa), tília (chá), garra-do-Diabo, espinheira-santa.

80. Antianêmico: Combate ou evita a anemia; supre a deficiência de Ferro+Vitamina C. (Ver anemia)

81. Antiartrítico: Usados contra a artrite; medicamento que combate a gota: Azeitona, coco, morango, espinafre, cebola, pepino, batata-inglesa.

82. Antiasmática: Combate a asma: Alfazemalágrima-de-nossa-senhora.

83. Antibacteriano: Bactericida; substância ou agente que combate as bactérias: Alecrim pimenta, espinheira-santa.

84. Antibiótico: Capaz de inibir a proliferação de bactérias e fungos; qualquer substância antimicrobiana; substância orgânica capaz de inibir a proliferação de bactérias. A Penicilina, por exemplo, é um antibiótico: Óleo de alho, alamanda, violácea, bardana (o pó da raiz contra furúnculos), ipê-roxo, acarandá, tansagem, salsaparrilha, taiuiá, algas, caroba, óleo-de-copaíba, echinácea, moringa.

85. Antiblenorrágico: Combate a blenorragia: Gonorreia; antigonorreica. (Ver gonorreia)

86. Anticancerígeno: Previne ou combate o câncer: Óleo de alho, espinheira-santa, uva, pêssego, tomate, repolho, agrião, mamão, maxixe.

87. Anticatarral: Impede a formação de catarro. (Ver catarro)

88. Anticatártico: Combate a diarreia: Abóbora, alcachofra, goiaba, manga, maçã, carvão vegetal.

89. Anticlorótico: Tem aplicação contra a clorose, tipo de anemia relacionada com peculiaridade relacionadas à mulher, que imprime à pele coloração amarelo esverdeada: Beterraba, noz, uva, cenoura.

90. Anticolesterol: Anticolesterolêmica; que faz diminuir o colesterol do sangue: Chá-verde.

91. Anticolesterolêmica: Anticolesterol; que faz diminuir o colesterol do sangue, chá-verde.

92. Anticoncepcionais: Plantas que influem para evitar a concepção: Aipo (chá), agnoscasto chá), alecrim (chá forte), algodoeiro (chá), alfavaca, aspargo, bambu (raiz), caaheê, erva-de-passarinho, óleo de eucalipto, fumo, funcho, gólfões (branco e amarelo), hissope, manjericão, mentasío, nimo-de-vênus, nogueira (folhas e casca), sálvia, urtiga, urtigão, estévia, verbena. (Recomenda-se o uso correto para que a mulher deve ter o ciclo extremamente equilibrado)

93. Anticonvulsivante: Impede as convulsões. (Ver)

94. Antidepressivo: Atua contra a depressão; agoniada, hipérico.

95. Antidiabético: Combate a diabete: Pata-de-vaca, alface, agrião, cebola, maçã, mamão, pêssego.

96. Antidiarreico: Combate diarreias, desinterias, enterocolites: Angico-vermelho, aroeira, barbatimão, buranhen, cabeça-de-negro, calumba, camomila, canela-preta, carapiá, caroba, carqueja, casca-d´anta, casca da romã, cedro-rosa, criptocárïa, erva-doce, erva-de-bicho, erva-macaé, funcho, graviola, Guaraná, jambolão, jatobá, lanciba, lungaciba, óleo-de-copaíba, pau-ferro, quassia, raiz de caixeta, simaruba, velame-do-campo, óleo de alho, carvão vegetal.

97. Antidisentérica: Combate as desinterias. (Ver)

98. Antidispéptico: Combate os distúrbios das funções digestivas, afecção gastrintestinal, azia, dispepsias, dores de estômago, hiperacidez, úlceras gástricas e duodenais: Alcachofra, alecrim-do-campo, allium sativum, aniz-estrelado, aristolochia, bacharis, boldo-do-chile, calumba, camomila, capim-cheiroso, carqueja, carubá, casca-d´anta, cáscara-sagrada, castanha-mineira, chá paulista, chá-porrete, cipó-cravo, cordão-de-frade, criptocária, erva-cidreira, erva-macaé, fedegoso, fel-da-terra, fevillea, fruto de bicuíba, funcho, gervão-roxo, guaraná,

152 | Fitoenergia: terapias holísticas, espirituais e naturais

jatobá, camapú, lanciba, lancifólia, laranjeira-da-terra, laranjinha-do-mato, losna, lungaciba, macela-do-campo, flores de macela, mastruço, maytenus, milhomens, pariparoba, pau-pereira, picão-da-praia, quassia, quina-cruzeiro, seiva de jatobá, taperibá, uva-do-mato, cassáu, juá-de-capote, tinguaciba.

99. **Antiedêmico:** Impede o acúmulo de líquidos provenientes do sangue.

100. **Antiemético:** Que combate os vômitos: Aspargo, jenipapo, cidra, limão, hortelã, losna, chá hepático, poejo, sálvia, erva-doce, alfavaca, angélica, erva-dutra, funcho, salva.

101. **Antiesclerótica:** Combate a esclerose.

102. **Antiescorbútico:** Combate o escorbuto: Limoeiro, raiz forte.

103. **Antiespasmódico:** Evita ou alivia espasmos, que são contrações musculares bruscas: Açafrão, óleo de alho.

104. **Antiestrogênica:** Reduz a produção de estrógeno, hormônio encontrado tanto em homens quanto em mulheres.

105. **Antiexsudativo:** Impede a transpiração de substâncias do corpo, como, por exemplo, em casos de ferimentos: Castanha-da-índia.

106. **Antifebril:** Antifebrífuga; antitérmica; usado contra a febre; de 36 e 37 graus de temperatura é normal. A febre se caracteriza pelo aumento do calor do corpo, pela aceleração do pulso e mal-estar em geral. Como a febre pode ter várias causas, é prudente detectar a doença ou infecção causadoras e a partir daí, tomar as providências: Espinheira-santa, carqueja, limão, melancia, abóbora (cabinho), abútua, aipo, alfavaca, óleo de alho, arruda, arnica, aroeira, assa-peixe, bambu, barba-de-bode, azedinha, camboatá, camomila, camborá, caroba, caruru-de-espinho carambola, canafístula, cavalinha, casca-de-anta, coerana, cedro (casca), cipreste, celidônea, coentro, couve (chá do pé), fedegoso, fel-da-terra, gervão, gerânio, guaraná, gravatá, jaborandi, jurubeba, japecanga, juá, babaçu, laranja (folhas para suadouro), limeira, losna, magnólia, marroio-branco, manacá, margarida, maria-mole (flor para suadouro), malva, mata-pasto, mulungu, paratudo, pariparoba, picão, pitanga, quina, quássia, salva, santos-filhos, sabugueiro (suadouro), sete-sangrias, tansagem, urtigão, erva-tostão, óleo de eucalipto, língua-de-vaca.

107. **Antifisético:** Elimina gases: Enoura, abacate, melancia, carvão vegetal.

108. **Antiflogístico:** O mesmo que anti-inflamatório: substância aplicável contra as inflamações: Abóbora, repolho, banana, melão, limão, figo, laranja,

cebola, óleo de alho, acerola, goiaba, óleo-de-copaíba, erva-baleeira, espinheira-santa, esporinha, romã, castanha-da-índia, garra-do-diabo.

109. **Antifúngico:** Fungicida: Capuchinha.

110. **Antígeno:** Diz-se de qualquer substância ou partícula que, introduzida no corpo, provoca uma reação de defesa: Imunitária, com produção de anticorpos; substância que ao entrar no corpo provoca a produção de anticorpos; designação das substâncias que, introduzidas no organismo em certas condições, provocam a formação de anticorpos.

111. **Antigonorreica:** Chás que combatem a gonorreia, o mesmo que antiblenorrágica: Chá de cavalinha, chá de hibisco, chá de salsa, chá verde, chá de dente-de-leão chá de carqueja, chá de língua de vaca, chá de jatobá, chá de urtiga, chá de sabugueiro, chá de gergelim. Alho, chá de cardo-santo com óleo-de-copaíba e vinagre de maçã.

112. **Antigripal:** Combate a gripe: Laranja, limão, cebola, óleo de alho, acerola, goiaba etc. Veja gripe.

113. **Anti-helmíntico:** Combate os vermes intestinais: Óleo de alho, coco, couve, cenoura, sementes de mamão, de melão e de abóbora, artemisia: (Artemisia Vulgares), erva-de-santa-maria, hortelã, hortelã peluda, hortelã rasteira.

114. **Anti-hemorrágico:** Combate as hemorragias: Açoita-cavalo (chá), arnica (chá), assa-peixe (chá da raiz), aveia, bananeira (suco da ponta do cacho), bambu (chá da foligem branca nos entre os nós), barbatimão, cavalinha (chá), bolsas-de-pastor (chá em qualquer caso de hemorragia), calêndula (chá), cambuí (chá), canela (chá), capim-de-burro (chá), erva-tostão (chá), casca-de-anta (chá), erva-de-passarinho (chá das folhas), erva-silvina (chá), gerânio (folhas), girassol (folhas e semente), cordão-de-frade (chá), cenoura (chá), guaxuma (aplicação externa), guaçatonga, fumeiro-brabo (casca da raiz aplicação externa), erva-de-bicho (chá), guandu (chá), mil-em-rama (chá), limão (suco), guaraná, parreira (folhas em pó), nogueira (chá), pervínca (chá), rabo-de-cavalo (chá), romã (chá folhas e flores), salsa (folhas esmagadas pôr bolinha no nariz que sangra), salva (chá), sete-sangrias (chá), sarçamora (chá e aplicação externa), sempre-viva (chá), taquaruçu (cinza uso externo), trapoeraba (uso interno e externo), sucupira (chá), tansagem (chá), urtiga, urtigão (chá), urucu (semente em pó aplicação externa), uva (semente torrada), pó de casca-de-ovo (uma colher de chá por dia). Algodoeiro, aroeira, erva-de-bicho, jambolão, jatobá, jequitibá, lanciba, quina-do-mato, urtiga-branca, verna.

115. Anti-hemorroidal: Combate às hemorroidas: Açafrão, alcachofra, acelga, óleo de alho, araçá, artemísia-do-campo, assa-peixe, batata-inglesa (supositório), barba-de-bode, barba-de-velho (pomada), bardana. beladona (pomada), douradinha, bergamoteira, buxo (folhas), cacto (supositório), chuchu (supositório), caicheta (banhos e tomar), camomila, carqueja, calêndula (pomada e chá), pó de café (aplicar), caroba, cana-do-brejo, coerana (chá e aplicar), couve (vapores), cerefólio, cipó-d'alho, erva-de-bicho (tomar e fazer banhos), erva-de-santa-maria, erva-de-lagarto, erva-tostão, erva-macaé (pomada e chá), fedegoso, figo, guabirobeira, hortelã, guiné, jurubeba, macela (vapores), maravilha, mandioca (chá dos brotos), manjericão, maracujá, melão-de-são-caetano, mil-em-rama, noz-moscada, parreirinha-do-mato, pata-de-vaca, pariparoba, pau-d'alho, pé-de-galinha, piteira, persicária, pepino, rainha-da-noite, sabugueiro, serralha-brava, taiuiá, tansagem, tomate, trapoeraba, urtiga, verbasco (banhos), vinagreira (banhos), hemorroida com hemorragia (banho de assento com água fria e tomar líquidos). Para descongestionar, banho quente com verbasco, psyllium phytomare, Castanha-da-índia, chagas-de-são-sebastião, fruto de bicuíba, raiz-de-caixeta.

116. Anti-hepatotóxico: Combate a intoxicação do fígado, impede a ação tóxica de determinadas substâncias sobre o fígado: Alcachofra; carqueja, boldo-do--chile, carvão vegetal.

117. Anti-histérica: Combate a histeria. (Ver)

118. Anti-idade: Combate o envelhecimento. (Ver envelhecimento)

119. Anti-infeccioso: Combate infecções: Óleo de alho.

120. Anti-inflamatório: Combate os sintomas da inflamação, substância empregada no tratamento de doenças que apresentam importante reação inflamatória: Óleo-de-copaíba, erva-baleeira, espinheira-santa, esporinha, romã, óleo de alho, Castanha-da-índia, garra-do-diabo.

121. Antileprótica: Combate a lepra. (Ver)

122. Antileucêmica: Combate a leucemia.

123. Antileucorreica: Combate o corrimento vaginal: Picão da praia.

124. Antilítico: Impede a formação de pedras nos rins e vesícula biliar ou dissolve os já formados; que dissolve os cálculos: Tangerina, maçã, abacaxi, limão, laranjas, melancia.

125. Antimalárica: Combate a malária.

126. **Antimanchas:** Capaz de eliminar manchas.

127. **Antimicótica:** Combate a micose, doença provocada por fungos.

128. **Antimicrobiano:** Antibacteriano, combate microorganismos patogênicos: bactérias, fungos e vírus; agente que extermina as bactérias ou micróbios: Alecrim-pimenta.

129. **Antimuco:** Capaz de diminuir o muco (secreções das mucosas) ou a mucosidade.

130. **Antimutagênica:** Que evita a mutação celular.

131. **Antinefrítico:** Combate a nefrite.

132. **Antineoplásica:** Impede a formação de tumores malignos.

133. **Antinevrálgico:** Diz-se da substância que combate as nevralgias.

134. **Antinflamatório:** Ervas que ajudam no combate a inflamações. Gengibre, cúrcuma, pimenta caiena, manjericão, salsa, erva-baleeira, artemísia, malva, alcaçuz e boswellia.

135. **Antiobésico:** Elimina gorduras desnecessárias: abacaxi, limão, laranja, melancia.

136. **Antiofídico:** Que combate veneno de cobra: Erva botão. (Procurar um hospital imediatamente – tomar antídoto)

137. **Antioftálmico:** Que usa no tratamento das afecções do olho: Salsa – Nesta erva encontramos diversos nutrientes como: Vitaminas A, C, E, K, B6, B12, cálcio, ferro, magnésio, manganês, potássio, zinco.

138. **Antioxidante:** Impede, previne ou retarda a oxidação das células da pele, prevenindo o envelhecimento precoce. Substância ou medicamento que possui a propriedade de combater os radicais livres, que causam doença e envelhecimento: Guaraná, acerola, ginkgo biloba, óleo de fígado de bacalhau, óleo de germe de trigo, chá branco, chá verde, chá vermelho.

139. **Antiparasitário:** Capaz de destruir parasitas nos intestinos: Esporinha.

140. **Antiperspirante:** Antissudorífica, suprime o suor.

141. **Antipirético:** Antitérmica. Diz-se do medicamento ou substância que combate a febre. Que cura e previne febre.

142. **Antipirótico:** Usado contra queimadura: Abóbora, aloe vera, mel puro, batata-inglesa, banana. (cascas e folhas)

143. **Antipútrido:** Combate o mau cheiro provocado por bactérias em infecções intestinais: Carvão vegetal.

144. **Antirreumático:** Combate o reumatismo: Chapéu de couro, garra-do-diabo, alcachofra, guaco, carqueja.

145. **Antirrisêmico:** Combate as rugas: Pepino, Óleo de alho, feijão branco, manga, coco.

146. **Antisseborréico:** Reduz as secreções das glândulas sebáceas.

147. **Antisséptico:** Detém ou inibe a proliferação de bactérias. Diz-se da substância que impede a atividade e a multiplicação dos micróbios; antisséptico: Alecrim pimenta, alfavaca-cravo, alfazema, calêndula, cardo mariano, língua-de-tucano, angelicó, coerana, óleo de eucalipto, óleo de alho, espinheira-santa.

148. **Antisséptico bucal (garganta):** Malvarisco, cravo-da-índia, sálvia.

149. **Antissifilítico:** Combate a sífilis: Aroeira, chapéu de couro, caju, limão, maçã, jenipapo, copaíba, nogueira, carnaúba, equinácea, guaco, sassafrás e pau-d'arco.

150. **Antissudorífica:** Antiperspirante; antissudorífica; suprime o suor: Limão e vinagre de maçã.

151. **Antitérmico:** Combate a febre: Limoeiro.

152. **Antitóxica:** Elimina os venenos ou tóxicos. (Ver)

153. **Antitremor:** Que elimina o tremor.

154. **Antitumoral:** Que impede a formação de tumores: Espinheira-santa, óleo de alho, óleo de fígado de bacalhau.

155. **Antitussigeno:** Ajuda a tratar da tosse, o mesmo que béquica: Assa-peixe, malva, mel puro, Própolis, alcaçuz, óleo de eucalipto.

156. **Antiulcerogênica:** Atua na prevenção e combate de úlceras: Sumo de couve em jejum durante 09 meses.

157. **Antiverrugosa:** Que elimina verrugas.

158. **Antiviralm – Antivirótica, que destrói os vírus:** Óleo de alho.

159. **Antraz:** Aglomeração de furúnculos; tumor inflamatório dos tecidos celulares: Limão. Fazer cataplasmas com abóbora triturada e também com barro virgem.

160. **Anual:** Ciclo de uma planta, da germinação a produção de frutos, quando é de um ano.

161. **Anúria:** Diminuição ou supressão da urina. (Ver diuréticos)

162. **Aparelho circulatório:** Ginkgo biloba, panax ginseng, ginseng brasileiro, carqueja, óleo de germe de trigo, castanha-da-íÍndia.

163. **Apendicite:** Inflamação do apêndice íleo-cecal: Limão, bolsa de gelo. Compressas constantes de barro virgem. Consultar o médico. Não esperar. Para aliviar a dor, aplicar cataplasmas de leite coalhado ou colocar gelo sobre o baixo ventre. Se for crônica, use chá de alfafa, beladona, cipó-mil-homens, cipó-suma, guaxuma (raiz), picão (raiz), tansagem (chá).

164. **Aperiente:** Aperitivo; estimulante de apetite: Alecrim, boldo-do-chile, sete dor, carqueja, manjerona, gengibre, losna, alfazema, arruda, anis, avenca, cambuí, casca-de-anta, cipó-cravo, cipó-mil-homens, cordão-de-frade, dente-de-leão, funcho, gervão, hortelã, jatobá, limão, quebra-pedra, quebra-tudo, paratudo, pau-amargo, salsa, tinguaciba, vinagreira, Ferro+Vitamina C. Tomam-se antes das refeições.

165. **Apoenzima:** Parte da holoenzima que quando isolada não apresenta atividade.

166. **Apoplexia:** Afecção cerebral que se manifesta imprevistamente, acompanhada de privação dos sentidos e do movimento, mas não da circulação e da respiração, determinada por lesão vascular cerebral aguda. Hemorragia, embolia, trombose; qualquer das afecções resultantes da formação rápida de um derrame sanguíneo ou seroso no interior de um órgão. Buscar o médico: Alfazema, limão, salva-do-rio-grande-do-sul.

167. **Aprendizagem:** Produto para melhorar a capacidade de aprendizagem: Ginkgo biloba, cálcio de ostras, dolomita, magnésio.

168. **Aquênio:** Tipo de fruto simples, seco e indeiscente: exemplo: Caju.

169. **Aromatizante:** que tem o poder de aromatizar, perfumar: Baunilha.

170. **Arsênico, envenenamento por:** Anil. (Procurar hospital)

171. **Arteriosclerose:** Acúmulo de gorduras, carboidratos, produtos do sangue, tecidos fibrosos e cálcio nas artérias causando o espessamento das paredes das artérias com perda da elasticidade; doença das artérias de grande e médio calibre, caracterizada pelo acúmulo de gordura na camada interna desses vasos; enrijecimento das artérias; esclerose arterial: Óleo de alho, alcachofra, fumária, limão, sete-sangrias, ginkgo biloba, panax ginseng, ginseng brasileiro, lecitina de soja phytomare, alface, amora-branca, cana-de-macaco, cebola, chapéu de couro, chá-de-bugre, guaraná, espinheira-alvar, jurubeba, maçã (vinagre ou chá das cascas da fruta), oliveira (chá), sabugueiro, taiuiá, visco ou erva-de-passarinho. Descanso. Alimentação adequada.

172. **Artrite:** Inflamação nas articulações: tomar durante o dia alternando duas xícaras de chá de cavalinha e 4 xícaras de chá de aipo, urtiga, araçá, alfafa,

barbasco, buva, calêndula, alfavaca, carobinha, cedro-rosa, coerana (a raiz), guiné, cerejeira, salsaparrilha, malvão, violeta, batata-de-sucupira, bowdichia, canela-de-sassafraz, cedro-rosa, chá-mineiro, chapéu de couro, cipó-cruzeiro, congonha-de-bugre, guiné, samambaia, tomba, urinária, uva-do-mato, velame-do-mato, açoita-cavalo, unha-de-gato, garra-do-diabo, catinga-de-mulata, limão, parietária, persicária, Spirulina maxima phytomare, antioxidantes, cartilagem de tubarão: aplicar compressas quentes.

173. **Artritismo:** Disposição do organismo que o predispõe às afecções articulares.

174. **Artrose:** Afecção não inflamatória degenerativa de uma articulação, reumatismo, dores nas juntas: Tomar chá de: Aipo, alfafa, araçá, buva, calêndula, cedro-rosa, caroba (casca), canema (raiz), guiné, paineira (casca), salsaparrilha, tarumã, rabanete, violeta, cavalinha, caiapó, erva-de-são-joão, chapéu de couro, dente-de-leão velame, cloreto de magnésio, marapuama, gergelim-preto, cartilagem de tubarão.

175. **Ascarídes:** (Ver vermes intestinais): Catinga-de-mulata, cânhamo, hortelã, alfafa, sálvia, trevo vermelho.

176. **Ascaridíase:** Infestação por lombriga ascaris lumbricoides: Óleo de alho.

177. **Ascite:** Acúmulo de líquido na cavidade abdominal; barriga d'água; hidropisia do abdômen; reduzir a ingestão de líquidos. Ministrar purgantes de sal amargo: Sulfato de magnésio com frequência, consultar o médico.

178. **Asfixia por ácido carbônico:** Limão – levar ao hospital.

179. **Asma:** Respiração difícil; doença que se caracteriza por sufocações irregulares; o mesmo que puxá, puxação, puxado, puxamento, puxeira: Agoniada, alfazema, azedinha (hortaliça), bananeira (suco), beladona (folhas, fumar as flores), cambará, cambuí, cardo-santo, cará-da-pedra, cedro-vermelho (flores), celidônia, cenoura (bulbo), cerefólio, cordão-de-frade, corticeira (casca), dorme-dorme (xarope), embaúba (raiz), espinheiro-maricá (folhas), óleo de eucalipto, figo (fruto), gengibre (bulbo), hortelã-brava, jabuticaba (entrecasca), limão, mamoeiro (flor), marroio, Maracujá, papoula-de-espinho, crem, perobinha-do-campo, pinheiro (resina), quiabo (semente), quitoco, rábano (suco), romã (flores), sabugueiro (folhas e flores), salsa (suco), sálvia, santos-filho (folha), trapoeraba (folhas e ramos), verbasco, fruto de bicuíba, mirospermum, mulungu, myristica, óleo vermelho, verbasco, caapeba, carnícula, caatinga-de-mulata, cocleária, flor-da-noite, guaiaco, paracari, acerola, mel puro, anis, paracari, taiuiá, lobélia. Inalações de vapor de plantas medicinais. Compressas quentes no peito, à noite. Consultar um médico.

180. **Astenia:** Quadro de debilidade e fraqueza orgânica, oriundo de variais doenças: Chlorella, guaraná. (Ver debilidade geral)

181. **Astigmatismo:** Perturbação visual, por defeito na curvatura da córnea: Limão. Consultar um oftalmologista.

182. **Ataxia locomotriz:** Ausência de coordenação nos movimentos do corpo, irregularidades nas crises de uma doença; incoordenação patológica dos movimentos do corpo; falta de coordenação na marcha: Limão.

183. **Aterosclerose:** Lecitina de soja.

184. **Atonia gastro intestinal:** Agoniada, agrião, badiana, cascarilha, hortelã, limão, louro-preto, pariparoba, saponária. (Ver estômago, intestinos)

185. **Atonia hepática:** Limão. (Ver fígado)

186. **Atônico:** Debilidade geral; fraqueza: Chlorella.

187. **Avitaminose:** Estado mórbido devido à falta de vitaminas: Limão; Vitamina e minerais, frutas e verduras em geral.

188. **Azia (Ver estômago):** Agrião, alecrim, arruda, artemísia, aspargo, bol-do-do-chile, bardana, cancrosa, canela, catinga-de-mulata, cipó-mil-homens, dente-de-leão, erva-macaé, erva-tostão, hortelã, gervão, gengibre, juá, jurubeba, losna, limão, moranguinho, mamangava, macela, mamica-de-cadela (casca), pau-amargo, pariparoba, picão, poejo, pita, quina, quebra-pedra, rúcula, salsa, sucupira (semente), carqueja, carvão vegetal, espinheira-santa, babosa, zedoária.

189. **Baço:** víscera linfoide localizada no hipocôndrio esquerdo, cuja função é destruir os glóbulos vermelhos inúteis e liberar a hemoglobina que se converterá em bilirrubina no fígado; inflamação: Agrião, arruda, artemísia, aspargo, cancrosa, carqueja, dente-de-leão, erva-tostão, jurubeba, moranguinho, picão, quina, rúcula, salsa, juá-de-capote, pariparoba, acariçoba, alfazema, mulungo.

190. **Bactericida:** Antibacteriano; combate as bactérias; substância que destrói as bactérias: Espinheira-santa, alecrim pimenta.

191. **Bacteriostático:** Evita a multiplicação bacteriana; antibacteriano: Espinheira-santa.

192. **Barriga d'água:** Ascite: acúmulo de líquido na cavidade abdominal; evitar andar descalço, lavar bem os alimentos antes de comer e evitar o contato com águas poluídas das chuvas ou enchentes que se misturam com o esgoto. Hidropisia do abdômen; reduzir a ingestão de líquidos; ministrar purgantes de sal amargo (sulfato de magnésio) com frequência: Rábano-silvestre, melancia e limão. Consultar o médico.

193. Balanopostite: Inflamação da glande e do prepúcio. Produz dor e secreção de pus. Pode ser de origem traumática ou infecciosa. Os principais sintomas são: Dor, vermelhidão, irritação, calor local, coceira, descamação da mucosa, secreção purulenta e cheiro desagradável debaixo do prepúcio. Babosa: Tomar 50 ml de extrato aquoso de babosa, 3 vezes ao dia; Equinácea: Tomar 30 gramas da raiz para 1 litro de água. Tomar 4 xícaras ao dia.

194. Béquico: Combate a tosse: Agrião, alecrim, alfavaca, alfazema, avenca, cambará, cravo-da-índia, douradinha-do-campo, xarope de guaco, erva-ci-dreira, hortelã, jaca, jatobá, limão, língua-de-vaca, maçã, madressilva, malva, manjerona, margarida, gervão, poejo, rabo-de-arara, rainha-da-noite, saudades, tuna, umbaúba, vassourinha, verônica, violeta, mel puro.

195. Beribéri: Doença que se manifesta principalmente por polineurite e edemas e é conhecida por muitos como avitaminose B; espécie de neurite (inflamação nos nervos) generalizada, com dores por todo o corpo, limitação dos movimentos e atrofia muscular. É causada pela falta de vitamina B1: Limão, marapuama. Regime de frutas, verduras e cereais não descortiçados, vitamina e minerais, Chlorella.

196. Bexiga: Afecções na urina turva e fétida: Anis, agrimônia, Alcachofra, (Alcachofra), aroeira, amor-perfeito, bago-de-veado, beladona, caroba, cardo-santo, chá-de-bugre, cipó-suma, douradinha-do-campo, losna, limão, sete-sangrias, taiuiá, tansagem, tarumã, tuia, trapoeraba, urtiga, beldroega, angélica, cana-de-macaco, cana-do-brejo, carqueja, cavalinha, cerefólio, cotó-cotó, jatobá, lentílha d'água, mil-em-rama, parietária, óleo de prímula , quebra-pedra, sabugueiro, ulmária, veleme-do-mato, uva-ursina, óleo-de-copaíba, panax ginseng, ginseng brasileiro, abacateiro, barbana, centella-asíatica, camomila, carobinha-do-campo, celeri, coerana, chincho, feijão (vagem), hortência, milho (cabelos ou pendão), malva, pinheiro (brotos), tansagem, trapoeraba, urinária, urtiga, violeta.

197. Bexiga, cálculos na: Tomar todos os dias limão, chá das folhas secas de pessegueiro, alfafa, ananás, barba-de-bode, caroba, camboatá, cenoura (folhas), cardo-santo, chicória, carrapicho-de-carneiro, capim-de-burro, capim-pé-de--galinha, caruru-de-espinho, coroa-de-cristo (leite), Cavalinha, chincho, chorão, hortência, limão, parreirinha-brava, primavera, pêssego (folhas), pucha-tripa, milho (estigmas), quebra-pedra, rabanete, suçuaiá, salsa, rabo-de-cavalo, tarumã, três-cipós, videira (folhas).

198. Bilis: Substância amarelo-esverdeada secretada pelo fígado dos vertebrados e que atua no duodeno auxiliando na emulsificação e absorção das gorduras. Produção da bilis: Boldo-do-chile, carqueja.

199. Blefarite: Inflamação das pálpebras; palpebrite; tarsite.

200. Blenorragia: Gonorreia; inflamação das membranas mucosas, especialmente da uretra e da vagina; DST causada pela bactéria neisseria gonorrheae; abútua, agoniada, alfazema, amor-do-campo, angico, anil, aperta-ruão, bardana, barbatimão, bolsas-de-pastor, Boldo-do-chile, beringela (chá), buranhen, caavurana, cabeça-de-negro, caica, cana-do-brejo, cardo-santo, caroba, carrapicho-de-carneiro, chá-de-bugre, chorão, cana-de-macaco, cipó-suma, cipó-açougue, cipreste, crista-de-galo, umbaúba, panax ginseng, ginseng brasileiro, guandu, jarrinha, jaborandi, jatobá, joão-da-costa, limão, língua-de-vaca (chá), pau d'alho, pau-amargo, picão-da-praia, pita, rosa, salsa-da-horta, sapé, tiririca, tuia, taiuiá, buranhen, caavurana, cabeça-de-negro, mirospermum, nogueira, óleo-vermelho, persicária, picão-da-praia, quássia, tejuco, umbaúba, uva-ursina, velame-do-campo. Consultar um médico.

201. Boca, Afecções da: Caruru-bravo, jequitibá, salva, sensitiva, tanchagem, limão.

202. Boca inflamada: Fazer bochechos com infusão de crista-de-galo. Também com ervas adstringentes: Coentro (semente), goiabeira (folhas), gerânio, jabuticabeira, malva, romã, tansagem.

203. Bochecho: Líquido que se coloca na boca e agita entre as bochechas.

204. Bócio: Aumento de volume da glândula tiroide papo: Agrião-do-pará, carvalhos, cebola, fedegoso, limão, rosa-canina, trevo-cheiroso, tuia, iodo-potável. Consultar um médico.

205. Bouba: Doença infecciosa produzida por um germe próximo ao da sífilis. O mesmo que piã; caroba, gameleira. Consultar um médico.

206. Briófita: Divisão bryophyta – Planta sem sistema condutor de seiva (avascular); ex.: musgos, hepáticas e antoceros.

207. Broncodilatador – dilatadora sobre os brônquios: Hambá.

208. Broncopneumonia – Brônquios inflamados: Limão, compressa grande, quente, ao peito. Consultar um especialista.

209. Bronquite: Inflamação dos brônquios, dos pulmões: Agrião, alcaçuz, alecrim, alfavaca, amor-perfeito, angélica, alfazema, angico-vermelho, aniz-estrelado, arruda, assa-peixe, avenca, babosa, barba-de-bode, bardana, baúna, beldroega, buranhém, cabriúva, cacto, cajueiro, camboatá, cambará, cambucazeiro, cambuí-caseiro, capim-pé-de-galinha, cerejeira (casca), confrei, cravo-de-defunto, cenoura, cordão-de-frade, crista-de-galo, douradinha-do-campo, erva-de-passarinho, erva-de-santa-maria, espinheiro, erva-grossa, flor-da-noite, fumária, figo, figueira (torrar os frutos reduzir a pó e fazer chá – 1 colher de sopa), Gengibre, gravatá, guaxuma, ipecacuanha, iris, jaborandi, jatobá, jasmim (flor), karatá, limão, linho (semente), malva, mamão, Maracujá, mastruço, malungu, malva, mirospermum, nabo, óleo de alho, óleo de eucalipto, oliveira, óleo-de-copaíba, óleo de prímula , pau-doce, pinheiro (renovos), poejo (Mentha longifolia), poejo (Mentha pulegium), pulmonária, primavera, quitoco, salva, saco-saco, samambaia, semente de imburana, serpão, tansagem, tussilago, umbaúba ou caixeta, tília, trapoeraba, urucum, urupê, vassoura, vassourinha, verbasco, verônica, violeta. Ver também catarro bronquial. Regime de frutas e verduras; bons agasalhos; inalações de vapor de plantas medicinais; Compressas quentes; Compressas frias, termógenas; clima quente e seco.

210. Bursite: Inflamação de uma bolsa do organismo, por vezes acompanhada de calcificação no tendão subjacente; processo inflamatório da bolsa subdeltoide; aplicações externas com folhas de beladona (aquecer e aplicar duas vezes ao dia). Folhas de malvão (tomar o chá). Receita para tintura de coerana das folhas 250g, mais guaçatonga 25g, mais genista 25g, para fazer com algodão massagem uma a três vezes ao dia. Misturar com glicerina 10 por 1, Óleo de prímula.

211. Cabeça, dor de: Abútua, alfazema, angélica, côco-de-denê, erva-cidreira, flor-da-noite, limão, língua-de-vaca, Maracujá-açu, saião, salva.

212. Cabelo, queda e caspa: Lavar com alecrim, alfazema, babosa, bardana, capuchinha (folhas e sementes), chorão, caraguatá, espada-de-são-jorge, gervão, jaborandi, limão e cebola (suco), malagueta (suco), mimo-de-vênus, quina, tuna ou cacto, papoula, pita, saudades, suco de agrião em álcool, banhos de sol, urtiga-branca.

213. Cabelos, fortes e saudáveis: Gelatina, camomila, jaborandi, raspa-de-juá, urtiga-branca, Cavalinha, nogueira, raspa-de-juá, urtiga-branca.

214. Cafeísmo: Vício de tomar café: Limão.

215. Cãibra – câimbra: contração muscular súbita, involuntária e dolorosa, de caráter transitório, geralmente causada por problemas vasculares decorrentes de esforço excessivo ou do frio; certa doença epidêmica dos bezerros, que provoca diarreia: Alfazema, angélica, camomila-romana, limão, mil-em-rama, cálcio de ostras, magnésio, carvão vegetal.

216. **Cãibra de sangue:** Açoita-cavalo.

217. **Cãibra do estômago:** Celidônia, bardana, erva-cidreira, salva.

218. **Cãibra do útero:** Erva-cidreira.

219. **Cãibra intestinal:** Erva-cidreira.

220. **Cãibra muscular:** Anis, artemísia, camomila, limão, óleo de menta, salva, salsa, tomilho, água com sal. (tomar)

221. **Calciferol:** Vitamina D; vitamina lipossolúvel que combate o raquitismo. Principais fontes: de origem animal, esta vitamina se forma através de reações que ocorrem com pró-vitaminas na pele, quando o indivíduo toma sol, Vitamina A e D.

222. **Cálculo biliar:** Litíase biliar; presença de cálculos nas vias biliares; concreção formada na vesícula biliar ou nos ductos biliares: Agrião, boldo-do-chile, bardana, carqueja, hortelã, limão, quebra-pedra, tamarindo, verônica, lecitina de soja, erva-pombinha, erva-tostão, jurupitan, parietária, papiparoba, uva-do-mato.

223. **Cálculo da bexiga:** Agrião, bardana, limão, quebra-pedra, verônica, congonha-de-bugre, erva-pombinha, karatá. Alcachofra, arnica-do-mato, batata-de-sucupira, chá-mineiro, chapéu de couro, cipó-prata, cloreto de magnésio, cordão-de-frade, dente-de-leão, douradinha-do-campo, erva-pombinha, cabelo-de-milho, japecanga, limão, pau-ferro, quebra-pedra, salsaparilha, samambaia, uva-do-mato, abacateiro (folhas), alfavaca, beldroega, capim-pé--de-galinha, cipero, cardo-santo, chuchu, chá-de-bugre, erva-tostão, grama, losna, melancia, pixirica, sabugueiro, salsa (raiz), tiririca, trapoerabaTomar banhos quentes alternados.

224. **Cálculo renal:** Ltíase renal; formação de areias ou cálculos nos rins; concreção nos rins: Abútua, agrião, cana-do-brejo, quebra-pedra, uva-ursi, chapéu de couro, bardana, limão, urtiga-vermelha, verônica, parietária. Regime de cereais e leite. Beber água em abundância, lecitina de soja phytomare, arnica-do-mato, douradinha-do-campo, erva-pombinha, estigmas de milho, salsaparrilha, uva-do-mato, tribulus terrestris.

225. **Cálculo:** Formação sólida como uma pedra, que se forma no corpo pela deposição de cristais: Agrião, alcachofra, arnica-do-mato, batata-de--sucupira, chá-mineiro, chapéu de couro, cipó-prata, cloreto de magnésio, congonha-de-bugre, cordão-de-frade, dente-de-leão, douradinha-do-campo, erva-pombinha, cabelo-de-milho, japecanga, limão, pau-ferro, quebra-pedra, salsaparilha, samambaia, uva-do-mato, abacateiro (folhas), alfavaca, beldroega,

capim-pé-de-galinha, cipero, cardo-santo, chuchu, chá-de-bugre, erva-tostão, grama, losna, melancia, pixirica, sabugueiro, salsa (raiz), tiririca, trapoeraba. Consultar um médico especialista.

226. **Calmante:** Que acalma e seda as dores e irritações da pele; lenitivo; que exerce a função de acalmar os nervos: Camomila, capim-santo, capim-cidreira, erva-cidreira, cidrão, erva-cidreira-de-arbusto, morcela, erva-doce, acariroba, agrimônia, malva-cheirosa, Maracujá, valeriana; açafrão, alface, alcaçuz, anil, arruda, beijo-de-moça, beladona, chorão, cipó-mil-homens, coentro, cordão--de-frade (cachopa), corticeira, gerânio, mulungu, mandioca (brotos), malva, margarida, papoula, óleo de prímula , sálvia, tília, timbó. Ver nervos. Alfazema, capim-limão, macela, melissa.

227. **Calo:** Endurecimento acentuado da pele em determinado ponto, por compressão ou fricção contínua, devida a um processo de queratinização: Celidônia, saião. Mergulhar o pé em água morna e depois aplicar no calo; alho socado com sabão. Cuidar para que o remédio não toque na pele ao redor, mas somente no calo; avenca (preparada em álcool e passar 3 a 4 vezes ao dia); cebola em vinagre, chapéu de couro (suco), cipó-cabeludo, cipó-timbó (leite), figueira (leite), figo (leite), flor de papagaio (leite), folha-da-fortuna, mamão (leite), nata (aplicar), vinagre (aplicar 3 vezes ao dia); própolis.

228. **Calores da menopausa:** Abútua, açoita-cavalo, abacateiro, agoniada, algodoeiro, bolsas-de-pastor, carapiá, camomila, calêndula, cominho, girassol, joão-da-costa, Maracujá, margarida, marroio-branco, malva, erva-de-são-joão, melissa, oliveira (folhas), poejo, sene, sussuaiá, tarumã, cimicifuga.

229. **Calvície:** Ausência total ou parcial de cabelos na cabeça; alopecia no couro cabeludo; acomia.

230. **Câncer de mama:** Ferro+Vitamina C e zinco, aggaricus blazei, unha-de-gato.

231. **Câncer:** Qualquer proliferação celular anárquica, incontrolável e incessante, que geralmente invade os tecidos, com capacidade de gerar metástases em várias partes do corpo e que tende a reaparecer após tentativa de retirada cirúrgica ou a levar à morte, se não for adequadamente tratada – Tumor maligno. Termo usado para referir-se aos carcinomas. Como prevenir-se: boa alimentação. Evitar vícios do fumo, do álcool e ter mais higiene. Uso interno e externo: calêndula, avenca e tuia. Óleo de alho, açoita-cavalo (casca), amêndoa-de-tamasco (comer), araticum (casca), buva (em caso de leucemia), cactos, cancerosa ou espinheira--santa, cavalinha, celidônia (folhas e raiz), gervão, gerânio, guiné, erva-santa,

bago-de-veado ou malvão, esfregão (folhas, usado muito na África), figo (5 a 6 gotas do leite em água por xícara), lágrimas-de-nossa-senhora, jurema-preta, cipó-de-são-joão (tomar e aplicar a pomada da flor), margarida, paina-de-sapo (chá, começar fraco e aumentar), pervinca, salva, salsaparrilha, tansagem, tuia, velame-do-campo, violeta (20 g de folhas ou 10 g de flores por litro de água), umbaúba (suco da raiz), avelós (conhecida também por pinheirinho, pau-pelado, cega-olho – toma-se uma semana 1 gota do leite por vez numa xícara com água, na segunda semana 2 gotas por vez e na terceira semana 3 gotas, e depois seguir o processo regressivo, 3, 2, 1 e interromper por uma semana e recomeçar; já houve várias curas); Agaricus blazei, panax ginseng, ginseng brasileiro, cartilagem de tubarão. Alimentar-se de frutas e cereais integrais favorece a cura do câncer.

232. **Cancerogênica:** Substância que causa o desenvolvimento de câncer. Produtos para ajudar no combate ao câncer ou prevenção: graviola, unha-de-gato, agaricus blazei.

233. **Câncro venéreo:** Flor-da-noite, curraleira.

234. **Câncro:** Tumor maligno. Limão. Consultar um médico.

235. **Candidíase:** Infecção por fungos da espécie Candida ou Monilia albicans, que acometem geralmente a comissura labial, a boca, a orofaringe, a vagina e o trato gastrintestinal; moniliase: óleo de alho.

236. **Cansaço físico e mental:** Guaraná, ginseng brasileiro, panax ginseng, cavalinha, espirulina.

237. **Caquexia:** Estado de desnutrição profunda, produzida por diversas causas: Veleme-do-campo, clorella, aniba canelilla.

238. **Casca-preciosa:** (Ver debilidade geral).

239. **Cardiotônico:** Fortalece o coração; tonifica o músculo cardíaco; aumenta a contratilidade do músculo cardíaco: Alecrim do jardim, cajá, cana-de-açúcar, colorau, erva-mate, erva-de-bugre, erva-macaé, hortelã, inhame-branco, limão, rainha-da-noite, serralha-brava, tuna, umbaúba, Guaraná, dedaleira, figo-da-índia, alface, agrião, beterraba, cebola, mel puro, maçã, marapuama, aspargos.

240. **Cardite:** Inflamação do coração; Urucu. Buscar um médico.

241. **Cárie dentária:** Prevenir com: Acerola. Farinha de pupunha, adicionando gengibre, canela e xilitol (um adoçante natural encontrado no milho, framboesa e ameixa) (principalmene para tártaro) breu branco, a laranjinha e a tiririca.

242. **Carminativo:** Que promove a eliminação dos gases desenvolvidos no canal digestivo, acalmando as dores que êles causam e estimulando o estômago e os intestinos; combate as flatulências (gases) estomacais ou intestinais: Abacate, alecrim, óleo de alho, alfazema, alfavaca, ananás, angélica, anis, artemísia, bambu, baunilha, boldo-do-chile, camomila, capim-cidreira, cambará, canela, sassafrás, casca-de-anta, cidra, coentro, cominho, dorme-dorme, endro, erva-doce, erva-cidreira, erva-de-são-joão, Espinheira-santa, funcho, Gengibre, Guaraná, hortelã, losna, louro-preto, louro, manjerona, manjericão, erva-de-são-joão, mil-em-rama, pacová, paracari, pau-amargo, pariparoba, picão, pimenta, poejo, quebra-pedra, quitoco, quássia, amora, salsa, salva, erva-dos-gatos, aniz-estrelado, Boldo-do-chile, carubá, cipó-cravo, criptocária, fel-da-terra, fruto de bicuiba, garaná, laranjeira-da-terra, laranjeirinha-do-mato, Maytenus, noz-moscada, tinguaciba, uva-do-mato. Receita boa: flor da margarida mais da zínia e camomila (chá), carvão vegetal.

243. **Caroteno:** Pigmento amarelo ou alaranjado existente em plantas e em algumas algas; convertido a vitamina a no fígado dos vertebrados; betacaroteno.

244. **Caspa:** Escamas da pele da cabeça: Limão, vinagre de maçã, gota de óleo de alho, shampoo de arnica, óleo essencial de alecrim. Lavar com frequência o couro cabeludo: óleo-de-copaíba (gotas).

245. **Catabolismo:** Fase do metabolismo em que ocorre a degradação pelo organismo das macromoléculas nutritivas, com liberação de energia: Glutamina.

246. **Catamênio:** Fluxo sanguíneo periódico; mênstruo. (Ver amenorreia, dismenorreia e menstruação abundante)

247. **Catarata:** Opacidade do cristalino, a qual impede a chegada dos raios luminosos à retina: Cinerária marítima, mel de jataí (pingar), trevo (suco pingar), assa-peixe (suco pingar), arruda (pingar suco), trapoeraba (suco pingar), serralha-braba (suco tomar), erva-de-passarinho (banhos), cinerária-marítima (1 a 2 gotas), hamamelis. Procure um oftalmologista.

248. **Catarro bronquial:** Cará-de-pedra, cocleária, limão, malva, mil-em-rama, poejo, salva, trevo-cheiroso.

249. **Catarro da bexiga:** Coerana, eucalipto, jurubeba, limão, malva, mil-em-rama, poejo, trevo-cheiroso, veleme-do-campo, guabirobeira (folhas e casca), begônia (suco ou chá), bago-de-veado, caroba, coerana, trapoeraba, erva-de-santa-maria, urtiga.

250. Catarro do estômago/intestino: Bardana, limão, malva, mil-em-rama, poejo, trevo-cheiroso, louro-preto, candurango, agrião, celidônia, caqui, Gengibre, paratudo, hortelã, erva-de-santa-maria, tansagem (semente), araruta, arroz (água), alguns laxantes.

251. Catarro nasal: (Ver defluxo).

252. Catarro pulmonar: Agrião, angélica, avenca, cocleária, limão, língua-de-vaca, malva, óleo de alho, paracari, poejo, trevo-cheiroso, vassourinha, vassourinha-do-campo, verônica, angico, bananeira (suco), caraguatá, camapu, capim-pé-de-galinha, cardo-santo, casca-de-anta, cebola, coqueiro, erva-macaé, erva-terrestre, umbaúba, grandiúva, hortelã, jatobá, mil-em-rama, mostarda, pessegueiro (resina), pinheiro (resina), rábano, sempre-viva, sálvia-cidreira, tuia, verbasco, violeta.

253. Catarro: Excesso de secreção de uma mucosa, devido a um processo inflamatório: Agoniada, alcaçuz, algodoeiro, artemíase, badiana, buranhém, cambuí, cardo-santo, casca-de-anta, eucalipto, guaíaco, hera-terrestre, hortelã, limão, losna, malva, mil-em-rama, parietária, poejo, timo, trevo-cheiroso. Cáscara-Sagrada, língua-de-vaca.

254. Catártico: Ação purgante energética; purgativa mais enérgica que dos laxantes e menos que dos drásticos: Cáscara-Sagrada. Ver laxativos.

255. Caxumba: Inflamação das glândulas parótidas (salivares): Bardana (aplicar as folhas), dorme-dorme (toda a planta florida em emplastro), coerana, erva-cidreira, fumo (folhas untadas), beladona (folhas, aplicação externa), tansagem (aplicação externa e tomar o chá), tanchagem; inalações do vapor destas plantas; também chás.

256. Celulite: Alteração do tecido celular subcutâneo; inflamação do tecido celular causada pela má circulação e acúmulo de gorduras e toxinas; gordura localizada; exercícios físicos, massagens para favorecer a circulação. Mudar hábitos alimentares, aplicar argila com a erva hera-terrestre. Usar chá de ervas como: cabelo-de-milho, Cavalinha, dente-de-leão, taquara (folhas), sabugueiro. Cataplasmas de farelo, de algas, de coalhada, hera, centelha asiática, clorella, porangaba. Evitar descontroles hormonais.

257. Centrômero: Constrição primária; é a parte previamente espiralada que forma o cromossomo. É a parte mais condensada que forma e divide o cromossomo.

258. Ceratoplástica: Cirurgia plástica da córnea; enxerto da córnea.

259. Cérebro: Catuaba, erva-mate, fruto de bicuíba, Guaraná, Ginkgo biloba, panax ginseng, ginseng brasileiro.

260. Chás antiblenorrágicos: Chá de cavalinha, chá de hibisco, chá de salsa, chá verde, chá de dente-de-leão chá de carqueja, chá de língua de vaca, chá de jatobá, chá de urtiga, chá de sabugueiro chá de gergelim.

261. Chagas gangrenosas: Alecrim de jardim.

262. Chagas venéreas: Carqueja, curraleira.

263. Chagas: Ferimentos abertos; úlceras com pus; feridas ulceradas: Cardo-santo.

264. Ciática: Inflamação do nervo ciático. Tomar chás diuréticos (veja esta palavra). Uso externo: compressas ou cataplasmas com uma das ervas: Aroeira, cedro (casca) camapu, corticeira (folhas ou cascas), óleo de eucalipto, Gengibre (raiz), giesta (flores), couve (folha fresca), hortelã, limão, feijão (farinha do grão em fomento), urtiga (fazer urtigação), mostarda-negra (cataplasmas mornos). Para acalmar a dor uso interno e externo: Corticeira, maracujá, papoula, malva, beladona (uso externo as folhas), tansagem, taiuiá. A receita da aplicação externa da erva-ciática ou erva-do-monge ou ranúnculo-mata-boi. Amassa-se um punhado da erva e aplica-se fresca numa parte do corpo fora das juntas, durante 30 a 50 minutos, depois se retira. A parte atingida ficará vermelha e formar-se-á uma bolha com água. Abre-se para vazar por vários dias, até que pare. Cura-se a inflamação com uma pomada depois.

265. Cicatrizante: Que faz cicatrizar as feridas; recupera os tecidos da pele após uma danificação: Beldroega, cipó-chumbo, juciri, marupá, barbatimão, confrei, calêndula, óleo-de-copaíba, Acerola, Espinheira-santa, centelha asiática, bacalhau, aipo-do-rio-grande, babosa de arbusto, bálsamo, bênção-de-deus, guaçatonga, mertiolate, moringa, saião, óleo de alho, açoita-cavalo, alecrim do jardim, algodoeiro, aperta-ruão, arnica-do-campo, arruda, caité, camomila, cardo-santo, caroba, carqueja, cavalinha, cedro, celidônia, cipó-mil-homens, cipreste, picão, erva-de-passarinho, erva-de-santa-luzia, ingá, santos-filho, erva-moura, erva-santa, óleo de eucalipto, folha-da-fortuna, gervão, salsa, salva, samambaia, sempre-viva, taioba, limão, girassol, quina, imbé, tansagem (suco).

266. Cigarro: Combater aos males causados por: Acerola. (Refletir sobre desintoxicar-se e desapegar do objeto e reprogramar a mente para não valorizá-lo tanto, observando suas contra indicações)

267. **Circulação do sangue:** Açafrão, algodão (folhas), chá-de-bugre, casca-de--anta, douradinha, erva-mate, erva-de-santa-maria, alecrim, anil, camboatá, erva-cidreira, erva-lanceta, laranjeira (folhas), hortelã, salva, urtiga, tajubí (casca), tarumã, verbena, arnica, margarida (folhas), Coffea cruda, guaraná, quassia, baúna, porangaba, congonha-de-bugre, douradinha-do-campo, erva-de-bicho, erva-mate, garaná, jasminum arabicum, piper, Castanha-da-índia, parietária, arnica, óleo de alho, ginkgo biloba, panax ginseng, ginseng brasileiro, carqueja, óleo de germe de trigo, alfafa, centelha asiática, gengibre e erva-de-bicho.

268. **Cirrose hepática:** Processo degenerativo do fígado; centelha asiática. (Ver fígado)

269. **Cirrose:** Endurecimento de um órgão devido ao aumento do tecido conjuntivo: Limão, alcachofra.

270. **Cistite:** Inflamação da bexiga urinária; aperta-ruão, cana-do-brejo, casca de jatobá, cipó-cabeludo, douradinha-do-campo, cabelo-de-milho, óleo-de--copaíba, parietária, angelicó, óleo de boragem, quebra-pedra, alcachofra, (Alcachofra), erva-tostão, óleo de eucalipto, urinária. Beber água em abundância. Nos casos graves, consultar um médico.

271. **Cisto no ovário:** Óleo de prímula, agaricus blazei, unha-de-gato.

272. **Climatério:** Período que precede o término da vida reprodutiva da mulher, marcado por alterações somáticas e psíquicas e que se encerra na menopausa, Cimicifuga.

273. **Clivagem:** Segmentação; cada uma das primeiras divisões que ocorrem no ovo; primeiras fases do desenvolvimento embrionário.

274. **Cloro, Clorose:** Tipo de anemia peculiar à mulher; anemia microcítica, própria das moças na puberdade e adolescência; anemia peculiar à mulher, assim chamada pelo tom amarelo-esverdeado que imprime à pele; abútua-miúda, agoniada, alecrim de jardim, alfazema, angélica, alfafa, alfavaca, agrião, arroz-integral, avelãzeira (semente), bucha, camomila-romana, cruá, caqui, cassaú, coco, centeio, cerefólio, cevada, chicória, dente-de-leão, esfregão (chá das folhas), espinafre, jurubeba, lentilha, marroio-branco, melissa, pita (chá das folhas), quina, saponária.

275. **Clorose, Cloro:** Tipo de anemia peculiar à mulher; anemia microcítica, própria das moças na puberdade e adolescência, assim chamada pelo tom amarelo esverdeado que imprime à pele: Abútua-miúda, agoniada, alecrim de jardim,

alfazema, angélica, alfafa, alfavaca, agrião, arroz-integral, avelãzeira (semente), bucha, camomila-romana, cruá, caqui, cassaú, coco, centeio, cerefólio, cevada, chicória, dente-de-leão, esfregão (chá das folhas), espinafre, jurubeba, lentilha, marroio-branco, melissa, pita (chá das folhas), quina, saponária.

276. Coagulante sanguíneo: Provoca a coagulação do sangue. Produto para distúrbios na coagulação sanguínea: Acerola.

277. Cobreiro: Aipo, anil, espirradeira (flores ou folhas, fritar em azeite, passar o óleo) fedegoso (suco das folhas), guiné (em álcool, passar), genista (folhas), fumo (aplicar folha frescas), losna (banhar), limão, quebra-pedra, quina, rabo-de-bugio (lavar), tansagem (suco) trapoeraba (folhas, aplicar e tomar), trigo (emplastro), urtiga (raiz, tomar e lavar).

278. Coceira: Sensação desagradável na pele causada por um agente irritante que faz o indivíduo esfregar as unhas no local: Carobinha (lavar e tomar), espirradeira ou oleandra (casca ou flores, fritar em azeite e passar), carne-de-vaca (casca), cipó-suma, genista, losna, macela (compressas) rubim (suco), tansagem (suco), trapoeraba (suco), sabugueiro (flores).

279. Colágeno: Material proteico fibroso existente nos ossos, tendões e outros tecidos conjuntivos. Fibras formadoras do tecido conjuntivo da pele; aumenta a produção desta proteína: Centelha asiática, acerola, colágeno.

280. Colagogo: Estimula o fluxo biliar; excita a secreção da bile; provoca a secreção da bile: Boldo-do-chile, cáscara-sagrada, alcachofra, (Alcachofra), acelga, berinjela, agrião, melão, mamão.

281. Colecistite: Inflamação da vesícula biliar: Alcachofra, celidônia, limão. Beber água em abundância. Aplicar compressas quentes, a cada 3 horas. Nos casos graves, consultar um médico.

282. Cólera morbo: Doença infecciosa aguda, geralmente epidêmica, marcada por intensa diarreia aquosa, cãibras, prostração e anúria, causada pelo Vibrio cholerae, que se transmite especialmente pela água: Taiuiá 01 cabeça-de-negro (chá da raiz), óleo de alho, fava-de-café (pó-de-mico, cozimento das raízes), cebola do-mar (chá das folhas), pimenta-do-reino (2g em 250 ml de água para uso interno), noz-moscada-do-pará (tintura alcoólica uso em gotas), pedra-u-me-caá (decocto da raiz ou folhas nas diarreias colerinas), tansagem (semente contra cólera infantil), limão, tejuco. Beber água com limão em abundância. Compressas quentes ao abdômen a cada 3 horas. Sorinho. Dieta de sucos de frutas e verduras alternadamente. Consultar imediatamente um médico.

283. **Colerético:** Medicamento que aumenta a secreção da bile. Estimula a liberação da bile. Promove o esvaziamento da vesícula biliar: Boldo-do-chile.

284. **Colesterol:**Taxa normal 200mg%; suspeita 220 a 260; alta 260 a mais. Taxa dos triglicerídios normal 150 mg: suspeito 150-200; alta 200 a mais: Lecitina de Soja Phytomare, alcachofra, girassol, alfafa, parietária, chapéu de couro, sete-sangrias, óleo de alho, carvão vegetal, acerola, quitosana, chá-mineiro, congonha-de-bugre, vinagre de maçã (3 colheres de sopa por dia), farelo de aveia, Ômega 3 , guaraná, alecrim, camomila, melissa, óleo de menta, pata-de--vaca, salva. Seguir regime alimentar, fazer jejum periódico Usar chás laxantes e diuréticos. Evitar abuso de gorduras, farinhas e açúcar: Chá-verde, carqueja, dente-de-leão gengibre, graviola, oliveira, pedra-ume-caa, salsaparrilha.

285. **Cólica de recém-nascido:** Camomila, erva-doce.

286. **Cólica hepática:** Cólica do fígado; bardana, manjerona, erva-de-são-joão, mil-em-rama, beladona, cordão-de-frade, alecrim, alcachofra, chicória, dente--de-leão, calêndula, tansagem. Tomar banhos quentes de assento. Compressas quentes. Camomila, hibiscus, macela, sálvia. (chás)

287. **Cólica menstrual:** Agoniada, algodoeiro, artemísia, erva-de-são-joão, abútua-miúda, laranjeirinha-do-mato, mil-em-rama, cipó-mil-homens, corticeira, hortelã, aveia, zínia. Tomar banhos quentes de assento.

288. **Cólica renal:** Bardana, manjerona, erva-de-são-joão, mil-em-rama, quebra-pedra, chicória, dente-de-leão, quebra-pedra, cordão-de-frade, santos-filho, picão, tansagem.

289. **Cólica uterina:** Abútua, hortelã, erva-de-são-joão, mil-em-rama, agoniada.

290. **Cólica – Dores abdominais:** Angélica, anis, artemísia, badana, camomila-romana, casca-de-anta, cascarilha, endro, fucho, laranjeirinha-do-mato, losna, manjerona, marupá, menstrato, mil-em-rama, picão-da-praia, timo, anis, atroveran, erva-dos-burros, marcela, macelinha, cardamomo, tinguaciba côco--de-dendê, cordão-de-frade, goiabeira-do-campo, picão. Compressas quentes.

291. **Colite nervosa:** Fibra de trigo.

292. **Colite:** Inflamação do cólon: Carvão vegetal, óleo de linhaça, clorofila; dieta leve. Compressas quentes do lado esquerdo do abdomen.

293. **Colostro:** Primeiro leite da mulher, logo depois do parto.

294. **Coluna vertebral – Aliviar dores:** Boldo-do-chile, maria-mole (aquecer e aplicar), beladona (folhas aplicar), hortência (folhas aplicar), corticeira (com o

cozimento fazer compressas), couve (folhas aplicar). Tomar chá de: Açoita-cavalo, arnica, alfafa, batata-purga, aveia, caroba, cipó-mil-homens, louro, losna, pacová, feijão (folhas cataplasma), perobinha, manjerona, salsaparilha, urtiga.

295. **Comichão, plurido, coceira:** Bardana (suco das folhas), carne-de-vaca, carobinha (casca para tomar e banhar), cipó-imbé (suco das folhas, passar), erva-macaé ou rubim (suco), espirradeira (as flores ou folhas: fritar em banha e aplicar), genista, losna (cozimento e lavar), maria-mole (aplicar o suco), tansagem (suco e aplicar), trapoeraba (suco: aplicar e tomar seu chá), urtigão (tomar e fazer banhos), rabo-de-bugio. (Usa-se a casca para banho)

296. **Complemento alimentar:** Produto complementar à alimentação, adequando-a às necessidades do organismo: Gelatina, óleo de fígado de bacalhau, óleo de germe de trigo, levedo de cerveja, spirulina máxima.

297. **Concentração, aumentar a capacidade de:** Ginkgo biloba.

298. **Congestão celebral:** Excesso de sangue na cabeça. Cuidados: Aplicar água fria na cabeça, aplicações quentes nos pés ou nas pernas; óleo de alho, camomila, cebola, erva-de-bicho, flor-da-noite, limão, manjericão, melissa, rabanete, verbena, violeta, persicária. Tomar banhos quentes de assento.

299. **Congestão do peito:** (Ver pneumonia).

300. **Congestão do ventre:** Limão.

301. **Congestão hepática:** Celidônia.

302. **Congestão respiratória:** Óleo de alho, mel puro.

303. **Congestão venosa:** Arnica.

304. **Conjuntivite:** Inflamação aguda ou crônica da conjuntiva, pálpebras avermelhadas. Evitar o vento, excesso de luz, substâncias irritantes. Pode-se aplicar: Arruda (suco com água), avenca (erva seca em pano), bananeira (a água do tronco), camboatá (chá), maçã (suco), malva, mel puro (água melada), nogueira (aplicar cozimento das folhas), pessegueiro (flores e folhas), limão (suco com água), picão (tomar o chá e aplicar), porongo (a flor), rosas (pétalas), sabugueiro, salva, tansagem (tomar e lavar), limão, jiló, tento, trevo-cheiroso. Buscar um médico.

305. **Constipação intestinal:** Afecção caracterizada pela diminuição do ritmo intestinal, com menor frequência de evacuações; o mesmo que prisão de ventre: Sene, cáscara-sagrada, espinheira-santa, alcachofra, agar-agar, fibra de trigo.

306. **Contraturas musculares:** Cálcio de Ostras, magnésio.

307. **Contusão -Lesão produzida por uma forte pancada:** Cana-do-brejo, cardo-santo, erva-cobre, girassol, manjerona, mil-em-rama, pacová, Óleo de prímula , urtinga-branca, alcanfor, arnica, arnica-brasileira, arnica-mineira, arnica-paulista, arnica-do-mato, curatombo, jamenina, trombeta, erva-de-santa-maria, abacate (chá de 3 folhas, três vezes ao dia), confrei, corticeira (casca), erva-lanceta, folha-da-fortuna (cataplasma), girassol, guiné (calmante), malva, mastruço, manjerona, salmoura e vinagre (aplicar), beterraba (folhas), acelga (folhas), assapeixe, hortência, margarida.

308. **Convulsão:** Contração violenta e dolorosa devido a problemas do sistema nervoso central; contração patológica, involuntária, de grandes áreas musculares: Angélica, angelicó, artemísia, cassaú, erva-cidreira, maracujá-açu, abútua, agripalma, alface (raiz), catinga-de-mulata, cordão-de-frade, coronha, corticeira, erva-moura, maracujá, papoula.Tomar banhos quentes.

309. **Coqueluche:** Doença infecciosa aguda, produzida por bactérias, altamente contagiosa, peculiar à infância, e que, lesando o aparelho respiratório, se manifesta por acessos de tosse violenta; tosse convulsa, tosse comprida, tosse de guariba; baúna, cambucá, karatá, cambará, cambuí, cambucazeiro, cará-de-pedra, ipecacuanha, maracujá-açu, paracari, serpão, sumaré, timo, umbaúba, violeta, alfavaca, caraguatá, carqueja, óleo de eucalipto, malva, figo (folhas), gerânio, timo ou tomilho, angico (goma), sempre-viva, tansagem, taiuiá, crista-de-galo. Preparar xarope de limão com mel puro e tomar uma colher a cada meia hora. Tomar sol ao ar puro. Fazer inalações de vapor de plantas medicinais várias vezes ao dia. Aplicar diariamente duas compressas quentes no peito e na garganta, evitar resfriamento. À noite, fazer massagens leves, prolongadas, com óleo de linhaça, no peito, e nas costas. Aplicar uma bolsa de água quente no peito. Fazer, também, banhos alternados. Inicialmente, um banho quente de 5 a 10 minutos, dando a seguir um choque de água fria. Tomar 2 desses banhos por dia, sempre com o estômago vazio. Além dos banhos, recomenda-se os de vapor. Em seguir, recomenda-se uma limonada quente adoçada com mel puro a fim de ajudar o corpo a reagir. Após o suadouro, deve-se friccionar o corpo do enfermo novamente com água fria e vestir-lhe roupa sêca. Obs.: O paciente não deve tomar vento ou ar frio enquanto durante o tratamento.

310. **Coração afecções do:** Alecrim de jardim, bardana, óleo de boragem, cálamo-aromático, erva-cidreira, flor-da-noite, hortelã, inhame-branco, limão, sete-sangrias, tapixirica, urucu, vassourinha-do-campo, Óleo de alho, anis, cabelo ou pendão-de-milho, carrapichinho, capim-cidreira, chuchu, crista-de-galo,

chapéu de couro, camboatá, cacto, colorau, douradinha, erva-de-bugre, erva--de-passarinho (baixar a pressão), girassol, marmeleiro-do-mato, sempre-viva, mandacaru, cana-de-macaco.

311. Coriza: (Ver defluxo).

312. Cormófita: (Ver traqueófita).

313. Corrimento vaginal: Inflamação das membranas mucosas, especialmente da uretra e da vagina; DST normalmente causada pela bactéria neisseria gonorrheae; abútua, agoniada, alfazema, amor-do-campo, angico, anil, aperta-ruão, bardana, barbatimão, bolsas-de-pastor, Boldo-do-chile, beringela (chá), buranhen, caavurana, cabeça-de-negro, caica, cana-do-brejo, cardo-santo, caroba, carrapicho-de-carneiro, chá-de-bugre, chorão, cana-de-macaco, cipó-suma, cipó-açougue, cipreste, crista-de-galo, umbaúba, Panax ginseng, Ginseng brasileiro, guandu, jarrinha, jaborandi, jatobá, joão-da-costa, limão, língua-de-vaca (chá), pau d'alho, pau-amargo, picão-da-praia, pita, rosa, salsa-da-horta, sapé, tiririca, tuia, taiuiá, buranhen, caavurana, cabeça-de-negro, mirospermum, nogueira, óleo-vermelho, persicária, picão-da-praia, quássia, tejuco, umbaúba, uva-ursina, velame-do-campo, óleo-de-copaíba. Ver diagnostico específico Consultar um médico.

314. Corte: Calêndula, barbatimão (uso externo), própolis (interno e externo).

315. Coxalgia: Afecção da coxa: Limão.

316. Dartros: Designação genérica e imprecisa de várias dermatoses. Designação vulgar do herpes; dermatose que se caracteriza por vesículas elevadas sôbre uma base inflamada: Amor-perfeito (fazer banhos com a infusão das folhas e flores), araroba (banhos), bardana (chá), capim-rei, cará, cará-inhame (ralar e aplicar), canela, sassafrás, doce-amargo (banhos), ipê (chá), japecanga (chá), sucupira (semente, tomar o chá), timbó-boticário (banhos), limão, maravilha, trapoeraba, unha-de-gato, guaçatonga. Compressas quentes, dieta leve.

317. Debilidade cardíaca: Guaraná, alecrim, mulungu, noz-de-cola, óleo de germe de trigo.

318. Debilidade em geral: Agrião, alfafa, alecrim, acelga, alfavaca, aveia, beterraba, buxo, carvalho, cebola, chlorella, couve, cenoura, dente-de-leão, feno-grego (semente), hortelã, fava, maçã, milho, nabo, margarida, nogueira, jatobá, trigo, tansagem (semente e folhas), sálvia, óleo de boragem, cambuí, casca-de-anta, erva-cidreira, manjerona, catuaba, Guaraná, alfafa, noz-de-cola, mil-em-rama, marapuama, poejo, serpão.

319. Debilidade: Fraqueza física, falta de vigor ou saúde. Abatimento, languidez: Catuaba, guaraná, chlorella, alfafa, noz-de-cola, marapuama.

320. Defluxo – Catarro nasal; Inflamação e corrimento da mucosa nasal: Alcaçuz, óleo de eucalipto, flor-da-noite, limão, malva, manjerona, poejo.

321. Delírio tremens – Tremor generalizado: Maracujá-açu.

322. Demulcente: Emoliente, amolece e abranda as inflamações das mucosas.

323. Dengue, repelente de insetos: Citronela

324. Dente inflamado: Tipi, pega-rapaz, arruda, transagem e cravo-do-reino.

325. Dentição – Formação e nascimento dos dentes: Alteia.

326. Dentifrício: Preparado que serve para limpar os dentes.

327. Depressão circulatória: Agripalma, margarida, giesteira-das-vassouras. (as flores)

328. Depressão psíquica: Estado mórbido caracterizado pelo abatimento mental e físico que pode ser manifestação de vários problemas psiquiátricos, tendendo hoje a ser considerado mais como uma das fases da psicose maníaco-depressiva; estado afetivo caracterizado por profunda tristeza e desencanto geral; depressão: Kawa-kawa, erva-de-são-joão, hipérico, panax ginseng, ginseng brasileiro, pfaffia paniculata, cevada, alface, figo (folha), margarida, meliloto, salgueiro-branco, sálvia, cidreira.

329. Depressora: Ação enfraquecedora.

330. Depurativo do sangue: Retira substâncias tóxicas através da urina; limpa as toxinas do sangue; purifica o sangue e limpa os humores: Agrião, amor-perfeito, angélica, batata-de-purga, bardana, bolsas-de-pastor, caiapó, cardo-mariano, cipó-suma, carqueja, cerefólio, Panax ginseng, ginseng brasileiro, cotó-cotó, curraleira, canchalágua, carne-de-vaca, caroba, caruru-bravo (raiz), catáia, chapéu de couro, cipó-mil-homens, dente-de-leão, douradinha, erva-de-bugre, Espinheira-santa, estragão, figo, ginkgo biloba, guaiaco, ipê-roxo, japecangalágrima-de-nossa-senhora, limão, mangueira (resina), maracujá, mata-pasto, nogueira, óleo de prímula, papo-de-peru, panaceia, pau-ferro, pita, rosa-branca, sabugueiro, salsaparilha, sassafrás, serralha-brava, sete-sangrias, taiuiá, tanchagem, tajuba, tarumã, urtiga-vermelha, velame-do-mato. carqueja, dente-de-leão pata-de-vaca.

331. Dermatite: As dermatites englobam todo tipo de inflamação de pele e inclui doenças como a dermatite atópica, seborreica, eczema, psoríase etc. Os problemas de saúde que causam inflamações, como no caso das dermatites, estão relacionados com a cor vermelha. A cor oposta ao vermelho é o azul, que apresenta propriedades anti-inflamatórias, tal como mostram as técnicas de cura através da cor (cromoterapia) dermite: Própolis. Plantas que são depurativas e ajudam a eliminar as toxinas que estão interferindo na saúde dérmica: Cavalinha, salsaparrilha, urtiga e levedura de cerveja que pode ser consumida como suplemento diário para prevenir doenças, equilibrar e fortalecer o organismo.

332. **Dermatite Atópica:** A água marinha é anti-inflamatória, alcalinizante e depurativa. Pegue uma toalha umedecida com água do mar, limpe a pele afetada e deixe secar naturalmente. Realize este procedimento antes de dormir e ao acordar. Banho com aveia: Ferva 500 gramas de aveia em flocos durante 3 minutos e depois bata bem a mistura. Coloque a mistura em um recipiente grande. Para áreas menores, ou para completar o banho, você pode fazer uma esponja de aveia, introduzindo os flocos crus do cereal dentro de um pano poroso, tipo gaze, e amarrar com um laço. Tome um banho com o leite de aveia quente fazendo massagens suaves.

333. **Dermatose:** Qualquer moléstia de pele, especialmente quando caracterizada pela ausência de inflamação: Própolis.

334. **Desânimo:** Guaraná, panax ginseng, ginseng brasileiro.

335. **Descalcificação:** Falta de cálcio no organismo: Ameixa, aveia, avelã, azeitona, batata, camarão, aboboreira, beringela, beterraba, cebola, cacau, cenoura, cereja, cevada, cerefólio, couve-flor, couve, damasco, espinafre, feijão, figo, fígado, frutas cítricas, leite, manteiga, morango, melão, nozes, nabo, óleo de bacalhau, repolho, salsa, tomate, ostras, ovos. Tomar diariamente uma colher de chá de pó de casca de ovo ou do pó de osso; cálcio de ostras, dolomita.

336. **Descongestionante nasal:** Buchinha do norte, óleo de eucalipto, propila, menta japonesa, vick.

337. **Descongestionante:** Tira o inchado e a obstrução dos tecidos.

338. **Desidratado – Sem água:** A água, de preferência alcalina (ou com um pouco de limão) – de 1,5 a 2 litros por dia – na urgência, água de coco.

339. **Antisséptico – Que elimina os micróbios:** Espinheira-santa, cancerosa, óleo de eucalipto, jequitibá.

340. **Desintoxicação do sangue:** Clorofila, carvão vegetal.

341. **Desintoxicante – Depurativo; reduz a ação tóxica de venenos.**

342. Desintoxicar: Eliminar substâncias tóxicas.

343. Desmaio – Perda dos sentidos: Erva-cidreira.

344. Desnutrição: Óleo de fígado de bacalhau, óleo de germe de trigo, levedo de cerveja, mel puro, óleo de alho, lecitina de soja, acerola, spirulina máxima Phytomare.

345. Desobstruente: Que combate as obstruções intestinais, hepáticas etc. Libera um canal ou vaso: Abútua, acariçoba, alcaçuz, agrião, gervão, jurubeba, limão, Maracujá, pariparoba, salsa, serralha-brava, taiuiá.

346. Desodorante – Elimina o mau cheiro: Limão.

347. Desordem neuropsiquiátrica: Acerola, ginkgo biloba, lecitina de soja.

348. Detergente: Substância que purifica e clareia; que limpa a superfície da pele e as feridas: cedro, fel-da-terra, cravo-de-defunto, douradinha, gervão, salsa, taiuiá, trevo-cheiroso, verônica.

349. Diabetes: Problema metabólico causado por deficiência de insulina, em que a utilização de carboidratos é reduzida e a de lipídeos e proteínas aumentada, ocorrendo nos casos mais graves glicosúria, perda de água e eletrólitos, cetoacidose e coma; doença caracterizada por abundante excreção de urina que contém uma substância açucarada; evitar açúcar e farináceas. Constatação do diabete: normal 100; suspeito 100-130; alta 130-220: Abajerú, acerola, agrião, araçá-do-campo, avenca, bardana, cajueiro, carambola, carqueja, cedro (casca), centeio, cerefólio, dente-de-leão, garra-do-diabo, gerânio, gervão, gervãozinho, grapiapunha, inhame-branco, insulina-vegetal, jambo, jambolão (tintura ou o pó da semente), jucá, jurubeba, erva-de-passarinho, erva-pombinha, gimnema, laranja (chá da semente), limão, macela, mançanilha, morrião, nogueira (folhas), óleo de eucalipto, oliveira, quebra-pedra, pau-ferro, pedra-ume-caá (folhas), pata-de-vaca, pau-amargo, pessegueiro (folhas), picão, poáia-branca, romã (casca ou folhas), rúcula, sabugueiro (chá), stevia, sucupira, tremoco (o pó de 3 grãos por dose), urtiga-branca, urtiga-vermelha, yacon, oliveira..

350. Diabetes mellito: O Diabetes mellitus é uma doença metabólica crônica que atinge cerca de 6% da população mundial: Chicória, ginseng, jamelão, goma guar, melão-amargo, gymnema sylvestre, pata-de-vaca, mirtilo e sucupira.

351. Diaforético: Sudorífera, estimula a transpiração, provoca o suor; óleo de alho, picão da praia (Wedelia minor Horn), salsa, cebola, figo, maracujá (chá quente das folhas de ambas as frutas); alfavaca, angelicó, cálamo-aromático, camomila-da-alemanha, cana-do-brejo, caroba, guaiaco, jurubeba, pariparoba, pau-ferro, pipi, sabugueiro, salsaparrilha, sassafrás, violeta. Banhos quentes de vapor.

352. **Diarreia:** Evacuação do ventre, líquida e frequente: Acariçoba, algodoeiro, anis, aperta-ruão, aroeira, artemísia, barbatimão, buranhém, cambuí, camomi-la-da-alemanha, carqueja, cascarilha, cipó-chumbo, cotó-cotó, erva-cidreira, erva-dutra, funcho,Guaraná, jucá, losna, louro-preto, mangue-vermelho, Maracujá-açu, marupá, marupá-do-campo, erva-de-são-joão, mil-em-rama, persicária, poejo, quássia, sabugueiro, serpào, tamarindo, tanchagem, tejuco, timo, tinguaciba, urtiga-branca, óleo de alho, carvão vegetal, erva-dos-burros, macelinha, chá diurético, abacateiro, cana-do-brejo, cavalinha, uva-ursina. Compressas quentes sobre o abdômen para aliviar a dor. Uma ou duas lavagens intestinais, por dia, com chá quente de plantas medicinais. Jejum nos primeiros dois dias. Dieta de maçãs ou banana prata, depois do jejum, erva-dos-burros, macelinha, chá diurético, abacateiro, cana-do-brejo, uva-ursina, abacate (carroço em pó), açoita-cavalo, amor-do-campo, angico, araçá, araticum, azedinha, bambu, baicuri, cacto, cambará, canela-preta, caparrosa, carapiá, carrapicho, cebola-do-mar (chá da folha), cipreste, coco (tomar o leite), crista-de-galo, erva-de-passarinho, erva-de-bicho, erva-de-são-joão (chá), erva-macaé ou santos-filho, erva-silvina, espelina (chá, tintura), goiaba, guabiroba, guaxuma, jabuticaba, jatobá, losna, ingá, jarrinha, macela, marmeleiro, marmelo, macieira (folhas), Maracujá, milha, mil-folhas (flor), mil-em-rama, mírtilo (folhas), pitanga, poejo, malva, pita, pau-amargo, rosa-vermelha, sete-sangrias, salsa, tansagem (folhas, semente), sempre-viva, tuna, simaruba, videira. (folhas)

353. **Diatomácea:** Espécie de alga protista que reserva grande quantidade de diatomito em seu organismo.

354. **Dicotiledônea:** Do grego kotyedon, cavidade em forma de taça; subclasse de angiospermas, nas quais há duas folhas de semente, ou cotilédones, além de outras características distintas.

355. **Difteria:** Doença toxêmica causada pelo bacilo de Klebs-Loeffler, localizando-se habitualmente nas mucosas das porções superiores da árvore respiratória, bôca, nariz, faringe e laringe (crupe). Quando não associada à infecção por outros germes, estreptocos, estafilococos, bacilos fuso-espilares etc., evolui geralmente quase sem febre, o que torna sumamente perigosa; doença infectocontagiosa aguda. Consultar um médico imediatamente.

356. Digestão difícil: Dispepsia; sensação de desconforto digestivo, especialmente de peso, que ocorre após as refeições.

357. Digestiva: Ajuda e facilita a digestão: Açafrão, agrião, alecrim, alfavaca, anis, azedinha, bardana, camboatá, camomila, capim-cidreira, carqueja, carrapicho-rasteiro, casca-de-anta, cebola, cipó-mil-homens, fel-da-terra, gervão, corticeira, boldo-do-chile, endro, erva-cidreira, espinheira-santa, funcho, jurubeba, laranjeira-do-mato, louro, macela, mamão, manjerona, maracujá, maria-mole, paratudo, picão, pita, quássia, quina, salsa, salva, sene, laranjeira--brava, urtiga-vermelha, anis-estrelado, artemisia (Artemisia annua), bálsamo, boldo-do-chile, erva-mate, estragão, louro, alcachofra, (Alcachofra), tanaceto, levedo de cerveja, alfazema, chá branco, chá verde, chá vermelho, chapéu de couro, estigma de milho, hibiscus, porangaba, quebra-pedra, uva-ursi.

358. Dinoflagelados: Algas protistas conhecidas por pirrofícias. São conhecidas por provocarem um fenômeno denominado de maré vermelha.

359. Discromia: Perturbação pigmentar da pele ou dos pelos.

360. Desinteria: Síndrome decorrente de inflamação intestinal, especialmente cólica, e que inclui dor abdominal, tenesmo e defecações frequentes, contendo sangue e muco; evacuações frequentes com fezes, diarreia, com catarro e por vezes com sangue, que se verificam em doenças do tubo digestivo, provocadas por bacilos ou ameba; doença aguda, com lesões inflamatórias do intestino, cólicas, tenesmo e evacuações sanguíneas: Algodoeiro, angélica, alecrim, araticum, araçá, aroeira, azedinha, açoita-cavalo, abacate (semente torrada), agrimônia, bambu, barbatimão, bolsas-de-pastor, buranhém, cagaiteira, cambuí, caroba, capim-gordura, carapiá, casca-de-anta, caparrosa, cipreste, confrei, cascarilha, coentro, espinheira-santa, erva-do-bicho, erva-tostão, figo, goiabeira, guaraná, ipecacuanha, jabuticaba, jaqueira, jambolão, jatobá, louro--preto, mangue-vermelho, macela, macela-branca, murta (folhas), Maracujá, marupá, óleo-de-copaíba (gotas), óleo de alho, óleo de eucalipto, persicária, poaia-branca, romã, serralha-branca, sarça, sete-capotes, tamarindo, tansagem (folhas, semente), uvalha, carvão vegetal.

361. Desinteria amebiana: Óleo de alho.

362. Desinteria, gases: Bálsamo-branco, carvão vegetal.

363. Disfunção cardiovascular: Hibisco, alho, açafrão, arjuna, chá verde.

364. Disfunção erétil: Tribulus terrestres.

180 | Fitoenergia: terapias holísticas, espirituais e naturais

365. **Dismenorreia:** Menstruação difícil e dolorosa; distúrbios das regras: Alface, calêndula, iris (rizoma), joio, malva, malvaísco, maravilha (5g por xícara), mil-em-rama (planta florida), repolho (folha, aplicar no baixo ventre), sabugueiro (flor), salsa (semente, raiz ou folha – 25g por xícara), agoniada, alecrim-jardim, algodoeiro, angélica, artemísia, azedeira, batata-de-purga, cainca, camomila-da-alemanha, camomila-romana, cana-do-brejo, cominho, fedegoso, funcho, hortelã, limão, losna, poejo, cruá, óleo de prímula, óleo de prímula.

366. **Dispepsia:** Pertubação do tubo disgetivo, de origem gástrica ou de origem intestinal, que se manifesta em dificuldade para digerir; dificuldade na digestão; doença proveniente de má digestão: Laranjeirinha-do-mato, alecrim de jardim, alfavaca, angélica, angelicó, anis, bardana, abútua, caapeba, cálamo-aromático, cardamomo, carqueja, casca-de-anta, centáurea-do-brasil, centáurea-menor, coerana, cominho, coração-de-jesus, cotó-cotó, Guaraná, manjerona, funcho, hera-terrestre, limão, louro, mil-em-rama, quássia, endro, tejuco, tinguaciba, cáscara-sagrada.

367. **Dispepsias hiposecretoras:** Produto para dispepsia hiposecretora: Alcachofra. Dispéptico: Que dificulta a digestão, causando dor e sintomas de desconforto. Produto para dispepsia: Alcachofra.

368. **Dispnéia – dificuldade na respiração:** Alcaçuz, limão.

369. **Disquinesia hepatobiliar:** Alcachofra.

370. **Distrofia óssea:** O sistema ósseo é uma complexa estrutura cuja função principal é trazer suporte e mobilidade ao corpo. Algumas ervas que nos ajudam a cuidar da saúde óssea sao: Manjericão – seu teor de cálcio é benéfico para cuidar da saúde óssea, além de manter os ossos fortes e evitar o desgaste associado às mudanças do envelhecimento. Alfafa – os brotos de alfafa são ricos em minerais essenciais que fortalecem a saúde óssea. Seus compostos anti-inflamatórios ajudam a reduzir o risco de desenvolver doenças crônicas. Salgueiro – erva rica em ácido salicílico, uma substância com efeito analgésico. Seu poder anti-inflamatório e antioxidante restabelece a saúde dos ossos, impedindo que apareçam problemas de mobilidade. Dente-de-leão – erva rica em cálcio e magnésio também conta com nutrientes que beneficiam a saúde dos ossos além de obter efeito diurético. Urtiga – contém grande quantidade de ferro, cálcio e magnésio, minerais essenciais que conservam os ossos fortes. Cavalinha – tem propriedades analgésicas e anti-inflamatórias que podem facilitar o alívio da dor, da inflamação e outros sintomas. O colágeno deriva

de suas vitaminas uma substância chave para conservar os tecidos ósseos e conjuntivos. Camomila – além de possuir grande poder analgésico e sedativo também é indicada para a saúde dos ossos, e sua ingestão reduz o inchaço que afeta a mobilidade e, ainda, lubrifica as cartilagens e ligamentos que unem os ossos.

371. **Distrofia:** Perturbação grave da digestão: Limão.

372. **Distúrbio circulatório cerebral:** Ginkgo biloba.

373. **Distúrbio mental:** Acerola, ginkgo biloba, lecitina de soja, lecitina de soja, óleo de germe de trigo.

374. **Distúrbio digestivo:** Carqueja, espinheira-santa, erva tostão.

375. **Disúria:** Expulsão dolorosa e difícil da urina; dificuldade em urinar; a disúria não é uma doença em si, mas representa um grupo de sintomas das mais variadas doenças do sistema urinário: Tribulus terrestris, abacateiro, abacaxi, abútua, acariroba, Alcachofra, (Alcachofra), alcaçuz, algodoeiro, anil, aperta-ruão, agrião, alfavaca, alfazema, amor-do-campo, angélica, bananeira-do-mato, bardana, beldroega, begônia, bromil, cabelo-de-milho, cainca, cálamo-aromático, cana-de-macaco, capeba, capim-santo, carnaúba, Castanha-da-índia, cipó-chumbo, coração-de-jesus, cana-do-brejo, chá-mineiro, capim-cidreira, caité, caroba, carqueja, carrapicho, Cavalinha, chapéu de couro, cipó-prata, cípó-cabeludo, cipó-cravo, coentro, cominho, congonha-de-bugre, congonha-do-campo, cordão-de-frade, dente-de-leão, douradinha-do-campo, embaúba, erva-de-bicho, erva-de-bugre, erva-de-cobra, erva-mate, erva-pombinha, erva-tostão, espinheira-santa, estigmas-de-milho, fedegoso, funcho, panax ginseng, ginseng brasileiro, garra-do-diabo, guaiaco, hera-terrestre, imbiri, jatobá, jurubeba, lágrimas-de-nossa-senhora, Jasminium arabicum, louro, louro-preto, lúpulo, manacá, maracujá, maravilha, óleo de boragem, óleo de alho, orégano, paracari, parietária, pariparoba, parreira-brava, pata-de-vaca, perna-de-saracura, picão, panacéia, picão-da-praia, pipi, picão-da-flor-grande, porangaba, quebra-pedra, sabugueiro, salsa, salsaparrilha, sapé, sete-sangrias, tarumã, tília, trapoeraba, trevo-cheiroso, rabanete, rabo-de-arara, unha-de-gato, urtiga, umbaúba, ulmária, urinária, uva-do-mato, uva-ursina, velame-do-mato, verônica, vinagreira. (diurético suave)

376. **Diurese:** Secreção da urina. Produto para aumento da diurese: Alcachofra.

377. **Diurético:** Estimula a secção de urina; aumenta a miccão; favorece a produção e eliminação da urina: Abacateiro, abacaxi, abútua, acariroba,

alcachofra, alcaçuz, algodoeiro, anil, aperta-ruão, agrião, alfavaca, alfazema, amor-do-campo, angélica, bananeira-do-mato, bardana, beldroega, begônia, bromil, cabelo-de-milho, cainca, cálamo-aromático, cana-de-macaco, capeba, capim-santo, carnaúba, Castanha-da-índia, cipó-chumbo, coração-de-jesus, cana-do-brejo, chá-mineiro, capim-cidreira, caité, caroba, carqueja, carrapicho, cavalinha, chapéu de couro, cipó-prata, cípó-cabeludo, cipó-cravo, coentro, cominho, congonha-de-bugre, congonha-do-campo, cordão-de-frade, dente-de-leão, douradinha-do-campo, embaúba, erva-de-bicho, erva-de-bugre, erva-de-cobra, erva-mate, erva-pombinha, erva-tostão, espinheira-santa, estigmas-de-milho, fedegoso, funcho, panax ginseng, ginseng brasileiro, garra--do-diabo, hera-terrestre, imbiri, jatobá, jurubeba, lágrimas-de-nossa-senhora, louro, louro-preto, lúpulo, maracujá, maravilha, óleo de boragem, óleo de alho, orégano, paracari, parietária, pariparoba, parreira-brava, pata-de-vaca, perna-de-saracura, picão, panacéia, picão-da-praia, pipi, picão-da-flor-grande, porangaba, quebra-pedra, sabugueiro, salsa, salsaparrilha, sapé, sete-sangrias, tarumã, tília, trapoeraba, trevo-cheiroso, rabanete, rabo-de-arara, Unha-de-gato, urtiga, umbaúba, ulmária, urinária, uva-do-mato, uva-ursina, tribulus terrestris, velame-do-mato, verônica, vinagreira.

378. Divisão celular: Processo pelo qual uma célula se divide em duas outras; é através desse processo que células procariontes e eucariontes se reproduzem; a mitose das células eucariontes é um tipo de divisão celular.

379. Dna: Tipo de ácido nucleico constituído por desoxirribose, fosfato e pelas bases nitrogenadas adenina, guanina, citosina e timina; a molécula de dna é filamentosa, de cadeia dupla, em arranjo helicoidal (dupla-hélice); no Dna estão escritas em código as informações hereditárias.

380. Doença cardiovascular: Prevenção: Acerola, ginkgo biloba, lecitina de soja, Lecitina de Soja Phytomare, óleo de alho, alcachofra, óleo de germe de trigo, Spirulina maxima Phytomare.

381. Doença da pele: Caiapó, erva-de-bugre, ipê-roxo, salsaparrilha, velame, girassol, acariroba, levedo de cerveja, betacaroteno.

382. Doença de Alzheimer: Demência pré-senil; lecitina de soja, Lecitina de Soja Phytomare.

383. Doença de inverno: Óleo de alho, própolis, mel puro, algas, echinácea, óleo-de-copaíba, unha-de-gato, acerola, ferro+vitamina C.

384. Doença degenerativa: Acerola, ginkgo biloba.

385. Dominante, gens: Aquele que se expressa tanto em homozigose quanto em heterozigose.

386. Dor articular: (Ver dor artrítica).

387. Dor artrítica: Tomar durante o dia alternando duas xícaras de chá de cavalinha e 4 xícaras de chá de aipo, urtiga, araçá, alfafa, barbasco, buva, calêndula, alfavaca, carobinha, cedro-rosa, coerana (a raiz), guiné, cerejeira, salsaparrilha, malvão, violeta, batata-de-sucupira, bowdichia, canela-de-sassafraz, cedro-rosa, chá-mineiro, chapéu de couro, cipó-cruzeiro, congonha-de-bugre, guiné, samambaia, tomba, urinária, uva-do-mato, velame-do-mato, açoita-cavalo, Unha-de-gato, Garra-do-Diabo, catinga-de-mulata, limão, parietária, persicária, Spirulina maxima Phytomare, vitaminas e minerais, antioxidantes, cartilagem de tubarão; aplicar compressas quentes.

388. Dor de cabeça: Enxaqueca: (Ver bem a causa). Ajudam: alfazema, arruda, amor-perfeito, angélica, cravo (flor), acanflor, corticeira, doril, erva-cidreira, erva-de-são-pedro, guiné, Ginkgo biloba, girassol, guaraná, língua-de-vaca (folha, aplicar na fronte), louro, maracujá, perobinha-do-campo, rainha-da-noite, sálvia, sene, sempre-viva, tanaceto, umbu, violeta, feijão (aplicar folhas verdes).

389. Dor de dente: Bochecho ou pondo suco na cárie: Alface (raiz com malva), agrião-da-lagoa, (pingar o suco no dente), agrião-do-pará, óleo de alho (pôr o suco em algodão no ouvido do lado que dói o dente, com o suco da salsa idem), alteia, amoreira-negra, ásaro, batata-doce (folha, fazer bochecho), begônia (beber o suco c/água), beterraba (beber o suco), betônica, cajueiro, cânhamo, catinga-de-mulata, cereja-de-cametá, chá-preto, chorão (bochecho com o chá da folhas ou casca), cravinho-da-índia, (tintura pôr com algodão na cárie), cambuí (raiz fazer bochechos), couve (chá dos talos), damiana, endro, erva-cidreira, erva-lanceta (chá da raiz fazer bochecho), erva-picão, erva terrestre (chá), esfregão (as folhas esmagadas com um pouco de sal e água aplicar como cataplasma), estévia, feijão (comer os grãos e vagem verde), gatária, tabaco, guiné (raiz contra dor), gengiva inflamada (fazer bochechos com chá da azedinha-do-brejo), jambú, laranjinha-do-mato, hortelã, jaborandi, mezereão, malva, nigela, papoula (bochecho), pariparoba (mastigar a raiz), pêssego (chá com sal fazer bochecho), picão-preto, pinheiro (chá dos brotos fazer bochecho), pitanga (chá), quina-amarela, fumar a erva do chá da índia depois de usado e seco, mantendo-se a fumaça na boca, imbiri (colocar suco), malva (bochecho), rábano-da-horta (beber chá), rapacanela (por semente no dente), sálvia (esfregar

184 | Fitoenergia: terapias holísticas, espirituais e naturais

as folhas nos dentes para branquear), transagem-chinesa (bochechos),tingua-ciba, tribulus, verbasco. Aplicar compressas quentes.

390. Dor de estômago: (Ver estômago).

391. Dor de garganta: Gengibre.

392. Dor de ouvido: Colocar no ouvido com algodão embebido com o suco de uma das seguintes ervas: Agrião, anis, óleo de alho, arruda, caité, artemísia, erva-santa-maria, gergelim (óleo), malva, manjerona, maravilha ou 5 gotas de suco, bonina, maria-mole, trevo-roxo, tansagem, salsa (bolinha feito das folhas pôr no ouvido), pôr sobre o ouvido a flor de coroanha, colocar uma bolsa de água quente, sabugueiro, taquara (pingar a água), rábano na surdez pingar 5 gotas de suco das folhas). Não esquecer de limpar sempre o ouvido com muito cuidado.

393. Dor de rins: Plantas contra os males dos rins: Abacateiro, agrião, almeirão, amora-branca, arnica, assa-peixe, bago-de-veado ou malvão, barba-de-bode (capim), bardana, beladona, beldroega, bolsas-de-pastor (hemorragias), cabelo-de-milho, camomila, cana-de-macaco, chá-de-bugre, chincho, cará (chá da raiz), cauda-de-cavalo, camboatá, capim-puxa-tripa, capim-coqueiro, cipó-mil-homens, carqueja, cipó-cabeludo, coco (fibra da fruta), dente-de-leão, douradinha, espinheira-santa, erva-terrestre, erva-de-passarinho, figo, feijão (vagem), hortelã, linho (semente), limão, losna, malva (flor), madressilva, marrúbio, mil-em-rama, pega-pinto (folhas), pita, quássia, quebra-pedra, sabugueiro, salsa, sete-sangrias, tansagem, trapoeraba, urtiga-branca, uva-do-mato, verônica. Pedras ou cálculos nos rins: Alfavaca, ananás, caroba, cavalinha, cana-do-brejo, canafístula, douradinha-do-campo, óleo de menta, parietária, oliveira (azeite), primavera, pêssego (folhas secas), salsaparrilha, sálvia, suçuaiá, tomateiro (folhas), três-cipós, uva-japonesa (xarope do fruto).

394. Dor de vista: Plantas com cujo cozimento se podem lavar as vistas inflamadas: Cenoura, chicória (flores), camomila, calêndula (tomar), erva-de-santa-luzia, erva-tostão, picão, malva (banhar), mimo-de-vênus (flores), girassol (folhas), limão (suco com água), tansagem, trapoeraba, tomate (folhas), rosa-vermelha, roseta (toda a planta), salsa (pôr o suco); arruda (uma gota de suco nos olhos de hora em hora); bananeira (a seiva para lavar as vistas inflamadas); tuia (chá). Indicados também os chás: de tansagem, serralha-brava, violeta-cheirosa. Pôr compressas de água fria ou de leite coalhado. (Ver conjuntivite) Cataratas – em alguns casos o mel de jataí é indicado.

395. Dor estomacal: Carvão vegetal.

396. Dor muscular – Distenção, luxação: Tei-fu, alcanfor, arnica.

397. Dor nas pernas: Castanha-da-índia, ginkgo biloba, clorofila, arnica-mineira.

398. Dor reumática: Erva-de-são-joão.

399. Dor: Alteia, angélica, bardana, bolsas-de-pastor, erva-cidreira, quitoco, timbó, timbó-de-raiz, gergelim, mil-folhas; tomar banhos quentes de assento, compressas quentes.

400. Eczema: Inflamação da pele com vesículas, crostas ou exsudatos provocada por diversas causas; afecção cutânea, caracterizada por pequenas vesículas inflamatórias; doença da pele, produzindo pústulas e comichão. Principia pela formação de bolhas, vesículas, e pústulas, com edema colateral mais ou menos notável, seguida de crosta ou escamas, infiltradas, debaixo das quais existe uma superfície arroxeada, exsudante ou seca: Bardana, capuchinha-grande, melão-de-são-caetano, mil-em-rama, óleo-de-copaíba, óleo de prímula , amor-perfeito, angico, bolsas-de-pastor, calêndula, caju, camomila, carambola, celidônia (tomar), cipó-suma, espirradeira, fedegoso (suco), gerânio, macela, maricá (banhos), nogueira, salva, sabugueiro, tomate (folhas), verbena, violeta, beldroega (comer cozida), óleo de germe de trigo.

401. Edema: Acúmulo patológico de líquido proveniente do sangue, em qualquer tecido ou órgão, com causa renal, cardíaca ou circulatória: Cavalinha, coco-de-dendê, limão, arnica-brasileira, abútua, óleo de alho, bowdichia, cainca, cana-do-brejo, congonha-de-bugre, porangaba, chá-mineiro, chapéu de couro, cipó-cruzeiro, douradinha-do-campo, cabelo-de-milho, abacate (folhas), alfafa, boragem, amor-perfeito, cebola, feijão (vagens), alfavaca, cerejeira, dorme-dorme (chá), erva-macaé (banhos e tomar chá), nogueira, murta, trapoeraba, unha-de-gato, unha-de-vaca, velame-do-campo, capim-puxa-tripa, Castanha-da-índia, alcachofra.

402. Elefantíase: Pata-de-vaca. Tomar o chá da folha de pata-de-vaca porque esta planta medicinal possui propriedades diuréticas que ajudam a controlar os sintomas da doença.

403. Eliminadora de toxinas: Depurativa; retira substâncias tóxicas através da urina; limpa as toxinas do sangue; livra o sangue de impurezas; libera o organismo e o sangue de substâncias tóxicas; purifica o sangue e limpa os humores: Agrião, amor-perfeito, angélica, batata-de-purga, bardana, bolsas-de--pastor, caiapó, cardo-mariano, cipó-suma, carqueja, cerefólio, panax ginseng, ginseng brasileiro, cotó-cotó, curraleira, canchalágua, carne-de-vaca, caroba, caruru-bravo (raiz), catáia, chapéu de couro, cipó-mil-homens, dente-de-leão, douradinha, erva-de-bugre, espinheira-santa, estragão, figo, ginkgo biloba, guaiaco, ipê-roxo, japecangalágrima-de-nossa-senhora, limão, mangueira (resina), Maracujá, mata-pasto, nogueira, óleo de prímula , papo-de-peru, panacéia, pau-ferro, pita, rosa-branca, sabugueiro, salsaparilha, sassafrás, serralha-brava, sete-sangrias, taiuiá, tanchagem, tajuba, tarumã, urtiga-vermelha, velame-do-mato.

404. **Emagrecer:** Regimes, dietas, redução na alimentação das farináceas, gorduras vegetais e animais e doces, usar mais frutas e verduras, observar jejuns periódicos, moderação no comer, mas não deixar de se alimentar. Evitar tomar drogas que descontrolam os hormônios no organismo; caminhadas, ginástica, esporte, saunas: Abacaxi, alface, alcachofra, (Alcachofra), aquemila, aspargo, alho-porro, boragem, bananeira (água), caruru-bravo, caroba, carqueja, fucus, Spirulina maxima Phytomare, agar-agar, café-do-mato, capim-sapé, chá-de-bugre, chá-da-índia, panax ginseng, ginseng brasileiro, gervão, juá (raiz), maçã (chá das cascas ou duas colheres de vinagre de maçã por dia), limão, marroio, sabugueiro, embaúba, salsa, ervas laxantes e diuréticas, chlorella, quitosana phytomare, porangaba, farelo de trigo, gelatina, Lecitina de sojaphytomare, stevia, garcínia, chá branco, chá verde, chá vermelho, hibiscus e cavalinha.

405. **Emenagogo:** Que tem a propriedade de restabelecer o fluxo menstrual, quando por qualquer causa tenha sido suprimido: Abútua, agoniada, alfavaca, alfazema, algodoeiro, bambu, barbatimão, cenoura, couve, carapiá, erva-de--santa-maria, joão-da-costa, losna, melão, melão-de-são-caetano, miihomens, mulungú, pariparoha, salsa, urtiga-branca, açafrão, alecrim do jardim, artemísia, avenca, arruda, aristolochia, babosa, beldroega, calêndula, camomila, cardo--santo, cipó-mil-homens, cominho, cordão-de-frade, douradinha, erva-cidreira, erva-santa, espora-dos-jardins, fel-da-terra, funcho, gervão, guiné, hortelã, limão, louro-preto, macela, manacá, Maracujá, maria-mole, marroío-branco, papo-de-peru, parreíra-brava, quitoco, salva, taiuiá.

406. **Emética:** Provoca vômitos:Caruru-bravo, ipecacuanha; Combatem: Camomila, cedro, cipó-suma, douradinha-do-campo, sabugueiro, paratudo, acácia, salsa.

407. **Emético:** Que provoca vômitos: Acariçoba, sabugueiro.

408. **Emoliente:** Demulcente; que amolece e abranda uma inflamação dos tecidos; que amolece os tecidos inflamados aliviando a dor; amolece e abranda

as inflamações das mucosas; abranda o tecido endurecido por abcessos, úlceras, inflamações, contusões, em qualquer parte do corpo: Alteia, camomila, óleo de linhaça, malva, vassoura, vassourinha, violeta, araticum (folhas), bananeira-do-mato, batata-doce (as folhas e batata ralada), bolsas-de-pastor, caruru-do-reino (folhas), caqui, cardo-santo, cevada, coerana (folhas), confrei, cambuí, camomila, carrapicho, caruru, celidônia, douradinha, figo, grama (chá), erva-de-santa-maria, erva-grossa, erva-moura, gervão, guaxuma, orapro-nobís, maracujá, margarida, pariparoba (folhas), pepino, taioba, timbó, trapoeraba, tuna, verbasco, vinagreira.

409. **Endocardite:** Estado mórbido caracterizado por processo inflamatório do endocárdio, especialmente valvular, produzido pelo vírus da moléstia reumatismal ou outro agente microbiano, estreptococo, pneumococo, gonococo etc: Limão, urucu.

410. **Enfisema pulmonar:** Óleo de alho, mel puro.

411. **Enfisema:** Presença de ar ou gás nos interstícios do tecido conjuntivo de uma região; aeretmia.

412. **Enfraquecimento dos ossos:** Cálcio de Ostras, magnésio.

413. **Enjoo:** Náusea; sensação de vômito, repugnância: Angélica-dos-jardins, aipo (chá), beladona, camomila, casca-de-anta, erva-doce (folhas e semente), erva-de-santa-maria, espinheira-divina, funcho, hortelã, losna, macela, poejo, sempre-viva. Pôr compressas frias sobre o ventre. E para provocar vômitos: Água com sal, café salgado, cajá, cebola-do-mar, caruru-bravo (chá), não-me-toque, umbu (casca ou frutas), enfiar o dedo na garganta e provocar até lançar.

414. **Enrijecimento dos tecidos:** Gelatina.

415. **Enteralgia:** Dor abdominal aguda acompanhada de espasmos intestinais; cólica intestinal.

416. **Enterite:** Inflamação do intestino delgado: Carvão vegetal, óleo de alho, araruta (polvilho), arroz (água do arroz), alecrim, barba-de-velho, beldroega, carurubravo, cenoura, cevada, cebola-do-mar, celidônia, cipó-escada, confrei, couve, espinheira-santa, goiabeira, erva-doce, limão, linho (semente), maçã, malva, erva-de-são-joão, oliveira, salva, tansagem (sementes), algodoeiro, alteia, artemísia, batata-de-purga, louro-preto.

417. **Enterocolite:** Inflamação da mucosa do intestino delgado e do cólon: Jucá, limão.

188 | Fitoenergia: terapias holísticas, espirituais e naturais

418. **Enterorragia:** Hemorragia intestinal. O sangue pode derivar do estômago ou de úlceras hemorroidais, e do estorvo pode ser proveniente de uma febre tifoide, de úlceras duodenais ou de um cancro intestinal: Limão. Consultar um médico.

419. **Enurese noturna:** Incontinência urinária. (Exercícios pélvicos)

420. **Envelhecimento precoce:** Perda da frescura e do viço prematuramente: Gelatina, acerola, chlorella, agar-agar, vitaminas e minerais, antioxidantes, ginkgo biloba, colágeno.

421. **Envenenamento por arsênico:** Anil.

422. **Envenenamento por mercúrio:** Anil, bardana. Consultar um médico.

423. **Envenenamento por sublimado corrosivo, alcaloide e fungo venenoso:** Carvão vegetal.

424. **Envenenamento:** Limão. Recorrer ao médico o mais rapidamente possível.

425. **Envoltório nuclear:** Membrana nuclear ou carioteca. Envolve e protege o material nuclear da célula. É também responsável pelas trocas que o núcleo realiza com o citoplasma.

426. **Enxagüatório:** Líquido para lavagem secundária da boca.

427. **Enxaqueca:** Dor de cabeça, geralmente de um lado que aparece periodicamente. Aplicar compressas frias, tomar chá de douradinha-do campo, alfazema, girassol (sementes), erva-cidreira, beladona (folhas aplicar); dente-de-leão (aplicar folhas); guaraná, guiné (chá), lima, lúpulo, língua-de-vaca, timbó, cebola (roelas aplicar), perobinha, quina, hortência (folhas aplicar); erva-santa-maria, maracujá, fruta-do-conde (folhas), sempre-viva, vinagre (compressas violeta, arruda, bardana), batata-inglesa (rodelas).

428. **Epilepsia:** Doença nervosa de causa desconhecida, que se manifesta por crises ou acessos cuja característica essencial consiste na perda absoluta, durante a crise, da consciência, com amnésia consecutiva. Essas crises e acessos podem ser compulsivas ou não. Terminada a crise instala-se um estado de torpor seguido de sono estertoroso do qual o doente desperta abobado, amnésia: Angélica, anil, artemísia, erva-cidreira, limão, marupá-do-campo, velame-do-campo, açoita-cavalo, agripalma, alface (raiz), alfavaca, ananás, arnica, arruda, beladona (chá fraco), catinga-de-mulata, cebola, coro-onha (uma colherinha de chá de pó da semente) ralar por dia, tintura preparada com o pó de 3 sementes num litro de álcool 50°, tomar 15 a 30 gotas por xícara (dose para adulto), canforeira (erva, chá), cipó-mil-homens, corticeira, capim-cidreira, cidreira, erva-doce,

erva-do-bicho, erva-de-passarinho, figo, girassol, laranja, maçã (folhas), macela, maracujá, poaia-branca (chá da raiz), papoula, sabugueiro, salva (banhos), taiuiá, urtiga, valeriana, violeta, visco. Dieta leve.

429. Epistaxe: Derramamento de sangue pelas fossas nasais; erguer a cabeça e erguer o braço do lado oposto que sangra, lavar com água fria ou pano no pescoço; pôr um chumaço de algodão; anis (chá), batata-purga (chá), bolsas-de-pastor, flor-da-noite, cactos (chá), cavalinha (chá), limão (pingar suco no nariz), erva-de-bicho (chá), solda-com-solda (chá), salsa-comum (pôr uma bolinha feita das folhas verdes no nariz que sangra), taiuiá (chá), urtiga-branca (chá), tomar uns dias cálcio da casca de ovo (1 colher de chá do pó por dia), cálcio de ostras.

430. Epitelioma: Tumor maligno formado por células epiteliais; sumaré. Consultar um médico.

431. Erisipela: Doença infecciosa, causada por um tipo de estreptococo, de localização mais frequente nas faces e nos membros inferiores, com tendência à recidiva; possui duas características fundamentais; uma geral a temperatura elevada; outra local a placa cutânea vermelha e saliente, mais ou menos extensa, de limites precisos e superfície aveludada ao tato: Dolomita, carnícula, cipó-imbé, guapeva, persicária, velame-do-mato, cabeça-de-negro, erva-de-bicho, flor de sabugueiro, jurubeba, pomada de sapucainha, água de bananeira. Beber água em abundância. Cuidar da limpeza intestinal diária, usando, se necessário, clisteres. Regime de sucos e frutas e verduras alternadamente. Aplicar compressas frias, de água com sal, de contínuo, às partes em que se manifestar a erupção. Fazer duas aplicações diárias de escalda-pés e compressas alternadas (quentes e frias) sobre o fígado e a espinha dorsal efetuando, no fim, uma fricção fria, rápida. Nos casos graves consultar um médico: Aboboreira (aplicar a flor e folhas); alcaçuz (aplicar); alcanforeira, arroz, arruda (lavar); aroeira (lavar); arnica-do-mato (chá da flor, passar), artemísia, café (folha), cebola, cipó-imbé (banhos); cravo-de-defunto, dorme-dorme, erva de bicho (banhos), fedegoso (uma gota de tintura cada meia hora), jurema (casca), Maracujá (chá); picão-da-praia (chá), sabugueiro (lavar); sempre-viva (suco, aplicar); saião (uso externo), taiuiá (chá), tucum (lavagem); tapioca, urtigão, velame-do-campo (chá e aplicar); verbena, alface (folhas), feijão (suco da vagem); jurubeba. Veja: alcaçuz, andiroba, fedegoso, embaúba, carucaá, bálsamo, abóbora, picão-branco, fedegoso-gigante, babosa, babosa, vassourinha-de-botão, cajazeiro, aroeira, sempre-viva, saião, folha-da-fortuna, bananeira, noz-moscada, alcaçuz, cipó-imbé, capeba,erva-de-bicho, amor-crescido, cana-de-açúcar, sabugueiro, vassourinha-doce, jurubeba-verdadeira, gervão-roxo, joão-gomes.

432. Eritemia: Vermelhidão da pele, devido à vasodilatação dos capilares cutâneos.

433. Errino: Medicamento que se introduz nas narinas.

434. Escarlatina: Doença infectocontagiosa endêmica e epidêmica, classificada no grupo das febres eruptivas, e cujo agente patogênico ainda não é conhecido. A evolução da doença pode ser dividida em três períodos: de invasão, de erupção e de escamação. O primeiro muitas vezes se confunde com o segundo, caracterizando-se por um enantema mais precoce que o exantema. O exantema é constituído por uma rubefação generalizada da pele, na qual se nota uma erupção puniforme que dá um aspecto de granito e, ao toque, a impressão de carne de galinha. No terceiro período, o de descamação, há uma forte esfoliação, tirando-se da mão verdadeiros dedos de luvas. Pode apresentar anginas de várias espécies, bubões, otites, rinites, sinusites, broncopneumonias, gastroenterites etc. As lesões renais são as que mais caracterizam a doença: Óleo de boragem, limão, mil-em-rama, sabugueiro. Ver banhos quentes; banhos de vapor. Compressas quentes contínuas à garganta. Escalda-pés prolongados, com chá quente, no começo da erupção. Regime de frutas e hortaliças. Água e sucos em abundância.

435. Esclerênquima: Tecido vegetal de sustentação, formado por células alongadas e mortas (Fibras esclerenquimáticas); as paredes dessas células são formadas por celulose impregnada de lignina. (Ver colênquima)

436. Escorbútica: Ajuda a suprir a carência de vitamina C; ferro+vitamina C, suco e infusão: Agrião, aipo, alfafa, azedeira, barbatimão, begônia, beldroega, acerola, capuchinha, calêndula, canela, casca-de-anta, caqui (folhas), cenoura, couve, dente-de-leão, espinafre, goiaba (fruta), guabiroba (fruta), limão, labaça, mastruço, paratudo, pariparoba, morango, rábano, saião, sete-capotes (fruta), salva, salsa, uvalha (fruta), muitas frutas e verduras. É bom lembrar que a luz, o calor e os ácidos (vinagre), destroem parte da vitamina C.

437. Escorbuto: Doença provocada pela carência de vitamina C com aparecimento de lesão da mucosa intestinal e hemorragia digestiva, vermelhão na gengiva, que sangra facilmente e enfraquecimento dos dentes. É uma discrasia hemorrágica causada pela abstinência de alimentos frescos, o que determina uma avitaminose C. É essencialmente uma moléstia do sangue e da nutrição. Numerosos órgãos e tecidos são atacados, mas o que caracteriza a doença são pequenas hemorragias puntiformes, subcutâneas, e a gengivo-estomatite: Agrião, angélica, azedeira, barbatimão, beldroega, capuchinha-grande, capuchinha-miúda, centáurea-menor, cocleária, fumária, limão, pariparoba, alcachofra, acerola, ferro+vitamina C.

438. Escrófula: Tuberculose ganglionar linfática. Doença que se manifesta por ingurgitamento dos gânglios linfáticos, formando tumores dolorosos que, às vezes, supuram: Agrião, alecrim de jardim, alfazema, bardana, buranhém, cambuí, capuchinha-grande, caroba, centáurea-menor, guaiaco, limão, pariparoba, pau-ferro, salva, tejuco, urtiga-branca, velame-do-campo.

439. Escrofulose: Doença, devido a perturbações de nutrição, que se manifesta por engurgitamento dos gânglios linfáticos, alterando-se os fluidos que esses contêm, e formando-se tumores ovulares que podem ulcerar-se; as escrófulas predispõem-se para a tuberculose; doença que se manifesta pelo aparecimento de escrófulas.

440. Esfoliante: Esfoliativo, provoca a descamação de células mortas da superfície da pele.

441. Esgotamento físico: Panax ginseng, ginseng brasileiro, guaraná, agaricus blazei, agaricus blazei, chlorella, ferro+vitamina C.

442. Esgotamento mental: Panax ginseng, ginseng brasileiro, guaraná, agaricus blazei, chlorella.

443. Esgotamento nervoso: Kawa-kawa, erva-de-são-joão, panax ginseng, ginseng brasileiro, pfaffia, alfafa, alfavaca, marapuama, noz-de-cola, catuaba.

444. Esgotamento: Exaustão; fadiga: Guaraná, panax ginseng, ginseng brasileiro, centelha asiática, spirulina maxima.

445. Espasmo histérico: Losna, erva-cidreira.

446. Espasmo: Contração involuntária e convulsiva dos músculos e, em especial, dos que não obedecem à vontade e que presidem a vida orgânica, como os do estômago, do intestino etc.; câimbras em geral: Abútua-jarrinha, agrião, alfavaca, aveia, alfazema, alecrim, anis, calêndula, capim-cheiroso, camomila, catinga-de-mulata, erva-de-santa-maria, gerânio, guiné, fruta-do-lobo, funcho, laranjeira (folhas), marroio, melissa, oliveira, tília, trevo, tribulus terrestris, hortelã, pipi, óleo de prímula. Banhos quentes; pedilúvios quentes. Compressas frias termógenas.

447. Espasmódico: Espasmolítico, provoca contração muscular involuntária.

448. Espasmolítico: Que ou o que tem capacidade ou tendência para aliviar espasmos ou convulsões; antiespasmódico: Óleo de alho, açafrão.

449. Espermatorreia: Ejaculação precoce: Limão, quássia, alface, caroba, chá-de-bugre, framboesa, guaçatonga, ipê-roxo, losna, timão, lúpulo, pau-amargo, trapoeraba, tansagem, tribulus terrestris.

450. Espinha: Caiapó, velame, rosa-branca, salsaparrilha, exilir de velame, levedo de cerveja, chlorella, argila.

451. Esplenite: Inflamação do baço; aplique um pano umedecido em água de cal. Agrião, arruda, artemísia, aspargo, cancrosa, carqueja, dente-de-leão, erva-tostão, jurubeba, moranguinho, picão, quina, rúcula, salsa, juá-de-capote, pariparoba, acariçoba, alfazema, mulungo.

452. Estafa: Extremo cansaço; esgotamento: Panax ginseng, ginseng brasileiro.

453. Estame: do latim: Um filamento; o órgão masculino de uma flor; produz microporos ou grãos de pólen; geralmente consiste de um filamento que tem no ápice uma antera. (Ver androceu).

454. Esterilidade: Qualidade do organismo que é incapaz de procriar; havendo ainda possibilidades fisiológicas: maca-peruana, óleo de alho, aveia, cenoura, baunilha natural, o uso prolongado da chicória selvagem das roças, como dente-de-leão, espinafre, gerânio, framboesa, groselha, regime rico em vitaminas A, B, D, E, verduras, joão-da-costa, timão, pão integral, trigo integral, vitamina E, fígado-de-peixe, óleo-de-peixe, leite não desnatado, sálvia (mais para as mulheres) 3 xícaras por dia, chá de 40g, lentilhas, vitaminas e minerais.

455. Estimulante: Ativa e excita determinadas funções; excita a função dos órgãos e ativa a circulação sanguínea; aumenta as energias das funções vitais, exercendo ação vivificante sobre os orgãos e normalizando seu funcionamento; que tem a propriedade de aumentar momentaneamente a energia das funções vitais: Alfavaca, angélica, bafeeiro, badiana, hortelã, pipi, abóbora-danta, catuaba, cipó-almecega, cipo-bravo, confrei, garaná, imburana, jaborandi, marapuama, otonia, quina-cruzeiro, abacate (folha verde), açafrão, alecrim, alfafa, arnica, azedinha, baunilha, beldroega, boldo-do-chile, canela, carapiá, casca-de-anta, caruru, cipó-caatinga (chá), cipó-cravo, coca, coentro, cordão-de-frade, erva-cidreira, erva-mate, erva-doce, erva-do-bicho, espinheira-santa, guiné, gengibre, gervão, guaraná, hortelã, jurubeba, jatobá, louro, manjerona, macela, mostarda-preta, noz-moscada, pitanga, poejo, pimenta-do-reino, quitoco, salsa, sassafrás, trapoeraba, ginseng e pfaffia.

456. Estimulante do sistema nervoso central: Guaraná.

457. Estimulante físico e mental: Guaraná, panax ginseng, ginseng brasileiro.

458. Estimulante geral: Abóbora-d'anta, catuaba, cipó-almecega, cipó-bravo, coffea cruda, confrei, guaraná, imburana, jaborandi, marapuama, otonia, quina-cruzeiro.

459. Estimulante hepático: Alcachofra, (Alcachofra), carqueja.

460. Estimulante sexual: Catuaba, pfaffia.

461. Estíptico: Usado contra as hemorragias: Cebola, banana, manga.

462. Estomacal: Combate o mal-estar do estômago: Almeirão, alteia, angélica, angico, aroeira, artemísia, babosa, bardana, boldo-do-chile, camomila, carqueja, capim-cidreira, cardo-santo, casca-de-anta, celidônea, cipó-mil-homens, cominho, dente-de-leão, erva-levante, espinheira-santa, fedegoso, gervào, hortelã-das-hortas, losna, louro, louro-preto, mamica-de-cadela, macela, melissa, malva, manjerona, pau-para-tudo, pita, poejo, pau-amargo, pariparoba, quina-do-mato, salva, sálvia, cidreira, carvão vegetal.

463. Estômago afecções do: Alfavaca, angélica, anil, artemísia, badiana, bardana, tanchagem, cálamo-aromático, camomila-da-alemanha, camomila-romana, hortelã, cardo-santo, casca-de-anta, cascarilha, funcho, centáurea-do-brasil, cerefólio, cipó-chumbo, cominho, erva-cidreira, hera-terrestre, jatobá, limão, louro-preto, manjerona, mil-em-rama, pacová, pariparoba, pita, poejo, quássia, quebra-pedra, robínia acácia-falsa salva, sete-sangrias, tamarindo, trevo-cheiroso. Tomar banho de chuveiro e aplicar compressa fria termógena.

464. Estômago dilatação do: Limão; jejuns.

465. Estômago: Órgão oco do tubo digestivo, de estrutura musculomembranosa, situado abaixo do diafragma, entre o esôfago e o duodeno, onde os alimentos são depositados, pré-digeridos e esterilizados antes de serem enviados ao intestino, para ali serem absorvidos: Alfavaca, óleo de alho, aloés, anis, angélica, artemísia, bardana, batatinha (suco), bambu, camomila, caqui, cardo santo, crisântemo, caferana, carapiá, carqueja, casca-de-anta, cerefólio, cominho, coca, cruzeiro, erva-canforeira, erva-cidreira, erva-de-são-joão, esfregão, erva-da-vida, feno-gre-go, gengibre, gervão, girassol, goiabeira (brotos), funcho, hera-terrestre, hortelã, jatobá, juá, limão, louro-preto, lima-da-pérsia, laranjeirinha-do-mato, mastruço, macela, mamão (folhas), manjerona, mil-em-rama, mostarda, paineira (casca), noz-moscada, pariparoba, picão, pita, pitanga, poejo, pêssego (folha), pau-amargo, quássia, salva, sete-sangrias, tansagem, trevo-cheiroso, videira (folhas).

466. Estomáquico: Facilita as atividades do estômago; estimula a atividade secretora do estômago; estimula e fortalece as funções do estômago; que é benéfico ao estômago; cáscara-sagrada, dente-de-leão carqueja.

467. Estomatite: Inflamação dos tecidos moles da boca. As causas são locais, gerais ou medicamentosas. As principais causas locais são: gengivites, erupção de terceiros molares, infecção de Vincent e gangrena. Entre as causas gerais enumeram-se: gravidez, diabetes, tuberculose, sífiles, actinominose, tifo e varíola. As estomatites de origem medicamentosa são causadas pelo mercúrio, chumbo, arsênico, cobre, fósforo, bismuto, quer inalados ou manipulados, quer ingeridos por via oral ou em forma de produtos teurapêuticos: Camomila-da-alemanha, caruru-bravo, cascarilha, jequitibá, limão, salva, sensitiva, tanchagem, acerola, azeitona, coentro, figo, goiabeira, laranja, lima, manga, carvão vegetal.

468. Estranguria: Dificuldade extrema de urinar, acompanhada de dor, ardor e tenesmo vesical contínuo, saindo a urina apenas gota a gota em virtude do estritamento da uretra; persicária. Consultar um médico.

469. Estresse: Estado gerado pela percepção de estímulos que provocam excitação emocional e, ao perturbarem a homeostasia levam o organismo a disparar um processo de adaptação caracterizado pelo aumento da secreção de adrenalina, com várias consequências sistêmicas; stress: Agaricus blazei, guaraná, panax ginseng, ginseng brasileiro.

470. Estria: Linha fina que forma um sulco na superfície da pele: Chlorella, óleo e creme de rosa-mosqueta, colágeno.

471. Esurina: Que tem a propriedade de excitar a fome, estimular o apetite: Alecrim, alfazema, angélico, avenca, cambuí, cana-de-macaco, casca-de-anta, cipó-mil-homens, cravo-de-defunto, funcho, hortelã, jatobá, limão, losna, manjerona, quebra-pedra, salsa, tinguaciba, vinagreira.

472. Eupéptico: Digestivo: Que facilita a digestão: Tanaceto.

473. Exantema: Qualquer erupção cutânea: Agrião, amor-perfeito (folhas e flores), bardana, bergamota, bolsas-de-pastor, cará, coerana, douradinhado-campo, erva-de-bugre, erva-macaé, carobinha-do-campo, cipó-suma, chapéu de couro, coronha (semente), espinheira-santa, erva-de-passarinho, feijão (pó com vinagre), inhame-branco, japecanga, juati, língua-de-vaca, mamão, nogueira, guaçatonga, colorau, sensitiva, sassafrás, pixirica, resedá, sucupira, trapoeraba, tarumã, tansagem, tuia, urtiga, velame-do-campo, cavalinha, óleo-de-copaíba (5 a 10 gotas de óleo com água, tomar).

474. **Exaustão:** Ato ou efeito de exaurir(-se); esgotamento; fadiga: Guaraná, panax ginseng, ginseng brasileiro, centelha asiática, Spirulina maxima Phytomare.

475. **Excesso de ácido úrico:** Abacate, alcachofra, (Alcachofra), alfafa, begônia, chapéu de couro, capim-de-burro, cipó-cabeludo, douradinha-do-campo, erva-de-bugre, erva-terrestre, melancia, pepino (1 copo de suco por dia), tuna, umbaúba, três-cipós, urtiga, unha-de-gato.

476. **Excesso de peso:** Algaroba.

477. **Expectorante:** Peitoral; exerce ação especial sobre as vias respiratórias; promove a liberação das secreções das vias respiratórias; que facilita a saída de matéria proveniente dos pulmões, brônquios e traqueia; quando exercem ação especial sobre as vias respiratórias, ajudando a expulsar o catarro dos canais bronquiais: Alcaçuz, alfavaca, óleo de alho, angico, assa-peixe, avenca, buchinha-do-norte, cabriúva, cambuí, caraguatá, cebola-cecén, cuieira, guaxuma, hortelã, mastruço, salva, sempre-viva, urucu, verônica, violeta, rábano das-hortas; combatem catarros: Agrião, agoniada, alecrim, algodoeiro, artemísia, begônia, cambará, camará, cambucá, cardo-santo, casca-de-anta, óleo de eucalipto, fumo-do-mato, guabirobeira, gengibre, imburana, jatobá (seiva), mil-em-rama, pé-de-galinha, poejo, tomilho, trevo-cheiroso, verbasco, cedro, coqueiro (casca), erva-macaé, perpétua, bromil, cragiru, hisopo/rubim, levante, malva, malva-cheirosa, perpétua-roxa (xarope), assa-peixe, tanchagem, óleo de eucalipto, imburana, seiva de jatobá, verbasco.

478. **Fadiga crônica:** Agaricus blazei, panax ginseng, ginseng brasileiro.

479. **Fadiga muscular:** Spirulina máxima.

480. **Fadiga:** Exaustão: Guaraná, panax ginseng, ginseng brasileiro, centelha asiática, Spirulina máxima.

481. **Fanerógama:** Espermáfita: Vegetal que forma semente. Dividem-se em angiospermas e gminospermas.

482. **Faringite:** Inflamação da faringe: Cambuí, jequitibá, limão, transagem, cambará, dorme-dorme (gargarejes), jatobá, violeta, urtiga, sálvia-cidreira. Gargarejos com chás quentes de plantas medicinais, de hora em hora. Compressas quentes à garganta, várias vezes ao dia. Compressas frias termógenas, à noite. Pincelar a garganta com suco de limão várias vezes ao dia. Fazer, também banhos alternados. Em primeiro lugar, um banho quente de 5 a 10 minutos, dando a seguir um choque de água fria. Tomar 2 desses banhos por dia, sempre com o estômago vazio.

483. Febre Adinâmica: febre que provoca grande fraqueza muscular, sobretudo durante processos infecciosos prolongados: Erva-de-cobra.

484. Febre catarral: Flôr-da-noite. (Ver catarros)

485. Febre de barcelona: Limão.

486. Febre de malta: Limão.

487. Febre intermitente: Maleita; agoniada, angélica, angelicó, caferana, capim-cidreira, cardo-santo, cascarilha, centáurea-do-brasil, centáurea-menor, coerana, coração-de-jesus, eucalipto, juazeiro, jurubeba, limão, marupá, mil--em-rama, picão-da-praia, tinguaciba, três-folhas-vermelhas, verônica. Fazer jejum durante 7 ou 8 dias, pelo menos, não ingerir alimento. Tomar purgante e lavagem intestinal diariamente. Nos primeiros 3 dias de tratamento, tomar duas lavagens intestinais diárias, uma de manhã e outra à noite. Espremer, na água de cada lavagem, o suco de 2 limões. Tomar diariamente um banho de vapor. Tomar, a cada 2 horas, meia xícara de suco de limão diluído em água, meio a meio. Quando há calafrio, tomar banho quente completo; quando há sensação de calor, tomar banho de chuveiro em água fria. Com este tratamento pode-se obter a cura dentro de poucos dias, mas antes, procure um médico.

488. Febre puerperal: Doença infecciosa cujo agente mais comum é o estreptococo que pode existir nos órgãos genitais, mas que na maior parte das vezes é introduzido pela mão ou por instrumento durante a operação do parto. O micróbio pode atravessar a mucosa uterina, ganhar os anexos, o peritônio e penetrar no sangue. A febre, procedida de calafrio, declara-se, ordinariamente, desde o terceiro ao quinto dia: Cavalinha, limão. Beber água em abundância, uma bolsa de gelo na parte inferior do abdômen. Consultar um médico.

489. Febre reumatismal: Flor-da-noite. (Ver reumatismo)

490. Febre tifoide: Doença infantil, contagiosa, que apresenta brotoejas vermelhas na pele, que pode ser veiculado pela água, pelos alimentos, pela contaminação por meio das dejeções e vômitos, pelos portadores sãos de germes etc.: Alecrim de jardim, angélica, cardo-santo, centáurea-menor, limão, mil-em-rama, três-folhas-vermelhas. Ver banhos frios e banhos de tronco. Compressas frias refrigerantes; clisteres. Consultar um médico.

491. Febre: A febre se caracteriza pelo aumento do calor do corpo, pela aceleração do pulso e mal-estar em geral; de 36 e 37 graus de temperatura é normal. Como a febre pode ter várias causas, é prudente detectar a doença ou infecção causadoras e, a partir daí, tomar as providências: Abóbora (cabinho), abútua, aipo, alfavaca, óleo de alho, anil, agoniada, angico-vermelho, arnica-do-mato, artemisia, arruda, aroeira, assa-peixe, azedinha, bambu, barba-de-bode, caferana, cabeça-de-negro, cambará, cáscara-sagrada, cassaú, chá-porrete, cedro-rosa, camapú, camomila-romana, centáuro-do-brasil, centáuro-menor, cruá, camboatá, carqueja, caroba, caruru-de-espinho carambola, canafístula, cavalinha, casca-de-anta, coerana, cedro (casca), cipreste, celidônea, coentro, couve (chá do pé), eucalipto, erva-de-bicho, erva-grossa, espinheira-santa, fedegoso, fel-da-terra, gervão-roxo, gerânio, guaraná, gravata, jaborandi, japecanga, jatobá, jurubeba, juá-de-capote, babaçu, lanciba, laranja (folhas para suadouro), limão, limeira, losna, macela, magnólia, marroio-branco, manacá, margarida, maria-mole (flor para suadouro), malva, marupá-do-campo, melão-de-são-caetano, mil-em-rama, mil-homens, mata-pasto, mulungu, paratudo, pariparoba, pau-pereira, perna-de-saracura, peroba-rosa, picão-da-praia, persicária, picão, pitanga, quina, quássia, salva, santos-filhos, flores de sabugueiro, (suadouro), sete-sangrias, simaruba, tamarindo, tansagem, tejuco, tinguaciba, urtigão, erva-tostão, óleo de eucalipto, língua-de-vaca.

492. Ferida: Ulcerações na pele; aplicar as folhas, fazer banhos ou tomar o chá; alecrim de jardim, algodoeiro, angico, aperta-ruão, açoita-cavalo (lavar e tomar chá), andiroba (banhos), aroeira (lavar, tomar), arruda, barbatimão, bardana (tomar e banhar), beldroega (aplicar), bolsas-de-pastor (chá), buva (chá), calêndula, camomila-da-alemanha, carqueja, Cavalinha, celidônia, centáurea-menor, confrei, cana-do-reino (chá), canforeira (lavar), caroba (banhos e tomar), caruru-da-índia (aplicar as folhas), cedro-rosa (lavar), cipreste (chá), cinamomo (banhos com casca ou folhas), erva-de-santa-luzia, erva-moura, erva-de-lagarto (chá), erva-passarinho, espinheira-santa, Feno-grego (banhos), gervão (chá), girassol (chá e banhos), guandu (tomar e banhar), hortelã (banhos), imbiri (banhos), ingá (chá), jaracatiá (folhas aplicar), jurema-preta (banhos), juciri, limão, manjerona, margarida (aplicar, tomar), mil-em-rama, óleo-de-copaíba (óleo aplicar e tomar), óleo de eucalipto (lavar), pacová, parietária, perna-de-saracura (lavar, aplicar), pinhão-do-paraguai, pitasaião, quina (lavar), salva, serpão, serralha-brava (aplicar)timo, tinhorão, trevo-cheiroso, pita (chá).

493. Fermentação: (Ver estômago).

494. Fervor do sangue: Urticária; eczema; erupção cutânea caracterizada pela presença de placas congestivas pouco salientes e frequentes. Pruriginosas: Bardana, capuchinha-grande, melão-de-são-caetano, mil-em-rama, óleo-de-copaíba, óleo de prímula , amor-perfeito, angico, bolsas-de-pastor, calêndula, caju, camomila, carambola, celidônia (tomar), cipó-suma, espirradeira, fedegoso (suco), gerânio, macela, maricá (banhos), nogueira, salva, sabugueiro, tomate (folhas), verbena, violeta, beldroega (comer cozida), óleo de gérmen de trigo.

495. **Fibra:** Estrutura alongada que se distribui em feixes para a formação dos tecidos. Produto para suplementação de fibras: Fibra quitosana, fibras de maçã.

496. **Fibrosite:** Dor, rigidez e hipersensibilidade dolorosa originada pela hiperplasia inflamatória fibrosa das bainhas musculares das aponevrosas: Garra-do-diabo.

497. **Fígado, Afecções do:** Abútua, acariçoba, agrião, alçacruz, alfazema, angélica, aperta-ruão, artemísia, bardana, beldroega, óleo de boragem, bucha, carqueja, caruru, centáurea-menor, coerana, dente-de-leão, erva-tostão, fedegoso, flor-de--coral, fumária, jurubeba, losna, mil-em-rama, mulungo, pariparoba, pita, quássia, sensitiva. Produto para recuperar lesões hepáticas: Acerola; Produto para reduzir os problemas de fígado, auxiliando o seu funcionamento: Alcachofra.

498. **Fígado:** Congestão, hepatite, icterícia, insuficiência, inflamação, cólicas: Acerola, espinheira-santa, óleo de alho, óleo de germe de trigo, abacateiro, alcachofra, (Alcachofra), amor-do-campo, abacaxi, açafrão, agrião, alfazema, almeirão, alecrim (cólicas), algas, ananás, angélica, anis (cálculo), artemísia, arruda, babosa, bardana (cálculo), bálsamo-do-líbano ou figatil, beijo-de-moça, bucha-paulista ou esfregão (folhas), beldroega, boldo-do-chile, cáscara-sagrada, castanha-mineira, chá-mineiro, chapéu de couro, camará, cardo-santo, carqueja (cálculos), coerana (cálculos), chicória (raiz), celidônia, conduranga, corticeira (calmante), dente-de-leão (cálculos), erva-da-míngua, erva-tostão, espinheiro, fedegoso, feuillea, gervão-roxo, juá-de-capote, jurubeba, karatoa, mulungu, picão comum, picão-da-flor-grande, picão-da-praia, quitoco, sensitiva, uva-do-mato, espinho-maricá, juá (raiz), losna, mil-em-rama, pariparoba (cálculos), pau-amargo, pau-para-tudo, pita, quebra-pedra (cálculos), salsa, sapé, sete-sangrias (cálculos), vinagreira. Contra pedras na vesícula, tomar de manhã uma colherada de azeite de oliva com suco de meio limão.

499. **Filária:** Designação comum aos animais asquelmintos, nematódeos, filaroideos, da família dos filarídeos. São geralmente muito longos e finos; vivíparos ou ovíparos. A evolução faz-se através de invertebrados (mosquitos, carrapatos etc); parasitam o aparelho circulatório, o tecido conjuntivo, as cavidades serosas de vertebrados. No Brasil ocorre a espécie wuchereria bancrofti (Cobbold), cujos adultos vivem nos vasos finfáticos do homem, formando cistos e eventualmente a elefantíase.

500. Filoquinona: Vitamina K; vitamina lipossolúvel que combate a hemorragia. Principais fontes: vegetais folhosos, óleo de alho.

501. Fissura anal: Rotura alongada da mucosa anal: Castanha-da-índia, calêndula (tintura mãe ou pomada para aplicações locais), banhos frios de assento. Cataplasma de argila colocadas sobre uma gaze e aplicadas no local. Pomada de erva-macaé.

502. Fissura na boca: Condurango.

503. Fístula anal: Alecrim, arnica-mineira, camomila-da-alemanha, cascarilha, Castanha-da-índia, chagas-de-são-sebastião, centelha asiática, cerefólio, erva--de-bicho, fumária, fruto de bicuíba, limão, mariricó, melão-de-são-caetano, mil-em-rama, pariparoba, pau-d'álho, persicária, piper, raiz de caixeta, sabugueiro, trapoeraba, ulmária, ginkgo biloba, clorofila. Em caso de ataque agudo, com derramamento de sangue, aplicar banho de assento frio, de 3 a 4 minutos de duração. Regime alimentar adequado; beber líquidos em abundância.

504. Fístula: Úlceras em formas de canais estreitos profundos, mais ou menos sinuosos, conservados abertos pela contínua passagem de pus, fezes, urina etc.: Limão.

505. Flacidez de pele: Agar-agar, gelatina de peixe, colágeno, centelha asiática.

506. Flatulência: Excesso de gases no tubo digestivo. As causas são diversas, predominando as fermentações gastrointestinais: alecrim de jardim, alfavaca, alfazema, angélica, anis, anis-estrelado, artemísia, badiana, camomila-romana, cardamomo, casca-de-anta, cascarilha, centáurea-do-brasil, centáurea-menor, cominho, endro, erva-cidreira, funcho, hera-terrestre, hortelã, laranjeirinha--do-mato, losna, louro-preto, erva-de-são-joão, mil-em-rama, picão-da-praia, poejo, quássia, quitoco, robínia acácia-falsa salva, timo, óleo de alho, carvão vegetal, ouro, ruibarbo, espinheira-santa. (Ver gases intestinais)

507. Flebite varicosa: Inflamação de uma veia com formação de um trombo; inflamação de uma ou mais veias. Recomenda-se aplicar sobre as veias inflamadas ou doloridas uma parte da folha da bananeira com azeite, beladona (aplicar as folhas), hortência (folhas), Castanha- da-índia, castanha-da-índia (pomada), margarida (chá), erva-lanceta (chá e compressas), maria-mole (compressas), meliloto (chá), tasneirinha (chá), oliveira (óleo), confrei, erva-doce, limão, tansagem, ginkgo biloba. Evitar sal, regime de lacto vegetariano, compressas de água argilosa fria duas vezes por dia, saião (tomar e aplicar as folhas).

508. Fleborragia: Ruptura das veias: Limão.

509. Flegmões: O mesmo que freimões: (Ver inflamações).

510. Floema: Do grego: phloos, casca; tecido vascular que conduz carboidrato e outras moléculas orgânicas das folhas para outras partes da planta; constituído de células crivadas (nas ginospermas) ou de tubos crivados e células-companheiras (nas angiospermas), de parênquima e de Fibras. Também denominado de vaso liberiano ou liber.

511. Flora intestinal – prebióticos: Alho, tomate e cebola são fontes de compostos prebióticos.

512. Flora intestinal – probióticos: Podem ser encontrados em iogurtes e leites fermentados.

513. Flores brancas: Leucorreia; corrimento branco da vagina ou do útero: Açoita-cavalo (banhos), alfazema, alface (lavagens), alecrim de jardim, barba-timão (lavagens), batata-purga, cana-de-macaco (chá das folhas), canela (chá das cascas), calêndula (chá), cabeça-de-negro (chá), caapeva (chá), coqueiro (chá), carrapicho (banhos), embaúba (suco dos grelos, chá), erva-de-passarinho (banhos), erva-tostão (chá), óleo de eucalipto (lavagem), erva-moura (banhos), goiabeira (chá), guabirobeira (chá), jambolão (folhas, lavagens), jaboticabeira (lavagens), jaborandi (chá), jequitibá (lavagens), limão (tomar), losna (chá), ipê (chá), melão-de-são-caetano (banhos), mangueira (semente para banhos), murta (chá), maravilha (lavagens), pariparoba (chá), picão-da-praia (chá), sapé (chá), trombeteira (lavagens), urtiga-branca (chá), taiuiá (chá fraco da raiz).

514. Fortalecedor: Torna forte, dá mais força. Ex.: fortalecedora dos cabelos (traz mais força aos cabelos), fortelecedora do tecido gengival (traz mais força ao tecido gengival).

515. Fortificante: Que dá energia, combate anemia, ajuda na convalescença, em casos de esgotamento, fraqueza geral, período de crescimento, raquitismo: Agaricus blazei, abóbora-d'anta, agrião, cainca, calumba, carapiá, casca-d´anta, catinga-de-bode, catuaba, chlorella, cipó-almecega, cipó-cravo, coffea cruda, confrei, criptocária, fedegoso, fel-da-terra, fruto de bicuíba, guaraná, imburana, jaborandi, marapuama, mastruço, nogueira, otônia, paratudo, porangaba, quassia, quina-cruzeiro, quina-do-mato, raiz de caixeta, seiva de jatobá, simaruba, sucupira, taperibá, trianosperma, bardana, cragiru, gravatá.

516. Fosfatúria: Alta percentagem de fosfatos em uma amostra de urina; perda de fosfatos através da urina: Tribulus terrestris.

517. Fraqueza geral, falta de vigor físico, de robustez; debilidade, fragilidade, fraqueza: Agrião, alfafa, alecrim, acelga, alfavaca, aveia, beterraba, buxo, carvalho, cebola, chlorella, couve, cenoura, dente-de-leão, feno-grego (semente), hortelã, fava, maçã, milho, nabo, margarida, nogueira, jatobá, trigo, tansagem (semente e folhas), sálvia, óleo de boragem, cambuí, casca-de-anta, erva-cidreira, manjerona, catuaba, guaraná, alfafa, noz-de-cola, mil-em-rama, marapuama, poejo, serpão.

518. Fraqueza muscular: Levedo de Cerveja, chlorella, agaricus blazei.

519. Fraqueza: plantas que fortalecem: Absinto, alfafa, araruta, aveia, aroeira, boldo-do-chile, caapeba, cacau, cana-de-açúcar, açúcar mascavo, canela, catuaba, cipreste, chlorella, centeio, cenoura, agaricus blazei, coco, coqueiro, jerivá (casca), crisântemo, casca-de-anta, jatobá, erva-de-são-joão, feno-grego, guaraná, ingá, manjericão, marapuama, noz-de-cola, pau-pereira, pequi, quina, pita, trigo integral.

520. Frieira: Afecção da pele causada por diversos fatores, localizada nos pés, normalmente entre os dedos; espécie de dermite ocasionada pelo frio. É acompanhada de ardor e prurido; ferida causada pelo frio ou por fungos, geralmente, entre os dedos dos pés e mãos. Lavar os pés com água morna e enxugá-los bem. Lavar e secar bem as meias: Batata-doce (folhas em banho), tomar chá de caroba, chapéu de couro, cipó-cabeludo, erva-lanceta, parietária, pitanga, tansagem, trapoeraba, limão. Lavar com infusão de sete-capotes (casca), sempre-viva, visco (banhos), saião (suco), própolis.

521. Frigidez: Ausência de desejo sexual, impossibilidade de obter prazer com o sexo. (Ver afrodisíacos)

522. Fungicida: Que combate os fungos; que elimina os fungos: Óleo de alho, óleo de cravo-da-índia, óleo de orégano.

523. Fungo: Organismo vegetal formado por filamentos.

524. Furúnculo: Infecção da pele, circunscrita a um folículo pilossebáceo, causado por um estafilococo e que se apresenta sob a forma de um carnicão no centro da área inflamada. Para amadurecê-lo, coloque cebola aquecida, arrebenta-cavalo (fruto aquecido aplicar), arnica (folhas), bardana (folhas ou raiz ralada aplicar), beringela (fruto cru cataplasma), cardo-santo, chapéu de couro (aplicar), copo-de-leite (bulbo amassado e aplicar), erva-moura (chá), figo-da-índia (aquecer e aplicar), girassol (óleo da semente), erva-de-passarinho (cataplasma das folhas), limão (chá), malva (aplicar e tomar), melão-de-são-caetano (fruta aplicar), pariparoba (aquecer a folha e aplicar), sabugueiro (flor ou folhas em cataplasma), sucupira (chá da semente), trigo (cataplasma da farinha com mel puro), aipo (folhas cataplasma), saião (folhas aplicar), abóbora (amassar aplicar), cacto (cataplasma), batata-inglesa (ralar e aplicar), cipó-suma (chá), margarida (chá), leicenço; tumor pequeno e duro que nasce na superfície da pele, com inflamação e dor; inflamação em volta de um pelo ou glândula sebácea: Bardana, cardo-santo, erva-moura, limão, malva, melão-de-são-caetano, pariparoba, sabugueiro, sumaré, levedo de cerveja, chlorella, dolomita.

525. **Gânglios:** Adenite; escrofulose; íngua; ingurgitamento: Abóbora-d'anta, agrião, cabeça-de-negro, calumba, caroba-carobinha, cipó-azougue, japecanga, jequitibá, mastruço, nogueira, salsaparrilha, suma-roxa, taiuia, velame-do-campo.

526. **Garganta afecção da:** Angélica, cipó-chumbo, malva, tanchagem, violeta, própolis. (Ver inflamação de garganta)

527. **Garganta dor de:** Alfavaca, salva, sensitiva, trevo-cheiroso. (Ver inflamação de garganta)

528. **Garganta inflamação e irritação:** Amora-preta (folhas em gargarejo), aipo, óleo de alho com leite, alcaçuz (chá), angico, batata-doce (folhas, gargarejo), cajueiro, caroba (chá tomar e gargarejes), cereja (gargarejos), confrei, carqueja, cambará (chá), casca-de-anta (gargarejo e tomar), cipó-chumbo (gargarejo), espinheiro, espinafre (gargarejo), gengibre (chá e gargarejo), goiaba (folhas gargarejo), ipê-roxo, jequitibá, limão (tomar), hortelã (chá), malva (chá e gargarejo), macieira (chá das folhas), madressilva (gargarejo), mal vaísco (chá), óleo-de-copaíba, pepino (suco com sal), perpétua (chá da flor), própolis, romã (gargarejo), rosa-vermelha (gargarejo), flor de sabugueiro, salva (chá), sensitiva, sucupira, tansagem (chá e gargarejo), trevo (chá), violeta (flor ou folhas gargarejes e fazer compressas).

529. **Gás intestinal:** flatulência; alecrim, anis-estrelado, cipó-cravo, espinheira-santa, funcho, hortelã, alfavaca, alfazema, fibra de trigo, óleo de alho, carvão vegetal, louro, ruibarbo, boldo-do-chile, capim-limão, erva-doce, funcho, jambolão, macela. (Ver flatulência)

530. **Gastralgia hiperclorídrica:** Dores estomacais por excesso de ácido clorídrico: Espinheira-santa.

531. **Gastrite:** Inflamação aguda ou crônica da mucosa do estômago; tomar um dos seguintes chás entre as refeições: Almeirão, acelga (folhas), arroz

(água da semente), artemísia, bardana, beldroega, açoita-cavalo, cálamo-aromático, calêndula, carqueja, chicória, couve (folha suco), casca-de-anta, cevada (semente), dente-de-leão, espinheira-santa, girassol, linho (semente), groselheira, erva-macaé, hortelã, marroio-branco, malva, mamica-de-cadela (casca), erva-de-são-joão, paineira, saião, sálvia, melissa, tansagem, trapoeraba, zedoária, zínia, guaçatonga e macela.

532. Gastroenterite: Inflamação da mucosa do estômago e do intestino: carqueja.

533. Gengivas, sangrentas: Acerola, cocleária, tanchagem.

534. Gengivas inflamadas: gengivite.

535. Gengivite: Inflamação das gengivas: Limão, tanchagem, acerola, amora, azeitona, figo; fazer bochechos com chá de arnica, cedro (casca), folha-da-fortuna, goiabeira, salva, tansagem, malva, azedinha-do-brejo.

536. Giárdia: Designação comum aos seres protistas do gênero Giardia, do filo dos zoomastiginos, que parasita especialmente o intestino humano; seu corpo apresenta simetria bilateral e oito flagelos: Hortelã.

537. Giminospermas: Classe da divisão tracheophyta, caracterizada por formar estruturas reprodutivas florais (estróbilos) e sementes nuas (não há fruto); ex.: Pinheiros, ciprestes e cicas.

538. Glicosídeos: Substância constituída de um resíduo de açúcar ligado a outra substância que contém açúcar (tais como flavonoide, cumarina, alcaloide etc.).

539. Glicosúria: Emissão de substâncias açucaradas, sobretudo de glicose, com a urina. A glicosúria pode ter origens muito diversas. É uma peculiar perturbação das trocas nutritivas, pela qual o organismo torna-se incapaz de assimilar e queimar o açúcar que nele se introduz ou se forma: Limão.

540. Golpe: Pancada; murro; impacto violento dado com uma parte do corpo ou com um instrumento contundente ou talhante sobre pessoa, animal ou objeto: Mil-em-rama, pinhão-do-paraguai. Ver feridas.

541. Gonorreia: Inflamação das membranas mucosas, especialmente da uretra e da vagina; blenorreia; corrimento muco-purulento; abutuá, aipo-das-hortas, amor-do-campo, angico, agoniada, alfazema, alfavaca, anil, aperta-ruão, aroeira (banhos), barbatimão (casca), bolsas-de-pastor, buranhen, caavurana, cabeça--de-negro, caica, cana-do-brejo, cana-de-macaco, cardo-santo, caroba, carobinha-do-campo, catinga-de-bode, cinco-folhas, cipó-cabeludo, chorão (folhas), cipó-suma, cipreste, douradinha-do-campo, erva-de-bugre, cspinheira-santa, fedegoso, jatobá, joão-da-costa, limão, língua-de-vaca, malva-rosa (chá), mirospermum, nogueira, óleo-de-copaíba, picão-da-praia, pau-d'alho, peroba (casca), persicária, quássia, salsaparrilha, taiuiá, tarumã, tejuco, tribulus terrestris, umbaúba (chá dos brotos), velame-do-campo, vassoura-doce (beber 15 dias). Consultar um médico.

542. **Gordura, excesso de:** Quitosana, chlorella, colágeno.

543. **Gota:** Diátese caracterizada por perturbações viscerais e articulares, com depósitos de uratos: abacateiro, alcachofra, (Alcachofra), alfazema, angélica, arnica, aroeira, aroeira-mansa, barba-de-bode, bardana, óleo de boragem, camomila-romana, cardo-santo, carqueja, catinga-de-mulata, chapéu de couro, centáurea-menor, cerefólio, cipó-mil-homens, cotó-cotó, erva-cobre, eucalipto, garra-do-diabo, gervão, guaiaco, japecanga, limão, mil-em-rama, moranguinha, pau-ferro, pinheiro (brotos), piteira, óleo de alho, óleo de prímula , óleo de eucalipto, salsaparrilha, saponária, sassafrás, sempre-viva, timo, urtiga-vermelha, velame-do-campo, velame-do-mato, verônica. Tomar banhos quentes. Aplicar compressas frias refrigerantes.

544. **Gravidez:** Quando a gestante sofrer de vômitos e retenção urinária é sinal de carência de vitamina B e C. Evitar comida salgada e tomar diuréticos como cabelo de milho-roxo, grama, dente-de-leão, trapoeraba, tansagem. Com hemorragias: cordão-de-frade, bolsas-de-pastor, mil-em-rama, capim-pé-de-galinha, calêndula, salva, erva-doce.

545. **Gripe:** Enfermidade infecciosa, virótica, contagiosa, e muitas vezes epidêmica, que se caracteriza por estado de abatimento geral e presença de sintomas variados, como febre, congestionamento das vias respiratórias, dores de cabeça e de garganta; resfriado: Acelga, acerola, alecrim, alfavaca, anis, assa-peixe, aveia, bago-de-veado ou malvão, cambará, camomila, canela (com vinho), caqui, cardo-santo, cássia, cebola, cerejeira, chambá, cravo-de-defunto, erva-cidreira, escalda-pés e banhos de vapor, fedegoso (chá da casca da raiz), gengibre (raiz), gervão-roxo, guaiaco, hera-terrestre, hortelã, ipecacuanha, lanciba, laranjeira, levante, limão, limoeiro, lixeira (folhas), losna, louro, marapuama. Capim-limão, erva-doce, guaco e malva.

546. **Hálito mau:** Fazer bochechos, gargarejos com o chás de: Aperta-rúão, cebola, erva-doce, hortelã, óleo de eucalipto, erva-de-santa-maria, limão, losna, amoreira (folhas), salva, noz-moscada, gengibre, malva, sálvia, cravo-da-índia, carvão vegetal, zedoária, clorofila. Mascar algumas folhas de ervas aromáticas.

547. Halitose: Cheiro desagradável na boca; mau hálito; ozostomia.

548. Helminto: Designação comum e imprecisa a todos os animais alongados de corpo mole; helminte, vermes; lombrigas; oxiúros; ancilóstomos; abacate (10g de casca verde da fruta), abóbora (50g a 90g de semente trituradas com 100g de açúcar e 150ml de leite ou então fazer chá da semente); arruda (20g para crianças, pôr sobre o ventre); alho (cru ou com leite); amoreira-preta (chá da casca ou da raiz); araticum (chá das folhas ou das cascas do tronco); artemísia (folhas ou flores), babosa (chá); beijo-de-moça (sementes); butiá-de-vinagre (comer a fruta); buxo (uma xícara de chá feito de tantas folhas quantos anos a pessoa tenha, mais dez, nunca passando de 40 folhas. Tomar em jejum de manhã, uma vez por semana e três semanas seguidas. Durante o dia, tomar um depurativo do sangue como das folhas de laranja-do-mato ou cruzeiro), beldroega (pôr 1/5 de uma garrafa de semente e o resto vinho bom e após 9 dias tomar um cálice por dia e 8 dias seguidos), erva-gorda (o mesmo), cajueiro (fruto), camomila (50g), canforeira, carqueja, casca-de-anta ou cataia (contar os vermes do sangue), catinga-de-mulata, cipó-d'alho, cipó-escada com salsa e cabelo-de-porco, cinamomo (chá das sementes ou folhas), coco (leite), corticeira, couve (suco das folhas), cravo-de-defunto ou chinchílho (a flor), erva-de-bicha ou erva-de-santa-maria é uma das ervas mais usadas contra os vermes (o suco ou semente com gemada, chá das folhas em leite ou em água), erva-de-bicho, esfregão (semente ou suco do fruto e o chá das folhas em clíster contra amebas), caroba (contra amebas), fedegoso (raiz), feto-macho (30g do pó da raiz), gameleira (leite contra vermes e com maior dose, tênia), guaxuma (semente), guaco, hortelã, limão (chá da semente ou da casca ralada), quebra-pedra (em leite), mamoeiro (o leite, 10 a 24 sementes por vez, 33g da raiz ralada: tomar no espaço de uma hora), melão-de-são-caetano (folhas e suco), mentruz (chá), pessegueiro (pôr folhas esmagadas em cataplasma sobre o ventre da criança), outra maneira de usar é 2g de folhas numa xícara de leite, pitanga, rábano (semente), rabanete (semente), mamona (3 a 4 sementes), melancia (semente), manga (brotos e amêndoa), romanceira (50g da casca do pé ou raiz), tremoço (semente), óleo de alho, erva-de-bicho, romã (casca), simaruba. As gestantes devem tomar cuidado em tomar vermífugos porque podem afetar o feto, a não ser usar alho, mentruz, hortelã, arruda, artemísia, beldroega, camomila-da-alemanha, centáurea-do-brasil, centáurea-menor, erva-de-santa-maria, fedegoso, gameleira, hortelã, hortelã peluda, hortelã rasteira, jatobá, limão, lombrigueira, marupá-do-campo, pau-dálho, persicária.

549. Hemácia: Glóbulo vermelho ou eritrócito; célula vermelha do sangue; possui hemoglobina e é responsável pelo transporte de gás O2 e CO2.

550. Hematêmese: Hemorragia proveniente do estômago; vômito de sangue: Tamarindo. Tomar, aos goles, um copo d´água, misturada com limão ou sal. Colocar compressas frias sobre o estômago. Repouso absoluto em posição horizontal. Abstinência de alimento até a chegada do médico.

551. Hemiplegia: Paralisía que afeta um só lado do corpo; é causada ordinariamente por uma lesão do encéfalo, como hemorragia, congestão, amolecimento, embolia etc.: Limão. Consultar um médico.

552. Hemofilia: Tendência anormal de forte hemorragia devido a um distúrbio químico que intervém na coagulação do sangue. É congênita e hereditária. Somente o homem contrai a moléstia, a qual lhe é transmitida pela mãe: Limão. Aplicar gelo sobre o nariz e o pescoço. Consultar um médico em caso de muita perda de sangue.

553. Hemólise: Destruição dos glóbulos vermelhos do sangue, com liberação de hemoglobina.

554. Hemorragia interna: Barbatimão (irrigação vaginal), canforeira (chá), casca-de-anta, mil-em-rama (chá), bolsas-de-pastor (chá), assa-peixe (raiz), urtigão (raiz chá), fumeiro-brabo (casca da raiz chá), cavalinha (chá), erva-cidreira (chá).

555. Hemorragia nasal: Batata-de-purga, bolsas-de-pastor, flor-da-noite.

556. Hemorragia uterina: hemorragia do útero; o mesmo que uterorragia; algodoeiro: Bolsas-de-pastor. Consultar um médico.

557. Hemorragia: Derramamento de sangue para fora dos vasos que o devem conter; perda copiosa de sangue. Açoita-cavalo (chá), arnica (chá), assa-peixe (chá da raiz), aveia, bananeira (suco da ponta do cacho), bambu (chá da foligem branca nos entre os nós), barbatimão, cavalinha (chá), bolsas-de-pastor (chá em qualquer caso de hemorragia), calêndula (chá), cambuí (chá), canela (chá), capim-de-burro (chá), erva-tostão (chá), casca-de-anta (chá), erva-de-passarinho (chá das folhas), erva-silvina (chá), gerânio (folhas), girassol (folhas e semente), cordão-de-frade (chá), cenoura (chá), guaxuma (aplicação externa), guaçatonga, fumeiro-brabo (casca da raiz aplicação externa), erva-de-bicho (chá), guandu (chá), mil-em-rama (chá), limão (suco), guaraná, parreira (folhas em pó), nogueira (chá), pervínca (chá), rabo-de-cavalo (chá), romã (chá folhas e flores), salsa (folhas esmagadas, pôr bolinha no nariz que sangra), salva (chá), sete-sangrias (chá), sarçamora (chá e aplicação externa), sempre-viva (chá), taquaruçu (cinza, uso externo), trapoeraba (uso interno e externo), sucupira (chá), tansagem (chá), urtiga, urtigão (chá), urucu (semente em pó, aplicação externa), uva (semente torrada), pó de casca de ovo (uma colher de chá por dia), algodoeiro, aroeira, erva-de-bicho, jambolão, jatobá, jequitibá, lanciba, quina-do-mato, urtiga-branca, verna, aperta-ruão, acerola, burahen, jaborandi, lungaciba, mangue-vermelho, piper, quina-do-mato. Banhos frios de assento.

558. **Hemorroida:** Dilatação varicosa das veias do reto e/ou do ânus. As hemorroidas podem ser sintomáticas ou idiopáticas. Sintomáticas são as que derivam de causas gerais ou locais de estagnação nas veias do abdômen. Idiopáticas, as que se desenvolvem sem causa preciável ou sob a influência de vida sedentária, de alimentação muito abundante e, abuso de carnes, de temperos, de álcool, por indivíduos hereditariamente predispostos: Alecrim, arnica-mineira, camomila-da-alemanha, cascarilha, castanha-da-índia, chagas-de-são-sebastião, centelha asiática, cerefólio, fumária, fruto de bicuíba, limão, mariricó, melão-de-são-caetano, mil-em-rama, pariparoba, pau-d'álho, persicária, piper, raiz de caixeta, sabugueiro, trapoeraba, ulmária, ginkgo biloba, clorofila, açafrão, alcachofra, (Alcachofra), acelga, óleo de alho, araçá, artemísia-do-campo, assa-peixe, batata-inglesa (supositório), barba-de-bode, barba-de-velho (pomada), bardana, beladona (pomada), douradinha, bergamoteira, buxo (folhas), cacto (supositório), chuchu (supositório), caixeta (banhos e tomar), carqueja, calêndula (pomada e chá), café (pó aplicar), caroba, cana-do-brejo, coerana (chá e aplicar), couve (vapores), cipó-d'alho, erva-de-bicho (tomar e fazer banhos), erva-de-santa-maria, erva-de-lagarto, erva-tostão, erva-macaé (pomada e chá), fedegoso, figo, guabirobeira, hortelã, guiné, jurubeba, macela (vapores), maravilha, mandioca (chá dos brotos), manjericão, maracujá, noz-moscada, parreirinha-do-mato, pata-de-vaca, pé-de-galinha, piteira, pepino, rainha-da-noite, serralha-brava, solda-com-solda, taiuiá, tansagem, tomate, urtiga, verbasco (banhos), vinagreira (banhos), hemorroidas com hemorragias (banhos de assento com água fria e tomar líquidos). Para descongestionar, banhos quentes com verbasco, psyllium phytomare, castanha-da-índia, chagas-de-são-sebastião, raiz-de-caixeta. Em caso de ataque agudo, com derramamento de sangue, aplicar banho de assento frio, de 3 a 4 minutos de duração. Regime alimentar adequado; beber líquidos em abundância.

559. **Hemoptise:** Hemorragia broncopulmonar. A emissão do sangue pelas vias respiratórias e/ou boca, por laceração dos vasos sanguíneos de calibre

mais ou menos grosso dos brônquios ou dos alvéolos pulmonares, produzida por alteração de suas paredes, por aumento da pressão interna, por estorvo do sistema nervoso vasomotor ou por ruptura de um aneurisma: Aroeira, buranhém, cipó-chumbo, erva-dutra, erva-tostão, jaborandi, urtiga-vermelha, castanha-da-índia. Buscar o médico.

560. **Hemostático:** Diz-se de ou agente medicinal estancador de hemorragias; anti-hemorrágico: Açoita-cavalo (chá), arnica (chá), assa-peixe (chá da raiz), aveia, bananeira (suco da ponta do cacho), bambu (chá da foligem branca nos entre os nós), barbatimão, cavalinha (chá), bolsas-de-pastor (chá em qualquer caso de hemorragia), calêndula (chá), cambuí (chá), canela (chá), capim-de--burro (chá), erva-tostão (chá), casca-de-anta (chá), erva-de-passarinho (chá das folhas), erva-silvina (chá), gerânio (folhas), girassol (folhas e semente), cordão-de-frade (chá), cenoura (chá), guaxuma (aplicação externa), guaçatonga, fumeiro-brabo (casca da raiz, aplicação externa), erva-de-bicho (chá), guandu (chá), mil-em-rama (chá), limão (suco), parreira (folhas em pó), nogueira (chá), pervínca (chá), rabo-de-cavalo (chá), romã (chá folhas e flores), salsa (folhas esmagadas, pôr bolinha no nariz que sangra), salva (chá), sete-sangrias (chá), sarçamora (chá e aplicação externa), sempre-viva (chá), taquaruçu (cinza uso externo), trapoeraba (uso interno e externo), sucupira (chá), tansagem (chá), urtiga, urtigão (chá), urucu (semente em pó, aplicação externa), uva (semente torrada), pó de casca de ovo (uma colher de chá por dia), algodoeiro, aroeira, erva-de-bicho, jambolão, jatobá, jequitibá, lanciba, quina-do-mato, urtiga-branca, verna, aperta-ruão, Acerola, burahen, jaborandi, lungaciba, mangue-vermelho, piper, quina-do-mato. Banhos frios de assento.

561. **Hepático:** Condicionadora do fígado; estimula, protege as funções do fígado: Boldo-do-chile, capeba/pariparoba. (Ver fígado)

562. **Hepatite:** Inflamação do fígado: Alcachofra, (Alcachofra), quebra-pedra, flor-de-coral, guapeva, limão, celidônia, fragaria. Ver fígado.

563. **Hepatoprotetor:** Ação protetora no fígado; que tem a propriedade de proteger o fígado contra agressões, tais como as provocadas por substância que costumam causar hepatite. (Ver fígado)

564. **Hepatotônico:** Tonifica as atividades do fígado. (Ver fígado)

565. **Hepatotóxico:** Tóxico para o fígado. Existem algumas ervas que, consumidas em certa quantidade, pode intoxicar o organismo, assim também muitos remédios.

566. Hermafrodita: Flor que possui os dois sexos, masculino e feminino.

567. Hérnia: Projeção de uma alça intestinal do apíploon ou de outra víscera abdominal através de uma cavidade natural ou acidental. As causas predisponentes são os esforços, ou exercícios violentos, os gritos (nas crianças), a tosse insistente (nos velhos). Para que a hérnia possa produzir-se, entretanto, é necessário que os tecidos se encontrem em estado de franco relaxamento, ou que subsista no indivíduo predisposição congênita. Qualquer que seja a sede, a hérnia forma um tumor, às vezes, considerável, mole, indolente, não flutuante, reduzível à pressão; cipreste ou tuia (aplicar em compressas através do cozimento das frutas); beladona (compressas com as folhas ou de cozimento); hortência (aplicação das folhas); samambaias (aplicar como compressas); breu-em-pó (batido com clara de ovo, aplicar); gengibre em pó (aplicar). Usam-se cintos apropriados para corrigir o mal; cataplasmas de cana-do-brejo para ajudar no tratamento. Quando este meio não surte resultado, recorre-se a uma intervenção cirúrgica.

568. Herpes simples: Doença aguda, produzida por vírus e caracterizada pela formação de grupos de vesículas na pele e membranas mucosas, tais como bordas dos lábios e narinas, superfícies mucosas genitais.

569. Herpes: Dermatose que se caracteriza por vesículas elevadas sobre uma base inflamada: Amor-perfeito (fazer banhos com a infusão das folhas e flores); araroba (banhos); bardana (chá), capim-rei, cará, cará-inhame (ralar e aplicar); canela, sassafrás, doce-amargo (banhos); ipê (chá); japecanga (chá); sucupira (semente, tomar o chá); timbó-boticário (banhos); limão, maravilha, trapoeraba, unha-de-gato, guaçatonga. Compressas quentes, dieta leve.

570. Herpes-zoster: Doença aguda, produzida por vírus, caracterizada por inflamação de um ou mais gânglios de raízes nervosas dorsais ou de gânglios de nervos cranianos. Apresenta-se como erupção vesicular dolorosa, na pele ou nas membranas mucosas, que se distribui ao longo do trajeto de nervos sensitivos, periféricos originados nos gânglios afetados.

571. Hidratante: Trata a pele com uma substância que devolve a umidade natural. (Ver um link sobre a "água hidratante")

572. Hidrocele: Derramamento seroso na túnica vaginal, ou na túnica que circunda os testículos: Limão. Sendo volumosa a bolsa da hidrocele. Consultar um médico.

573. Hidrofobia: Doença produzida por inoculação do vírus rábico por meio da mordedura de animais raivosos ou por outra forma, e que se manifesta por sensação de ardor e de estreitamento, na garganta, por espasmos convulsivos, excesso de furor, e quase sempre, pela aversão à àgua. A doença aparece ordinariamente de 30 a 50 dias depois da mordedura; desenvolvida, dura de 3 a 9 dias, e os doentes morrem geralmente depois de 4 a 9 dias em meio a uma modorra letárgica e após uma fase de atrozes espasmos, se não forem tomadas urgentes medidas: Limão. Buscar o médico imediatamente após o contato. Sobre a mordedura deve-se, imediatamente, expremer limão em abundância no local, e também beber o suco de 30 a 40 limões. A planta chamada "cainca" é igualmente indicada. Os banhos de vapor ou os suadores em geral expulsam as substâncias morbosas do corpo, ajudam a diminuir o perigo. Estes são os recursos de que se deve lançar enquanto se espera pelo médico.

574. **Hidropisia:** Derramamento de líquido orgânico ou de serosidade num tecido celular ou em uma cavidade do organismo; acumulação anormal de líquido seroso em tecido ou cavidade do corpo: Abútua, acariçoba, artemísia, bardana, cainca, cardo-santo, carnaúba, cipó-imbé, cocleária, coerana, erva-de-bugre, erva-tostão, fedegoso, gameleira, jurubeba, lentilha-d'água, limão, losna, maravilha, parietária, pinhão-do-paraguai, poejo, quebra-pedra, sabugueiro, trapoeraba, urtiga-vermelha, alfavaca, ananás, abacateiro, caapeva (pariparoba), canjerana, caraguatá, caroba, celidônia, guiné, gergelim, jaracatiá, sucupira, pega-pinto, umbu (folha), zimbro, caincá, salsa, sapé, beldroega, capim-pé-de-galinha, tansagem, allium sativum, cana-do-brejo, cavalinha, congonha-de-bugre, porangaba, chá-mineiro, chapéu de couro, cipó-cruzeiro, douradinha-do-campo, cabelo-de-milho, jasminium arabicum, karatá, mastru-ço, pau-d'alho, perna-de-saracura, tomba, trianosperma. Consultar um médico.

575. **Hifema:** Hemorragia da câmara anterior do olho: Hipoema.

576. **Higienizante:** Asseia a pele tornando-a saudável.

577. **Hiperacidez:** Com teor de acidez acima do normal: Espinheira-santa, açoita-cavalo, amora-do-mato, anis, araçá-do-campo, bardana, boldo-do-chile, camboatá, caqui, cipó-mil-homens, erva-cidreira, erva-de-raposa ou santos-filho, endro, funcho, gengibre (bulbo), hortelã, juá (chá 5 frutinhas), laranja (casca), limão, losna, louro-preto, mamica-de-cadela (casca), paratudo (casca), pariparoba, pasto-de-anta, picão (folha e flor), pitanga, poejo, quebra-pedra, tansagem, paineira (casca), carqueja, carvão vegetal.

578. **Hiperatividade na infância:** Lecitina de Soja.

579. **Hipercloridria:** Aumento da produção de ácido clorídrico no estômago, dando sensação de queimação; excesso de ácido clorídrico no suco gástrico: Limão, robínia acácia-falsa.

580. **Hipercolesterolemia:** Aumento dos níveis de colesterol no sangue; Taxa normal 200mg%; suspeita 220 a 260; alta 260 a mais. Taxa dos triglicerídios normal 150 mg: suspeito 150-200; alta 200 a mais: Óleo de alho, carvão vegetal, alcachofra, (Alcachofra), acerola, lecitina de soja, lecitina de sgja phytomare, berinjela, girassol, alfafa, parietária, chapéu de couro, sete-sangrias, quitosana phytomare, chá-mineiro, congonha-de-bugre, vinagre de maçã (3 colheres de sopa por dia); farelo de aveia, óleo de peixe phytomare, gelatina de peixe, guaraná, alecrim, camomila, melissa, óleo de menta, pata-de-vaca, salva. Seguir regime alimentar, fazer jejum periódico. Usar chás laxantes e diuréticos. Evitar abuso de gorduras, farinhas e açúcar.

581. **Hiperglicemia:** Excesso de glicose no sangue, característico da diabetes: Abajerú, acerola, agrião, araçá-do-campo, avenca, bardana, cajueiro, carambola, carqueja, cedro (casca), centeio, cerefólio, dente-de-leão, garra-do-diabo, gerânio, gervão, gervãozinho, grapiapunha, inhame-branco, insulina-vegetal, jambo, jambolão (tintura ou o pó da semente), jucá, jurubeba, erva-de-passarinho, erva-pombinha, gimnema, laranja (chá da semente), limão, macela, mançanilha, morrião, nogueira (folhas), óleo de eucalipto, oliveira, quebra-pedra, pau-ferro, pedra-ume-caá (folhas), pata-de-vaca, pau-amargo, pessegueiro (folhas), picão, poáia-branca, romã (casca ou folhas), rúcula, sabugueiro (chá), stevia, sucupira, tremoco (o pó de 3 grãos por dose), urtiga-branca, urtiga-vermelha, yacon.

582. **Hiperplasia da próstata:** Aumento benigno da próstata devido à multiplicação das células que a compõem ou devido ao aumento do tamanho das células.

583. **Hiperplasia prostática benigna:** Saw-palmetto.

584. **Hipertensão arterial:** Pressão alta; tensão acima do normal exercida pelo sangue sobre as paredes dos vasos de um determinado órgão; tensão alta; a tensão normal oscila entre 12 a 14 (máxima) e 6,5 a 9 (mínima). Acima destes números, diz-se que há hipertensao. Ocorre comumente depois dos 50 anos, mas seu prognóstico é tanto mais grave quanto mais jovem for o paciente. Pode ter as mais diversas causas, porém nos adultos resulta principalmente da sífiles, obesidade e alcoolismo, afecções cardiorrenais e distomas neurovegetativos; seguir um regime de verduras e frutas. Plantas que ajudam a baixar a pressão e na arteriosclerose diminuim a gordura nas artérias: Acácia (20 folhas), agárico (tintura de 10 a 20 gotas por dia), agrião, alfavaca, ameixa-amarela, amora-branca, araticum, arnica (chá ou tintura), alecrim, óleo de alho (puro ou em gotas), assucará (casca), cacto (chá), cana-de-milho, castanha (folha), cauda-de-cavalo

(depurativo), céleri, chuchu (chá), dente-de-leão (depurativo), erva-de-bugre (baixa a pressão e emagrece), erva-de-passarinho, espinho-branco, ervilha, feijão (vagens), folhas de cana-de-açúcar, fumeiro-bravo, giesta (nas complicações da vista), guaiaco, guabiroba, guaxuma, jaracatiá, mamão, maracujá (na insônia), mil-em-rama, oliveira (tintura das folhas), paineira ou algodão-do-mato, pariparoba, pita, pitanga, santos-filho ou erva-de-raposa, salva, sabugo-de--milho, sabugueiro, samambaia (de talo escuro), sete-sangrias (depurativo e emagrece), sete-capotes , tarumé, tília (flor), urtiga-branca, vacum, valeriana (uma colherinha, três vezes ao dia), sementes de bergamota (esmagar e deixar de molho e tomar um copo pela manhã), sarçamora (folhas), berinjela, alcachofra, embaúba, quebra-pedra, cabelo-de-milho, cascas de maçã, casca de chuchu, chá de alpiste, cavalinha, graviola, hibiscus, raiz de cana, perna-de-saracura, chá de colônia, semente se salsa, suco de limão, acariroba, bardana, abacateiro, stévia, douradinha, mel puro, spirulina phytomare, óleo de peixe phytomare, cálcio de ostras enriquecido, magnésio, sal light; comer diariamente 1 a 2 quilos de peras, durante uns 10 dias. Banhos: de tronco, com fricções, banhos de calor crescente, compressas (quentes e frias), duchas (da cintura para baixo). Banhos de vapor são processos sudoríficos. Regime alimentar adequado.

585. **Hipertensivo:** Que favorece o aumento da pressão arterial; hipertensor. (Ver hipertensão arterial)

586. **Hipertensor:** hipertensivo; medicamento que serve para elevar a tensão ou pressão arterial; que aumenta a pressão sanguínea. (Ver hipertensão arterial)

587. **Hipertiroidismo:** Presença de quantidades excessivas de hormônio da tireoide no sangue (seja devido a funcionamento anormal de glândula, seja por administração farmacológica) ou o estado orgânico resultante, que se manifesta por intensificação da atividade metabólica do organismo. Aumento do volume da tireoide, emagrecimento, taquicardia e outros sintomas; hipertireoidismo.

588. **Hiperuricemia:** Taxa anormalmente alta de ácido úrico no sangue: Agrião, alcachofra, (Alcachofra), arnica-do-mato, batata-de-sucupira, chá-mineiro, chapéu de couro, cipó-prata, cloreto de magnésio, congonha-de-bugre, cordão-de-frade, dente-de-leão, douradinha-do-campo, erva-pombinha, ca-belo-de-milho, guaco, japecanga, limão, pau-ferro, quebra-pedra, salsaparilha, samambaia, uva-do-mato, gelatina de peixe, abacateiro (folhas), alfavaca, beldroega, capim-pé-de-galinha, cipero, cardo-santo, chuchu, chá-de-bugre, erva-tostão, grama, losna, melancia, pixirica, sabugueiro, salsa (raiz), tiririca, trapoeraba, urtigão.

589. Hipnótico: Provoca hipnose, sono; que facilita e provoca o sono: Valeriana.

590. Hipo: Alternativas de contração e relaxamento da íris: Angélica.

591. Hipocolesterolêmico: Relativo a ou que apresenta hipocolesterolemia; reduz o colesterol sanguíneo: Chá-verde.

592. Hipocondria: Estado psíquico caracterizado por depressão nervosa e mórbida e preocupação com a própria saúde. Considera-se, modernamente, como uma nevrose, vizinha, por um lado, da lipemania e de melancolia verdadeira, e por outro da neurastenia; afecção mental em que há depressão e preocupação obsessiva com o próprio estado de saúde. O doente, por efeito de sensações subjetivas, julga-se preso a condições mórbidas na realidade inexistentes e passa a procurar, permanentemente, tratamentos que, além de descabidos, são muitas vezes perigosos (medicações, intervenções cirúrgicas etc.); tristeza profunda; melancolia: Alfazema, badiana, cardo-santo, erva-cidreira, fumária.

593. Hipoglicemia: Diminuição da quantidade normal de glicose no sangue.

594. Hipoglicemiante: Hipoglicêmico; que diminui a concentração de açúcar no sangue; que reduz as taxas de glicose do sangue; substância que provoca diminuição da concentração ou taxa de glicose no sangue: Abajerú, acerola, agrião, araçá-do-campo, avenca, bardana, cajueiro, carambola, carqueja, cedro (casca), centeio, cerefólio, dente-de-leão, garra-do-diabo, gerânio, gervão, gervãozinho, grapiapunha, inhame-branco, insulina-vegetal, jambo, jambolão (tintura ou o pó da semente), jucá, jurubeba, erva-de-passarinho, erva-pombinha, gimnema, laranja (chá da semente), limão, macela, mançanilha, morrião, nogueira (folhas), óleo de eucalipto, oliveira, quebra-pedra, pau-ferro, pedra-ume-caá (folhas), pata-de-vaca, pau-amargo, pessegueiro (folhas), picão, poáia-branca, romã (casca ou folhas), rúcula, sabugueiro (chá), stevia, sucupira, tremoco (o pó de 3 grãos por dose), urtiga-branca, urtiga-vermelha, yacon, óleo de alho.

595. Hipoglicêmico: Hipoglicemiante; reduz os índices de glicemia (açúcar) do sangue.

596. Hiposecretora: Ação redutora nas secreções.

597. Hipotensão arterial: Tensão abaixo do normal exercida pelo sangue sobre as paredes dos vasos de um determinado órgão; pressão baixa, tensão baixa.

598. Hipotensor: Hipotensivo; abaixa a pressão sanguínea; medicamento que serve para baixar a tensão ou pressão arterial: Alfafa, arnica (flores), aveia (preparada do modo que mais gostar), cardo-marinho, canela, capim-cidrão, cenoura, centeio e trigo tostados e moídos num caldo de carne, cevada, espinho-branco (regulariza a pressão), limoeiro-da-pérsia (a casca da fruta), malte (mingau), pêra (fruta), pita (chá), serralha-braba, salva, sálvia-cidreira, salsa (chá das folhas e raízes), vinho natural, avelã (fruta), bolsas-de-pastor, casca-de-anta.

599. Hipotiroidismo: Insuficiência da atividade fisiológica da glândula tireoide; má condição orgânica resultante dessa diminuição acentuada, caracterizada por baixa taxa metabólica e perda de vitalidade.

600. Hipotonia: Tonicidade ou tensão diminuída; hipotensão.

601. Hipotônica: Que tem concentração de soluto suficientemente baixa para perder água para outra solução através de uma membrana seletivamente permeável.

602. Histeria: Neurose complexa, mais frequente no sexo feminino, caracterizada por convulsões, perturbações intelectuais (mania de exageração, simulação etc), podendo entretanto se apresentar sem acessos convulsivos: Alecrim de jardim, angélica, angelicó, camomila-romana, fumária, losna, manjerona, abútua (chá), agoniada (chá), alface (chá), artemísia (chá), açoita-cavalo (chá), capim-cidreira (chá), capim-cheiroso (chá), catinga-de-mulata, cerefólio, coentro, corticeira, cordão-de-frade, coronha, erva-cidreira, marroio-branco, melissa, quitoco, poejo, malva, sálvia-cidreira.

603. Hldropisla: Derramamento de líquido seroso em tecidos ou em cavidade do corpo; a causa pode ser renal, cardíaca ou circulatória: Abútua, óleo de alho, bowdichia, cainca, cana-do-brejo, cavalinha, congonha-de-bugre, po-rangaba, chá-mineiro, chapéu de couro, cipó-cruzeiro, douradinha-do-campo, cabelo-de-milho.

604. Holoenzima: Complexo formado por uma enzima e seu cofator (substância que ativa a enzima).

605. Homeostase: Estado de equilíbrio das diversas funções e composições químicas do corpo (p.ex., temperatura, pulso, pressão arterial, taxa de açúcar no sangue etc.): Agaricus blazei.

606. Homeopatia: Remédios homeopáticos não causam efeitos colaterais e não têm problema nenhum misturar com outros medicamentos ou ervas, também não são sedativos nem causam sonolência. Aqui vão alguns deles: Arsenicum álbum: para quem é profundamente preocupado com a saúde. Calcarea carbônica: para quem está se sentindo sobrecarregado por causa das obrigações.

Gelsemium: para quem tem medo de falar em público ou medo de ir ao médico/ dentista. Ignatia amara: para pessoas sensíveis que ficam ansiosas por causa de uma perda ou decepção amorosa. Kali phosphoricum: para pessoas que se assustam com facilidade. Lycopodium: para ansiedade causada por muitas responsabilidades e medo do fracasso. Natrum muriaticum: para insônia causada pela ansiedade que piora à noite. Phosphorous: para ansiedade causada por falta de autoconfiança. Pulsatilla: para ansiedade causada por mudanças hormonais e carência emocional. Silica: para o estresse provocado pelo perfeccionismo.

607. **Icterícia:** Pele, membranas, mucosas e secreções amarelas resultantes de uma alteração do sangue por absorção da bílis, e que se caracteriza por amarelidão anormal da pele, das escleróticas e de urina; afecção que se caracteriza por amarelidão anormal dos tegumentos pelo derrame da bílis nos tecidos do corpo e no sangue; nota-se pela cor amarela da pele e do globo ocular: Óleo de alho, alcachofra, (Alcachofra), alfafa (raiz), alfazema, anis, artemísia, azedeira, bananeira (água – 1 litro por dia), cabelo-de-milho, cardo-santo, carqueja, capim-sapé, celidônia, cenoura, chá-de-frade, chicória, coerana, coqueiro (flor e raiz), cipó-chumbo, cipó-mil-homens, cravo-do-mato, dente-de-leão, erva-cidreira, erva-tostão, fumeiro-brabo, guapeva, guaxuma, hortelã, jurubeba, losna (sem açúcar), laranja (suco), limão (suco), macela (fervida em vinho), pau-para-tudo, parreirinha-do-mato, pariparoba, pepino (suco), pita, picão (raiz), ruibarbo, salsa, verônica, abacateiro, beijo-de-moça, cipó-escada, calêndula. Ao levantar, duas a três gemas de ovo com água açucarada, saponária, fragaria. Consultar um médico para descobrir a causa e tratá-la.

608. **Impetigo:** Inflamação da pele com pústulas insufladas.

609. **Impaludismo:** Doença aguda ou crônica causada pela presença de parasitos apicomplexos do gen. Plasmodium nos glóbulos vermelhos do sangue; é transmitida de pessoa infectada a pessoa não infectada pela mordida de mosquitos do gen. Anopheles e caracteriza-se por acessos periódicos de calafrios e febre que coincidem com a destruição maciça de hemácias e com a descarga de substâncias tóxicas na corrente sanguínea ao fim de cada ciclo reprodutivo do parasita; febre palustre, maleita-brava; maleita; agoniada, angélica, angelicó, caferana, capim-cidreira, cardo-santo, cascarilha, centáurea-do-brasil, centáurea-menor, coerana, coração-de-jesus, eucalipto, juazeiro, jurubeba, limão, marupá, mil-em-rama, picão-da-praia, tinguaciba, três-folhas-vermelhas, verônica. Fazer jejum durante 7 ou 8 dias, pelo menos, não tomando nenhum alimento. Tomar

purgante e lavagem intestinal diariamente. Nos primeiros 3 dias de tratamento, tomar duas lavagens intestinais diárias, uma de manhã e outra à noite. Espremer, na água de cada lavagem, o suco de 2 limões. Tomar diariamente um banho de vapor. Tomar, de 2 em 2 horas, meia xícara de suco de limão diluído em água, meio a meio. Quando há calafrio, tomar banho quente completo; quando há sensação de calor, tomar banho de chuveiro em água fria. Com este tratamento pode-se curar a doença dentro de poucos dias, mas antes, procure um médico.

610. Impingem: Designação vulgar comum a várias dermatoses; dermatose contagiosa: Algodoeiro (chá da casca da raiz), bardana (chá), cará, caroba (casca), calêndula (cataplasma), chapéu de couro (chá), cravinho-do-campo (lavar), cipó-açougue (chá), cipó-suma (chá), douradinha-do-campo, erva-de--são-caetano (banhos), fedegoso (cataplasma), farinha-seca (banhos), ipê (cascas chá), limoeiro (casca), mamão-macho (flor), melão-de-são-caetano (banho), erva-de-são-joão, pau-pombo (chá), sete-sangrias (banhos), trapoeraba (aplicar suco), velame-do-campo (folha e cataplasmas, grãos de feijão em farinha com vinagre (aplicar).

611. Impotência: Incapacidade anatômica ou fisiólogica para realização das funções normais: Algodoeiro, limão, marapuama, tatuaba, catuama, cipó-cravo, confrei, seiva de jatobá, japeribá, cedro rosa, panax ginseng, ginseng brasileiro, guaraná com ginseng brasileiro, catuaba, manjerona.

612. Impotência sexual: Óleo de alho, aroeira, cambuí, castanha-caju, amendoim, bambu, baunilha, cenoura, cipó-jarrinha, celidônia, damiana, feno-grego, funcho, noz-moscada, sálvia, trigo, cereais (gérmem), panax ginseng, ginseng brasileiro, achyrocline satureioides marcela-do-campo, anemopaegma arvense catuaba, armeniaca vulgaris damasco, baccharis articulata carqueja-doce, baccharis crispa carqueja, baccharis trimera carqueja, cananga odorata ylang-ylang, corynanthe johimbe iohimbina, drimys granatensis casca-d'anta, drimys winter casca-d'anta, erythroxylum vacciniifolium catuaba, jatrorrhiza palmata calumba, lisianthus pendulus genciana, paullinia cupanaguaraná, ptychopetalum uncinatum marapuama, serenoa repens saw palmetto, tribulus terrestris tribulus, turnera aphrodisiaca damiana, tynanthus elegans cipó-cravo, vanilla planifolia baunilha, zingiber officinale – gengibre.

613. Imunoestimulante: Que aumenta a imunidade; que aumenta a resistência do corpo contra infecções: Erva-botão, unha-de-gato, echinácea, camapú, acerola, centelha asiática, óleo de fígado de bacalhau, óleo de germe de trigo, agaricus blazei.

614. Inapetência: Falta de apetite; alecrim de jardim, alfazema, angelicó, cambuí, casca-de-anta, centáurea-do-brasil, centáurea-menor, funcho, limão, quebra-pedra, tinguaciba, boldo-do-chile, carqueja, manjerona, gengibre, losna, alfafa, camomila, chá-de-bugre, cipó-cravo, cipó-mil-homens, cominho, crisântemo, erva-cidreira, gengibre, laranja-do-mato, pau-caxeta, quina, quitoco, salva, paratudo.

615. Inchaço: Cana-do-brejo, erva-moura, pacová, óleo de prímula, trevo-cheiroso, carvão vegetal, quebra-pedra, boldo-do-chile.

616. Incontinência da urina: incontinência urinária: Serenoa repens, alfafa (raiz). Abóbora (cozimento das flores); aroeira, agrimônia, arruda, buxo (para as crianças); avenca, cabelo-de-porco, cipreste, carvalho, óleo-de-copaíba, chorão, crisântemo, damiana, mil-em-rama, quebra-pedra, romã, uvarana, vassoura (limpar a casa com chá da semente). Educar a vontade segurando a urina o mais possível durante o dia. Tomar pouca água ao anoitecer. Tomar bastante mel puro ou açúcar no chá ou no café à noite.

617. Incontinência: Emissão involuntária de substâncias cuja excreção está sujeita à vontade.

618. Indigestão: Digerir mal: Açafrão, agrião, alecrim, alfavaca, anis, azedinha, bardana, camboatá, camomila, capim-cidreira, carqueja, carrapicho-rasteiro, casca-de-anta, cebola, cipó-mil-homens, fel-da-terra, gervão, corticeira, boldo--do-chile, endro, erva-cidreira, espinheira-santa, funcho, jurubeba, laranjeira--do-mato, louro, macela, mamão, manjerona, maracujá, maria-mole, paratudo, picão, pita, quássia, quina, salsa, salva, sene, laranjeira-brava, urtiga-vermelha, anis-estrelado, artemisia (Artemisia annua), bálsamo, boldo-do-chile, erva--mate, estragão, louro, alcachofra, (Alcachofra), tanaceto, levedo de cerveja.

619. Infarto: Necrose da região de um órgão produzida pela parada súbita da circulação arterial.

620. Infecção: Enfermidade causada pela presença e desenvolvimento no interior do organismo de uma ou mais variedades de agentes vivos patogênicos (bactérias e vírus); contaminação.

621. Infecção intestinal: Enterite; carvão vegetal, óleo de alho, araruta (polvilho), arroz (água), alecrim, barba-de-velho, beldroega, carurubravo, cenoura, cevada, cebola-do-mar, celidônia, cipó-escada, confrei, couve, espinheira-santa, goiabeira, erva-doce, limão, linho (semente), maçã, malva, erva-de-são-joão, salva, tansagem (sementes), algodoeiro, alteia, artemísia, batata-de-purga, louro-preto.

218 | Fitoenergia: terapias holísticas, espirituais e naturais

622. **Infertilidade:** Estado do que é infértil ou improdutivo; havendo ainda possibilidades fisiológicas: Óleo de alho, aveia, cenoura, baunilha natural, o uso prolongado da chicória selvagem das roças, como dente-de-leão, espinafre, gerânio, framboesa, groselha, regime rico em vitaminas A, B, D, E, verduras, joão-da-costa, timão, pão integral, trigo integral, vitamina E, fígado-de-peixe, óleo-de-peixe, leite não desnatado, sálvia (mais para as mulheres) 3 xícaras por dia, chá de 40g, lentilhas, maca-peruana, vitamina e minerais, chlorella.

623. **Inflamação da bexiga:** Agoniada, algodoeiro, cana-do-brejo, óleo-de-copaíba, aperta-ruão, casca de jatobá, cipó-cabeludo, douradinha-do-campo, cabelo-de-milho, parietária, angelicó, óleo de boragem, erva-tostão, quebra-pedra, alcachofra, (Alcachofra), óleo de eucalipto, urinária. Beber água em abundância. Nos casos graves, consultar um médico.

624. **Inflamação da boca:** Acerola, amora e romã.

625. **Inflamação da garganta:** Bolsas-de-pastor, carqueja, cascarilha, jequitibá, tomilho, sensitiva e casca da romã.

626. **Inflamação da gengiva:** Limão, tanchagem, acerola, amora, azeitona, figo; fazer bochechos com chá de arnica, cedro (casca), folha-da-fortuna, goiabeira, salva, tansagem, malva, azedinha-do-brejo.

627. **Inflamação da pele:** Alteia, angélica, aroeira, agrião, amor-perfeito (folhas e flores), batata-de-purga, bardana, bergamota, bolsas-de-pastor, camomila-da-alemanha, capuchinha-grande, cará, coerana, caroba, cavalinha, cerefólio, cinco-folhas, cocleária, colorau, curraleira, carobinha-do-campo, cipó-suma, chapéu de couro, coronha (semente), douradinha-do-campo, erva-de-bugre, erva-moura, erva-macaé, espinheira-santa, erva-de-passarinho, fedegoso, feijão (pó com vinagre), fumária, guaçatonga, guaiaco, guapeva, inhame-branco, inhame-roxo, japecanga, ljuati, imão, língua-de-vaca, maravilha, marinheiro, mil-em-rama, melão-de-são-caetano, marupá-do-campo, mamão, nogueira, óleo-de-copaíba (5 a 10 gotas de óleo com água, tomar), pixirica, sabugueiro, salsaparrilha, sassafrás, sensitiva, sete-sangrias, sucupira, taiuiá, tarumã, tansagem, tuia, trapoeraba, urtiga-vermelha, velame-do-campo, velame-do-mato. (Ver eczema, erisipela, depurativos de sangue e alergias)

628. **Inflamação da vesícula biliar:** Alcachofra, (Alcachofra), boldo-do-chile, celidônia, limão. Beber água em abundância. Aplicar compressas quentes, de 3 em 3 horas. Nos casos graves, consultar um médico.

629. Inflamação das vias urinárias: Quebra-pedra, camomila-da-alemanha, alçacruz, carqueja.

630. Inflamação do baço: Esplenite; aplique um pano umedecido em água de cal; agrião, arruda, artemísia, aspargo, cancrosa, carqueja, dente-de-leão, erva-tostão, jurubeba, moranguinho, picão, quina, rúcula, salsa, juá-de-capote, pariparoba, acariçoba, alfazema, mulungo.

631. Inflamação do estômago: Gastrite; tomar um dos seguintes chás entre as refeições: Almeirão, acelga (folhas), arroz (água da semente), artemísia, bardana, beldroega, açoita-cavalo, cálamo-aromático, calêndula, carqueja, chicória, couve (folha suco), casca-de-anta, cevada (semente), dente-de-leão, espinheira-santa, girassol, linho (semente), groselheira, erva-macaé, hortelã, marroio-branco, malva, mamica-de-cadela (casca), erva-de-são-joão, paineira, saião, sálvia, melissa, tansagem, trapoeraba, zedoária, zínia.

632. Inflamação do fígado: Hepatite: Alcachofra, (Alcachofra), quebra-pedra, flor-de-coral, guapeva, limão, celidônia, fragaria.

633. Inflamação do intestino grosso e reto: Óleo de alho, carvão vegetal, araruta (polvilho), arroz (água do arroz), alecrim, barba-de-velho, beldroega, carurubravo, cenoura, cevada, cebola-do-mar, celidônia, cipó-escada, confrei, couve, espinheira-santa, goiabeira, erva-doce, limão, linho (semente), maçã, malva, erva-de-são-joão, oliveira, salva, tansagem (sementes), algodoeiro, alteia, artemísia, batata-de-purga, louro-preto.

634. Inflamação do seio das lactantes: Alfavaca, cerofólio. (Ver seios/mamas)

635. Inflamação do útero: Metrite; cruá, jequitibá, limão, quitoco.

636. Inflamação do ventre: Alçacruz.

637. Inflamação dos rins: Nefrite; parietária, cana-do-brejo, óleo de boragem, erva-tostão, eucalipto, limão, alcachofra, (Alcachofra). Nos casos graves tomar água em abundância e consultar um médico. Tomar banho quente todas as noites, antes de se deitar. Regime de frutas e verduras. Tomar sucos e água em abundância, a menos que haja edemas. (Ver rins)

638. Inflamação reumática: Abacateiro (folhas), acelga (suco), açoita-cavalo (casca), alfavaca, alcachofra, (Alcachofra), alfazema, alecrim, óleo de alho, amor-perfeito, amora-do-mato, angélica, araticum, arnica, aroeira, arruda, artemísia, aveia, avenca, babosa, bardana, beladona, batata-inglesa (compressas), buxo, (folhas), camomila, caneleira, chapéu de couro, caroba, cardo-santo, carnaúba, carqueja, catinga-de-mulata, chinchilho, cipó-d'alho, cipó-cruz, cipó-imbé (raiz), cipó-mil-homens, cipó-suma, coerana, cordão-de-frade, douradinha-do-campo, dorme-dorme, óleo de eucalipto, erva-de-bugre, erva-cidreira, erva-moura, erva-santa, erva-de-lagarto, erva-silvina, espada-de--são-Jorge (uso externo), federal ou arnica-lanceta, flor-da-noite, fruta-do-conde (folhas), guiné, guaco, gengibre, hortelã, inhame-branco, japecanga, jasmim, lágrima-de-nossa-senhora, louro, mamão, manacá, manjerona, marapuama, milho (cabelo), nogueira, papoula, parreirinha, picão, pitanga, pita, pata--de-vaca, quitoco, repolho (cataplasma), sabugueiro, samambaia, salsamora, salsaparrilha, sassafrás, sene, sete-sangrias, sucupira (semente), taiuiá, tansagem, tarumã, umbu (folhas), timbó (compressas), tinguaciba, trapoeraba, tuia (chá), velame-do-campo, abóbora-d'anta, abútua, acariçoba, amor-perfeito, batata-de-sucupira, óleo de boragem, cainca, canela-de-sassafrás, catilagem de tubarão, chá-mineiro, panax ginseng, ginseng brasileiro, cipó-cabeludo, cipó-almecega, cipó-azougue, cipó-cruzeiro, cloreto de magnésio, cotó-cotó, erva-cobre, fruto de bicuiba, fucus, fumária, garra-do-diabo, guaiaco, guapeva, jamenina, joão-da-costa, limão, mãe-boa, melão-de-são-caetano, negra-mina, erva-de-são-joão, pacová, pau-d´alho, pau-ferro, picão-da-praia, pteris, óleo de prímula, saco-saco, saponária, sensitiva, serpão, suma-roxa, tejuco, timo, tomba, trevo-cheiroso, unha-de-gato, urinária, urtiga-vermelha, uva-do-mato, gelatina de peixe.

639. Inflamação: Conjunto de reações da pele devido à ação de algum microrganismo patogênico: Aroeira, bolsas-de-pastor, óleo de boragem, caruru-bravo, cipó-imbé, erva-moura, fedegoso, malva, sabugueiro, salva, tanchagem, arruda, caatinga-de-mulata. Aplicar compressas frias refrigerantes.

640. Infusão: Despeja-se água fervendo sobre o material triturado, tampar por 10 minutos (em raros casos como folhas de maracujá, a infusão deve ficar destampada).

641. Ingorgitamento: Ato ou efeito de ingurgitar(-se); ingurgitação.

642. Íngua: Inflamação ou inchação do gânglio linfático inguinal; intumescimento dos gânglios da região das axilas, do pescoço etc.: Cataplasmas de: bardana (folhas aplicar), caruru-do-reino (aplicar), eucalipto (chá), malva (chá), coerana (cataplasma), dorme-dorme (cataplasma), fumeiro-bravo (aplicar as folhas), hortência (aplicar as folhas aquecidas), malvão (tomar, aplicar folhas), cinamomo (compressas), caroba (chá), nogueira (chá), beladona (folhas aplicar), língua-de-vaca (aplicar). (Ver depurativos do sangue)

643. Ingurgitamento: Inflamação de um tecido por derramamento sanguíneo; o mesmo que enfartamento ou infarto: Cocleária, cominho, funcho.

644. Inibidora da síntese de prolactina: Substância que impede a síntese da prolactina.

645. Inseticida: Que mata insetos: Marcela, gervão-roxo, nim, saponária, quebra-pedra, pimenta-longa, tabaco, jacatupé, quina, gervão, veratro, cajepute, fruta-do-conde, artemísia, cálamo-aromático, matricária, fedegoso, cipreste, castanha-do-pará, assacú.

646. Insônia: Dificuldade para dormir: Açoita-cavalo, alface, alfazema, anis, beladona, boldo-do-chile, capim-cidreira, cordão-de-frade, endro, erva-doce, erva-cidreira, corticeira, erva-de-santa-maria, catuaba, língua-de-vaca, maracujá, papoula, mandioca (brotos), poejo, mil-em-rama, tília, macieira (folhas), malva, gerânio, macela (travesseiro das flores), salgueiro, valeriana, limão, hipérico, kawa-kawa. Banhos de assento frios, pedilúvios quentes, pedilúvios frios, compressas quentes.

647. Insuficiência cardíaca: Falta de capacidade do coração de desempenhar suas funções.

648. Insuficiência circulatória periférica: Sintomas: dormência e fraqueza nas pernas. Feridas nos dedos. Pés ou pernas que não cicatrizam. Mudança na cor das pernas. Perda de cabelo. Crescimento lento das unhas dos pés. Sem pulso ou pulso fraco nas pernas ou pés. O tratamento pode ser feito com o uso de determinados medicamentos, como os destinados a abaixar os índices de colesterol e de pressão arterial, controlar os níveis de glicose no sangue, anticoagulantes, vasodilatadores e analgésicos para interromper e aliviar a dor.

649. Insuficiência imunológica: Agaricus blazei, unha-de-gato.

650. Insuficiência venosa crônica (má circulação): Castanha-da-índia, centelha asiática.

651. Insuficiência venosa: Castanha-da-índia, centelha asiática.

652. Insulina: Hormônio pancreático que faz baixar o nível de açúcar no sangue.

653. Intestino preso: Levedura de cerveja, aguardente-alemã, farelo de trigo, farelo de arroz, fibras em geral, fibra quitosana, fibras de maçã, sene.

654. Intestino, regulador do: Carvão vegetal, fibra quitosana, fibras de maçã.

655. Intestino afecção do: Acariçoba, alfavaca, acelga (catarro), anis, artemísia, araticum, arroz, caju, caruru-bravo, canela, cipó-cabeludo, cipó-mil-homens, coco, coqueiro, coerana, camomila, macela, castanha, couve (suco), erva-de-santa-maria, capim-cheiroso, laranjeirinha-do-mato, maçã, mil-em-rama, santos-filho (macaé), tansagem, salva, magnólia, cruá, louro-preto, poejo, sete-sangrias, urtiga-branca. Banhos quentes de assento, compressas frias termógenas.

656. **Intoxicação do sangue:** Limão, sassafrás, salsaparrilha, velame, chá calmante, óleo de alho, espinheira-santa, carvão vegetal.

657. **Intoxicação:** Ato ou efeito de intoxicar(-se). Envenenamento. Selênio + vitamina E, carvão vegetal.

658. **Intumescência:**

659. **Irritabilidade:** Óleo de prímula.

660. **Irritação de pele (sol):** Camomila, calêndula, marcela, malva.

661. **Irritante:** Que provoca estímulo, irritação.

662. **Isquemia:** (diminuição local do suprimento sanguíneo): Ginkgo biloba.

663. **Lábios secos:** Cacau. Protetor solar.

664. **Labirintite:** Inflamação do labirinto do ouvido interno, que provoca instabilidade do equilíbrio do corpo: Flor de violeta, flor de cravo-de-defunto-de-jardim (um punhado), louro (tempero), erva-melissa ou erva-cidreira (um punhado), folha de laranjeira (um punhado), ferve-se tudo em um litro de água. Toma-se a dose de 3 cálices, três vezes ao dia. Ginkgo biloba.

665. **Lactação:** Formação, secreção e excreção do leite: Anis, beldroega, óleo de boragem, cerefólio, funcho (folhas), hortelã.

666. **Laringite:** Inflamação da mucosa da laringe; fazer um chá bem forte para gargarejos frequentes de 2 em 2 horas com umas das plantas: Alcaçuz-da-europa, alfazema, amora, angélica, angico, arnica, avenca, caqui, caincá, cambará, barba-de-bode, casca-de-anta ou catáia, cedro, dorme-dorme, erva-dutra, óleo de eucalipto, goiaba, gerânio, hortelã, malva, rosa, romã, sálvia, sabugueiro, tansagem, tussilago, urtiga, violeta, verbasco. Própolis. Para inalações são boas: avenca, cambará, óleo de alho, casca-de-anta, crisântemo, hortelã, óleo de menta, malva, erva-de-santa-maria, canforeira, erva-macaé. Violeta, gengibre, cravo-de-de-funto. Também dão resultados os gargarejos com uma solução de meia colherinha de bicarbonato de sódio em um copo de água quente. Inalar o vapor de plantas medicinais, à noite. Ao se deitar aplicar uma compressa fria termógena, à garganta; se a rouquidão não passar nem melhorar dentro de alguns dias, consultar um médico.

667. **Laxante:** Laxativo – provoca a evacuação: azeitona preta, batata-de-purga, cáscara-sagrada, óleo de rícemo, espinheira-santa, gergelim, hibisco, mertiolate, alcachofra, (Alcachofra), sene (folhas ou folículos), cáscara-sagrada, agar-agar, açafrão, óleo de linhaça, fibras de trigo, clorofila, óleo de germe de trigo, granola, mel puro, cereais, fucus, alteia, anil, bardana, babosa, cainca, camomila-da-alemanha, capuchinha grande, caruru-bravo, fedegoso, guapeva, manacá, marinheiro, pinhão-do-paraguai, sensitiva. Compressas frias termógenas. Alcaçuz, anis-verde, ameixa (comê-la ou tomar chá dela seca), banana madura com leite de manhã, canjerana, casca-de-anta, chicória, cinamomo (folhas), corticeira (folhas), dente-de-leão, dorme-dorme, esfregão, gervão, mãe-de-família, pepino (um copo de suco sem casca), pessegueiro (folha), ruibarbo, sabugueiro, psilium, sopa de aveia com leite quente. Seguir regime de frutas e verduras, tomar mais água cedo e durante o dia; taiuiá. Evitar as plantas adstringentes.

668. **Laxante suave:** Laxativo leve; que provoca a evacuação, mas de forma suave; o mesmo que laxativa, porém com efeito leve: Vinagreira, cáscara-sagrada.

669. **Lenitivo:** Calmante; que acalma e seda as dores e irritações da pele.

670. **Lepra:** Elefantíase-dos-gregos; gafa; gafeira; gafo; guarucaia; hanseníase; lazeira; leprose; macota; macutena; mal; mal-bruto; mal-de-cuia; mal-de-lázaro; mal-de-são-lázaro; mal-do-sangue; mal-morfético; morfeia; doença infecciosa crônica causada pelo Mycobacterium leprae ou bacilo de Hansen, que se inicia, após uma incubação muito lenta, por pequenas manchas despigmentadas em locais onde a pele é insensível e não transpira, e evolui para a forma tuberculosa (a mais comum), lepromatosa ou ainda intermediária; doença dos hansenianos: Agrião (chá), carqueja, coro-onha (pó da semente, uma colher de café diluído em água quente e tomar só frio), embira (lavar), espinheira-santa (tomar e lavar as feridas), espinheira-maricá (chá das folhas), espada-de-são-jorge (cozinhar as folhas ou partes e lavar as feridas); imbiri (chá das folhas); limão (suco tomar); mururé (lavar); pau-pombo (chá das cascas); pita (tomar o chá de um pedaço de um gomo de laranja e fazer ainda banhos com a água do cozimento); unha-de-anta (chá); unha-de-gato. Consultar o médico.

671. **Ler:** Garra-do-diabo.

672. **Letargo:** Sono pesado do qual o indivíduo acorda dificilmente: Salva-do--rio-grande-do-sul.

673. **Leucemia:** Doença progressiva do homem e de outros animais de sangue quente, que se caracteriza pela proliferação descontrolada, isto é, cancerosa, de

224 | Fitoenergia: terapias holísticas, espirituais e naturais

células precursoras (blastos) dos glóbulos brancos normais na medula óssea e no sangue; leucose; doença que muitos chamam de câncer no sangue. É constatado um aumento exagerado de glóbulos brancos: Alfafa (chá); erva-santa-maria (tomar o chá aumentando-o aos poucos), buva conhecida também por voadeira (chá 3 vezes ao dia); pervinca (tem de ser usada no começo bem fraca como chá, aumentando a dose aos poucos, pois ela reduz os glóbulos brancos e é eficaz em feridas cancerosas, doenças malignas dos gânglios: Tuia (chá, útil nesta doença); chá de são-roberto (gerânio – Geranium robertianum); alimentação natural e água ferruginosa à vontade.

674. **Leucocitose:** Aumento da taxa sanguínea de leucócitos: Óleo de alho.

675. **Leucorreia:** Corrimento branco da vagina ou do útero, resultante de infecções por bactérias, fungos ou protozoários, conhecido vulgarmente pelo nome de flôres-brancas: Agoniada, alfazema, algodoeiro, amor-do-campo, barbatimão, batata-de-purga, buranhém, cabeça-de-negro, cana-do-brejo, cruá, eucalipto, jaborandi, jambolão, jequitibá, joão-da-costa, limão, losna, mangue-vermelho, maraviha, marupá, melão-de-são-caetano, óleo-de-copaíba (gotas), pariparoba, raiz de anil, tejuco, timo, umbaúba, urtiga-branca; verna. Para evitar a reincidência: Equinacea purpurea.

676. **Levedura:** Designação geral de determinados tipos de fungos.

677. **Libido, falta de:** Panax ginseng. Ginseng brasileiro. Guaraná.

678. **Lienteria:** Diarreia em que as substâncias ingeridas são eliminadas sem ser digeridas: Louro-preto.

679. **Linfa:** Líquido orgânico transparente originado do sangue, composto de proteínas e lipídios, que circula nos vasos linfáticos e transporta glóbulos brancos, especialmente linfócitos T.

680. **Linfangite:** Inflamação dos vasos linfáticos: Limão.

681. **Linfatismo:** Estado que se caracteriza pela palidez da pele, falta de resistência dos músculos e aumento do volume dos órgãos linfáticos; estado constitucional mal definido, no qual o sistema linfático ganglionar é anormal-mente desenvolvido sob a influência de uma diátese ou de uma infecção crônica, em geral tuberculose: Limão, juglans regia nogueira, rumex acetosa azedinha, lepidium sativum mastruço.

682. **Líquidos:** Produto para diminuir a retenção de líquidos: Abacateiro, abacaxi, abútua, acariroba, alcachofra, (Alcachofra), alcaçuz, algodoeiro, anil, aperta-ruão, agrião, alfavaca, alfazema, amor-do-campo, angélica,

bananeira-do-mato, bardana, beldroega, begônia, bromil, cabelo-de-milho, cainca, cálamo-aromático, cana-de-macaco, capeba, capim-santo, carnaúba, castanha-da-índia, cipó-chumbo, coração-de-jesus, cana-do-brejo, chá-mineiro, capim-cidreira, caité, caroba, carqueja, carrapicho, cavalinha, chapéu de couro, cipó-prata, cípó-cabeludo, cipó-cravo, coentro, cominho, congonha-de-bugre, congonha-do-campo, cordão-de-frade, dente-de-leão, douradinha-do-campo, embaúba, erva-de-bicho, erva-de-bugre, erva-de-cobra, erva-mate, erva-pombinha, erva-tostão, espinheira-santa, estigmas-de-milho, fedegoso, funcho, panax ginseng, ginseng brasileiro, garra-do-diabo, guaiaco, hera-terrestre, imbiri, jatobá, jurubeba, lágrimas-de-nossa-senhora, jasminium arabicum, louro, louro-preto, lúpulo, manacá, maracujá, maravilha, óleo de boragem, óleo de alho, oregano, paracari, parietária, pariparoba, parreira-brava, pata-de-vaca, perna-de-saracura, picão, panaceia, picão-da-praia, pipi, picão-da-flor-grande, porangaba, quebra-pedra, sabugueiro, salsa, salsaparrilha, sapé, sete-sangrias, tarumã, tília, trapoeraba, trevo-cheiroso, rabanete, rabo-de-arara, unha-de-gato, urtiga, umbaúba, ulmária, urinária, uva-do-mato, uva-ursina, tribulus terrestris, velame-do-mato, verônica, vinagreira, (diurético suave).

683. **Lombriga:** Designação comum aos vermes nematódeos parasitas do intestino, seco e apêndices, especialmente do homem; verme nematódeo (Ascaris lumbricoides) da família dos ascaridídeos, cosmopolita, que parasita o intestino do homem, do porco e do carneiro; possui cor amarelada clara com quatro estrias longitudinais, a fêmea mede de 20 cm a 40 cm de comprimento e o macho é muito menor: Abacate (10g de casca verde da fruta), abóbora (50g a 90g de semente trituradas com 100g de açúcar e 150ml de leite ou então fazer chá da semente), arruda (20g para crianças, pôr sobre o ventre), alho (cru ou com leite), amoreira-preta (chá da casca ou da raiz), araticum (chá das folhas ou das cascas do tronco), artemísia (folhas ou flores), babosa (chá), beijo-de-moça (sementes), butiá-de-vinagre (comer a fruta), buxo (uma xícara de chá feito de tantas folhas quantos anos a pessoa tenha, mais dez, nunca passando de 40 folhas. Tomar em jejum de manhã, uma vez por semana e três semanas seguidas. Durante o dia, tomar um depurativo para o sangue (folhas de laranja-do-mato), beldroega (pôr 1/5 de uma garrafa de semente e o resto vinho bom e após 9 dias tomar um cálice por dia e 8 dias seguidos); erva-gorda (o mesmo); cajueiro (fruto); camomila (50g); canforeira, carqueja, casca-de-anta ou cataia, catinga--de-mulata, cipó-d'alho, cipó-escada com salsa e cabelo-de-porco, cinamomo (chá das sementes ou folhas); coco (leite); corticeira, couve (suco das folhas);

cravo-de-defunto ou chinchílho (a flor); erva-de-bicha ou erva-de-santa-maria é uma das ervas mais usadas contra os vermes (o suco ou semente com gemada, chá das folhas em leite ou em água); erva-de-bicho, fedegoso (raiz), feto-macho (30g do pó da raiz); gameleira (leite contra vermes e com maior dose, tênia); guaxuma (semente); guaco, hortelã, limão (chá da semente ou da casca ralada); quebra-pedra (em leite); mamoeiro (o leite, 10 a 24 sementes por vez, 33g da raiz ralada: tomar no espaço de uma hora), melão-de-são-caetano (folhas e suco), mentruz (chá), pessegueiro (pôr folhas esmagadas em cataplasma sobre o ventre da criança), outra maneira de usar é 2g de folhas numa xícara de leite, pitanga, rábano (semente), rabanete (semente), mamona (3 a 4 sementes), melancia (semente), manga (brotos e amêndoa), romanceira (50g da casca do pé ou raiz), tremoço (semente), óleo de alho, erva-de-bicho, romã (casca), simaruba. As gestantes devem tomar cuidado em tomar vermífugos porque podem afetar o feto, a não ser usar alho, mentruz, hortelã, arruda, artemísia, beldroega, camomila-da-alemanha, centáurea-do-brasil, centáurea-menor, erva-de-santa-maria, fedegoso, gameleira, hortelã, hortelã peluda, hortelã rasteira, jatobá, limão, lombrigueira, marupá-do-campo, pau-dálho, persicária.

684. **Litíase biliar:** Presença de cálculos nas vias biliares; concreção formada na vesícula biliar ou nos ductos biliares: Nasturtium officinale agrião, boldo-do-chile, bardana, baccharis crispa carqueja, hortelã, limão, quebra-pedra, tamarindo, verônica, lecitina de soja, Lecitina de soja phytomare, erva-pombinha, erva-tostão, jurupitan, parietária, papiparoba, berberis vulgaris uva-espim, taraxacum officinale – dente-de-leão.

685. **Litíase renal:** Formação de areias ou cálculos nos rins; concreção nos rins: Abútua, agrião, cana-do-brejo, quebra-pedra, uva-ursina, chapéu de couro, bardana, limão, urtiga-vermelha, verônica, parietária, cavalinha. Regime de cereais e leite. Beber água em abundância, lecitina de soja, lecitina de soja phytomare, arnica-do-mato, douradinha-do-campo, erva-pombinha, estigmas de milho, salsaparrilha, sambucus nigra sabugueiro, berberis vulgaris uva-espim, tribulus terrestris.

686. **Lubrificante:** Substância que umidifica e une os tecidos.

687. **Lumbago:** Dor forte e repentina na região lombar: Garra-do-diabo, thymus vulgaris – tomilho, viscum album visco-branco, beta vulgaris beterraba, echinodorus macrophyllus chapéu de couro, turnera ulmifolia damiana, solanum tuberosum batatinha, avena sativa aveia, chamomilla recutita camomila. Compressas quentes na região lombar durante 15 minutos, de duas em duas horas.

688. Lúpus eritematoso: Doença do tecido conjuntivo, de origem desconhecida, ubiquitária, que apresenta sinais gerais (febre, emagrecimento, astenia) e manifestações cutâneas, cardiovasculares, renais, nervosas e articulares, dentre outras.

689. Lúpus vulgar: Forma de tuberculose cutânea.

690. Lúpus: Lupo; afecção cutânea tubecular de tendência invasora e destrutiva chamada outrora dartro avermelhado; lesão cutânea, destrutiva, semelhante à mordida de lobo. Centelha asiática – centela, aristolochia trilobata angelicó.

691. Luxação: Deslocamento de peças ósseas, modificando as relações naturais de uma articulação. Chenopodium quinoa quinoa, solanum tuberosum batatinha.

692. Má circulação: Açafrão, algodão (folhas); chá-de-bugre, casca-de-anta, douradinha, erva-mate, erva-de-santa-maria, alecrim, anil, camboatá, erva-cidreira, erva-lanceta, laranjeira (folhas), hortelã, salva, urtiga, tajubí (casca), tarumã, verbena, arnica, margarida (folhas), coffea cruda, guaraná, quassia, baúna, porangabá, congonha-de-bugre, douradinha-do-campo, erva-de-bicho, erva-mate, garaná, jasminum arabicum, piper, castanha-da-índia, parietária, arnica, óleo de alho, ginkgo biloba, panax ginseng, ginseng brasileiro, carqueja, óleo de germe de trigo.

693. Má digestão: Alcachofra, (Alcachofra), alfazema, boldo-do-chile, camomila, carqueja, fedegoso, gengibre, losna, noz-moscada, marcela, jatobá, hisopo/rubim, manjerona, centelha asiática, açafrão, agrião, alecrim, alfavaca, anis, azedinha, bardana, camboatá, capim-cidreira, carrapicho-rasteiro, casca-de-anta, cebola, cipó-mil-homens, fel-da-terra, gervão, corticeira, endro, erva-cidreira, espinheira-santa, funcho, jurubeba, laranjeira-do-mato, louro, mamão, maracujá, maria-mole, paratudo, picão, pita, quássia, quina, salsa, salva, sene, laranjeira-brava, urtiga-vermelha, anis-estrelado, artemisia (artemisia annua), bálsamo, erva-mate, estragão, louro, tanaceto, levedo de cerveja.

694. Maceração: O material é esmagado ou triturado e deixado em água fria (ou outro líquido especificado, normalmente alcoólico (vinho, cachaça, álcool de cereais etc.), de 6 a 12 horas, se for tenro, caso contrário, o processo pode durar mais tempo.

695. Mal de poty: Doença das vértebras. Manifesta-se principalmente nas crianças e adolescentes. Não é mais que uma cárie, osteíte difusa, rarefaciente e necrosante, a maior parte das vezes de origem tuberculosa, de uma ou mais vértebras; viver ao ar livre. Tomar banho de sol. Comer alimentos crus (frutas e verduras) em abundância. Consultar um médico.

696. Malária: Febre palustre, maleita-brava; paludismo, impaludismo; maleita; doença aguda ou crônica causada pela presença de parasitos apicomplexos do gênero plasmodium nos glóbulos vermelhos do sangue; é transmitida de pessoa infectada a pessoa não infectada pela mordida de mosquitos do gênero anopheles e caracteriza-se por acessos periódicos de calafrios e febre que coincidem com a destruição maciça de hemácias e com a descarga de substâncias tóxicas na corrente sanguínea ao fim de cada ciclo reprodutivo do parasito: Alcachofra, (chá), carqueja, chá-preto, buxo, cipó-mil-homens, erva-tostão, óleo de eucalipto, fedegoso (raiz), gervão, nogueira (chá), pau-pereira, peroba-rosa (casca), picão-da-praia (chá), quina, quina-amarga, pau-amargo, quebra-pedra, salgueiro-branco, sálvia (chá); agoniada, angélica, angelicó, caferana, capim-cidreira, cardo-santo, cascarilha, centáurea-do-brasil, centáurea-menor, coerana, coração-de-jesus, eucalipto, juazeiro, jurubeba, limão, marupá, mil-em-rama, tinguaciba, três-folhas-vermelhas, verônica. Fazer jejum durante 7 ou 8 dias, pelo menos, não tomando nenhum alimento. Tomar purgante e lavagem intestinal diariamente. Nos primeiros 3 dias de tratamento, tomar duas lavagens intestinais diárias, uma de manhã e outra à noite. Espremer, na água de cada lavagem, o suco de 2 limões. Tomar diariamente um banho de vapor. Tomar, cada 2 horas, meia xícara de suco de limão diluído em água, meio a meio. Quando há calafrio, tomar banho quente completo; quando há sensação de calor, tomar banho de chuveiro em água fria. Com este tratamento pode-se curar a doença dentro de poucos dias. Procurar um médico. Para repelir os insetos causadores: repelente de insetos.

697. Mal-de-bright: Parietária, cana-do-brejo, óleo de boragem, erva-tostão, eucalipto, limão, alcachofra, (Alcachofra), pilocarpus jaborandi. Tomar água em abundância e consultar um médico. Tomar banho quente todas as noites, antes de se deitar. Regime de frutas e verduras. Tomar sucos e água em abundância, a menos que haja edemas.

698. Mal-de-pedra: Cálculos na bexiga: Agrião, bardana, limão, quebra-pedra, verônica, congonha-de-bugre, erva-pombinha, karatá, cavalinha, alcachofra austen, berinjela. Tomar banhos quentes alternados.

699. Maleita: (Ver malária acima).

700. Manchas da pele: Acariçoba, arrebenta-cavalo, celidônia, cipó-cabeludo, maravilha, mil-em-rama, óleo de alho herbarium, óleo de alho phytomare, ginkgo biloba. (Ver pele)

701. **Massa magra:** Produto para preservar a massa muscular magra, em atividades intensas.

702. **Mastalgia:** Mastodinia; dor nevrálgica da mama: Óleo de prímula, triticum repens grama, melissa officinalis erva-cidreira.

703. **Mau hálito:** Halitose; fazer bochechos, gargarejos com o chás de: Aperta--ruão, cebola, erva-doce, hortelã, óleo de eucalipto, erva-de-santa-maria, limão, artemisia absinthium – losna, amoreira (folhas), citrus auratium var. bergamia bergamota, juniperus communis zimbro, thymus vulgaris – tomilho, salva, noz-moscada, gengibre, malva sylvestris malva, myristica bicuhyba noz-moscada, myristica fragans noz-moscada, piper aduncum l. – pimenta-de-macaco, geum urbanum erva-benta, mentha piperita hortelã-pimenta, jacaranda copaia ssp. spectabilis caroba, sálvia, cravo-da-índia, cúrcuma zedoária zedoária, glycyrrhiza glabra, carvão vegetal, zedoária, clorofila, própolis, alecrim, hortelã, malva, sálvia. Mascar algumas folhas de ervas aromáticas.

704. **Meiose:** Processo de divisão celular pelo qual uma célula diploide origina célula haploide; é um processo que reduz o número cromossômico (divisão reducional).

705. **Melancolia:** Estado mórbido caracterizado pelo abatimento mental e físico que pode ser manifestação de vários problemas psiquiátricos, tendendo hoje a ser considerado mais como uma das fases da psicose maníaco-depressiva; estado afetivo caracterizado por profunda tristeza e desencanto geral; depressão: Kawa-kawa, erva-de-são-joão, hipérico, óleo de alhoherbarium, óleo de alho phytomare, panax ginseng, ginseng brasileiro, pfaffia paniculata, cevada, alface, angelica archangelica – angélica, vanilla planifolia baunilha, dioscorea sylvatica var, sylvatica batata-mexicana, lagenaria vulgaris cabaça, aloysia triphylla limonete, figo (folha), margarida, meliloto, salgueiro-branco, sálvia, melissa officinalis erva-cidreira.

706. **Membros, edemas (inchaço) das pernas ou pés:** Abacateiro (chá), abóbora (chá), angico, aroeira (fricções e chá), banana-de-mico (banhos), barba-de-velho, cabacinha (chá e banhos camomila, cavalinha (chá e banhos), cabelo-de--milho, cambuí, cerejeira, chá-de-bugre, chapéu de couro, cedro, cipó-cabeludo, cipó-carijó (banhos), cipó-mil-homens, dorme-dorme, fedegoso, embaúba, goiabeira (banhos), lima-da-pérsia, pita (chá e banhos), picão, mamangaba (chá e banhos), porongaba (chá), salsa (chá), santos-filho, trapoeraba, urtigão (banhos), velame-do-campo.

230 | Fitoenergia: terapias holísticas, espirituais e naturais

707. **Membros, torpor ou adormecimento:** (Ver a causa): Ativar os membros. Veja circulação e estimulantes. Abútua (chá da raiz), anis (chá), erva-de-santa-maria (chá de toda planta), imbiri (chá), guiné (chá, banhos ou compressas). Ginkgo biloba.

708. **Memória, melhora da:** Ginkgo biloba, centelha asiática, ginseng brasileiro, lecitina de soja, lecitina de soja phytomare, levedo de cerveja, aveia, alfafa, catuaba, figo (comer o fruto e chá das folhas), fava (comer); feno-grego (1 colherinha de chá de pó do grão por dia), guiné (chá); lentilha (comer); margarida (chá das folhas ou flores); marapuama, mel puro, trigo, jatobá (seiva); sálvia-cidreira.

709. **Meningite:** Inflamação das meninges. Procurar sem demora o médico: Limão (tomar bastante suco); erva-moura (folhas em infusão); maracujá, dedaleira, batata-purga (5 a 6 gramas por litro de água). Recomenda-se compressas frias na cabeça, renovando-as quando esquentarem. Há o hábito de se amarrar fatias de cebola na planta dos pés ou colocar sal torrado e quente em saquinho sobre a cabeça, pimenta-malagueta (chá).

710. **Menopausa:** Interrupção fisiológica dos ciclos menstruais, devido à cessação da secreção hormonal dos ovários; período de cessação definitiva das regras (menstruação): Açoita-cavalo (folhas), algodoeiro (casca, folhas e raiz), calêndula, carapiá (raiz), erva-de-passarinho, erva-moura, maracujá (folhas), margarida, maria-mole, melão-de-são-caetano, pepino (um quarto de litro de suco dele sem casca, tomar por um certo tempo); erva-do-colégio ou sussuaiá (chá para ser ingerido alguns dias antes e após os ciclos menstruais); parreirinha-do-mato, videira, (folhas nas hemorragias uterinas); trapoeraba, tília, salsa, maripuama, tarumã, sálvia, catuaba, caroba, agoniada, carapiá, mulungu, cimicífuga, alcaçuz, amora, hibiscus, melissa.

711. **Menorragia:** Perda uterina excessiva de sangue, ocorrendo em intervalos regulares e sendo o período de perda mais duradouro que habital na menstruação. Excesso de fluxo menstrual: Cavalinha, bolsas-de-pastor, flor-da-noite, mil-em-rama, óleo de prímula.

712. **Menostase:** Qualquer supressão da menstruação: Aipo (chá); arruda (chá fraco); artemísia, avenca, baunilha, calêndula, cabeça-de-negro (taiuiá), carapiá, salsa-de-horta, margarida, marroio-branco, óleo de prímula, abútua-miúda, alfazema, algodoeiro, angelicó, bucha, cardo-santo, guaiaco, jaborandi, limão, louro, manacá, melão-de-são-caetano, pipi, tejuco, timo, trevo-cheiroso, urtiga branca, vassourinha. Ao persistir os sintomas, consultar um médico para determinar a causa.

713. **Menstruação abundante:** Cavalinha, bolsas-de-pastor, flor-da-noite, mil-em-rama, óleo de prímula.

714. **Menstruação difícil (distúrbios ginecológicos):** Dismenorreia: Alface, calêndula, iris (rizoma), joio, malva, malvaísco, maravilha (5g por xícara); mil-em-rama (planta florida); repolho (folhas, aplicar no baixo ventre); sabugueiro (flores); salsa (sementes, raiz ou folhas – 25g por xícara); agoniada, alecrim-jardim, algodoeiro, angélica, artemísia, azedeira, batata-de-purga, cainca, camomila-da-alemanha, camomila-romana, cana-do-brejo, cominho, cruá, fedegoso, funcho, hortelã, limão, losna, poejo. Óleo de prímula.

715. **Menstruação, ausente ou suprimida (distúrbios ginecológicos):** Amenorreia: Aipo (chá); arruda (chá fraco); artemísia, avenca, baunilha, calêndula, cabeça-de-negro (taiuiá), carapiá, salsa-de-horta, margarida, marroio-branco. Óleo de prímula, abútua-miúda, alfazema, algodoeiro, angelicó, bucha, cardo-santo, guaiaco, jaborandi, limão, louro, manacá, melão-de-são-caetano, pipi, tejuco, timo, trevo-cheiroso, urtiga branca, vassourinha. Ao persistir os sintomas, consulte um médico para determinar a causa.

716. **Menstruação dolorosa:** Alface, calêndula, iris (rizoma), joio, malva, malvaísco, maravilha (5g por xícara); mil-em-rama (planta florida); repolho (folhas, aplicar no baixo ventre); sabugueiro (flores); salsa (sementes, raiz ou folhas – 25g por xícara); agoniada, alecrim-jardim, algodoeiro, angélica, artemísia, azedeira, batata-de-purga, cainca, camomila-da-alemanha, camomila-romana, cana-do-brejo, cominho, cruá, fedegoso, funcho, hortelã, limão, losna, poejo, óleo de prímula.

717. **Menstruação, irregular ou atrasada:** Abútua, abacateiro (folhas secas); alfazema, agoniada (chá da casca); anis, aipo, angélica, arruda, avenca, calêndula (flor), carapiá, canela, cipó-mil-homens, cipó-são-joão, erva-cidreira, girassol (folhas); hortelã. Melão-de-São-Caetano (suco das folhas); poejo, taiuiá, salsa (folhas ou sementes). Plantas que combatem as regras abundantes: Algodoeiro (casca da raiz); beijo-de-moça, bolsas-de-pastor, calêndula, cavalinha, mil-em--rama, gengibre, verônica, zínia (folhas e flores); capim-pé-de-galinha. (Ver também Emenagogas)

718. **Mercúrio envenenamento por:** Anil, bardana. Consultar um médico.

719. **Metabolismo de gorduras, distúrbios do:** Centelha asiática, alcachofra, (Alcachofra), ginkgo biloba.

720. **Metabolismo:** Conjunto de processos bioquímicos implicados na manutenção da vida de um ser.

721. **Metacêntrico:** Cromossomo metacêntrico, aquele que está dividido ao meio pelo seu centrômero.

722. **Metáfase:** Fase da divisão celular que se caracteriza pelo pareamento dos cromossomos na linha equatorial da célula.

723. **Metrite:** Inflamação do útero: Açoita-cavalo, aipo, agoniada, assa-peixe, baunilha, abútua, barbatimão, caroba, carapiá, panax ginseng, ginseng brasileiro, camomila, espelina, fel-da-terra, erva-moura, erva-de-passarinho, fedegoso, gengibre, guaco, hortelã, hamamelis, jequitibá (banho), jaborandi (chá), joão-da-costa, maceta. Nabo, pariparoba, salva-cidreira, trevo (chá); tuia (chá); velame-do-campo (chá); cruá, limão, quitoco.

724. **Metrorragia:** Hemorragia do útero; o mesmo que uterorragia: Agoniada, algodoeiro, aroeira, barbatimão, casca-d'anta, cordão-de-frade, joão-da-costa, raiz de anil, urtiga-branca, bolsas-de-pastor. Consultar um médico.

725. **Mialgia:** Miodimia; dor nos músculos: Garra-do-diabo.

726. **Micélio:** Conjunto de hifas que constituem os fungos com raízes de certas plantas.

727. **Micoplasma:** Designação comum às bactérias diminutas do gênero Mycoplasma, Gram-negativas, imóveis, sem parede celular verdadeira e que não formam esporos.

728. **Micose:** Qualquer doença na pele causada por fungos: Extrato de Própolis.

729. **Micrognatia:** Tamanho anormalmente pequeno ou desenvolvimento insuficiente dos maxilares, especialmente do maxilar inferior; micrognatismo. Atrofia da mandíbula. Má formação mandibular.

730. **Micrótomo:** Aparelho usado para se obter cortes finos de material biológico, com o objetivo de permitir a observação microscópica.

731. **Microtúbulo:** Cada uma das estruturas tubulares proteicas envolvidas na ação de estruturas celulares contrácteis como os cílios e flagelos.

732. **Mineralizante:** Substância rica em sais minerais importantes para a saúde humana.

733. **Mioma:** Tumor constituído de elemento(s) muscular(es): Girassol mexicano, unha-de-gato, echinácea, agaricus blazei.

734. **Moderador de apetite:** Garcínia, chrolella, fenchi.

735. **Moléstias da pele:** Cipó-suma, cipó-cabeludo. (Ver pele)

736. **Mordedura venenosa:** Coração-de-jesus, erva-de-cobra, guaco, guapeva, limão, marupá-do-campo, paracari, saião, salva, vassoura. Consultar um médico em casos graves.

737. **Mucosa gástrica:** Bardana, limão, malva, mil-em-rama, poejo, trevo-cheiroso, louro-preto, candurango, agrião, celidônia, caqui, gengibre, paratudo, hortelã, erva-de-santa-maria, tansagem (semente); araruta, arroz (água); alguns laxantes.

738. **Mucosidade pulmonar:** Agrião, angélica, avenca, cocleária, limão, língua-de-vaca, malva, óleo de alho, paracari, poejo, trevo-cheiroso, vassourinha, vassourinha-do-campo, verônica, angico, bananeira (suco), caraguatá, camapu, capim-pé-de-galinha, cardo-santo, casca-de-anta, cebola, coqueiro, erva-macaé, erva-terrestre, umbaúba, grandiúva, xarope de guaco, hortelã, jatobá, mil-em-rama, mostarda, pessegueiro (resina); pinheiro (resina); rábano, sempre-viva, sálvia-cidreira, tuia, verbasco, violeta.

739. **Músculo, dor nos:** Arnica, erva-de-santa-maria, pomada de beladona.

740. **Nariz, hemorragia no:** epitaxe; erguer a cabeça e o braço do lado oposto que sangra, lavar com água fria ou pano o pescoço; pôr um chumaço de algodão: Anis (chá), batata-purga (chá), bolsas-de-pastor, flor-da-noite, cactos (chá); cavalinha (chá); limão (pingar suco no nariz); erva-de-bicho (chá); solda-com-solda (chá); salsa-comum (pôr uma bolinha feita das folhas verdes, no nariz que sangra); taiuiá (chá); urtiga-branca (chá); tomar por alguns dias cálcio da casca de ovo (1 colher de chá do pó por dia); cálcio de ostras enriquecido.

741. **Náusea:** Desejo ou ânsia de vômito; enjoo: Kawa-kawa, erva-de-são-joão.

742. **Náuseas:** Camomila-da-alemanha, sálvia, alcachofra, (Alcachofra), camomila, chá hepático.

743. **Nefrite:** Inflamações dos rins: Parietária, cana-do-brejo, óleo de boragem, erva-tostão, eucalipto, limão, alcachofra, (Alcachofra). Nos casos graves tomar água em abundância e consultar um médico. Tomar banho quente todas as noites, antes de se deitar. Regime de frutas e verduras. Tomar sucos e água em abundância, a menos que haja edemas.

744. **Nefrose:** Lesões renais degenerarivas ou regressivas nos rins: Alcachofra, (Alcachofra).

745. **Neoplasia:** Designação genérica de todo tumor, benigno ou maligno: Agaricus blazei, unha-de-gato.

746. Nervos, afecção do sistema nervoso: Alcaçuz, alfavaca, alfazema, arruda, artemíase, cerefólio, corticeira, erva-cidreira, jaborandi, limão, malva, manjerona, maracujá-açu. Nervos, fortalecer os: Alfafa, alfavaca, anis (chá); cajueiro, catuaba, dente-de-leão. Figo (folhas e frutos); lentilha, margarida, macieira, marapuama, mil-em-rama, poejo, salva, serralha, tomar banhos frios, sálvia, cidreira, baunilha.

747. Nervosismo: Estado de excitação psíquica, de agitação, irritabilidade, ansiedade, nervoso: Erva-de-são-joão.

748. Nevralgia: Dor viva no trajeto de um nervo e de suas ramificações, sem alteração aparente das partes doloridas; dor de estruturas nervosas, sem alteração aparente da área acometida: Garra-do-diabo, alface(folhas): araticum (compressas); arnica (folhas); arruda (compressas); cordão-de-frade (compressas); corticeira, espada-de-são-jorge (fricções); óleo de eucalipto, chá de guaco, hortência (cataplasma com as folhas); margarida, erva-de-santa-maria (compressas); língua-de-vaca, erva-melissa, tansagem (compressas); trapoeraba, tília. Para uso interno: Alfazema, alecrim de jardim, açoita-cavalo, cipó-almecega, cipó--mil-homens, alface, camomila, beijo-de-moça, cerejeira-do-brasil, calêndula, carapiá, capim-de-burro, erva-de-santa-maria, erva-macaé, maracujá, corticeira, malva, guiné, laranja-do-mato, tília, tuia (tendo tremores no rosto), abóbora d'anta, cassau, chapéu de couro, cipó-almecega, curatombo, marapuama, suma-roxa, tomba, trombeta, graviola, guaraná, jamenina, negra-mina, lecitina de soja, lecitina de soja phytomare.

749. Nevralgia dos trigêmeos: Dor nos nervos que compõem o quinto par de nervos cranianos: Folhas de abacate, garra-do-diabo.

750. Nódulo: Pequeno nodo; gânglio; concreção originada da precipitação de substâncias minerais em torno de um núcleo.

751. Normalizadora do colesterol: Substância que normaliza a taxa de colesterol: Lecitina de soja, Lecitina de Soja, alcachofra, (Alcachofra), girassol, alfafa, parietária, chapéu de couro, sete-sangrias, óleo de alho, carvão vegetal, acerola, quitosana phytomare, chá-mineiro, congonha-de-bugre, vinagre de maçã (3 colheres de sopa por dia), farelo de aveia, óleo de peixe phytomare, gelatina de peixe, guaraná, alecrim, camomila, melissa, óleo de menta, pata-de-vaca, chá-verde, salva. Seguir regime alimentar, fazer jejum periódico, usar chás laxantes e diuréticos. Evitar abuso de gorduras, farinhas e açúcar.

752. Neurastenia: Fraqueza dos nervos; afecção mental caracterizada por astenia física ou psíquica, preocupações com a saúde, grande irritabilidade, cefaleia e alterações de sono: Ballota nigra, lecitina de soja, Lecitina de Soja, chlorella.

753. **Obesidade:** Excesso de gordura, de peso; enfermidade caracterizada pelo excesso de peso; regimes, dietas, redução na alimentação das farináceas, gorduras vegetais e animais e doces, usar mais frutas e verduras, observar jejuns periódicos, moderação no comer, mas não deixar de se alimentar; evitar tomar drogas que descontrolam os hormônios no organismo; caminhadas, ginástica, esporte, saunas: Abacaxi, alface, alcachofra, (Alcachofra), aquemila, aspargo, alho-porro, boragem, bananeira (água), caruru-bravo, caroba, carqueja, fucus, spirulina phytomare, agar-agar, café-do-mato, capim-sapé, chá-de-bugre, chá-da-índia, panax ginseng, ginseng brasileiro, gervão, juá (raiz); maçã (chá das cascas ou duas colheres de vinagre de maçã por dia); limão, marroio, sabugueiro, embaúba, salsa, ervas laxantes e diuréticas, chlorella, quitosana,Quitosana Phytomare, porangaba, farelo de trigo, gelatina, lecitina de soja, Lecitina de Soja, stevia, garcínia, fat blocker.

754. **Obstipação:** Prisão de ventre; constipação rebelde: Açafrão, alcachofra, (Alcachofra), agar-agar, cáscara-sagrada, óleo de linhaça, fibra de trigo, clorofila, óleo de germe de trigo, granola, mel puro, cereais, fucus, sene, alteia, anil, bardana, babosa, batata-de-purga, cainca, camomila-da-alemanha, capuchinha grande, caruru-bravo, fedegoso, guapeva, mamona, manacá, marinheiro, pinhão-do-paraguai, sensitiva. Compressas frias termógenas. Alcaçuz, anis-verde, ameixa (comê-la ou tomar chá dela seca); banana madura com leite de manhã, canjerana, casca-de-anta, chicória, cinamomo (folhas); corticeira (folhas); dente-de-leão, dorme-dorme, esfregão, gervão, mãe-de-família, pepino (um copo de suco sem casca); pessegueiro (folha); ruibarbo, sabugueiro, sopa de aveia com leite quente, seguir regime de frutas e verduras, tomar mais água cedo e durante o dia, taiuiá. Evitar as plantas adstringentes.

755. **Oftálmico:** Que atua contra inflamação dos olhos ou de seus anexos (conjuntivite e suas consequências, terçol); que combate a oftalmia: Erva-de--santa-luzia, pomada de cipó-azougue, jucá.

756. **Olhos, catarata:** Opacidade parcial ou total do cristalino ou de sua cápsula, a qual impede a chegada dos raios luminosos à retina: Mel de jataí (pingar); trevo (suco pingar); assa-peixe (suco pingar); arruda (pingar suco); trapoeraba (suco pingar); serralha-braba (suco tomar); erva-de-passarinho (banhos); cinerária-marítima (1, 2 gotas); Hamamelis (5 gotas). Procure um oftalmologista.

757. **Olho, inflamação, dor:** Agripalma (compressas); alfazema (banhos); alface (aplicar); beladona (compressas alivia dor); cacto (chá); calêndula (chá e

compressas); cavalinha (lavar), cerefólio (cataplasma); cipó-mil-homens (lavar); cipreste (lavar e aplicar compressas); chicória (flores para lavar); camomila (lavar); erva-doce (folhas lavar); erva-de-santa-luzia (pingar o orvalho da manhã que se forma nas folhas com flor contra inflamações da vista); erva-de-passarinho (lavar); girassol (chá); guiné (chá); losna (suco pingar); malva (cataplasma); melissa (cataplasma); mimo-de-vênus (lavar); nogueira (lavar e fazer compressas); manjericão (compressas); quebra-pedra (compressas); rosa-canina (chá) das pétalas e lavar); salva (compressas), roseta (lavar); trevo (lavar); trapoeraba (lavar); sempre-viva-dos-jardins (suco pingar).

758. **Olho:** Órgão da visão, de forma esférica, alojado na órbita craniana dos vertebrados; no homem, é composto de uma camada externa (esclera), seguida de uma porção colorida (íris) dotada de um orifício central (pupila), por uma camada intermédia (coroide), por uma camada mais profunda que se liga ao nervo ótico (retina) e por meios de refração (humor aquoso, lente e corpo vítreo).

759. **Olho, vermelho:** Arruda (pingar sumo), bálsamo (pingar sumo).

760. **Oligúria:** Secreção insuficiente de urina: Oliguresia, oliguria; abacateiro, abacaxi, abútua, acariroba, alcachofra, (Alcachofra), alcaçuz, algodoeiro, anil, aperta-r* 7 rabo* r?* rp, agrião, alfavaca, alfazema, amor-do-campo, angélica, bananeira-do-mato, bardana, beldroega, begônia, bromil, cabelo-de-milho, cainca, cálamo-aromático, cana-de-macaco, capeba, capim-santo, carnaúba, castanha-da-índia, cipó-chumbo, coração-de-jesus, cana-do-brejo, chá-mineiro, capim-cidreira, caité, caroba, carqueja, carrapicho, cavalinha, chapéu de couro, cipó-prata, cípó-cabeludo, cipó-cravo, coentro, cominho, congonha-de-bugre, congonha-do-campo, cordão-de-frade, dente-de-leão, douradinha-do-campo, embaúba, erva-de-bicho, erva-de-bugre, erva-de-cobra, erva-mate, erva-pombinha, erva-tostão, espinheira-santa, estigmas-de-milho, fedegoso, funcho, panax ginseng, ginseng brasileiro, garra-do-diabo, guaiaco, hera-terrestre, imbiri, jatobá, jurubeba, lágrimas-de-nossa-senhora, jasminium arabicum, louro, louro-preto, lúpulo, manacá, maracujá, maravilha, óleo de boragem, óleo de alho, oregano, paracari, parietária, pariparoba, parreira-brava, pata-de-vaca, perna-de-saracura, picão, panaceia, picão-da-praia, pipi, picão-da-flor-grande, porangaba, quebra-pedra, sabugueiro, salsa, salsaparrilha, sapé, sete-sangrias, tarumã, tília, trapoeraba, trevo-cheiroso, rabanete, rabo-de-arara, unha-de-gato, urtiga, umbaúba, ulmária, urinária, uva-do-mato, uva-ursina, tribulus terrestris, velame-do-mato, verônica, vinagreira, (diurético suave).

761. **Orquite:** Inflamação dos testículos: Cedro vermelho (banhos); cipó-mil-homens (chá); cipó-imbé (banhos); dedaleira (chá bem fraco); erva-de-bicho (chá das folhas); coerana (chá das folhas e raiz); fava (cataplasma da farinha); piteira (chá das folhas); trapoeraba (chá e banhos); aroeira, cedro-rosa, chagas-de-são-sebastião.

762. **Osmose:** Tipo de difusão que ocorre através de membranas semipermeáveis; apenas o solvente se difunde da região hipotônica para a hipertônica, com tendência ao equilíbrio de concentração.

763. **Ossos com cárie:** Velame-do-campo, caroba, salsaparrilha, cavalinha.

764. **Ossos com nódulos:** Aplicar compressas de coalhada.

765. **Ossos quebrados:** Compressas com vassourinha e arruda, confrei, erva-de-santa-maria, carapiá, feno-grego, taiuiá, liga-liga (folhas). Tomar bastante cálcio, leite. Tomar por dia uma colher de chá de pó da casca de ovo, cálcio de ostras enriquecido.

766. **Osteoartrite:** Artrite degenerativa.

767. **Osteoartrose:** Catilagem de tubarão.

768. **Osteopenia:** Diminuição progressiva da trama proteica do osso que, no entanto, permanece mineralizado.

769. **Osteoporose:** Aceleração da osteopenia devido a um desequilíbrio entre a atividade dos osteoblastos e a dos osteoclastos; descalcificação dos óssos, tornando-os porosos e fracos: Dolomita, cartilagem de tubarão, couve.

770. **Otalgia:** Dor na orelha, geralmente devido a causas infecciosas; dor de ouvido, otodinia: Óleo de alho, óleo-de-copaíba.

771. **Otite:** Inflamação ou das cavidades da orelha média, ou da mucosa que as recobre ou da membrana do tímpano: Ginkgo biloba.

772. **Ovários inflamados:** Agoniada (chá fraco); bago-de-veado (chá); boragem (chá); calêndula (chá); caroba (chá); capim pé de galinha (chá); camomila (chá); coerana (chá); cipreste, chá-de-bugre, erva-moura, erva-santana (chá); Hamamelis (chá); indaiá-açu (chá); joão-da-costa, margarida (chá); nogueira (chá); pita (chá); tuia (chá); urtiga (chá da raiz); aplicações de argila.

773. **Ovários:** Agoniada, joão-da-costa, amor-do-campo, verna; nas plantas floríferas, a porção basal alargada de um carpelo ou de carpelos fundidos, contendo o óvulo ou óvulos. O ovário amadurece em fruto: Agoniada, haguniada, joão-da-costa.

238 | Fitoenergia: terapias holísticas, espirituais e naturais

774. Oxidante: Capaz de produzir oxidação.

775. Oxiúros: Designação comum aos vermes nematódeos da família dos oxiurídeos, que reúne spp. Parasitas do intestino de mamíferos, especialmente primatas e roedores; verme nematódeo, enterobius vermicularis, da família dos oxiurídeos, parasita do intestino do homem que afeta especialmente crianças em todo o mundo. A fêmea deposita os ovos à noite na região perianal, provocando coceira. O coçar contamina as unhas e os dedos, provocando a reinfestação: Óleo de alho, alho.

776. Palpebrite: Inflamação das pálpebras

777. Paludismo: Impaludismo; malária; febre palustre; maleita-brava; maleita; doença aguda ou crônica causada pela presença de parasitos apicomplexos do gênero plasmodium nos glóbulos vermelhos do sangue; é transmitida de pessoa infectada a pessoa não infectada pela mordida de mosquitos do gênero Anopheles e caracteriza-se por acessos periódicos de calafrios e febre que coincidem com a destruição maciça de hemácias e com a descarga de substâncias tóxicas na corrente sanguínea ao fim de cada ciclo reprodutivo do parasito: Alcachofra, (Alcachofra) (chá); carqueja, chá-preto, buxo, cipó-mil-homens, erva-tostão, óleo de eucalipto, fedegoso (raiz); gervão, nogueira (chá); pau-pereira, peroba-rosa (casca); picão-da-praia (chá); quina, quina-amarga, pau-amargo, quebra-pedra, salgueiro-branco, sálvia (chá); agoniada, angélica, angelicó, caferana, capim-cidreira, cardo-santo, cascarilha, centáurea-do-brasil, centáurea-menor, coerana, coração-de-jesus, eucalipto, juazeiro, jurubeba, limão, marupá, mil-em-rama, tinguaciba, três-folhas-vermelhas, verônica. Fazer jejum durante 7 ou 8 dias, pelo menos, não tomando nenhum alimento. Tomar purgante e lavagem intestinal diariamente. Nos primeiros 3 dias de tratamento, tomar duas lavagens intestinais diárias, uma de manhã e outra à noite. Espremer, na água de cada lavagem, o suco de 2 limões. Tomar diariamente um banho de vapor. Tomar, de 2 em 2 horas, meia xícara de suco de limão diluído em água, meio a meio. Quando há calafrio, tomar banho quente completo; quando há sensação de calor, tomar banho de chuveiro em água fria. Com este tratamento pode-se curar a doença dentro de poucos dias. Procurar um médico. Para repelir os insetos causadores: repelente de insetos.

778. Paralisia: Perda da capacidade de movimento voluntário de um músculo, originada por problema neurológico; privação de sensibilidade sensorial parcial ou generalizada; ausência de atividade; marasmo, torpor; redução ou cessação dos movimentos dos músculos, nervos ou órgãos: Arruda, bambu-comum, beladona, cravo-dos-jardins, couve, arnica, abútua, erva-cidreira, guiné (raiz e folhas); coroanha (décima parte do pó de uma semente); dente-de-leão, magnólia-de-flor-grande, marapuama, maria-mole (compressas); paratudo, pita (fricção); salva, beladona (chá fraco); alecrim, alfazema, cipó-almecega, erva-de-bicho, guiné, jaborandi, jamenina.

779. **Para tudo é uma espécie de ipê:** Esta espécie somente nasce no Cerrado e no Pantanal. Contém o iridoide. Macerar a casca e misturar juntamente com uma gordura ou um óleo e colocar sobre a picada ajudará na cura de picadas de cobra.

780. **Parkinson:** Paralisia agitante. Acredita-se que é doença degenerativa de certas regiões do cérebro. De grande auxílio é a fisioterapia e exercícios moderados.

781. **Patologia dermatológica:** Doença de pele: Levedo de cerveja, caiapó, erva-de-bugre, ipê-roxo, salsaparrilha, velame, girassol, betacaroteno.

782. **Pé de atleta:** Micose nos pés causada pelo fungo do gênero epidermophyton: Aroeira (chá); babosa-do-mato, caroba (chá e banhos); cavalinha (chá); cerefólio (chá); dália (flores banhos); erva-terrestre (banhos); espelina (chá); fedegoso; inhame-branco (banhos); língua-de-vaca (chá); mil-em-rama (chá); sassafrás (banhos); sucupira (chá); urtiga (banhos e chá).

783. **Pé-de-leão:** Planta medicinal de propriedades adstringentes, utilizadas em casos de diarreia benigna ou menstruações dolorosas, é apresentada quase sempre em forma de infusões (chás). Astringente, antidiarreica, tônica, estomáquica, estomacal, antisséptica, calmante, cicatrizante.

784. **Pediculose:** Infestação por piolho: Mucurana, muquirana, piolho-das-roupas, piolho-do-corpo, piolho-do-homem, piolho-dos-doentes, piolho-humano, quirana. Vive sobre a pele, movendo-se do rosto até os pés e coloca seus ovos nas roupas; pode transmitir doenças; inseto anopluro (Pediculus capitis) da família dos pediculídeos, que vive geralmente na cabeça do homem. Seus ovos são fixados aos fios de cabelo e após uma semana eclodem; piolho-da-cabeça (variedade de P. Humanus); designação comum e imprecisa a diversos insetos e ácaros, minúsculos e identificados como pragas de diversas plantas: Alamanda (casca, lavar); anis (óleo da semente); arruda, cravo-de-defunto, espirradeira e araticum (torrar a semente e passar o pó); esporinha-dos-jardins (semente); fumo (lavar); rabo-de-bugio (lavar); sal (lavar a cabeça); simaruba (pó da casca); limão, marupá-do-campo.

785. **Pedras na vesícula:** litíase biliar; presença de cálculos nas vias biliares; concreção formada na vesícula biliar ou nos ductos biliares: Agrião, bardana, boldo-do-chile, carqueja, hortelã, limão, quebra-pedra, tamarindo, verônica, lecitina de soja, Lecitina de Soja Phytomare, erva-pombinha, erva-tostão, jurupitan, parietária, papiparoba, uva-do-mato.

786. **Pedras nos rins:** litíase renal; formação de areias ou cálculos nos rins; concreção nos rins: Abútua, agrião, cana-do-brejo, quebra-pedra, uva-ursina, chapéu de couro, bardana, limão, urtiga-vermelha, verônica, parietária. Regime de cereais e leite. Beber água em abundância, lecitina de soja, Lecitina de Soja Phytomare, arnica-do-mato, douradinha-do-campo, erva-pombinha, estigmas de milho, salsaparrilha, uva-do-mato, tribulus terrestris.

787. **Peitoral:** Que combate os males do peito; cura doenças do sistema respiratório; que é útil no tratamento das doenças do pulmão: Guaco, óleo bálsamo, vique, broto de assa-peixe, agrião, alcaçuz, alteia, amor-perfeito, angélica, cambuí, óleo de eucalipto, hera-terrestre, hortelã, jatobá, salva, tanchagem, umbaúba, urtiga-branca, verônica, alho, óleo de alho, aipo, alfavaca, avenca, cará, cambará, cavalinha, canela, angico, açoita-cavalo, cravo-de-defunto, carne-de-vaca, coquinho (xarope), erva-mate, erva-de-santa-maria, erva-de-passarinho, gengibre, grandiúva, fedegoso, mastruço, jaborandi, limão, mamão (flor), malva, melão-de-são-caetano, pegaconha, pulmonária, curupiá, maracujá (calmante), mulungu (calmante), manjericão, parreira (raiz), pitanga, salsa, sempre-viva, verbasco, violeta, samambaia, aroeira, carapiá, capim-pé-de-galinha, rábano, sussuaiá. (Ver também asma, bronquite e expectorante)

788. **Pelagra:** Distúrbio pela falta de vitamina PP que leva à diarreia, dermatite; inflamação da pele e lesões nervosas que afetam o sistema nervoso central, levando à demência; falta de vitamina ocasionada pela deficiência de niacina no organismo; avitaminose caracterizada por eritema das partes descobertas, perturbações digestivas, nervosas e mentais; comer frutas verduras que contenham vitamina G, levedo de cerveja.

789. **Pele afecção da:** Alteia, angélica, aroeira, agrião, amor-perfeito (folhas e flores); batata-de-purga, bardana, bergamota, bolsas-de-pastor, camomila-da-alemanha, capuchinha-grande, cará, coerana, caroba, cavalinha, cerefólio, cinco-folhas, cocleária, colorau, curraleira, carobinha-do-campo, cipó-suma, chapéu de couro, coronha (semente); douradinha-do-campo, erva-de-bugre, erva-moura, erva-macaé, espinheira-santa, erva-de-passarinho, fedegoso, feijão (pó com vinagre), fumária, guaçatonga, guaiaco, guapeva, inhame-branco,

inhame-roxo, japecanga, ljuati, imão, língua-de-vaca, maravilha, marinheiro, mil-em-rama, melão-de-são-caetano, marupá-do-campo, mamão, nogueira, óleo-de-copaíba (5 a 10 gotas de óleo com água, tomar); pixirica, sabugueiro, salsaparrilha, sassafrás, sensitiva, sete-sangrias, sucupira, taiuiá, tarumã, tansagem, tuia, trapoeraba, urtiga-vermelha, velame-do-campo, velame-do-mato. Veja eczema, erisipela, depurativos de sangue e alergias.

790. **Pele doenças da:** Caiapó, erva-de-bugre, ipê-roxo, salsaparrilha, velame, girassol.

791. **Pele embelezamento da:** Spirulina máxima, óleo de fígado de bacalhau, óleo de germe de trigo.

792. **Pele, rejuvenescimento:** Acerola, rosa-mosqueta.

793. **Pele oleosa:** Muitas dessas ervas medicinais já são conhecidas na medicina alternativa por suas propriedades suavizantes, condicionadoras, calmantes, rejuvenescedoras, antibacterianas e anti-inflamatórias. Babosa – contém propriedades naturais antibacterianas e anti-inflamatórias que a tornam ideal para o tratamento de doenças da pele. A babosa é um bom remédio usado em casa para o tratamento de espinhas e de cravos. Amêndoa – possui a capacidade de suavizar e condicionar a pele. O óleo de cor amarelada possui glicosídeos, minerais e vitaminas, além de ser rico em proteínas que beneficiam a epiderme. Centelha asiática – é excelente fonte de triterpenoides, fortalece os tecidos, aumenta a concentração de antioxidantes em feridas e restaura tecidos inflamados, aumentando o fluxo de sangue na região afetada. Coco – o óleo de coco ajuda na esfoliação da camada externa de células mortas, tornando a pele mais suave. Confrei – o confrei é utilizado no tratamento de queimaduras, ulcerações, picadas de pulgas, insetos e irritação. Hamamélis – pode ser usado como um tônico facial para remover oleosidade e controlar a formação de cravos e espinhas menores. Lavanda – as flores de lavanda possuem muitos compostos sedativos que podem penetrar na pele, beneficiando e agindo como tônico. Melaleuca – é usada para acne, oleosidade, erupções cutâneas, bolhas, pé de atleta, micose, queimaduras, cortes, ferimentos leves, infecções, eczema, caspa, sarna e piolhos. Também possui forte ação anti-inflamatória. Prímula – o óleo das flores de prímula ajuda a reparar a pele danificada e auxilia no tratamento de doenças como eczema e psoríase.

794. **Pele seca:** Maçã, inhame-branco, inhame-roxo, pétalas de rosas e leite de rosas (lavar o rosto).

242 | Fitoenergia: terapias holísticas, espirituais e naturais

795. **Pericardite:** Inflamação do pericárdio: Urucu.

796. **Pernas pesadas e/ou doloridas:** Castanha-da-índia, centelha asiática.

797. **Peroxidação lipídica:** Oxidação no mais alto grau dos lipídeos.

798. **Perturbação gástrica – estômago:** Alfavaca, óleo de alho, aloés, anis, angélica, artemísia, bardana, batatinha (suco); bambu, camomila, caqui, cardo-santo, crisântemo, caferana, carapiá, carqueja, casca-de-anta, cerefólio, cominho, coca, cruzeiro, erva-canforeira, erva-cidreira, erva-de-são-joão, esfregão, erva-da-vida, feno-grego, gengibre, gervão, girassol, goiabeira (brotos); funcho, hera-terrestre, hortelã, jatobá, juá, limão, louro-preto, lima-da-pérsia, laranjeirinha-do-mato, mastruço, macela, mamão (folhas); manjerona, mil-em-rama, mostarda, paineira (casca), noz-moscada, pariparoba, picão, pita, pitanga, poejo, pêssego (folha), pau-amargo, quássia, salva, sete-sangrias, tansagem, trevo-cheiroso, videira (folhas).

799. **Perturbação nervosa:** Kawa-kawa, erva-de-são-joão.

800. **Peste bubônica:** Doença infecciosa causada pelo bacilo pestoso e transmitida ao homem pelas pulgas oriundas de ratos atacados da moléstia: Banhos de vapor. Chás quentes de sagugueiro, óleo de boragem. Aplicar sobre os bubões, três vezes ao dia, compressas quentes, preparadas com chá de sabugueiro, malva ou cavalinha. Combater a febre com compressas frias na cabeça, enfaixamento do tronco com lençol úmido. Dieta: Somente sucos de frutas. Isolamento imediato.

801. **Piã:** Bouba – doença infecciosa produzida por um germe próximo ao da sífilis: Caroba, gameleira. Consultar um médico.

802. **Picada venenosa:** Coração-de-jesus, erva-de-cobra, guapeva, limão, marupá-do-campo, paracari, saião, salva, vassoura. Recorrer ao médico nos casos graves.

803. **Picadas de inseto:** Óleo-de-copaíba, tabaco/fumo.

804. **Pielite:** Inflamação da pelve renal, em cujo quadro clínico figuram febre, dor e sensibilidade lombares, eliminação de sangue ou pus pela urina, alterações digestivas, dor causada pela flexão de coxa.

805. **Pigarro:** Perturbação na garganta ocasionada pela aderência de mucosidades ou por outro motivo, e que se procura superar por movimentos musculares locais que produzem ruído cavo e característico; som produzido pelo esforço de livrar a garganta dessa mucosidade.

806. **Piolho:** Comum aos insetos ápteros da ordem dos ftirápteros, ectoparasitas de vertebrados, providos de peças bucais mastigadoras ou sugadoras; bicho; inseto anopluro (pediculus humanus), da família dos pediculídeos, cosmopolita e ectoparasita do homem; todas as tíbias apresentam processos apicais e o abdome não possui projeções laterais: Mucurana; muquirana; piolho-das-roupas; piolho-do-corpo; piolho-do-homem; piolho-dos-doentes; piolho-humano; quirana. Vive sobre a pele, movendo-se do rosto até os pés e coloca seus ovos nas roupas; pode transmitir doenças; inseto anopluro (pediculus capitis) da família dos pediculídeos, que vive geralmente na cabeça do homem; seus ovos são fixados aos fios de cabelo e após uma semana eclodem; piolho-da-cabeça (variedade de P. Humanus); designação comum e imprecisa a diversos insetos e ácaros, minúsculos e identificados como pragas de diversas plantas: Alamanda (casca, lavar); anis (óleo da semente); arruda, cravo-de-defunto, espirradeira e araticum (torrar a semente e passar o pó); esporinha-dos-jardins (semente); fumo (lavar); rabo-de-bugio (lavar); sal (lavar a cabeça), simaruba (pó da casca); limão, marupá-do-campo.

807. **Piorreia alveolar dentária:** Inflamação purulenta do perióstero dentário, acompanhado de necrose alveolar evolutiva e frouxidão dentária: Limão, mil-em-rama, pariparoba. Escovar os dentes com sal. Usar alimentos que contenham vitamina K.

808. **Piorreia:** Corrimento purulento: Acerola.

809. **Pletora:** Aumento de volume de sangue no organismo, que provoca inturgescência vascular: Limão.

810. **Pleurisia:** Pleurite; pleuris.

811. **Pleurite:** Inflamação da pleura (membrana serosa que envolve os pulmões), com andamento e caracteres agudos ou crônicos: Limão, mil-em-rama, pariparoba, boragem (chá); cacto (chá ou xarope); chicória, cardo-santo (chá); cebola, canema, cipó-suma, erva-andorinha, cordão-de-frade (chá); giesta (chá da flor); girassol (chá); jaborandi, lágrimas-de-nossa-senhora (semente); margarida, malva, milho (cabelo); purgantes, leite, óleo de amendoim, soida-com-solda, tussilago, salva, urtiga, violeta, verbasco, verbena. Aplicar purgante e lavagem intestinal; pedilúvio quente; compressas quentes ao lado onde se manifestar a dor. Repetir o tratamento 3 ou 4 vezes ao dia. Em seguida a cada tratamento, colocar uma bolsa de água quente sobre o peito. O paciente deve resguardar-se contra o resfriamento. À noite aplicar uma compressa fria aquecedora, bem

apertada, envolvendo o peito e as costas. Cobre-se bem o paciente. Dieta nutritiva; poucos líquidos; repouso absoluto. Consultar um médico.

812. **Pleurodinia:** Intensa dor e sensibilidade dolorosa nos músculos intercostais; dor de origem pleural, que ocorre após intervenção cirúrgica: Garra-do-diabo.

813. **Pneumonia:** Doença infecciosa, cíclica que afeta a totalidade do lobo pulmonar ou pelo menos a maior parte dele. Localiza-se com mais frequência no lobo inferior direito, embora nos alcoólatras e nas crianças se verifique em numerosos casos no lobo superior, podendo, demais, ser dupla e bilateral: Eucalipto, óleo de prímula, transagem. Aplicar purgante e lavagem intestinal. Pedilúvio quente; compressas frias à cabeça; compressas grandes, quentes, ao peito; limonada quente para ajudar a suar. Após profusa sudação, fazer rápida mas forte fricção com pano úmido, frio, torcido. Agasalhar bem o paciente, protegendo-o contra resfriamento. Algumas horas depois, repetir o mesmo tratamento. Duas vezes ao dia, repetir o mesmo tratamento. Duas vezes ao dia, fazer inalações de vapor de plantas medicinais, para aliviar a tosse. Aplicar, à noite, uma compressa fria aquecedora, bem apertada, que envolva o peito e as costas, deixando-a durante a noite. Cobrir muito bem o paciente. Regime de frutas. Água, sucos e chás em abundância. Estes são recursos de que se deve lançar mão até que se possa consultar um médico.

814. **Podagra:** Gota nos pés. Aplicar banhos quentes. Abacateiro, alcachofra, (Alcachofra), alfazema, angélica, arnica, aroeira, aroeira-mansa, barba-de-bode, bardana, óleo de boragem, camomila-romana, cardo-santo, carqueja, catinga--de-mulata, chapéu de couro, centáurea-menor, cerefólio, cipó-mil-homens, cotó-cotó, erva-cobre, eucalipto, garra-do-diabo, gervão, guaiaco, japecanga, limão, mil-em-rama, moranguinha, pau-ferro, pinheiro (brotos); piteira, óleo de alho, óleo de prímula , óleo de eucalipto, salsaparrilha, saponária, sassafrás, sempre-viva, timo, urtiga-vermelha, velame-do-campo, velame-do-mato, verônica. Tomar banhos quentes. Aplicar compressas frias refrigerantes.

815. **Poliartrite:** Inflamação simultânea em várias articulações.

816. **Pólipo:** Tumor pediculado, geralmente benigno, que se implanta nas cavidades naturais; crescimento de tecido pediculado que se desenvolve em uma membrana mucosa (p.ex., nariz, bexiga, reto etc.) Em resultado da hipertrofia dessa membrana ou como um tumor verdadeiro: Limão, araticum (chá); avenca (suco e chá); aroeira (chá); bolsas-de-pastor (chá); bardana, calêndula, ipê, caqui, pau-d´alho, quitoco, quiabo, trapoeraba, tuia, nogueira, salsaparrilha, unha-de-gato, agaricus blazei.

817. **Poliúria:** Eliminação de quantidade de urina superior à normal: Limão.

818. **Poluição:** Proteção dos males causados pela: Acerola.

819. **Pressão alta:** Hipertensão arterial; tensão acima do normal exercida pelo sangue sobre as paredes dos vasos de um determinado órgão; tensão alta; a tensão normal oscila entre 12 a 14 (máxima) e 6,5 a 9 (mínima). Acima desses números, diz-se que há hipertensão. Ocorre comumente depois dos 50 anos, mas seu prognóstico é tanto mais grave quanto mais jovem for o paciente. Pode ter as mais diversas causas, porém nos adultos resulta principalmente da sífiles, obesidade e alcoolismo, afecções cardiorrenais, e distomas neuro-vegetativos; seguir um regime de verduras e frutas. Plantas que ajudam a baixar a pressão e na arteriosclerose diminuim a gordura nas artérias: Acácia (20 folhas); agárico (tintura de 10 a 20 gotas por dia); agrião, alfavaca, ameixa-amarela, amora-branca, araticum, arnica (chá ou tintura); alecrim, óleo de alho (puro ou em gotas); assucará (casca); cacto (chá); cana-de-milho, castanha (folha); cauda-de-cavalo (depurativo); céleri, chuchu (chá); dente-de-leão (depurativo); erva-de-bugre (baixa a pressão e emagrece); erva-de-passarinho, espinho--branco, ervilha, feijão (vagens); folhas de cana-de-açúcar, fumeiro-bravo, giesta (nas complicações da vista); guaiaco, guaraná, guabiroba, guaxuma, jaracatiá, mamão, maracujá (na insônia); mil-em-rama, oliveira (tintura das folhas); paineira ou algodão-do-mato, pariparoba, pita, pitanga, santos-filho ou erva-de-raposa, salva, sabugo-de-milho, sabugueiro, samambaia (de talo escuro), sete-sangrias (depurativo e emagrece), sete-capotes, tarumé, tília (flor); urtiga-branca, vacum, valeriana (uma colherinha, três vezes ao dia); sementes de bergamota (esmagar e deixar de molho e tomar um copo pela manhã), sarçamora (folhas), berinjelatomare, alcachofra, (Alcachofra), sete-sangrias, embaúba, quebra-pedra, cabelo-de-milho, cascas de maçã, casca de chuchu, chá de alpiste, raiz de cana, perna-de-saracura, chá de colônia, semente de salsa, suco de limão, acariroba, bardana, abacateiro, douradinha, mel puro, crataegus oxyacantha, spirulina maxima phytomare, ômega 3 phytomare, cálcio de ostras, magnésio, sal light. Comer diariamente 1 a 2 quilos de peras, durante uns 10 dias. Banhos: de tronco, com fricções, banhos de calor crescente, compressas (quentes e frias); duchas (da cintura para baixo). Banhos de vapor são processos sudoríficos. Regime alimentar adequado, fat blocker.

820. **Pressão baixa:** Hipotensão arterial; pressão inferior à normal, especialmente no interior de um órgão do corpo ou num sistema orgânico: Alfafa, arnica (flores); aveia (preparada do modo que mais gostar); cardo-marinho,

canela, capim-cidrão, cenoura, centeio e trigo tostados e moídos num caldo de carne, cevada, espinho-branco (regulariza a pressão); limoeiro-da-pérsia (a casca da fruta); malte (mingau), pera (fruta); pita (chá); serralha-braba, salva, sálvia-cidreira, salsa (chá das folhas e raízes); vinho natural, avelã (fruta); bolsas-de-pastor, casca-de-anta.

821. **Prisão de ventre:** Açafrão, alcachofra, (Alcachofra), agar-agar, cáscara-sagrada, óleo de linhaça, fibra de trigo, clorofila, óleo de germe de trigo, granola, mel puro, cereais, fucus, sene, alteia, anil, bardana, babosa, batata-de-purga, cainca, camomila-da-alemanha, capuchinha grande, caruru-bravo, fedegoso, guapeva, mamona, manacá, marinheiro, pinhão-do-paraguai, sensitiva. Compressas frias termógenas. Alcaçuz, anis-verde, ameixa (comê-la ou tomar chá dela seca); banana madura com leite de manhã, canjerana, casca-de-anta, chicória, cinamomo (folhas); corticeira (folhas); dente-de-leão, dorme-dorme, esfregão, gervão, mãe-de-família, pepino (um copo de suco sem casca); pessegueiro (folha); ruibarbo, sabugueiro, sopa de aveia com leite quente. Seguir regime de frutas e verduras, tomar mais água cedo e durante o dia: Taiuiá. Evitar as plantas adstringentes.

822. **Problema estomacal:** Espinheira-santa, carqueja, alfavaca, óleo de alho, aloés, anis, angélica, artemísia, bardana, batatinha (suco); bambu, camomila, caqui, cardo-santo, crisântemo, caferana, carapiá, casca-de-anta, cerefólio, cominho, coca, cruzeiro, erva-canforeira, erva-cidreira, erva-de-são-joão, esfregão, erva-da-vida, feno-grego, gengibre, gervão, girassol, goiabeira (brotos); funcho, hera-terrestre, hortelã, jatobá, juá, limão, louro-preto, lima-da-pérsia, laranjeirinha-do-mato, mastruço, macela, mamão (folhas); manjerona, mil-em-rama, mostarda, paineira (casca); noz-moscada, pariparoba, picão, pita, pitanga, poejo, ipê-roxo, alcaçuz, alfafa, pêssego (folha); pau-amargo, quássia, salva, sete-sangrias, tansagem, trevo-cheiroso, videira (folhas); carvão vegetal.

823. **Problemas ginecológicos:** Barbatimão, calêndula, uxi amarelo.

824. **Problema hepático:** Distúrbios no fígado: Acerola, espinheira-santa, óleo de alho, óleo de germe de trigo, abacateiro, alcachofra (Alcachofra), amor-do-campo, abacaxi, açafrão, agrião, alfazema, almeirão, alecrim (cólicas); algas, ananás, angélica, anis (cálculo); artemísia, arruda, babosa, bardana (cálculo); bálsamo-do-líbano ou figatil, beijo-de-moça, bucha-paulista ou esfregão (folhas); beldroega, boldo-do-chile, cáscara-sagrada, castanha-mineira, chá-mineiro, chapéu de couro, camará, cardo-santo, carqueja (cálculos);

coerana (cálculos); chicória (raiz); celidônia, conduranga, corticeira (calmante); dente-de-leão (cálculos), erva-da-míngua, erva-tostão, erva-tostão, espinheiro, fedegoso, feuillea, gervão-roxo, juá-de-capote, jurubeba, karatoa, mulungu, picão comum, picão-da-flor-grande, picão-da-praia, quitoco, sensitiva, uva-do-mato, espinho-maricá, juá (raiz); losna, mil-em-rama, pariparoba (cálculos); pau-amargo, pau-para-tudo, pita, quebra-pedra (cálculos); salsa, sapé, sete-sangrias (cálculos); vinagreira. Tomar de manhã uma colherada de azeite de oliva com suco de meio limão contra pedras na vesícula.

825. **Problema renal:** Abacateiro, agrião, almeirão, amora-branca, arnica, assa-peixe, bago-de-veado ou malvão, barba-de-bode (capim); bardana, beladona, beldroega, bolsas-de-pastor (hemorragias); cabelo-de-milho, camomila, cana-de-macaco, chá-de-bugre, chincho, cará (chá da raiz); cauda-de-cavalo, camboatá, capim-puxa-tripa, capim-coqueiro, cipó-mil-homens, carqueja, cipó-cabeludo, coco fibra da fruta); dente-de-leão, douradinha, espinheira-santa, erva-terrestre, erva-de-passarinho, figo, feijão (vagem); hortelã, linho (semente), limão, losna, malva (flor), madressilva, marrúbio, mil-em-rama, pega-pinto (folhas); pita, quássia, quebra-pedra, sabugueiro, salsa, sete-sangrias, tansagem, trapoeraba, urtiga-branca, uva-do-mato, verônica, alfavaca, angélica, cavalinha, lentilha-d'água, parietária, óleo de prímula, ulmária, óleo de germe de trigo, cana-do-brejo, erva-pombinha, marmelinho, parietária, salsaparrilha, alcachofra.

826. **Procariontes:** Procarioto; tipo celular que não apresenta sistemas membranosos internos nem organelas; não há carioteca envolvendo o material hereditário (Ver também eucariontes).

827. **Prófase:** Primeira fase da divisão celular. Caracteriza-se pelo início da espiralação cromossômica, desaparecimento dos nucléolos e início da formação dos fusos acromáticos.

828. **Progesterona:** Hormônio produzido pelo corpo amarelo do ovário e também pela placenta; seu efeito é preparar o organismo feminino para o desenvolvimento embrionário; entre outros efeitos, causa o grande desenvolvimento do endométrio.

829. **Prolapso:** Queda ou deslocamento de um órgão de seu lugar normal, em extensão variável, por insuficiência de seus meios de fixação; procidência. Mais comuns: queda do útero ou reto.

830. **Próstata, hipertrofia da:** Óleo de prímula, cloreto de magnésio, óleo-de-copaíba. Cavalinha.

248 | Fitoenergia: terapias holísticas, espirituais e naturais

831. **Prostatite:** Inflamação da próstata, dificuldades em urinar, micções frequentes com dor, queimação, dor irradia-se para o pênis e o reto. Tomar banhos genitais 3 vezes ao dia: abóbora (chá da semente ajuda afrouxar a urina); cavalinha (chá); cipreste, dente-de-leão, esfregão (folhas); fedegoso (fazer café da semente); grama, hortelã, ipê-roxo, jatobá (casca); índia, limão, quebra-pedra.

832. **Protetor solar:** Protege dos raios ultravioletas do Sol. Urucum.

833. **Psoríase:** Dermatose crônica com aparecimento na pele e no couro cabeludo de placas vermelhas cobertas de escamas de várias formas e dimensões; doença de etiologia desconhecida, de evolução crônica, sujeita a remissões e recidivas, e caracterizada pela presença de eritema e escamas, produzindo-se erupções cutâneas avermelhadas semelhantes a discos, com escamas prateadas. Doença da pele caracterizada pela formação de placas que se descamam: Alcachofra, arnica, amor-perfeito, camomila, capuchinha (aplicar o suco e comer em salada); cipó-suma, crisântemo, espinheira-santa, erva-de-passarinho (macerar no vinho branco em 1 copo 3 vezes ao dia nas refeições); privar-se de açúcar branco, óleo de amêndoa doce (passar); óleo-de-copaíba, rabo-de-bugio (aplicar farinha da madeira com azeite); tuia (tomar); cipó-de-são-joão (tomar chá da flor, como passar sua pomada).

834. **Pulmão, afeccão do:** Xarope de guaco, angélica, broto de assa-peixe, cambuí, losna, vassoura, verônica.

835. **Pulmão:** Problemas das vias respiratórias em geral: Óleo bálsamo, vique, broto de assa-peixe, agrião, alcaçuz, alteia, amor-perfeito, angélica, cambuí, óleo de eucalipto, hera-terrestre, hortelã, jatobá, salva, tanchagem, umbaúba, urtiga-branca, verônica, alho, óleo de alho, aipo, alfavaca, avenca, cará, cambará, cavalinha, xarope de guaco, canela, angico, açoita-cavalo, cravo-de-defunto, carne-de-vaca, coquinho (xarope); erva-mate, erva-de-santa-maria, erva-de--passarinho, gengibre, grandiúva, fedegoso, mastruço, jaborandi, limão, mamão (flor); malva, melão-de-são-caetano, pegaconha, pulmonária, curupiá, maracujá (calmante); mulungu (calmante); manjericão, parreira (raiz); pitanga, salsa, sem-pre-viva, verbasco, violeta, samambaia, aroeira, carapiá, capim-pé-de-galinha, rábano, sussuaiá. (Ver também asma, bronquite e expectorante)

836. **Purgativo brando:** Provoca a evacuação, de forma menos agressiva que o laxante. Cáscara-sagrada.

837. **Purgativo drástico:** (Cascara Sagrada) Laxativa drástica, o mesmo que purgativa, porém com efeito mais enérgico. Provoca a evacuação, de forma mais agressiva que o laxante. Provoca e acelera as evacuações.

838. Purgativo: Alcaçuz, acelga, anis, azedinha, babosa, bardana, batata-doce (folhas); batata-purga, bucha, cabaça-amargosa, caincá, camboatá, camomila, capuchinho, caruru, canafístula, chapéu de couro, cinamomo, cipó-de-água, cipó-mil-homens, cipó-imbé, cipó-suma, cravo-de-defunto, douradinha, espinheira-santa, fedegoso, figos, jalapa, jasmin, jaracatiá, linho, lúpulo, malvaisco, mamona, manacá, maravilha, margarida, mata-pasto, melão-de-são-caetano, pata-de-vaca, pés, segueiro, rabo-de-bugio, ruibarbo, sabugueiro, sarandi branco, sene, não-me-toque, taiuiá, umbu, fruta-do-conde (chá da raiz); ruibarbo-do-campo, cáscara-sagrada.

839. Pústula: Elevação da epiderme, que contém líquido purulento: Alteia, angélica, aroeira, agrião, amor-perfeito (folhas e flores); batata-de-purga, bardana, bergamota, bolsas-de-pastor, camomila-da-alemanha, capuchinha-grande, cará, coerana, caroba, cavalinha, cerefólio, cinco-folhas, cocleária, colorau, curraleira, carobinha-do-campo, cipó-suma, chapéu de couro, coronha (semente); douradinha-do-campo, erva-de-bugre, erva-moura, erva-macaé, espinheira-santa, erva-de-passarinho, fedegoso, feijão (pó com vinagre); fumária, guaçatonga, guaiaco, guapeva, inhame-branco, inhame-roxo, japecanga, ljuati, limão, língua-de-vaca, maravilha, marinheiro, mil-em-rama, melão-de-são-caetano, marupá-do-campo, mamão, nogueira, óleo-de-copaíba (5 a 10 gotas de óleo com água, tomar); pixirica, sabugueiro, salsaparrilha, sassafrás, sensitiva, sete-sangrias, sucupira, taiuiá, tarumã, tansagem, tuia, trapoeraba, urtiga-vermelha, velame-do-campo, velame-do-mato. (Ver eczema, erisipela, depurativos de sangue e alergias)

840. Queda de cabelos: Babosa-medicinal, jaborandi, falso jaborandi, colágeno, agar-agar, saw-palmetto, clorofila.

841. Queimadura com ácido: Colocar alcalinos, usar água e limão, algodoeiro, beldroega, arnica (flor); cavalinho, confrei, mil-em-rama, manjerona cozida, pariparoba (suco), muito limão, imbiri (cataplasma das folhas); uso externo: Dália (folhas).

842. Queimadura por calor: Aplicar somente mel puro ou com manteiga, linho com vinagre (compressas); sumo de pepino com banha, batatinha ralada, abóbora (polpa fresca em cataplasma); boca-de-leão (as folhas em cataplasma a frio); oliveira (óleo para untar); açoita-cavalo (folhas fervidas e em forma de cataplasma); verbasco (folhas); dália (folhas); violeta (folhas em cataplasma a frio); sempre-viva (suco); tuia (chá); 2 claras de ovo.

250 | Fitoenergia: terapias holísticas, espirituais e naturais

843. Queimadura: Lesão mais ou menos grave produzida pelo fogo ou por qualquer outro corpo muito quente, sobre o organismo vivo. Distinguem-se três graus de queimaduras, segundo elas se limitam à vermelhidão superficial da pele, à bexiga, ou à destruição profunda dos tecidos; ferimento ou lesão na pele causada pelo sol ou fogo: Algodoeiro, óleo de boragem, erva-moura, imbiri, manjerona, melão-de-são-caetano, mil-em-rama, óleo de germe de trigo, sabugueiro, saião, urtiga-branca, creme com própolis, gergelim.

844. Queloide: Massa de tecido conjuntivo originada na cicatrização pós-cirúrgica da pele: Centelha asiática.

845. Queratina: Proteína fibrosa presente nos animais vertebrados; é o material que constitui as unhas, garras e pelos e que impregna a superfície da epiderme: Proteína insolúvel presente nos tecidos.

846. Queratolítica: Impede a formação da queratina.

847. Quilúria: Galatúria; presença de quilo na urina. Em tais casos a urina se apresenta em cor leitosa.

848. Quimioterapia, Produto auxiliar na quimioterapia: Agaricus blazei.

849. Quisto: Qualquer aumento de volume desenvolvido em uma parte qualquer do corpo; massa constituída pela multiplicação desgovernada: Açoita-cavalo (chá da casca); aloés (babosa); araticum (chá); aroeira, assa-peixe, arnica, avenca, avelós (começar com um a gota de leite por dose), barbatimão, bardana (aplicar e tomar); beladona (aplicar as folhas); buva (chá); cactos (aplicar); cana-de-macaco, caqui, casca-de-anta (chá); carobinha (chá); calêndula (chá); celidônia (chá); cavalinha (chá); caruru-do-reino (cataplasma); cinamomo (cataplasma); cipó-suma (tomar); coerana (chá); cogumelo sol, confrei (aplicar); echinácea, erva-de-são-joão, erva-moura, fedegoso (chá); funcho, espinheira-santa, figo, gameleiro (untar com leite); juá (fruta assada aplicar); jurubeba, lentilha-d'água, língua-de-vaca (folhas em cataplasma); malvão (chá); malagueta, manjerona, melão-de-são-caetano, mil-em-rama, nogueira, óleo de boragem, óleo de alho, óleo de germe de trigo, pariparoba, quiabo (chá); perna-de-saracura, piteira (chá); repolho (suco e cataplasma); saião (suco); salva, sensitiva, tuia, trapoeraba (chá); unha-de-gato, vassourinha-do-campo (chá); aplicação de argila.

850. Rachaduras dos lábios: Manteiga de cacau, arnica e erva-lanceta (lavar com cozimento); carobinha (chá das folhas); salsaparrilha (raiz em infusão); babosa (suco das folhas); saião (suco passar).

851. **Rachaduras nos pés e calcanhares:** Açoita-cavalo (entre casca); arnica-do-campo, arnica-do-mato (lavar com o cozimento das flores); algodoeiro (folhas amassadas); couve (com óleo); douradinha-do-campo (folhas chá); cipó-cabeludo (cipó todo infusão); paineira (casca chá); sabugueiro (infusão das folhas); saião (suco); sempre-viva (chá).

852. **Radicais livres:** Átomos ou moléculas que provocam destruição celular, causando diversas doenças: Ginkgo biloba, panax ginseng, ginseng brasileiro, óleo de germe de trigo, acerola, betacaroteno.

853. **Radioterapia (produto auxiliar na radioterapia):** Unha-de-gato, agaricus blazei.

854. **Raquitismo:** Doença que se caracteriza pela má formação dos ossos e dos dentes, normalmente por falta de vitamina D. É uma avitaminose resultante de alimentação defeituosa por carência de vitamina D e por falta de insolação necessária para a transformação dos esteroides considerados provitamina D. A exposição do corpo, pela manhã, aos raios ultravioletas do sol, transformam em vitamina D o ergosterol, depositado na pele. Comer alimentos que contenham vitamina D, muitas frutas e verduras: Alfafa, agrião, alcachofra, cominho, confrei (folhas); manjerona, jatobá (seiva); limão, rábano, sálvia, nogueira (crianças: dar banho em infusão). Tomar uma ou duas gemas de ovo ao leite e água, Vitamina A e D. (Ver também "Anemia")

855. **Recondicionador:** Regulador das funções.

856. **Reconstituinte:** Restaura as forças.

857. **Redutor da fragilidade dos vasos:** Ginkgo biloba, castanha-da-índia.

858. **Redutor da permeabilidade capilar:** Ginkgo biloba, castanha-da-índia.

859. **Redutora do apetite:** Substância que reduz o apetite.

860. **Refluxo gastroesôfago:** Sintomas – azia, rouquidão ao levantar de manhã, dificuldade para engolir, sensação de garganta entalada, tosse seca, mau hálito. Limão, vinagre de maçã, água com limão, chá de gengibre, chá de camomila, suco de aloe vera. Evitar líquidos durante as refeições. Tomá-lo apenas após 40 minutos. Evitar deitar após as refeições. Fazê-lo 40 minutos depois. Mastigar devagar, aproximadamente de 30 a 40 vezes por garfada. Comer ao menos 2 horas anter de se deitar à noite. Evitar comidas com caldo no jantar.

861. **Refrescante:** Refrigerante; que traz frescor e alívio: Limão, água de coco.

862. **Regeneradora celular:** Induz à reprodução das células da pele: Óleo de rosa-mosqueta.

863. **Regime de emagrecimento:** Regimes, dietas, redução na alimentação das farináceas, gorduras vegetais e animais, e doces. Usar mais frutas e verduras. Moderação no comer, mas não deixar de se alimentar. Caminhada, ginástica, esporte, saunas: Abacaxi, alface, alcachofra, aquemila, aspargo, alho-porro, boragem, bananeira (água); caruru-bravo, caroba, carqueja, fucus, agar-agar, café-do-mato, capim-sapé, chá-de-bugre, chá-da-índia, ginseng brasileiro, gervão, maçã (chá da casca ou duas colheres de vinagre de maçã ao dia); limão, marroio, sabugueiro, embaúba, ervas laxantes e diuréticas, porangaba, farelo de trigo, gelatina, lecitina de soja, stevia, garcínia.

864. **Rejuvenescedor:** Que torna jovem, remoça: Spirulina máxima.

865. **Relaxante:** Diminui a tensão muscular.

866. **Remineralizante:** Ricos em minerais essenciais: Cavalinha, spirulina máxima phytomare.

867. **Repelente:** Arruda, citronela, erva-de-santa-maria, gergelim, losna.

868. **Resfriado recorrente:** Óleo de alho, acerola, agaricus blazei.

869. **Resfriado:** Acerola, cardo-santo, chambá, camomila, cássia, cerejeira, erva-cidreira, flores de sabugueiro, hera-terrestre, lanciba, laranjeira, levante, limoeiro, losna, marapuama, mel puro, melão-de-são-caetano, mil-em-rama, óleo de alho, óleo de boragem, óleo de eucalipto, pariparoba, poejo (mentha longifolia e mentha pulegium), sabugueiro, sálvia, capim-limão, erva-doce, guaco e malva, saco-saco, trevo-cheiroso, agaricus blazei. escalda-pés e banhos de vapor.

870. **Resistência aumento da:** Contra infecções, vírus: Echinácea, levedo de cerveja, óleo de alho, unha-de-gato, agaricus blazei.

871. **Resolutiva:** Que faz cessar inflamação, insensivelmente e sem supuração: Alcaçuz, aperta-ruão, aveloz, erva-de-passarinho, erva-grossa, fava, funcho, louro-branco, cacto, pariparoba, linhaça (cataplasma), parreira-bravá, pau--d'alho, pé-de-galinha, quitoco, tarumã, timbó, vinagreira, salsa, rosa, trevo, vassourinha-do-campo (folha picada com sal).

872. **Respiração, pressão crônica da:** Flor-da-noite, perpétua, picão-da-praia.

873. **Ressaca alcoólica:** Boldo-do-chile, sete dor e alcachofra.

874. **Restaurador:** Que recupera. Ex.: restauradora da resistência do sistema imunológico.

875. **Retenção da urina:** Abacateiro, abacaxi, abútua, acariroba, alcachofra, (Alcachofra), alcaçuz, algodoeiro, anil, aperta-ruão, agrião, alfavaca, alfazema,

amor-do-campo, angélica, bananeira-do-mato, bardana, beldroega, begônia, bromil, cabelo-de-milho, cainca, cálamo-aromático, cana-de-macaco, capeba, capim-santo, carnaúba, castanha-da-índia, cipó-chumbo, coração-de-jesus, cana-do-brejo, chá-mineiro, capim-cidreira, caité, caroba, carqueja, carrapicho, cavalinha, chapéu de couro, cipó-prata, cípó-cabeludo, cipó-cravo, coentro, cominho, congonha-de-bugre, congonha-do-campo, cordão-de-frade, dente-de-leão, douradinha-do-campo, embaúba, erva-de-bicho, erva-de-bugre, erva-de-cobra, erva-mate, erva-pombinha, erva-tostão, espinheira-santa, estigmas-de-milho, fedegoso, funcho, panax ginseng, ginseng brasileiro, garra-do-diabo, guaiaco, hera-terrestre, imbiri, jatobá, jurubeba, lágrimas-de-nossa-senhora, aasminium arabicum, louro, louro-preto, lúpulo, manacá, maracujá, maravilha, óleo de boragem, óleo de alho, orégano, paracari, parietária, pariparoba, parreira-brava, pata-de-vaca, perna-de-saracura, picão, panaceia, picão-da-praia, pipi, picão-da-flor-grande, porangaba, quebra-pedra, sabugueiro, salsa, salsaparrilha, sapé, sete-sangrias, tarumã, tília, trapoeraba, trevo-cheiroso, rabanete, rabo-de-arara, unha-de-gato, urtiga, umbaúba, ulmária, urinária, uva-do-mato, uva-ursina, tribulus terrestris, velame-do-mato, verônica, vinagreira, (diurético suave).

876. **Retite hemorroidal:** Alecrim, arnica-mineira, camomila-da-alemanha, cascarilha, castanha-da-índia, chagas-de-são-sebastião, centelha asiática, cerefólio, fumária, fruto de bicuíba, limão, mariricó, melão-de-são-caetano, mil-em-rama, pariparoba, pau-d'álho, persicária, piper, raiz de caixeta, sabugueiro, trapoeraba, ulmária, ginkgo biloba, clorofila, açafrão, alcachofra, acelga, óleo de alho, araçá, artemísia-do-campo, assa-peixe, batata-inglesa (supositório); barba-de-bode, barba-de-velho (pomada); bardana, beladona (pomada); douradinha, bergamoteira, buxo (folhas); cacto (supositório); chuchu (supositório); caixeta (banhos e tomar); carqueja, calêndula (pomada e chá); café (pó aplicar); caroba, cana-do-brejo, coerana (chá e aplicar); couve (vapores); cipó-d'alho, erva-de-bicho (tomar e fazer banhos); erva-de-santa-maria, erva-de-lagarto, erva-tostão, erva-macaé (pomada e chá); fedegoso, figo, guabirobeira, hortelã, guiné, jurubeba, macela (vapores); maravilha, mandioca (chá dos brotos); manjericão, maracujá, noz-moscada, parreirinha-do-mato, pata-de-vaca, pé-de-galinha, piteira, pepino, rainha-da-noite, serralha-brava, solda-com-solda, taiuiá, tansagem, tomate, urtiga, verbasco (banhos), vinagreira (banhos), hemorroidas com hemorragias (banhos de assento com água fria e tomar líquidos). Para descongestionar, banhos quentes com verbasco, psyllium, castanha-da-índia, chagas-de-são-sebastião, raiz-de-caixeta. Em caso de ataque

agudo, com derramamento de sangue, aplicar banho de assento frio, de 3 a 4 minutos de duração. Regime alimentar adequado; beber líquidos em abundância.

877. **Reumatismo:** Artrite; dores nos músculos, nas articulações e nos tendões: Abacateiro (folhas); acelga (suco); açoita-cavalo (casca); alfavaca, alcachofra (Alcachofra), alfazema, alecrim, óleo de alho, amor-perfeito, amora-do-mato, angélica, araticum, arnica, aroeira, arruda, artemísia, aveia, avenca, babosa, bardana, beladona, batata-inglesa (compressas); buxo, (folhas); camomila, caneleira, chapéu de couro, caroba, cardo-santo, carnaúba, carqueja, catinga-de-mulata, chinchilho, cipó-d'alho, cipó-cruz, cipó-imbé (raiz); cipó-mil-homens, cipó-suma, coerana, cordão-de-frade, douradinha-do-campo, dorme-dorme, óleo de eucalipto, erva-de-bugre, erva-cidreira, erva-moura, erva-santa, erva-de-lagarto, erva-silvina, espada-de-são-Jorge (uso externo); federal ou arnica-lanceta, flor-da-noite, fruta-do-conde (folhas); guiné, gengibre, hortelã, inhame-branco, japecanga, jasmim, lágrima-de-nossa-senhora, louro, mamão, manacá, manjerona, marapuama, milho (cabelo); nogueira, papoula, parreirinha, picão, pitanga, pita, pata-de-vaca, quitoco, repolho (cataplasma); sabugueiro, samambaia, salsamora, salsaparrilha, sassafrás, sene, sete-sangrias, sucupira (semente); taiuiá, tansagem, tarumã, umbu (folhas); timbó (compressas); tinguaciba, trapoeraba, tuia (chá); velame-do-campo, abóbora-d'anta, abútua, acariçoba, amor-perfeito, batata-de-sucupira, óleo de boragem, cainca, canela-de-sassafrás, catilagem de tubarão, chá-mineiro, panax ginseng, ginseng brasileiro, cipó-cabeludo, cipó-almecega, cipó-azougue, cipó-cruzeiro, cloreto de magnésio, cotó-cotó, erva-cobre, fruto de bicuiba, fucus, fumária, garra-do-diabo, guaiaco, guapeva, jamenina, joão-da-costa, limão, mãe-boa, melão-de-são-caetano, negra-mina, erva-de-são-joão, pacová, pau-d´alho, pau-ferro, picão-da-praia, pteris, óleo de prímula, saco-saco, saponária, sensitiva, serpão, suma-roxa, tejuco, timo, tomba, trevo-cheiroso, unha-de-gato, urinária, urtiga-vermelha, uva-do-mato.

878. **Revigorante:** Que devolve o vigor: Agaricus blazei, ginseng panax ginseng, ginseng brasileiro.

879. **Revitalizante:** Que devolve a vida.

880. **Rinite alérgica:** Sumo de erva-de-são-joão (mentrasto), erva-de-são-joão.

881. **Rinite:** Inflamação da mucosa do nariz: Óleo de eucalipto.

882. **Rinorragia:** Batata-de-purga, bolsas-de-pastor, flor-da-noite.

883. **Rinorreia:** Catarro nasal; inflamação e corrimento da mucosa nasal: Alcaçuz, óleo de eucalipto, flor-da-noite, limão, malva, manjerona, poejo.

884. Rins: Abacateiro, agrião, almeirão, amora-branca, arnica, assa-peixe, bago-de-veado ou malvão, barba-de-bode (capim); bardana, beladona, beldroega, bolsas-de-pastor (hemorragias); cabelo-de-milho, camomila, cana-de-macaco, chá-de-bugre, chincho, cará (chá da raiz); cauda-de-cavalo, camboatá, capim-puxa-tripa, capim-coqueiro, cipó-mil-homens, carqueja, cipó-cabeludo, coco (fibra da fruta); dente-de-leão, douradinha, espinheira-santa, erva-terrestre, erva-de-passarinho, figo, feijão (vagem); hortelã, linho (semente); limão, losna, malva (flor); madressilva, marrúbio, mil-em-rama, pega-pinto (folhas); pita, quássia, quebra-pedra, sabugueiro, salsa, sete-sangrias, tansagem, trapoeraba, urtiga-branca, uva-do-mato, verônica, alfavaca, angélica, cavalinha, lentilha-dágua, parietária, óleo de prímula, ulmária, óleo de germe de trigo, cana-do-brejo, erva-pombinha, marmelinho, parietária, salsaparrilha, alcachofra (Alcachofra).

885. Rins, pedras ou cálculos: Alfavaca, ananás, caroba, cavalinha, cana-do-brejo, canafístula, douradinha-do-campo, óleo de menta, parietária, oliveira (azeite); primavera, pêssego (folhas secas); salsaparrilha, sálvia, suçuaiá, tomateiro (folha); três-cipós, uva-japonesa (xarope do fruto).

886. Ronqueira: Respiração difícil, com ruído: Trevo-cheiroso.

887. Rosto com sardas: Agrião (banhar o rosto com o suco com vinagre); celidônia (chá); limão (passar); cipó-suma (chá); maravilha (passar o suco das flores ou o pó da semente com suco de limão); trapoeraba (passar o suco fresco); canafístula (aplicar o suco verde das folhas com clara de ovo); pepino (suco do mesmo); feijão-branco (por os grãos de molho com vinagre até poder descansar, secar, reduzir a pó e misturar com azeite e aplicar).

888. Rouquidão: Angico, angélica, gengibre, malva.

889. Rubéula: Febre eruptiva: Sabugueiro.

890. Ruga: Prega ou dobra da pele, causada pelo envelhecimento: Colágeno, elastina.

891. Sangue impuro: Agrião, amor perfeito, angélica, batata-de-purga, bardana, bolsas-de-pastor, caiapó, cardo-mariano, cipó-suma, carqueja, cerefólio, panax ginseng, ginseng brasileiro, cotó-cotó, curraleira, canchalágua, carne-de-vaca, caroba, caruru-bravo (raiz); catáia, chapéu de couro, cipó-mil-homens, dente-de-leão, douradinha, erva-de-bugre, espinheira-santa, estragão, figo, ginkgo biloba, guaiaco, ipê-roxo, japecanga lágrima-de-nossa-senhora, limão, mangueira (resina); maracujá, mata-pasto, nogueira, óleo de prímula, papo-de-peru, panaceia, pau-ferro, pita, rosa-branca, sabugueiro, salsaparilha, sassafrás, serralha-brava, sete-sangrias, taiuiá, tanchagem, tajuba, tarumã, urtiga-vermelha, velame-do-mato.

892. **Sangramento na gengiva:** Couve (refogados); transagem, goiaba, laranja e caju (sucos).

893. **Sangue, má circulação do:** Carqueja, erva-cidreira. Pedilúvio quente, pedilúvio alternado.

894. **Sangue:** Sangue limpo e boa circulação é garantia de boa saúde. Veja: "coração, depurativo, hemorragia, pressão alta, pressão baixa, circulação do sangue". Plantas: óleo de alho, cebola, nogueira, salsaparrilha, suspiro.

895. **Sapinho:** Espécie de aftas que surgem em boca de crianças, em forma de vesículas semelhantes ao leite coalhado. Falta às crianças vitaminas A/B/C. Fazer bochechos com alecrim da horta, juazeiro (casca ralada com mel puro, ou chá para passar na boca); tansagem (suco adocicado); crista-de-galo (chá das flores).

896. **Sarampo:** Pintas vermelhas na pele; ficar em repouso com pouca luz, evitar correnteza de ar; banhos quentes, banhos de vapor. Nos primeiros dias, aplicar compressas quentes ao peito, 2 vezes por dia. Sucos de frutas e água em abundância. Agasalhar-se bem para evitar resfriamentos; chás recomendados: Sucos cítricos, suco de limão com água; agrião (suco ou chá); celidônia (chá); dália (chá das folhas); folhas de laranja (chá); capim-cidreira, erva-cidreira (chá); flor de sabugueiro (chá, provoca suor); óleo de boragem, poaia-branca (chá); violeta (chá das folhas).

897. **Sarda:** Pequenas manchas castanhas que surgem na pele de pessoas claras devido ao acúmulo excessivo de melanina: Acariçoba, alamanda-de-flor-grande, anil, arruda, bardana, limão, melão-de-são-caetano, mil-em-rama, serpão.

898. **Seborreia:** Secreção excessiva das glândulas sebáceas.

899. **Secreção brônquica, aumentar:** Óleo de alho, mel puro.

900. **Secreção de glândulas digestivas e biliares, aumentar:** Óleo de alho, alcachofra.

901. **Secreção gástrica, estimulante da:** Espinheira-santa.

902. **Sedativo:** Que acalma, tranquiliza. Quando exerce função calmante sobre o sistema nervoso. Ex.: sedativa da tosse; sedativo de dores nos nervos: Garra-do-diabo.

903. **Segmentação:** Clivagem, cada uma das primeiras divisões que ocorrem no ovo; primeiras fases do desenvolvimento embrionário.

904. Seios, bico rachado: Juciri, arnica (chá das folhas); jurubeba (chá das folhas); cominho (chá); salsaparrilha (raiz chá).

905. Seios, com nevralgias: Fazer compressas com chá das folhas de tansagem, com folhas de alface, hortência.

906. Seios, com nódulos ou tumores: Chá de bardana, avelãs (leite 1 gota e depois ir aumentando); malva (chá); margarida (chá); tansagem (chá e compressas); batatinha ralada (aplicar crua); suco de urtiga (raiz amassar com argila e aplicar).

907. Senilidade: Debilidade física e mental associada à velhice: Garra-do-diabo, ginkgo biloba, panax ginseng, ginseng brasileiro, chlorella.

908. Sífilis: Doença infectocontagiosa produzida por um micróbio chamado Treponema pallidum; doença sexualmente transmissível: Abóbora-d'anta, acariçoba, avelãs (leite 1 gota por vez); agave, abacate, araticum, arnica-do-mato, aroeira, bardana, buxo, batata-de-sucupira, cainca, carnaúba, caroba, cassaú, panax ginseng, ginseng brasileiro (cinco-folhas); cipó-azougue, cotó-cotó, curraleira, caapeva, calêndula, camboatá, cana-de-macaco, canela-de-perdiz, caruru-bravo, chapéu de couro, cipó-de-gato, cipó-escada, cipó-suma, douradinha-do-campo, erva-de-bugre, erva-de-bicho, erva-de-lagarto, fedegoso, figo, guaiaco, guandu (folhas); japecanga, pita, lentilha-d'água, limão, língua-de-vaca, manacá, manga, mururé, nogueira, óleo-de-copaíba, pau-ferro, peroba, persicária, rabo-de-bugio, sabugueiro, salsaparrilha, saponária, sassafrás, sete-sangrias, suma-roxa, tarumã, taiuiá, tejuco, tuia, unha-de-boi, urtiga, velame-do-campo, velame-do-mato. Consultar um médico.

909. Sarro: Resíduo de nicotina: Limão.

910. Síncope: Perda temporária de consciência devido à má perfusão sanguínea cerebral, alteração na composição do sangue que enriga o encéfalo, ou a alterações no padrão de atividades do sistema nervoso central, devido a estímulos que chegam a esse sistema.

911. Síndrome de cólon irritado (ou síndrome do intestino irritável – SII): Carvão vegetal.

912. Síndrome postrombótica: Insuficiência venosa crônica resultante de trombose venosa profunda do membro inferior: Castanha-da-índia.

913. Sinovite: Inflamação da membrana sinovial que cobre a cavidade da articulação; repouso. Fomentações quentes 3 vezes ao dia.

914. Sinusite: Infecções dos seios nasais ou cavidades cranianas que se comunicam com o nariz; infecção aguda ou crônica de qualquer das cavidades cranianas: Limão, própolis, unha-de-gato, óleo-de-copaíba. Fazer inalações com óleo de eucalipto, açucara (aspirar o pó da vagem); buchinha-do-norte (ferver e aspirar o vapor); espirradeira ou oleandra (reduzir a folha a pó como rapé); fumo (como rapé); hera-terrestre (cozinhar uma folha e pingar no nariz); mentruz (fazer com ele aplicações locais); sempre-viva-dos-jardins (chá); guatambu-amarelo (chá das folhas). Tomar depurativos do sangue. Salmoura – pingar no nariz, clorofila líquida – pingar no nariz. Consultar um médico.

915. Sistema circulatório ativar: Ginkgo biloba, castanha-da-índia.

916. Sistema imunológico. Produto para ativar o Sistema Imunológico: Acerola, graviola, unha-de-gato, agaricus blazei.

917. Sistema linfático, estimular: Garra-do-diabo.

918. Sistema nervoso: Produtos para o Sistema Nervoso: Levedo de cerveja.

919. Solitária: tênia; verme intestinal; tomar purgante forte e lavagem intestinal por dois dias consecutivos. Não se come nada durante esses dois dias. Deixam-se 50 a 80 gramas de sementes de abóbora moídas de molho em uma xícara durante umas 12 horas. Mistura-se um ovo, mexe-se bem e toma-se em seguida. Abóbora (semente de 60g a 90g descascadas e trituradas com 100g de açúcar e um pouco de leite, tomar em jejum); romanzeira (casca ou raiz); amoreira-preta (30 a 50 gramas de casca ou raiz); artemísia, esfregão (semente); erva-de-santa-maria (suco dela com açúcar e água fria, tomar em jejum); gameleira (leite misturado com leite de vaca); porongo (semente); feto-macho (é uma samambaia, pó da raiz amarela); semente de pepino.

920. Sonífero: Que tem a propriedade de fazer dormir: Alface (raiz); alfafa, beladona, beijo-de-moça, choro, dente-de-leão, endro, corticeira, limão, língua-de-vaca, lúpulo, malva, mandioca (brotos); maracujá, mil-em-rama, mulungu, poejo, urtiga, vassoura (semente); manjerona, erva-de-bicho, erva--doce, macieira (folhas); papoula.

921. Sono, falta de: Açoita-cavalo, alface, alfazema, anis, beladona, boldo--do-chile, capim-cidreira, cordão-de-frade, endro, erva-doce, erva-cidreira, corticeira (mulungu), erva-de-santa-maria, catuaba, língua-de-vaca, maracujá, papoula, mandioca (brotos), poejo, mil-em-rama, tília, macieira (folhas), malva, gerânio, macela (travesseiro das flores), salgueiro, valeriana, limão, hipérico, kawa-kawa. Banhos de assento frios, pedilúvios quentes, pedilúvios frios, compressas quentes.

922. **Sonolência:** Panax ginseng, pfaffia.

923. **Sudorífero:** Sudorifíco; diaforético; suadouro; estimula a transpiração; provoca sudorese; substância que faz suar, propiciando um decréscimo na temperatura corporal; que provoca sudorese; quando provoca a transpiração: Alfavaca, angelicó, alfazema, avenca, cálamo-aromático, beladona, bardana, boragem, calêndula, camomila-da-alemanha, cana-do-brejo, caroba, cana-do--reino, cravo-dos-jardins, chá-preto, cipó-mil-homens, coentro, embira, guaiaco, gengibre, gerânio, gervão, guiné, jurubeba, jaborandi, juá, laranjeira (folhas); limão, macela, malva, manjerona, mostarda, maria-mole (flor); pariparoba, pau-ferro, pipi, pimenta, quina, sabugueiro, salsaparrilha, sassafrás (casca); salva, samambaia, sete-sangrias, suçuaiá, tuia, violeta. Banhos quentes de vapor.

924. **Surdez:** Óleo de alho (colocar no ouvido algodão embebido em); arruda (suco ou maceração da planta em azeite); calêndula (suco); couve (suco); malva, margarida, maravilha, nogueira, salsa (folhas); sabugueiro (folhas amassadas).

925. **Tensão pré-menstrual:** Óleo de germe de trigo, soja, óleo de prímula.

926. **Terçol:** Aplicar compressas frias e, mais tarde, compressas quentes, continuadas.

927. **Testosterona falta de:** Hormônio masculino – usar extratos de ervas, misturar diversas vitaminas, sais minerais e aminoácidos. Inclusão de certos alimentos na dieta, como alho, brócolis e espinafre.

928. **Tétano:** Doença infecciosa, normalmente por corte ou perfuração por objeto metálico enferrujado: Angélica, maracujá-açu. Consultar um médico imediatamente.

929. **Tiamina:** Vitamina B1; vitamina hidrossolúvel que combate o beribéri. Principais fontes: Cutícula do arroz, levedo de cerveja e vegetais verdes folhosos.

930. **Tifo. Febre tifoide. Sintomas:** febre alta, diarreia, mal-estar, dor de cabeça, tosse seca, manchas rosadas, dentre outros: Água fria, água de coco, vinagre de maçã, alho (comer 2 dentes de alho antes da primeira refeição durante uma semana ou misturar ½ colher de chá de alho amassado, 1 xícara de leite e 4 xícaras de água, ferver bem até reduzir a ¼ do valor original. Beber três vezes por dia). Soro caseiro (misture ½ colher de sobremesa de sal e seis colheres chá de açúcar em 4 xícaras de água potável). Manjericão, gengibre. Adicione 20 folhas de manjericão e 1 colher de chá de gengibre moído para 1 xícara de água. Ferva até que a solução reduza pela metade. Adicione um pouco de mel e beba 2 ou 3 vezes por dia durante 03 dias. Banana (comer de 2 a 3 bananas maduras diariamente até que os sintomas de febre diminuam ou misturar 2

bananas amassadas em ½ copo de iogurte e adicione 1 colher de chá de mel, ingerir durante uma semana. Para ajudar a reduzir a febre, adicionar a polpa de uma banana em um copo de soro de leite coalhado. Beber 2 vezes ao dia). Laranja, arroz, mel, limão, frutas frescas, carnes, legumes crus ou quase crus, peixe grelhado, chá de ervas e suco de frutas frescas. Leitelho (beber alguns copos de leitelho diariamente até se recuperar completamente); outra receita (adicionar 2 colheres de chá de suco fresco extraído de folhas de coentro, 1 xícara de manteiga. Beber 2 vezes por dia durante 1 a 2 semanas). Cravo (adicionar de 5 a 7 botões de cravos em 8 copos de água. Ferver a solução até reduzir pela metade. Retirar do fogo, tampar e deixar esfriar. Coar e beber ao longo do dia). Obs.: Mulheres grávidas e crianças menores de 12 anos devem evitar o alho.

931. **Timpanite:** Inflamação dos tímpanos: Hortelã.

932. **Tinha:** Doença cutânea da cabeça, produzida por um cogumelo parasita; bardana. Tintura: o material moído (100g) é posto em (meio litro de álcool), durante 2 dias, depois coado. Solução alcoólica que contém os princípios ativos extraídos da planta. Preparações líquidas, coradas (daí o nome "tintura") que contém dissolvidos os componentes responsáveis pela ação farmacológica da planta, chamados "princípios ativos".

933. **Tireoide:** Glândula de secreção interna situada na frente da laringe. Glândula endócrina situada na região do pescoço, cujos hormônios (tiroxina e triodotironina) controlam o metabolismo geral do corpo: Ureia.

934. **Tirosinase:** Enzima.

935. **Tísica:** Tuberculose pulmonar: Agrião, buranhém, limão, salva, verônica. Repouso absoluto. Regime alimentar saudável. Consultar o médico.

936. **Tocoferol:** Vitamina E; vitamina lipossolúvel que combate a esterilidade e é antioxidante. Principais fontes: Alface, milho e amendoim.

937. **Tofo:** Depósito de uratos que se forma em várias partes do corpo no curso da gota: Limão.

938. **Tônico cardíaco:** Cardo-santo.

939. **Tônico cerebral:** Acariroba, ginkgo biloba.

940. **Tônico estomáquico:** Castanha-da-índia, carqueja, chicória.

941. **Tônico geral:** Que dá energia ao corpo: Acariçoba, cana-do-brejo, eucalipto, guaraná, hortelã, jurubeba, marapuama, murta-cultivada, tatuaba, artemísia vulgares, gervão, wedelia minor, ruibarbo, serralha, panax ginseng, ginseng brasileiro.

942. **Tônico:** Estoniótico; que dá energia, revigora. Fortifica o organismo, combatendo o raquitismo, a debilidade geral, a anemia, a fraqueza pulmonar etc. Que revigora e estimula o organismo debilitado: Agaricus blazei, ginseng, pariparoba, alcachofra (Alcachofra), chlorella.

943. **Tônus:** Estado normal de elasticidade e resistência da pele.

944. **Torção:** Deslocamento muscular: Arnica gel.

945. **Torcicolo:** Inclinação involuntária da cabeça, causada por inflação ou dores nos músculos do pescoço: Limão. Fazer fricção com óleo de eucalipto.

946. **Tosse catarral:** Cambará, flor-da-noite, guaco.

947. **Tosse comprida:** Tosse convulsiva. Guaco. (Ver coqueluche)

948. **Tosse de cachorro:** Tosse rouca, ladrante, que se manifesta na coqueluche, nos aneurismas da aorta, nas afecções da laringe etc: Guaco, limão.

949. **Tosse:** Alecrim, alecrim-do-campo, alecrim de jardim, anis, avenca, agrião, alcaçuz-da-europa, alfavaca, alfazema, angico-vermelho, assa-peixe, alteia, benção-de-deus, óleo de boragem, cambucazeiro, cambuí, camará, cambará, eucalipto, erva-cidreira, gravatá, hera-terrestre, jatobá, limão, língua-de-vaca, maracujá-açu, mel, óleo de alho, óleo-de-copaíba, picão-da-praia, quitoco, salva, sumaré, vassoura, verônica, saco-saco, semente de imburana, taiuiá, lobélia, timo, umbaúba. Compressas quentes. Preparar um xarope de limão com mel e dar uma colher de hora em hora. Fazer inalações de vapor de plantas medicinais, à noite.

950. **Toxemia:** Intoxicação do sangue. (Ver depurativos do sangue)

951. **Tóxica:** Que envenena.

952. **Tracoma:** Doença contagiosa, assentada, de preferência, na conjuntiva palpebral superior e no fundo do saco, onde forma pequenas granulações e que ataca, também, a córnea; Consultar um médico especialista.

953. **Tranquilizante:** O mesmo que sedativa.

954. **Transpiração:** (Ver sudoríficos).

955. **Transtorno digestivo:** Alcachofra, carqueja, espinheira-santa.

956. **Traumatismo:** Conjunto das perturbações causadas por ferimento grave; choque violento: Arnica brasileira, arnica-mineira, arnica paulista, limão.

957. **Tremedeira:** Hortelã.

958. **Triglicérides:** Triglicerídeos; redutores de gordura do sangue: Óleo de alho, lecitina de soja phytomare, alcachofra.

262 | Fitoenergia: terapias holísticas, espirituais e naturais

959. **Trombose:** Coagulação do sangue processada, dentro do aparelho circulatório.

960. **Tuberculose:** Doença produzida pelo bacilo de Koch, ataca principalmente o pulmão, o intestino e as articulações: Agrião, buranhém, eucalipto, limão, salva, saião, vassoura, velame-do-mato, mel, própolis, óleo de alho, óleo de fígado de bacalhau. (Ver tísica)

961. **Tumefação:** Inchação; intumescência.

962. **Tumor:** Qualquer aumento de volume desenvolvido em uma parte qualquer do corpo; massa constituída pela multiplicação desgovernada: Bardana, óleo de boragem, cana-de-macaco, erva-moura, funcho, jurubeba, lentilha-dágua, língua-de-vaca, malagueta, manjerona, melão-de-são-caetano, mil-em-rama, pariparoba, saião, sensitiva, espinheira-santa, óleo de alho, óleo de germe de trigo, unha-de-gato, echinácea purpurea, cogumelo-do-sol.

963. **Tumor artrítico:** Cogumelo-do-Sol e jiló.

964. **Unhas, fortalecimento das:** Gelatina.

965. **Úlcera digestiva:** Espinheira-santa.

966. **Úlcera péptica:** Ulceração da mucosa do estômago e do duodeno: Espinheira-santa, barbatimão, erva-de-bicho, língua-de-vaca, buranhém, calêndula, caroba, cavalinha, cipó-chumbo, curraleira, erva-de-santa-luzia, erva-moura, eucalipto, hera-terrestre, imbiro, jurubeba, limão, louro, maracujá-açu, saião, salva, tanchagem, tinhorão, trevo-cheiroso, velame-do-campo, velame-do-mato, babosa, zedoária.

967. **Úlcera:** Lesão na pele ou mucosa, ferida aberta; plantas para aplicação externa, em forma de pó, suco, banhos: Acácia, alfavaca (chá); aroeira, azedinha, barba-de-velho, calêndula (infusão e aplicação do suco); cajueiro, capim-de-burro, caroba, cavalinha (lavar); cedro (lavar); cipó-imbé, cipreste, dorme-dorme, erva-de-passarinho, erva-de-santa-luzia, hera-terrestre, umbaúba, espinheira-santa, figueira (fruto e leite: tomar 5 a 8 gotas de leite 3 vezes ao dia); gerânio, guaçatonga, língua-de-vaca, margarida (chá e aplicar o suco); maricá, moela de galinha (a pele por dentro reduzir a pó e tomar); pariparoba, pita (tomar e aplicar); rosa-vermelha, sarandi, salsaparrilha (chá); saião (suco); sempre-viva, tansagem (tomar e aplicar, é de grande valor curativo); taioba (raiz ralada); tinhorão (bulbo, uso externo); velame-do-campo (chá).

968. **Úlcera varicosa:** A úlcera varicosa é uma ferida que se localiza normalmente perto do tornozelo, sendo muito difícil de curar, devido à má circulação

sanguínea do local, podendo demorar de semanas a anos para cicatrizar, e em casos mais graves, nunca curar. A babosa, por ter propriedades anti-inflamatórias e cicatrizantes, além de contribuir com a produção de colágeno e elastina para regenerar os tecidos, também é antimicrobiana, por isso evita infecções.

969. Ureia: Substância produzida pelo fígado dos vertebrados a partir da amônia e do gás carbônico. Sua síntese é uma maneira de reduzir a toxidade provocada pela amônia produzida no metabolismo celular: Alcachofra (Alcachofra), abacateiro, jaborandi, pariparoba.

970. Uremia: Intoxicação que resulta da depuração insuficiente do organismo pelo rim, em virtude da retenção das substâncias que normalmente deveriam ser eliminadas pela urina: Limão, purgantes, clisteris.

971. Uretrite: Inflamação da uretra (conduto ligado à bexiga ao exterior): Chá-de-bugre, abacateiro, amor-do-campo, cana-do-brejo, uva-ursina, limão, acelga (chá); amor-do-campo, capim-pé-de-galinha (chá); carrapicho-de-carneiro (folhas chá); cipó-cabeludo, erva-do-bicho (chá); dente-de-leão, erva-silvina, erva-tostão, fedegoso (chá); eucalipto (chá); guabirobeira (folhas chá); ipê, jatobá (chá das cascas); limão, salva, tansagem, trapoeraba, tarumã, uva-do-mato, serralha-brava (suco ou chá).

972. Urina com sangue: Hematúria: Algodoeiro, bolsas-de-pastor, calêndula, cambuí, casca-de-anta, douradinha-do-campo, erva-de-passarinho, espelina, girassol, mil-em-rama, romã, solda-com-solda, sete-sangrias, sempre-viva, tansagem, urtiga, uva-do-mato.

973. Retenção urinária: Dificuldade em urinar: Alecrim, boldo-do-chile, cabelo-de-milho, chá-de-bugre, carrapicho-de-carneiro, caruru-de-espinho (raiz); abóbora (chá do cabinho); trapoeraba, imbiri, fedegoso (raiz); salsa, erva-tostão, erva-moura, girassol, uva-do-mato.

974. Urinação ardrosa: Alfavaca.

975. Urinária: Referente à urina.

976. Urticária: Erupção da pele com placas salientes, que lembra as alterações produzidas sobre a pele pela urtiga: Limão, arrebenta-cavalo (doses fracas); cipó-imbé (banhos do cozimento das folhas); óleo-de-copaíba (aplicar o óleo); beladona (chá fraco e banhos); própolis, trapoeraba (suco passar).

977. Útero, afecções do: Cardo-santo, salva-do-rio-grande-do-sul, cruá, jequitibá, limão.

264 | Fitoenergia: terapias holísticas, espirituais e naturais

978. Útero, queda do: Aperta-ruão.

979. Útero, inflamação, hemorragia: Agoniada, algodoeiro, aroeira, barbatimão, casca-d'anta, cordão-de-frade, joão-da-costa, raiz de anil, urtiga-branca.

980. Útero, doenças em geral: Metrite: Açoita-cavalo, aipo, agoniada, assa-peixe, baunilha, abútua, barbatimão, caroba, carapiá, panax ginseng, ginseng brasileiro, camomila, espelina, fel-da-terra, erva-moura, erva-de-passarinho, fedegoso, gengibre, hortelã, jequitibá (banho); jaborandi (chá); joão-da-costa, maceta, nabo, pariparoba, salva-cidreira, trevo (chá); tuia (chá); velame-do-campo (chá); cruá, limão, quitoco.

981. Uterorragia: Hemorragia do útero: Algodoeiro, bolsas-de-pastor. Consultar um médico.

982. Vaginite: Evitar reincidência: Equinacea purpurea.

983. Varicocele: Dilatação varicosa das veias do cordão espermático: Limão. Usar suporte atlético. Se a dilatação for muito grande, recorrer ao médico para uma intervenção cirúrgica.

984. Varíola: Doença infecciosa, contagiosa e epidêmica, caracterizada por febre alta, com erupção de pústulas na pele. Consultar um médico. Enquanto espera sua chegada, deve tomar limão em quantidade, chás quentes para acelerar a erupção: Confrei (chá); boragem (chá); dália (chá); agrião (comer), tuia (chá); sabugueiro (chá); coerana (chá); laranjeira (chá das folhas).

985. Varizes: Veias dilatadas e tortas geralmente nas pernas, abaixo do joelho. Aconselha-se evitar o trabalho em pé e evitar o estrangulamento da circulação usando roupas apertadas, cintas, ligas, faixas etc. As úlceras varicosas muitas vezes vêm de varizes crônicas e não combatidas e são de difícil cura. Existem plantas de propriedades adstringentes das quais se toma o chá ou em compressas ou cataplasmas que ajudam a curar a flebite ou diminuem a dilatação das veias: Abútua, bardana (raiz); alface, óleo de alho, arnica, araçá, artemísia, bananeira (aplicar a folha untada de azeite); barba-de-velho ou de pau, castanheira (aplicar o cozimento dos ramos ou casca); castanha-da-índia, cavalinha (chá); cenoura, centelha asiática, cipreste, copo-de-leite (pomada); erva-cidreira, dente-de-leão, erva-de-bicho, erva-lanceta, erva-mate, erva-de-santa-maria, ginkgo biloba, goiabeira, hortência (folhas); jaboticabeira, marmelo, macela, maria-mole (tomar três xícaras por dia); piper, salva, saião, clorofila, romã, tansagem (suco); vinagreira, urtiga, violeta, óleo de germe de trigo.

986. Vasodilatador: Agente que provoca a vasodilatação, neste caso as artérias e as veias, aumentando o fluxo de sangue: Óleo de alho, cenoura, cravo-de-defunto (flor); chá-de-bugre, erva-de-santa-maria, erva-silvina, espinheira-alvar, guabiroba (folhas); limão, papoula, pervinca, sabugueiro, oliveira.

987. Vasoprotetor: protege os vasos sanguíneos: Centelha asiática, vassoura-do-brejo.

988. Veneno, eliminar: Carvão vegetal.

989. Venenosa: que contém veneno, tóxica.

990. Ventosidade: Flatulência; excesso de gases no tubo digestivo. As causas são diversas, predominando as fermentações gastrointestinais: Alecrim de jardim, alfavaca, alfazema, angélica, anis, anis-estrelado, artemísia, badiana, camomila-romana, cardamomo, casca-de-anta, cascarilha, centáurea-do-brasil, centáurea-menor, cominho, endro, erva-cidreira, funcho, hera-terrestre, hortelã, laranjeirinha-do-mato, losna, louro-preto, erva-de-são-joão, mil-em-rama, picão--da-praia, poejo, quássia, quitoco, robínia acácia-falsa, salva, timo, óleo de alho, carvão vegetal, funcho, louro, ruibarbo, espinheira-santa. (Ver gases intestinais)

991. Ventre, dores no: Losna. (Ver compressas quentes) Determinar a causa: inflamação, infecção, indigestão, gases etc.

992. Verme: Designação comum e imprecisa a todos os animais alongados de corpo mole; helminte, helminto; lombrigas; oxiúros; ancilóstomos: Abacate (10g de casca verde da fruta); abóbora (50g a 90g de semente trituradas com 100g de açúcar e 150ml de leite ou então fazer chá da semente); arruda (20g para crianças, pôr sobre o ventre); alho (cru ou com leite); amoreira-preta (chá da casca ou da raiz); araticum (chá das folhas ou das cascas do tronco); artemísia (folhas ou flores); babosa (chá); beijo-de-moça (sementes); butiá-de-vinagre (comer a fruta); buxo (uma xícara de chá feito de tantas folhas quantos anos a pessoa tenha, mais dez, nunca passando de 40 folhas). Tomar em jejum de manhã, uma vez por semana, três semanas seguidas. Durante o dia, tomar um depurativo do sangue como das folhas de laranja-do-mato ou cruzeiro); beldroega (pôr 1/5 de uma garrafa de semente e o resto vinho bom e após 9 dias tomar um cálice por dia e 8 dias seguidos); erva-gorda (o mesmo); cajueiro (fruto); camomila (50g); canforeira, carqueja, casca-de-anta ou cataia (contra os vermes do sangue); catinga-de-mulata, cipó-d'alho, cipó-escada com salsa e cabelo-de-porco, cinamomo (chá das sementes ou folhas); coco (leite); corticeira, couve (suco das folhas); cravo-de-defunto ou chinchílho (a flor); erva-de-bicha ou erva-de-santa-maria é uma das ervas mais usadas contra os vermes (o suco ou semente com gemada, chá das folhas em leite ou em água); erva-de-bicho, esfregão (semente ou suco do fruto e o chá das folhas em clíster contra amebas); caroba (contra amebas), fedegoso (raiz); feto-macho (30g do pó da raiz); gameleira (leite contra vermes e com maior dose, tênia); guaxuma (semente); hortelã, limão (chá da semente ou da casca ralada); quebra-pedra (em leite); mamoeiro (o leite, 10 a 24 sementes por vez, 33g da raiz ralada: tomar no espaço de uma hora); melão-de-são-caetano (folhas e suco); mentruz (chá); pessegueiro (pôr folhas esmagadas em cataplasma sobre o ventre da criança); outra maneira de usar é 2g de folhas numa xícara de leite, pitanga, rábano (semente); rabanete (semente); mamona (3 a 4 sementes); melancia (semente); manga (brotos e amêndoa); romanceira (50g da casca do pé ou raiz); tremoço (semente); óleo de alho, erva-de-bicho, romã (casca); simaruba. As gestantes devem tomar cuidado em tomar vermífugos porque podem afetar o feto, a não ser usar alho, mentruz, hortelã, arruda, artemísia, beldroega, camomila-da-alemanha, centáurea-do-brasil, centáurea-menor, erva-de-santa-maria, fedegoso, gameleira, hortelã, hortelã peluda, hortelã rasteira, jatobá, limão, lombrigueira, marupá-do-campo, pau-dálho, persicária.

993. Vermífugo: Antelmíntico; vermicida; que combate os vermes intestinais; que expulsa ou destrói os vermes; que afugenta os vermes. (Ver vermes)

994. Verruga: Saliência da pele originada por causas variadas; aplicar: Alho-porro (suco); avenca (infusão e tintura: passar três vezes ao dia); calêndula (suco e tomar chá); cerejeira (óleo da semente); celidônia (leite); avelãs (venenosa, pôr o leite); coroa-de-cristo (leite); cipó-timbó (leite); figo em vinagre forte (esfregar); figueira (leite); flor-de-papagaio (leite); limão em vinagre, pita (suco); tuia (tomar o chá); sabina (folhas); sempre-viva (suco); saião, óleo de alho, olho de castanha de cajú.

995. Vertigem: Estado mórbido, em que ao indivíduo tem a sensação de que todos os objetos giram em torno dele e que ele mesmo gira: Erva-cidreira, ginkgo biloba, panax ginseng, ginseng brasileiro, alfazema, cipó-cravo, coffea cruda, jasminum arabicum, agrião, alface (raiz); arruda, beladona (chá fraco); cassaú, cravo de jardim, corticeira, dorme-dorme, dedaleira, erva-doce, erva-moura, erva-de-santa-maria, margarida, maracujá.

996. Vesícula biliar, problemas da: Boldo-do-chile, sete dor, erva-pombinha, erva-tostão, parietária, pariparoba, uva-do-mato, alcachofra, acerola, óleo de alho.

997. Vias respiratórias, afecções das: Agrião, alcaçuz, alteia, amor-perfeito, angélica, cambuí, óleo de eucalipto, hera-terrestre, hortelã, jatobá, salva, tanchagem, umbaúba, urtiga-branca, verônica.

998. Visão, melhora da: Acerola, óleo de fígado de bacalhau, suco de maçã, mel de jataí, Vitamina A e D; (leite, manteiga, cenoura, pimenta e em muitos vegetais); exercícios diários com o globo ocular (5 vezes cada movimento, sendo: para cima, para baixo, à esquerda, à direita. Todos sem mover a cabeça e tentando enxergar com ângulo mais aberto possível).

999. Vitalidade: Caráter animado; grande capacidade de ação, entusiasmo: Carqueja.

1000. Vitiligo: vitilagem; dermatose que provoca despigmentação total em placas ou manchas disseminadas por várias regiões do corpo: Bergamota (uso-externo do óleo que se espreme da casca da fruta); cipreste ou tuia (chá); funcho, cipó-de-são-joão (extrai-se das flores uma espécie de gordura que se aplica externamente, das flores da mesma se faz uma maceração em pinga e toma-se 2 colheres em água como chá); mamica-de-cadela (tomar chá da casca por longo prazo tem provocado bons efeitos); salsa.

1001. Vômito de sangue: Bolsas-de-pastor, mil-em-rama. Dirigir-se ao hospital.

1002. Vômito: Coco-da-bahia (leite); camomila, dedaleira (chá); Abútua, erva-doce, erva-cidreira, erva-macaé, louro, nogueira, hortelã, erva-de-são-joão, hortelã, losna, chá hepático, poejo, sálvia, alfavaca, angélica, erva-dutra, funcho, limão, salva.

1003. Vômitos (náuseas): Camomila-da-alemanha, sálvia, alcachofra (Alcachofra), camomila, chá hepático.

1004. Vulnerário: Que cura feridas; cicratizante de feridas: Alecrim de jardim, algodoeiro, angico, aperta-ruão, açoita-cavalo (lavar e tomar chá); andiroba (banhos); aroeira (lavar, tomar); arruda, barbatimão, bardana (tomar e banhar); beldroega (aplicar); bolsas-de-pastor (chá); buva (chá); calêndula, camomila-da-alemanha, carqueja, cavalinha, celidônia, centáurea-menor, confrei, cana-do-reino (chá); canforeira (lavar); caroba (banhos e tomar); caruru-da--índia (aplicar as folhas); cedro-rosa (lavar); cipreste (chá); cinamomo (banhos com casca ou folhas); erva-de-santa luzia, erva moura, erva-de-lagarto (chá); erva-passarinho, espinheira-santa, feno-grego (banhos); gervão (chá); girassol (chá e banhos); guandu (tomar e banhar); hortelã (banhos), imbiri (banhos), ingá (chá); jaracatiá (folhas aplicar); jurema-preta (banhos); juciri, limão, manjerona, margarida (aplicar, tomar); mil-em-rama, óleo-de-copaíba (óleo aplicar e tomar); óleo de eucalipto (lavar); pacová, parietária, perna-de-saracura (lavar, aplicar); pinhão-do-paraguai, pitasaião, quina (lavar); salva, serpão, serralha-brava (aplicar); timo, tinhorão, trevo-cheiroso, pita (chá).

1005. Xerofitalmia: Processo de ressecamento e ulceração da córnea transparente do olho, normalmente causada pela falta de vitamina A, podendo levar à cegueira parcial ou total, vitaminas A e D.

1006. Zumbido: Limão.

1007. Zumbido no ouvido: 01 gota do sumo de bálsamo ajuda a amenizar a dor e o zumbido no ouvido.

3

Como fazer uma boa plantação combinando-as

ESPÉCIES HORTÍCOLAS	ERVAS COMPANHEIRAS	ERVAS ANTAGÔNICAS
Abóbora	Boragem, capuchinha	
Alface	Beterraba, morango, rúcula	Girassol, salsa
Alho-Poró	Alho, cebola	
Arruda	Alecrim	
Aspargo	Calêndula, manjericão, salsa	Alho, cebola
Bardana	Funcho	
Batata	Alho, caruru, cravo de defunto, urtiga	Girassol
Beterraba	Alface, cebola	Vagem
Cebola	Camomila, caruru, segurelha	
Cenoura	Alecrim, bardana, cebola, cebolinha, salvia	Endro
Couve	Artemísia, alecrim, camomila, endro, hortelã, losna, sálvia, tomilho	Tomate, vagem
Feijão	Alecrim, petúnia, segurelha	Alho, cebola, funcho
Frutiferas	Capuchinha, mil-em-rama, tanásia	Batata

ESPÉCIES HORTÍCOLAS	ERVAS COMPANHEIRAS	ERVAS ANTAGÔNICAS
Milho	Beldroega, serralha	
Morango	Boragem	Funcho, repolho
Nabo	Alecrim, hortelã	Tomate
Pepino		
Rabanete	Cerefólio, capuchinha	Sálvia
Repolho	Todas as ervas	Acelga
Brócolis	Todas	Manjerona
Rosa	Camomila, Cebola	Manjericão
Rúcula	Chicória	Salsa
Salsa	Aspargo, tomate	Alface, rúcula
Tomate	Calêndula, cebolinha	Couve, funcho

COMO PLANTAR BEM SUAS ERVAS COMBINANDO-AS COM A LUA

À medida que a Lua passa pelas constelações transmite ao solo a às plantas forças que beneficiarão as quatro partes das ervas. Veja abaixo como funciona:

- **Raízes:** Estas serão beneficiadas pela passagem das constelações regidas pelo elemento Terra.
- **Folhas e Caules:** Serão beneficiadas pelas constelações regidas pelo elemento Água.
- **Flores:** Beneficiadas pelas constelações regidas pelo elemento Ar.
- **Frutos e Sementes:** Estas serão beneficiadas pelas constelações regidas pelo elemento Fogo.

OS JARDINEIROS DO ZODÍACO

SIGNO	PLANETA	ELEMENTO	PARTE DA PLANTA A SER BENEFICIADA
Áries	Marte	Fogo	Sementes e frutos
Touro	Vênus	Terra	Raízes
Gêmeos	Mercúrio	Ar	Flores
Câncer	Lua	Água	Folhas e caules
Leão	Sol	Fogo	Sementes e frutos
Virgem	Mercúrio	Terra	Raízes
Libra	Vênus	Ar	Flores
Escorpião	Plutão	Água	Folhas e caules
Sagitário	Júpiter	Fogo	Sementes e frutos
Capricórnio	Saturno	Terra	Raízes
Aquário	Urano	Ar	Flores
Peixes	Netuno	Água	Folhas e caules

COMO APROVEITAR MELHOR AS FASES LUNARES

Lua Nova:

- Fazer podas
- Capinar o mato, para que cresça mais demoradamente
- Colher raízes suculentas
- Adubar as ervas

Lua Crescente:

- Arar a terra
- Semear e colher folhas e frutos
- Fazer enxertos
- Plantar flores e folhas em vasos ornamentais.

Lua Cheia:

No término da Lua Cheia deve-se evitar podar e capinar, assim a planta crescerá mais saudável e bonita.

Lua Minguante:

Plantamos e colhemos as raízes. Colhemos bambus e madeiras para utilização de cercas, construção de móveis. Neste período, a seiva se encontra nas raízes, favorecendo um tempo mais longo de vida da madeira. É boa época também para colher e armazenar grãos.

COMO PREPARAR CHÁS

Raízes, talos e cascas demoram mais tempo para cozinhar do que flores, folhas em ramos. Por essa razão, devem ser cozidas separadamente. À medida do possível, deve-se evitar preparar o chá em vasilhame de alumínio ou ferro. Durante o cozimento, os utensílios desprendem fragmentos que se misturam ao chá, alterando-lhe a composição. Utensílios esmaltados, de louça ou de barro são os mais recomendáveis. Depois de pronto, o chá deve ser armazenado em utensílio de vidro, de barro ou de louça. Não se deve preparar chá em grande quantidade e armazená-lo para utilização durante vários dias. Com o decorrer do tempo, pode haver fermentação. O ideal é preparar a porção necessária para consumo no mesmo dia.

Existem várias maneiras de preparar chá:

- **Tisana:** Acrescentar ervas à água fervente, tampar o vasilhame, e permitir a fervura por mais cinco minutos. Em seguida, desligar o fogo e aguardar alguns minutos antes de usar o chá. O uso externo: banhos, compressas, inalações e gargarejos devem ser mais fortes que os destinados à ingestão. O momento ideal para tomar chás é de manhã, em jejum, e à noite antes de se deitar. Ingeridos aos poucos, em colheradas de hora em hora, também proporcionam resultado satisfatório.

- **Duração dos tratamentos:** A terapia natural não se propõe a extirpar o mal. O que ela faz é suprir o organismo das substâncias que esse necessita para reagir aos agentes agressores e restabelecer a normalidade. Em função disso, a duração dos tratamentos depende de muitas variáveis. Entre elas, destacamos como fatores determinantes as características orgânicas do invidíduo, o estágio da enfermidade, a disposição mental do enfermo, condições ambientais, histórico clínico. Entretanto, para auxiliar as pessoas com pouca experiência em terapias naturais, sugerimos um referencial de duração de tratamentos:

- **Chás:** Tratamentos baseados na ingestão de chás devem durar de 5 a 10 dias. No fim do período, se for conveniente prosseguir o tratamento.

- **Infusão:** Dispor as ervas no recipiente e despejar água fervente sobre elas. Tampar e deixar a infusão em repouso. Folhas e flores devem permanecer em repouso durante 10 minutos. Talos, raízes e cascas, durante 20 ou 30 minutos.

- **Decocção:** Despejar água fria sobre as ervas e iniciar o cozimento. A fervura varia de 5 a 20 minutos. Flores, folhas tenras e brotos necessitam de no máximo 10 minutos. Partes mais firmes: raízes, cascas e talos devem ser cortados em pedaços pequenos e postos a cozinhar durante 15 a 20 minutos. Após a fervura, o recipiente com o chá deve permanecer fechado durante alguns minutos.

- **Maceração:** As ervas devem ser postas de molho em água fria durante período variável entre 10 e 24 horas. Partes tenras: folhas, flores e brotos ficam entre 10 e 12 horas. Talos, cascas e raízes duros devem ser cortados em pedaços, e permanecer de molho durante 24 horas. Partes intermediárias devem ficar de molho entre 16 e 18 horas. Por não utilizar fervura, este método é mais vantajoso que os demais, pois mantém as substâncias terapêuticas das ervas inalteradas. Obs.: Dar pausa de 10 dias antes de reiniciá-lo.

- **Refeições exclusivas:** Para alcançar resultados satisfatórios por meio de refeições exclusivas, o tratamento deve ser mantido durante 15 dias. Após o período, havendo interesse em repeti-lo, deve-se observar pausa de no mínimo uma semana.
  A indicação Refeição Exclusiva indica a necessidade de utilizar apenas uma espécie de alimento em determinada refeição, mantendo-se anormalidade nas demais. As refeições exclusivas são compostas quase exclusivamente por frutas, mais agradáveis de serem ingeridas isoladamente. Para pessoas que realizam três refeições diárias, recomenda- se a *refeição exclusiva* no desjejum ou no jantar. Já quem tem o hábito de se alimentar mais de três vezes por dia, pode optar entre o desjejum, a ceia da tarde e o jantar.

- **Dieta exclusiva:** Há ocasiões em que se recomenda a *dieta exclusiva* para que a absorção de alguma substância específica seja otimizada. Durante o tratamento, em todas as refeições, o paciente deve ingerier somente o alimento indicado. Geralmente, a indicação recai sobre frutas, por serem mais agradáveis de serem ingeridas isoladamente. Em intervalos regulares de três horas, o paciente deve ingerir uma porção moderada da dieta. Entre uma refeição e outra, água pura é a única substância que pode ser ingerida.

Como preparar leites de soja e de amêndoa

- **Leite de soja:** Ponha 300 g de grãos de soja de molho durante a noite. De manhã, lave-os em água corrente. Processe no liquidificador e depois coe a mistura em pano fino. Ponha a massa à parte. Ao líquido, acrescente três medidas de água filtrada. Leve ao fogo e aguarde a fervura. Tempere com açúcar, canela, cravo e uma pitada de sal. Tomar 200 ml de leite de soja diariamente, de manhã em jejum.

- **Leite de amêndoa:** Bater no liquidificador 50 g de amêndoas e 500 ml de água. Coar e adoçar com mel de abelhas.

- **Hidroterapia e Geoterapia:** Os tratamentos hidroterápicos e geoterápicos têm duração curta. O objetivo é estimular reação orgânica capaz de combater o mal. Por isso, em condições normais, devem ser aplicados durante no máximo cinco dias. Em casos excepcionais, e sob orientação de terapeuta especializado, os tratamentos podem prolongar-se por tempo maior.

4

Problemas/receitas de sucos, chás e melados

1. **Anemia:** Chá de erva-cidreira, 02 vezes ao dia, durante 15 dias.

2. **Anemia:** Chá de agrião – comer as folhas na salada.

3. **Anemia:** Alimentar-se com folhas de agrião – comer as folhas na salada.

4. **Anemia:** Fubá de milho com rapadura, 02 colheres de sopa, 03 vezes ao dia.

5. **Anemia:** Comer coentro cru na comida, durante 30 dias.

6. **Asma:** Mel de abelha com limão, tomar 01 colher de chá de 10 em 10 minutos.

7. **Asma:** Chá da flor do cordão de São Francisco, tomar 02 vezes ao dia, durante 15 dias ou mais.

8. **Azia:** Chá de erva-doce – tomar depois das refeições, durante 15 dias.

9. **Azia:** Comer a folha crua de alface na alimentação, 02 vezes ao dia, durante 07 dias.

10. **Azia:** Chá da raiz de alface, 02 vezes ao dia, durante 07 dias.

11. **Bexiga:** Chá da folha de carambola. Tomar 02 vezes ao dia, durante 15 dias.

12. **Bexiga:** Chá do caroço ralado do abacate. Tomar 02 vezes ao dia, durante 15 dias.

13. **Bexiga:** Chá do cabelo de milho. Tomar 02 vezes ao dia, durante 15 dias.

14. **Bexiga:** Chá da folha de pitanga. Tomar 02 vezes ao dia, durante 15 dias.

15. **Baque.** Chá da casca de quixabeira, de molho, 03 vezes ao dia até desaparecerem os sintomas.

16. **Baque:** Chá da raiz de vassourinha de botão, 02 vezes ao dia, durante 07 dias.

17. **Baque:** Chá da folha do maracujá-estrela, 02 vezes ao dia, durante 05 dias.

18. **Baque:** Sumo de mastruz, com água, 1 vez ao dia, durante 05 dias.

19. **Barriga Inchada:** Chá da folha do pé de mamão. Tomar 02 vezes ao dia, durante 15 dias.

20. **Barriga Inchada:** Chá de macela. Tomar 02 vezes ao dia, durante 15 dias.

21. **Barriga Inchada:** Chá da folha de louro. Tomar 02 vezes ao dia, durante 15 dias.

22. **Barriga Inchada:** Chá da flor do mamão macho. Tomar 02 vezes ao dia, durante 15 dias.

23. **Bronquite:** 01 gema de ovo com açúcar ou mel, 03 vezes ao dia, durante 07 dias.

24. **Bronquite:** Chá da casca de juazeiro, 03 vezes ao dia, durante 07 dias.

25. **Bronquite:** Chá da flor de catingueira, 03 vezes ao dia, durante 07 dias.

26. **Bronquite:** Chá da pétala de rosa amarela, 02 vezes ao dia, durante 07 dias.

27. **Cansaço:** Chá de alho branco, 02 vezes ao dia, durante 07 dias.

28. **Cansaço:** Limão com mel de abelha e bálsamo da vida, 02 vezes ao dia, durante 15 dias.

29. **Cansaço:** Chá da flor do cordão de São Francisco, 03 vezes ao dia, durante 15 dias.

30. **Cansaço:** Chá da madeira do cordão de São Francisco, 03 vezes ao dia, durante 15 dias.

31. **Coqueluche:** Lambedor com 03 beterrabas e 03 pedaços de cenoura. Juntar tudo e fazer um chá, coar e colocar 02 xícaras grandes de açúcar. Tomar uma colher de sopa ou de chá, conforme a idade 02 vezes ao dia, até desaparecerem os sintomas.

32. **Catarata:** Raspar 01 cenoura crua, espremer num pano e colocar um pingo no olho, 03 vezes ao dia até desaparecerem os sintomas.

33. **Catarata:** Chá de canela, 03 vezes ao dia, durante 15 dias.

34. **Catarata:** Chá de pimenta do reino, 02 vezes ao dia, ou conforme o caso.

35. **Câncer:** Chá das pétalas de rosa amélia, 03 vezes ao dia, durante 15 dias. (ensinado em sonho pelo Padre Cícero).

36. **Câncer:** Massa de coco babaçu, tomar com leite, suco, mingau, banana etc.

37. **Câncer:** Chá de quixaba, 03 vezes ao dias, durante 15 dias.

38. **Câncer:** Chá de alho roxo, 01 vez ao dia, durante 07 dias.

39. **Coração:** Chá da folha da colônia, com endro. Tomar à noite, por muito tempo.

40. **Coração:** Chá da flor da colônia, com endro. Tomar à noite, por muito tempo.

41. **Coração:** Chá da flor do milindro, 03 vezes ao dia, durante 15 dias.

42. **Coração:** Chá de coentro, macerar 03 sementes e fazer o chá. Tomar 02 vezes ao dia, durante 03 dias.

43. **Coração:** Chá de alecrim, 03 vezes ao dia, durante 15 dias

44. **Coração:** Passar alho na testa.

45. **Coração:** Chá de gangonha, 02 vezes ao dia, durante 05 dias.

46. **Coceira:** Fazer banhos com a raiz do pega-pinto. Deixar de molho.

47. **Coceira:** Água da raiz do coco catolé, 02 vezes ao dia, durante 07 dias.

48. **Cólica Menstrual:** Chá com 07 folhas de 07 dor.

49. **Cólica Menstrual:** Chá com 05 folhas de arruda.

50. **Cólica Menstrual:** Chá com 03 folhas de capim-santo em 250 ml de água.

51. **Cólica Menstrual:** 01 colher de mel, num copo d'água, à noite.

52. **Menopausa:** Mastruz com leite em jejum durante 5 manhãs. (Aliviar as dores relacionadas com a síndrome pré-menstrual).

53. **Pele:** Óleo de oliva do coco, com sumo de camomila.

54. **Pele:** Óleo da amêndoa do coco, com sumo de camomila.

55. **Pele:** Óleo de gérmen de trigo com pepino, mamão ou cenoura, para pele seca, usar 02 vezes ao dia, de preferência à noite, no rosto e no corpo.

56. **Pressão Alta:** 01 colher de sopa de farinha de mandioca, em um copo com água, diariamente, pela manhã.

57. **Pressão Alta:** Chá de hortelã miúda, 07 folhas em uma xicara de água, 02 vezes ao dia, durante 15 dias.

58. **Pressão Alta:** Chá de endro, 02 vezes ao dia, durante 15 dias.

59. **Pressão baixa:** Chá de canela.

60. **Pressão baixa:** Comer ovo bem cozido com sal.

61. **Pressão baixa:** Caldo de feijão, com sal.

62. **Redução dos sintomas da menopausa:** Sumo de hortelã da folha miúda com mel de abelha de uruçu, durante 05 dias.

63. **Rins:** Chá de cabelo de milho, 02 vezes ao dia, durante 15 dias.

64. **Rins:** Chá da raiz de quebra-pedra, 02 vezes ao dia, durante 1 semana.

65. **Rins:** Chá da folha seca da cana, 03 vezes ao dia, durante 15 dias.

66. **Rins:** Caldo de cana, 01 litro por semana.

67. **Reumatismo:** Chá de uma folha do umbuzeiro e a cada dia mais uma folha, 02 vezes ao dia, durante 07 dias.

68. Reumatismo: Chá da folha do abacateiro, 03 vezes ao dia, durante 07 dias..

69. Resfriado: Chá de alho com limão. Tomar à noite, durante 07 dias.

70. Resfriado: Chá de folha do eucalipto, 03 vezes ao dia, durante 05 dias.

71. Resfriado: Suco com 03 laranjas, sem água.

72. Resfriado: Laranjada com 03 laranjas, 01 limão, 250ml de água e açúcar a gosto.

73. Resfriado: Suco de limão durante as refeições, durante 07 dias.

74. Resfriado: Suco de cenoura 03 vezes ao dia, durante 03 dias.

75. Resfriado: Suco de beterraba 03 vezes ao dia, durante 03 dias.

76. Tuberculose: Sumo de mastruz com mel de abelha, 03 vezes ao dia, durante 5 dias.

77. Tuberculose: Cozinhas folhas de mastruz com leite, 02 vezes ao dia, durante 6 dias.

78. Tuberculose: Lambedor de casca de jatobá, 01 colher de sopa, 03 vezes ao dia.

5

Principais vitaminas
e minerais

1. Cálcio: É o elemento químico denominado metal mais comum no grupo dos alcalinos-terrosos. Este é encontrado em verduras, leguminosas e leite. Atua na formação dos ossos e dos dentes, evitando assim, a osteoporose.

2. Cobre: É um dos mais importantes microminerais. O cobre tem participação ativa em diversas enzimas tais como a ceruloplasmina, lisiloxidade e tirosinase. Este micromineral é fundamental para promover a síntese de hemoglobina para a formação dos tecidos conectivos e dos ossos. O cobre constitui-se em eficiente antioxidante e varredor de radicais livres. Fisiologicamente, o cobre é necessário ao bom funcionamento de insulina no organismo, trasnporte de açúcar e a lipólise.

3. Cromo: Depois de vários estudos, verificou-se que o cromo é um micromineral essencial. Além do efeito normalizador da tolerância à glicose e suplementação com cromo melhora significativamente os níveis séricos de lipídios, colesterol total triglicerídeos e HDL colesterol.

4. Ferro: Metal de grande importância para nossa vida. Necessário para a produção de hemoglobina e evita a anemia. Este componente é essencial de várias metalproteínas: hemoglobina, mioglobina e muitas de oxirredução. A carência desse elemento resulta em processos patológicos bastante conhecidos e discutidos como anemias. O ferro aminoácido-quelado tem melhor absorçao, utilização e tolerância que o sulfato ferroso. Estudo recente em adolescentes anêmicos, feito pelo Dr. Piñeda no INCAP, mostrou que 30mg de ferro aminoácido-quelado eleva os índices de hemoglobina ao mesmo patamar que 120g de ferro como sulfato ferroso, sem os riscos de acúmulos ou excessos.

5. Flúor: A presença do flúor em nosso organismo ajuda a reduzir a incidência de cáries odontológicas e a osteoporose. Por tal motivo, ele é acrescido à água em pequenas doses.

6. Fósforo: A deficiência de fósforo no organismo pode trazer fácil fadiga, fraquezas e dificuldade de concentração. Quando a deficiência é extrema pode causar até convulsão, coma e morte. É um elemento essencial para melhor raciocínio e transmissão de impulsos nervosos. Os primeiros sinais de excesso de fósforo no organismo determinam tetania muscular, tremores, espasmos, hiperexcitabilidade muscular, deficiência de ferro e/ou magnésio e dermatites.

7. Iodo: É um elemento essencial para o corpo humano e parte essencial dos hormônios da tiroide vinculados à função primordial de produção de energia. O sal natural ou sal marinho, ao contrário do sal refinado iodado, é um produto benéfico, composto de cerca de 83 elementos, entre eles o iodo natural de algas marinhas microscópicas nele presentes. Elas cobrem perfeitamente as necessidades humanas do elemento. O iodo natural é biologicamente muito melhor assimilado e distribuído no organismo do que a sua forma molecular (iodeto). Dentre os alimentos mais ricos em iodo temos as verduras como o agrião, a chicória, a salsa, o brócolis e a couve. Atua contra a tireoide e nos casos de obesidade, por metabolizar o excesso de gordura.

8. Magnésio: Atua na manutenção da função nervosa e como parte integrante de algumas enzimas. Seu déficit favorece o aparecimento de distúrbios neuromuscular com hiperexcitabilidade neuromuscular e distúrbios de comportamento tais como: excitabilidade, ansiedade, cefaleia, fadiga mental, vertigem, depressão. Estudos revelam o papel fundamental do magnésio na regulação do tônus vascular, prevenindo o espasmo das coronárias, as lesões cardiovasculares, assim como as taquicardias ventriculares. O uso do magnésio protege contra o excesso de cálcio intracelular responsável por vários fenômenos patológicos.

O organismo humano normalmente possui de 20g a 25g de magnésio, dos quais 50% a 60% se encontram nos ossos. A maior parte restante se localiza nos músculos e eritrócitos e aproximadamente 1% como magnésio extracelular. O magnésio toma parte na síntese e hidrólise do ATP (ativação e estabilização de macromoléculas), como o ADN e ribossomos, além de ativar e regular inúmeras enzimas tais como a fosfotase alcalina que está envolvida no metabolismo do cálcio e do fósforo. Este íon é um dos mais importantes elementos ligados ao sistema imunológico, sendo que a sua redução determina a diminuição da capacidade de defesa do organismo.

O magnésio em combinação com o cálcio regula a permeabilidade das membranas. Sua concentração nos fluidos extracelular é crucial para a integridade e funcionamento do sistema nervoso, tanto na condução do estímulo nervoso quanto em sua transmissão através da junção mioneural.

9. **Manganês:** É um mineral necessário para a estrutura óssea normal e útil no tratamento da osteoartrite.

10. **Potássio:** É um dos mais importantes no organismo, por ser um dos principais componentes das células. Exerce papel essencial em muitas das funções principais do organismo, tais como contração muscular, condução nervosa, frequência cardíaca, produção de energia, síntese de ácidos nucleicos e proteínas. Ajuda na concentração muscular, previne cãimbras e hipertensão. Estudos recentes mostram que uma suplementação extra de potássio pode ajudar a proteger até contra derrames. A falta de potássio no organismo pode levar a fadigas, fraquezas generalizadas e a dores musculares.

11. **Selênio:** O selênio atua reduzindo a oxidação de pontes sulfídricas das proteínas e na desnaturação do colágeno. O selênio é utilizado na prevenção de câncer e no combate às viroses.

12. **Vitamina A (beta-caroteno):** Necessária para a boa visão e é anticancerígena, em virtude do fato de ser um excelente antioxidante. É convertida em betacaroteno no organismo.

13. **Vitamina B1 (tiamina):** Protege contra a síndrome de morte súbita e controla a diabetes.

14. **Vitamina B2 (riboflavina):** Essencial para a produção de energia no organismo.

15. **Vitamina B3 (niacina):** Melhor agente para a redução de colesterol no organismo.

16. **Vitamina B5 (ácido pantatônico):** Dá energia para a produção de hormônios, ajuda a manter a vitalidade e evita o estresse.

17. **Vitamina B6:** Está presente no leite, em peixes, levedura, trigo integral e legumes. Se ausente no organismo, pode provocar emagrecimento, seborreia e distúrbios nervosos.

18. **Vitamina C (ácido ascórbico):** Varredora de radicais livres. Fortalece o sistema imunológico. Estimulante das funções do metabolismo e necessária à produção dos glóbulos vermelhos e da hemoglobina. Aumenta a resistência do organismo contra infecções. As pessoas que a consomem apresentam menos probabilidades de desenvolver câncer. Os fumantes precisam demais porque cada cigarro destrói de 25 a 100 mg de vitamina. É encontrada nos legumes frescos, tomate, pimenta, cenoura, batata, frutas cítricas e leite.

19. **Vitamina D:** Encontrada principalmente no óleo de fígado de bacalhau, peixes e ovos. Também pode ser encontrada nas leveduras e gorduras lácteas.

Sua ausência pode provocar o raquitismo e tendência a convulsões. Seu excesso pode causar intoxicações.

20. **Vitamina E:** Além de proteger o fígado, mantém o tônus muscular. Aparece principalmente no óleo de germe de cereais, ovos e soja.

21. **Vitamina K:** Previne sangramentos internos e hemorragias. Reduz o fluxo menstrual excessivo e promove a coagulação sanguínea adequada. As necessidades diárias são satisfeitas pela dieta que fornece apenas 1mg, sendo o restante fornecido pela síntese bacteriana.

22. **Zinco:** O zinco está relacionado com o metabolismo dos carboidratos, o metabolismo proteico, atividade muscular, formação e atuação das plaquetas, com a defesa imunológica, na prevenção da arteriosclerose e para o bom funcionamento da próstata.

LISTA DE FONTES E NUTRIENTES PARA O SOLO

1. **Potássio:** Pó de granito e de basalto, cinzas esterco, cascas de banana ou grama cortada.

2. **Silício:** Cavalinha.

3. **Boro:** Folhas de melão, soja, água do mar, girassol ou algas marinhas.

4. **Selênio:** Sementes de girassol e cereais.

5. **Cálcio:** Calcário, fosfato de rocha, mexilhão, algas marinhas.

6. **Fósforo:** Fosfato de rocha, farinha de ossos, transagem, cascos ou chifres.

7. **Cobalto:** Espinafre, tabaco, dente-de-leão ou serragem de madeira.

8. **Nitrogênio:** Casco de animais, esterco, aparas de grama, transagem, penas, folhas de pereira e macieira, alfavaca, caruru, soja e cabelo humano.

9. **Iodo:** Algas marinhas, aguapé, leite, agrião ou esterco.

10. **Bromo:** Cinzas de algas marinhas.

11. **Ferro:** Ervas daninhas.

12. **Níquel:** Ervilhas e feijões.

13. **Magnésio:** Tortas de sementes oleaginosas ou esterco.

14. **Molibdênio:** Cavalinha ou palha do pé de milho.

15. **Manganês:** Alfavaca e restos de folhas.

6

Óleos essenciais ao nosso organismo

1. Óleo de Abacate: Reduz a taxa de colesterol e pressão sanguínea, possui ação antioxidante, age contra prisão de ventre e perturbações digestivas, possui ação anti-inflamatória, auxilia na desintoxicação do fígado.

2. Óleo de Abacaxi: Fortalece os ossos, reduz os níveis de colesterol, auxilia na digestão, ajuda a emagrecer, acelera a cicatrização dos tecidos, combate a anemia – devido à sua acidez, ajuda a normalizar a flora intestinal.

3. Óleo de Abricó: Alivia a tosse e dificuldades respiratórias e para lubrificar e relaxar os intestinos. Para a pele seca, irritada ou madura, é um hidratante e bom para a elasticidade e flexibilidade.

4. Óleo de Açafrão: Usa-se no tratamento da asma, coqueluche, histeria, cálculos dos rins, fígado e bexiga.

5. Óleo de Açaí: Saciedade, adstringente, anti-helmíntico, anti-hemorrágico, favorece a circulação sanguínea, melhora as funções intestinais, aumenta o nível de bom colesterol bem como diminui o nível de colesterol ruim, fortalece o sistema imunológico, reposição energética, antioxidante, cicatrizante.

6. Óleo de Alecrim: Indicado para o tratamento do cabelo e para estimular a circulação no couro cabeludo, o que incentiva o crescimento capilar. O alecrim ajuda a combater caspa e queda de cabelo. Alivia dores musculares, reumáticas, artríticas. Ajuda no combate à asma, bronquite, hepatite, otite, ressaca, cólicas, pele seca e vesícula biliar. É estimulante hepático.

7. Óleo de Alfazema: Analgésico, antidepressivo, antisséptico, hipotensor, bactericida e descongestionante, repelente de insetos, sedativo e vermífugo. Ajuda no combate à insônia, excitação nervosa, eczema, queimadura, insolação, medo do escuro, sensação de pânico, bronquite asmática, tosse, picada de insetos, inchaços e ronco.

8. **Óleo de Algodão:** Atua no combate ao envelhecimento. É indicado para cicatrização, dermatoses, tumores; antisséptico.

9. **Óleo de alho:** Aumenta o sistema imunológico e combate vírus, bactéria e fungos que são causadores das infecções. Ajuda na eliminação de açúcar no sangue, é antioxidante e previne o mau colesterol. Combate afecções catarrais, gripes, resfriados, infecções do aparelho respiratório, problemas de pele, hipertensão e vermes intestinais.

10. **Óleo de Aloe Vera / Babosa:** Acne, amenorreia, artrite, caspa, cicatrizes, constipação, feridas, herpes, queimaduras, lombriga, tuberculose, úlcera.

11. **Óleo de Amêndoas Doce:** Anti-inflamatório, laxante, complemento de proteína, hidrata e amacia todos os tipos de pele, previne rugas e estrias.

12. **Óleo de Andiroba:** Tratamento de tosses, convulsões, doenças da pele, artrite, reumatismo, infecções de ouvido, feridas e arranhões.

13. **Óleo de Anis estrelado:** Ajuda no combate à dispepsia nervosa, atonia gastrointestinal, cólica, enxaqueca de origem digestiva, catarro crônico, tosse, piolho e inapetência.

14. **Óleo de Argan:** Para os cabelos: antioxidante, hidratação alta, anti-frizz, brilho, efeito contra pontas duplas, proteção UV, proteção térmica dos fios, melhora a elasticidade, estimula o crescimento; óleo não gorduroso.

15. **Óleo de Arnica Montana:** Indicado no tratamento em casos de contusões, hematomas, entorses, edemas, fraturas, bursites e tecnossinovites, pré e pós-operatório; produtos para massagem e cuidados da pele; combate o ressecamento, rachaduras, inchaço e dor.

16. **Óleo de Arnica Nacional:** Anti-inflamatória e reepitelizante, a arnica, devido às suas propriedades, melhora a circulação sanguínea nos vasos periféricos.

17. **Óleo de Arroz:** Pode ser usado na hidratação da pele, uma vez que combate oleosidade em casos de dermatite atópica.

18. **Óleo de Arruda:** Pode ser usado em compressas de feridas, contusões, fadiga, varizes, hemorroidas, reforça as veias capilares, ajuda nos problemas dentários, dores de pés, quadris, calcanhares e rigidez dolorosa nos pulsos e mãos.

19. **Óleo de Aveia:** Reforça o sistema imunológico e combate infecções, melhora o funcionamento do intestino, controla a quantidade de açúcar no sangue, diminui o colesterol ruim, controla a pressão arterial, facilita a digestão.

Óleos essenciais ao nosso organismo | 285

20. **Óleo de Avelã:** Combate anemia, diabetes, evita o risco de câncer, é anti-
-envelhecimento e relaxante para a pele.

21. **Óleo de Banana:** É utilizado como diluente de esmalte e solvente.

22. **Óleo de Benjoim:** Ajuda no tratamento de dermatite, rachadura dos seios, frieiras, feridas, resfriado, tosse, bronquite, catarro, laringite e leucorreia. Indicado também no tratamento de esgotamento emocional, agitação, tristeza, estresse e depressão.

23. **Óleo de Bergamota:** Ajuda no tratamento de depressão, acnes, frieiras, feridas, cólicas, leucorreia, eczema, seborreia e dor de garganta.

24. **Óleo de Bétula:** Antidepressivo e estimulante, analgésico, antisséptico, diurético.

25. **Óleo de Boldo:** É um protetor do fígado e da vesícula biliar. O boldo é conhecido como estimulante hepático sendo indicado para insuficiência hepática, congestão biliar, digestões difíceis e cálculos biliares (cole litíase), hepatite, hepato-discinesia biliar.

26. **Óleo de Boragem:** Devolve o vigor da pele, combate rugas, possui ação anti-inflamatória. Em caso de bronquite, possui propriedades expectorantes e evita danos no fígado de alcoólatras.

27. **Óleo de Buriti:** Perfeito para peles e principalmente para tratamentos de rejuvenescimento. Tem alto poder de ser absorvido pela pele, deixando-a com aparência luminosa e nutrição perfeita.

28. **Óleo de Cártamo:** Aceleração na perda de gordura, regularização no nível de colesterol LDL e triglicerídeos; aumento de energia e imunidade, aumento de definição muscular, previne o aparecimento de celulite.

29. **Óleo de Canela:** Usado como antisséptico e como protetor solar em cremes e bronzeadores. Excelente estimulante para funções: cardíaca, circulatória e pulmonar. Indicada também no tratamento de espasmos, gripes, infecções intestinais e impotência. No parto aumenta as contrações. Perfeito contra piolhos e sarnas. Obs.: Deve ser usado bem diluído, pois em doses elevadas pode trazer irritabilidade e/ou convulsão.

30. **Óleo de Cânfora:** Propriedades estimulantes, anti-espasmódico, antisséptico, descongestionante, anestésico, anti-nevrálgico, anti-inflamatório. Reduz tosse, inflamação geral, contusões e entorses.

31. **Óleo de Canola:** Útil no tratamento de diabetes desde a fibrose cística até a esclerose múltipla. É, igualmente, indicado no tratamento de problemas de pele, tal qual a dermatite.

32. Óleo de Castanha-do-Pará: Atua contra queda de cabelo e auxilia na cicatrização e na redução do risco de câncer de próstata. Usado como umidificador da pele, lubrificante em relógios, na produção de tintas para artistas plásticos e na indústria de cosméticos.

33. Óleo de Castanha-da-índia: Atua na circulação fortalecendo os vasos sanguíneos diminuindo a fragilidade capilar. Auxilia no tratamento e prevenção de varizes, hemorroidas e dor nas pernas.

34. Óleo de Calêndula: É antisséptico e cicatrizante de primeira ordem, principalmente evitando infecções em ferimentos e escoriações. É na fabricação de cosméticos que a calêndula faz o seu reinado: os diversos princípios ativos da planta são responsáveis pelos eficientes efeitos no tratamento de pele e cabelos.

35. Óleo de Camomila: Indicado para o alívio de dores musculares, de cabeça, de dentes, de ouvidos, enxaqueca e combate o reumatismo. Indicada para o tratamento de vários tipos de problemas de pele – acne, eczema, erupções cutâneas, feridas, pele seca, dermatites e reações alérgicas em geral.

36. Óleo de Capsicum: Utilizado de base para sprays de gás de pimenta.

37. Óleo de Cedro: Ajuda a diminuir os problemas de pele (acne, dermatite, psoríase), pielite, seborreia, queda de cabelo, caspa, ansiedade, traças, stress e infestação de mosquito.

38. Óleo de Cenoura: Anti-inflamatório cicatrizante e citofilático. Agem bem também em casos de eczemas, psoríases e dermatites.

39. Óleo de Centelha Asiática: Recomendado para aplicações de proteção e anticelulite. Como base para massagens.

40. Óleo de Cereja: Propriedades regeneradoras, cicatrizantes e hidratantes.

41. Óleo de Chá Verde: Ajuda a diminuir as taxas de colesterol e ativa o sistema imunológico; ajuda a prevenir doenças cardíacas e circulatórias, fortalece as artérias e veias. Promove a aceleração do metabolismo e a queima de gordura corporal.

42. Óleo de Cipestre: Ajuda na diminuição da irritabilidade, nervosismo, ansiedade, gripe, tosse. Controla o sistema circulatório (varizes, hemorroidas, hemorragia, celulite). Ajuda na atonia muscular, enurese. Indicado para o alívio de pés cansados, suor nos pés, controle da menopausa, de diarreia e de desinteria.

43. Óleo de Citronela: Quando usado na inalação, acelera os batimentos cardíacos. É antisséptico e desodorizante de locais nos quais são usados alimentos. Repelente de insetos e contra doenças infecciosas.

44. Óleo de Coco Babaçu: Fins alimentícios e na fabricação de margarinas. Ativa o metabolismo e a queima de gordura; aumenta a imunidade, melhora o funcionamento da tireoide, hidrata e mantém os cabelos sedosos, hidratação pós-banho.

45. Óleo de Coco Extra Virgem: Fortalece o sistema imunológico, protege o organismo contra vírus, bactérias, fungos, combate o envelhecimento e previne doenças crônicas. Promome a rápida digestão, estimula o metabolismo, e, esse efeito termogênico contribui para o emagrecimento.

46. Óleo-de-copaíba: Antisséptico, cicatrizante e expectorante. Utilizado na cura de psoríase, bronquite, tosse e hemoptisis. Muito usado no tratamento do umbigo dos recém-nascidos, feridas e úlceras crônicas, eczemas, frieiras e outras afecções cutâneas. Em uso interno é indicado contra tosses, bronquites, hemorragias, incontinência urinária, catarro da bexiga, cistite, leucorreia, diarreia, desinteria e, principalmente, gonorreia e sífilis devido à sua grande eficácia nesses casos. Cicatrizante para úlceras e feridas.

47. Óleo-de-cravo: Ação antifúngica, combate frieira, micoses diversas nas unhas, pé de atleta, ferida, mancha branca nas costas, inchaço, contusão. É muito usado na odontologia, aliviando dores nas gengivas, dor de dente e nevralgia. Alivia coceira nas gengivas de bebês. Utilizado na cura de esgotamento mental. Indicado para o tratamento de sarna, verruga, calos, descamação da pele, picadas de insetos e memória fraca.

48. Óleo de Catuaba: Afrodisíaco.

49. Óleo de Damasco: Utilizado na cura de eczemas, sarnas, coceiras e psoríase. De rápida absorção pela pele, ajuda na manutenção deixando-a lisa e elástica.

50. Óleo de Erva-Cidreira: É um calmante, anticelulite, antidepressivo, antialérgico (embora possa irritar peles sensíveis), digestivo, revigorante, carminativo, hipotensor, nervino, sudorífero, tônico geral, antiespasmódico, bálsamo cardíaco, antidisentérico, febrífugo, regulador de menstruação, antivômito, analgésico, antisséptico e bactericida. Pode ser usado contra picada de inseto, mordidas de animais e ferimentos com armas. Em banho quente, limpa e cicatriza a pele. Estimula a glândula tireoide e alivia dor de cabeça.

51. Óleo de Erva-Doce: Alivia distúrbios digestivos, possui propriedades antimicrobianas e promove a perda de peso. Tem sido utilizada para tratar problemas de insônia e cólicas dos bebês. Age sobre os hormônios, auxiliando nos regimes de emagrecimento, eliminação de líquidos e celulite. Auxilia no amarelo digestivo (cólicas, colites e gases) e ajuda em casos de intoxicação alimentar, náuseas, prisão de ventre, soluços e vômitos. Atuante sobre pedra nos rins.

52. **Óleo de Eucalipto Citriodora:** Sistema respiratório: Tratamento respiratório. Ele é anti-vírus, refrescante, antisséptico, expectorante, bactericida, desodorante e antiespasmódico. Ajuda a secar o catarro e combate a sinusite. Tem sido também indicado no tratamento de pneumonia, bronquite, tuberculose, asma, tosses e congestão pulmonar. Atua no tratamento de frieiras.

53. **Óleo de Eucalipto Glóbulos:** É muito usado em inalações para aliviar os sintomas de gripe, sinusite, tosse com muco, resfriado, bronquite e asma. Poderoso antisséptico, podendo ser utilizado para eliminar germes aéreos. Se usado com alecrim produz ação anti-inflamatória para o combate de dores musculares e artrite. Atua contra herpes.

54. **Óleo de Fígado de Bacalhau:** Fonte natural de vitamina A e D. Auxilia na prevenção da visão, cegueira noturna, manutenção da pele, unhas, couro cabeludo, prevenção do raquitismo, infecções cutâneas, das vias respiratórias, fortalece ossos e dentes. A vitamina D são de vital importância para crianças e gestantes na formação dos ossos e esmalte dentário.

55. **Óleo de Gengibre:** É usado no tratamento contra gripes, tosses, resfriados e até ressaca. Indicado em casos de artrites, amigdalites, diarreias, espasmos gástricos, vômitos, dores abdominais, impotência, memória fraca, enxaquecas, reumatismo, além de diminuir a congestão nasal e cólicas menstruais. É usada contra a perda de apetite, membros frios.

56. **Óleo de Gergelim:** Promove saciedade e ajuda na prevenção de flacidez. Indicado para controle de glicemia sanguínea; contribui para a boa disposição.

57. **Óleo de Gérmen de Trigo:** Reduz o açúcar no sangue, aumenta o oxigênio das células; para a pele: ajuda na formação de pele nova nas áreas feridas ou queimadas, previne partos e abortos prematuros.

58. **Óleo de Ginko Biloba:** Ação anti-inflamatória, antifúngica, antibacteriana, antidepressiva, antidiabética e é auxiliar no tratamento de labirintite.

59. **Óleo de Gerânio:** É usado no tratamento contra acne, amigdalite, cálculos renais, diabete, celulite, menopausa, pele oleosa e envelhecida, queimaduras e tensão nervosa.

60. **Óleo de Girassol:** Ação anti-inflamatória, antifúngica, antibacteriana, antidepressiva, anti-diabética e é auxiliar no tratamento de labirintite. Atua

favoravelmente sobre a pele, caso de hipercolesterolemia, arteriosclerose e problemas relacionados ao sistema nervoso central; tem ação emoliente, reepitelizante e auxilia na cicatrização.

61. **Óleo de Goiaba:** Ajuda a eliminar o mau colesterol, triglicerídeos, combate diarreia, fadiga, alergias, hemorragias e infecções.

62. **Óleo de Guaco:** Usado no tratamento de bronquites, tosses, como expectorante e outras afecções respiratórias.

63. **Óleo de Ilangue-Ilangue:** Previne e auxilia no tratamento de depressão, hipertensão, palpitação, raiva e hiperpneia. É afrodisíaco, ajuda nos cuidados da pele e do couro cabeludo.

64. **Óleo de Jaborandi:** Funciona como um diurético eficaz, no tratamento de reumatismo.

65. **Óleo de Jasmim:** Previne e auxilia no tratamento de depressão, depressão pós-parto, frigidez, impotência, menopausa, cólicas menstruais, problemas de próstata, pele seca e sensível. Atuante contra rugas.

66. **Óleo de Jojoba:** É conhecido por ser eficaz contra várias disfunções epidérmicas, tem as qualidades de penetração e cicatrização.

67. **Óleo de Laranja:** Previne e auxilia no tratamento de alguns tipos de câncer (como os de próstata, de estômago, de fígado, de intestinos, de pâncreas, de mama e de pulmão). Calmante. Atuante contra dispepsia, espasmo gástrico, febre, flatulência, histeria, indigestão, insônia, obesidade, tensão nervosa e rugas na pele.

68. **Óleo de Lavanda:** Estimula o cérebro, ajudando na concentração. E antidepressivo. Diminui a energia quando há agitação, hiperexcitação ou esgotamento. Atua contra insônia. Refrescante e relaxante. Combate a tristeza. Concede o dom da alegria. Auxilia no tratamento de abscesso, convulsão, depressão, dores articulares e musculares, lesão e queimaduras. Repelente de pulgas.

69. **Óleo de Lavandin:** Estimulante, antisséptico para doenças infecciosas e queimaduras. Antisséptico, repelente de insetos e desodorizador.

70. **Óleo de Limão:** Ativa a circulação periférica, também pode favorecer e acelerar, através de uso interno. Muito eficaz na desintoxicação do organismo, portanto, no tratamento da obesidade.

71. **Óleo de Limão Siciliano:** Auxilia no tratamento de anemia, astenia, arteriosclerose, congestão hepática. Dispepsia, doenças infecciosas, doenças

de pele. Herpes, flatulência, hipertensão, reumatismo e hiperviscosidade do sangue. Obs.: Contraindicado em exposições ao sol, pois poderá causar manchas e queimaduras.

72. **Óleo de Linhaça:** É usado frequentemente por diabéticos, previne a obesidade, ajuda a reduzir o apetite.

73. **Óleo de Linho:** Tem ação na redução do colesterol, triglicerídeos e evita a formação de aterona (placas de gorduras aderidas nas paredes dos vasos sanguíneos).

74. **Óleo de Macadâmia:** Equilibra os níveis do colesterol HDL e LDL, reduz a glicemia e favorece a quebra de gordura dos tecidos que envolvem o fígado e o coração. Possui destacada atividade no controle da pressão sanguínea.

75. **Óleo de Mamona / Ríceno:** Massagens, funciona como um laxante e trata constipação; pode aliviar muitos dos distúrbios menstruais, doenças graves: esclerose múltipla, doença de Parkinson, paralisia cerebral.

76. **Óleo de Maracujá:** Reduz ansiedade, melhora o sono, diminui stress e cansaço em geral.

77. **Óleo de Melaleuca:** Como um óleo facial, penetra na pele facilmente, dando tom e suavidade. Regenera as células e não fecha os poros. É indicado em problemas de acne; massagens terapêuticas.

78. **Óleo de Menta Hortelã:** Encontrado em xampus e sabonetes, que dá ao cabelo cheiro mentolado e produz sensação refrescante na pele.

79. **Óleo de Menta Piperita:** Atua contra dores musculares, coluna, dores de cabeça, dor de dente, cólicas abdominais, sinusite, micose, impigem, frieiras.

80. **Óleo de Macela:** Propriedades – antialérgica, antiespasmódica, anti-inflamatória, anti-irritante, estomáquica, sedativa, tônica. Indicada para afecção nervosa, histeria, problema menstrual, febre intermitente, flatulência, má digestão; peles e olhos avermelhados, inflamação na pele, sarda, mancha senil nas mãos, joelhos e cotovelos ásperos, alergia na pele.

81. **Óleo de Mandarina:** É usado como estimulante, em problemas circulatórios, gases, constipação, peles oleosas e stress.

82. **Óleo de Mamão:** Função laxante, auxilia no combate à obesidade, inibidor de apetite, dá sensação de saciedade, melhora o funcionamento intestinal, reduz os níveis de colesterol e triglicérides.

83. **Óleo de Manga:** Fortalece o cabelo, a pele e as unhas.

Óleos essenciais ao nosso organismo | 291

84. **Óleo de Manjericão:** De propriedades analgésicas, é antidepressivo, antisséptico, antiespasmódico, antitóxico, afrodisíaco, bactericida, carminativo, cefálico, digestivo, emenagogo, expectorante, febrífugo, galactagogo, inseticida, nervino, tônico estomacal, sudorífero, tônico geral, fortificante, estimulante, vermífugo.

85. **Óleo de Margarida:** Alteração do metabolismo dos carboidratos, hipertensão, baixa imunidade, fadiga, queimaduras, cortes, dor, problemas de pele, sangramento de gengivas e higiene dental, cicatrização de herpes labial.

86. **Óleo de Melancia:** É usado para estados febris, bem como um anti-helmíntico. Este óleo ajuda na rápida cicatrização de feridas, queimaduras e prevenção de câncer de pele.

87. **Óleo de Menta:** Auxilia no tratamento de gripe, resfriado, dor de cabeça, sinusite, nariz entupido, indigestão, flatulência, cólica, vômito, enjoo, halitose, soluços, picada de insetos, tontura, fadiga geral, gastrite, enterite e dor de dente.

88. **Óleo de Mirra:** Sua ação refrescante pode ajudar a reduzir furúnculos, ulcerações cutâneas, ferimento, especialmente escaras, controla feridas com secreção e pele rachada e supurada. Usado no tratamento de bronquite, resfriados, inflamações de garganta, acúmulo de catarro, faringite e tosse.

89. **Óleo de Milho:** Empregado na culinária para refogar, fritar e temperar. Utilizado no preparo de pães e bolos.

90. **Óleo de Morango:** É estimulante do apetite, contra a prisão de ventre, hemorroidas, é diurético, antirreumático, alcalinizaste, combate a febre. Possui efeito laxativo, facilita a digestão, fortifica os nervos, depurativo do fígado, combate doenças dos rins e auxilia na circulação sanguínea.

91. **Óleo de Nozes:** Possui ação antioxidante. Atua formando uma película protetora que impede o envelhecimento precoce da pele.

92. **Óleo de Noz-Moscada:** Para os casos de gases, náusea, ânsia de vômito crônica, mau hálito e diarreia, regula problemas de fluxo escasso e alivia as cólicas menstruais. É considerado útil no tratamento de problemas sexuais.

93. **Óleo de Orégano:** Indicado no tratamento de câncer; poderoso agente antioxidante e anti-inflamatorio; eficaz no tratamento de infecções de todos os tipos: furúnculos, feridas inflamadas, pneumonia, acne, sinusite, amigdalite, artrite e tuberculose.

94. **Óleo de Oliva:** Protege contra câncer e doenças do coração, retarda o processo de envelhecimento celular, reduz a morte celular e a inflamação vascular.

95. Óleo de Palma: Permite a redução de colesterol.

96. Óleo de Palmarosa: Eficiente no tratamento de acne, antisséptico, alivia dor; é calmante, estimulante, hidratante, combate problema digestivo, é regenerador celular, inalador. Tem efeito normalizador da glândula tireoide.

97. Óleo de Peixe: Suplemento alimentar rico em triglicerídeos polinsaturados, indicado na prevenção de doenças coronárias e cardiovasculares. Reduz o colesterol no sangue, formação de aterona (placas de gorduras aderidas às paredes dos vasos sanguíneos), triglicerídeos. Evita pressão alta, previne derrame e enfarto; atenua nos estados inflamatórios de artrites e reumatismos.

98. Óleo de Peroba: De limpeza e conservação de madeiras feitas à base de extratos vegetais, com efeito hidratante sobre a superfície onde é aplicado.

99. Óleo de Pequi: Previne tumores e desenvolvimento de doenças cardiovasculares; tem efeito tonificante, eficaz para o tratamento de bronquites, gripes e resfriados.

100. Óleo de Pêssego: Indicado como diurético, laxante, calmante. Cremes faciais, corporais e capilares, xampus opacos e óleos de banho.

101. Óleo de Petit Grain: Combate ansiedade, tensão nervosa, stress, irritação, falta de concentração, letargia mental, dispepsia, câimbra. Desorientação psicológica e dos ritmos do corpo que ocorrem em viagens internacionais.

102. Óleo de Pimenta-Rosa: Eficiente no tratamento de febres, tumores, doenças da córnea, das vias respiratórias e urinárias.

103. Óleo de Pinho: Tem como principais propriedades medicinais: antisséptico, anti-inflamatório, dezodorizante, estimulante; combate infecções intestinais, respiratórias e urinárias. Externamente, estimula a circulação sanguínea, alivia dores musculares em geral e artrite.

104. Óleo de Pitanga: Tem como principais propriedades medicinais combater afecções do fígado, bronquite, cólica menstrual, diabete, diarreia, diarreia infantil, desinteria, gota, hipertensão, infecções de garganta; limpa e descongestiona a pele do rosto e controla queda e oleosidade dos cabelos; combate o reumatismo.

105. Óleo de Prímula, (Oenothera Biennis): Aplicações para Oenothera Biennis: Rico em ácido gamalinolênico (GLA) que é precursor das prostaglandinas que têm funções muito importantes no organismo humano, uma vez que regulam a agregação plaquetária, o tônus muscular, o equilíbrio entre o sal e a água, a função gastrointestinal, a função neurotransmissora e a secreção de insulina;

equilibra as funções hormonais. Indicado no tratamento de depressão, ansiedade, irritabilidade, desânimo, agressividade, alivia os sintomas pré-menstruais, depressão pós-parto, climatério, dores nas mamas, alterações benignas das mamas, hiperatividade infantil, redução do colesterol, doenças de pele, eczemas atópicos, psoríase, artrite, distúrbio cardiovascular, estimulante imunológico, artrite reumatoide, dor no peito, diabetes. Redução da quantidade de LDL, regulação do nível de colesterol sanguíneo, regulação da pressão sanguínea, obesidade, esclerose múltipla, artrite, reumatismo, alcoolismo.

106. **Óleo de Romã:** Nutre e regula o equilíbrio da umidade, restaurando a pele com Ácidos Graxos; combate a formação de coágulos sanguíneos, alivia sinais de cansaço, retarda o aparecimento do envelhecimento.

107. **Óleo de Rosa:** Ajuda a aguçar a intuição e favorece o amor universal. Ensina o caminho a ser seguido.

108. **Óleo de Rosa-Branca:** Eficiente no tratamento de fadiga, tristeza, tensão nervosa, depressão, dor de cabeça, insônia, músculo cansado, frigidez, tensão pré-menstrual, menstruação irregular, mastite, hemorragia, leucorreia (corrimento vaginal), acne, náusea, prisão de ventre, eczema, pele seca, pele sensível ou cansada, queimadura, otite, ferida, aplestia (fome voraz).

109. **Óleo de Rosa-Mosqueta:** Promove a remoção da cicatriz da pele e estimula o rejuvenescimento e ação antirrugas, antibolsas e antiolheiras; possui uma ação hidratante, proporcionando maciez e suavidade à pele; previne e trata mancha de varizes e estrias.

110. **Óleo de Salsa:** Utilizado na aromatização de carne, enlatado e vegetal processado, usado como adjuvante no tratamento de problemas gastrointestinais, urinários e como indutor de menstruação.

111. **Óleo de Sândalo:** Aroma indicado para o autocontrole. Ajuda na meditação e em trabalho mediúnico, atuando na área psicológica da pessoa trazendo intuição e otimismo. É atuante contra acne, cistite, depressão. É afrodisíaco, calmante. Atua contra blenorreia. Controla o sistema respiratório e urinário.

112. **Óleo de Sucupira:** Tratamento de infecções na garganta.

113. **Óleo de Semente de Uva:** É de grande utilidade na prevenção de estrias, muito utilizado na culinária substituindo com vantagens o azeite, pois possui a característica de aumentar o bom colesterol e diminuir o mal colesterol e triglicérides, diminuindo os riscos de doenças vasculares.

114. Óleo de Semente de Abóbora: Para tratar câncer de próstata; usa-se para prevenir manchas na pele, anti-inflamatório.

115. Óleo de Tomate: Atua na remoção de manchas, rugas e flacidez.

116. Óleo de Tangerina-Cravo: Eficiente no tratamento de depressão, insônia, inapetência, esgotamento nervoso, reumatismo, dor muscular (torção), retenção de líquido, celulite, estria, gases, dispepsia, prisão de ventre e pele oleosa.

117. Óleo de Tea Tree: Ajuda no combate a gripes, resfriados, artrite, dores musculares, contusão, piorreia (inflamação dentária), gengivite, acne, espinhas, brotoeja, arranhões, cistite, picadas de insetos, mal odor nos pés, pé de atleta, furúnculo, abscesso, caspa, piolhos, dermatite, psoríase, herpes labial, micose na unha, cortes, queimaduras, verruga, calo, vaginite, prurido anal e genital.

118. Óleo de Tomilho: Eficiente no tratamento de stress, fadiga, insônia, bronquite, gastrite, verruga, dor de cabeça, amigdalite, tosse renitente, gota, laringite, halitose, sinusite, cistite, vaginite, reumatismo, escabiose e dermatite. Usada em pomada ou creme para combater infecções sérias, antisséptico, antibacteriano, antifúngico, antioxidante, adstringente; destrói infecções parasitárias, alivia tosse, reduz gases e indigestão, estimula a menstruação, limpa congestão pulmonar, estimula o sistema imunológico e a circulação.

119. Óleo de Urucum: Evita a dilatação dos poros, a formação de cravos e o acúmulo de gorduras. É coadjuvante de filtro solar, ajuda a bronzear e a manter a pele bronzeada dando um tom mais alaranjado à pele.

120. Óleo de Verbena: Evita o nervosismo, insônia, taquicardia; combate excesso de tensão, inquietação, fadiga física, câimbra, acne, problemas digestivos e hepáticos. Reduz a oleosidade do couro cabeludo.

121. Óleo de Vetivert: Atuante contra depressão, insônia, stress, enxaqueca, medo, histeria, estafa, nevralgia, dor muscular, artrite, reumatismo, pele seca e dispepsia.

122. Óxido de zinco: Mineral inerte usado como bloqueador solar em muitos cremes diários e bases de pó utilizadas em protetores solares. Pode dar a certos produtos cor branca opaca, quando usado em partículas de tamanho maior.

123. Óleo-pardo: O cozimento da raiz é indicado na cura de gastrite e úlcera.

7

Ervas apropriadas no combate a resfriados, garganta inflamada e rouquidão

01 – Mistura Anti tosse

- 01 copo (250ml) de leite integral
- 04 dentes de alho
- ½ copo de água
- 01 colher (chá) de mel ou açúcar mascavo

Modo de fazer: descasque o alho. Coloque o leite em água fervida em uma panela. Acrescente o alho e deixe ferver, sem mexer, até que o líquido reduza pela metade. Esta bebida deve ser tomada quente, de preferência antes de se deitar.

02 – Chá de Eucalipto

- ¼ de folha seca de eucalipto
- ½ litro de água
- Açúcar a gosto

Modo de fazer: ferva a água e desligue o fogo. Jogue o eucalipto e abafe até amornar. Coe o que for tomar. Coloque açúcar ou mel a gosto. Tampe o restante sem coar. Coe quando for tomar novamente.

03 – Chá de Alfavaca

- 13 folhas de alfavacão
- ½ litro de água
- 02 colheres (sopa) de mel ou açúcar

Modo de fazer: ferva a água e desligue o fogo. Jogue o restante e abafe por no mínimo 5min. Coe o que for tomar e tampe o restante até apurar. Coe somente quando for tomar novamente.

04 – Chá de Guaco

- ¼ litro de água
- 07 folhas de poejo
- 07 folhas de guaco
- 02 colheres (sopa) de mel ou açúcar
- 01 colher (chá) de gengibre ralado

Modo de fazer: ferva a água e desligue o fogo. Jogue o restante dos ingredientes e abafe por no mínimo 5min. Coe o que for tomar e tampe o restante. Coe somente quando for tomar novamente.

05 – Chá de Canela

- 01 xícara de água
- 01 canela em pau
- 01 rodela de limão galego

Modo de fazer: ferva a água e desligue o fogo. Jogue o restante dos ingredientes e abafe por no mínimo 5min. Coe o que for tomar e tampe o restante. Tome ½ xícara após amornar e o restante após 08 horas.

06 – Chá da Flor de Sabugueiro

- ½ litro de água
- 01 ou 02 galhos com a flor de sabugueiro
- Mel a gosto

Modo de fazer: ferva a água e desligue o fogo. Jogue o sabugueiro e abafe por 10min. Adoce com o mel. Tome 1 xícara após amornar e o restante a cada 6 horas.

07 – Chá Antigripal

- ½ litro de água
- 07 folhas de guaco
- 13 colheres (chá) de mel
- 03 limões

Modo de fazer: prepare um suco com os 3 limões. Coe em uma peneira. Ferva a água e desligue o fogo. Jogue o guaco, o suco e o mel. Misture bem. Depois de frio poderá tomar.

08 – Mistura Antigripal

- 01 litro de água
- 07 folhas de guaco
- 07colheres (chá) de mel
- 05 limões

Modo de fazer: prepare um sumo com os 05 limões. Coe em uma peneira. Ferva a água e desligue o fogo. Jogue as folhas, o sumo e o mel. Misture bem. Depois poderá tomar ainda quente. Tome a cada 8 horas.

09 – Xarope para combater a Tosse

- ½ litro de mel
- 01 laranja sem casca e sem sementes
- 01 mamão maduro picado sem casca e sem sementes
- 01 litro de água

Modo de preparar: coloque tudo em uma panela e deixe ferver até obter um melado. Depois de frio, tome uma colher de sopa a cada 8 horas.

10 – Melado Antigripal

- ½ litro de água
- 07 folhas ou 03 galhos pequenos de manjericão
- 07 folhas de guaco
- 07 folhas de alfavaca
- Mel a gosto ou açúcar mascavo

Modo de fazer: ferva a água e desligue o fogo. Jogue o restante dos ingredientes e abafe por no mínimo 5min. Faça tipo um melado. Deixe esfriar e tome uma colher de sopa antes do almoço e antes do jantar.

11 – Mistura para combater a gripe

- 01 copo (250ml) de leite integral
- 04 dentes de alho
- ½ copo de água
- 01 colher (chá) de mel ou açúcar mascavo

Modo de fazer: coloque o leite em água fervida em uma panela. Acrescente o alho descascado e deixe ferver, sem mexer, até que o líquido se reduza pela metade. Tome-o quente antes de deitar.

12 – Xarope para combater a Gripe

- ½ abacaxi
- ½ litro de água
- 200ml de mel

Modo de preparar: corte o abacaxi em rodelas. Coloque a água para ferver em fogo brando e acrescente o abacaxi. Quando estiver cozido, coloque o mel. Deixe o preparado em ponto de xarope. Desligue o fogo. Tome uma colher de sopa antes do almoço e outra antes do jantar até melhorar.

13 – Mistura contra asma

- 01 copo (250ml) de leite integral
- 04 dentes de alho
- ½ copo de água
- 01 colheres (chá) de mel ou açúcar mascavo

Modo de fazer: descasque o alho. Coloque o leite em água fervida em uma panela. Acrescente o alho e deixe ferver, sem mexer, até que o líquido esteja reduzido pela metade. Esta bebida deve ser tomada quente, de preferência à noite, antes de se deitar.

14 – Chá de Capim-santo

- 02 colheres (sopa) de capim-santo ou 3 folhas picadas
- 01 copo (200 ml ou 250 ml) com água

Modo de fazer: ferva a água, desligue o fogo e acrescente o capim-santo. Deixe esfriar, divida em 3 partes e tome pausadamente a cada 08 horas, sem adoçante, como se fosse água.

15 – Chá antirrouquidão

- ½ casca de romã
- ½ litro com água
- 01 maçã sem sementes

Modo de fazer: Ferva a água e acrescente a casca da romã. Tampe e deixe por uma hora. Após esfriar, passe em uma peneira fina. Corte a maçã e acrescente esse caldo. Bata tudo em um liquidificador, bem batido. Beba a cada 12 horas. Obs.: Usar este preparado uma vez por semana.

16 – Chá da Casca da Romã

- ½ casca de romã
- 01 copo com água

Modo de fazer: ferva a água e desligue o fogo. Jogue a casca e abafe. Depois de passadas 3 horas, tome de 1 a 3 goles. Após 02 horas, volte a tomar mais uma dose. Repita o procedimento até acabar. Quanto mais apurado, melhor para cicatrizar a inflamação.

17 – Chá contra Rouquidão

- ½ litro de água
- 07 folhas de manga

Modo de fazer: ferva a água, desligue o fogo e coloque as folhas. Abafe-as até amornar. Tome ½ copo como se fosse água, a cada 8 horas.

18 – Chá Antigripal

- 250 ml de água
- 07 folhas de manjericão

Modo de fazer: ferva a água, desligue o fogo e coloque a erva. Tome 3 vezes no dia.

19 – Chá contra Gripe

- 13 folhas de algodão
- 01 copo de 250 ml com água

Modo de fazer: bata tudo no liquidificador, coe, divida em duas partes e tome a cada 12 horas.

20 – Chá Antigripal

- 3 caroços com sementes de algodão
- 01 copo de 200 ml com água

Modo de fazer: bata tudo no liquidificador, coe, divida em 3 partes e tome a cada 8 horas.

21 – Suco contra Gripe

- 13 folhas de algodão
- ½ copo de 200 ml com água

Modo de fazer: bata tudo no liquidificador, coe, divida em 3 partes e tome a cada 8 horas.

22 – Chá de Transagem contra catarro no peito

- ½ litro de água
- 07 folhas da erva

Modo de fazer: ferva a água, desligue o fogo, coloque a erva e tampe. Divida em 04 poções.Tome 4 vezes ao dia.

23 – Mistura contra tuberculose

- 01 copo (250ml) de leite integral
- 04 dentes de alho
- ½ copo de água

Modo de fazer: descasque o alho. Coloque o leite em água fervida em uma panela. Acrescente o alho e deixe ferver, sem mexer, até que o líquido se reduza pela metade. Esta bebida deve ser tomada quente, de preferência à noite, antes de se deitar.

24 – Suco para deixar a Imunidade Equilibrada

- 02 maçãs sem casca e sem sementes
- 01 laranja sem casca e sem sementes
- 01 limão inteiro sem casca e sem sementes
- 01 galho de manjericão

Modo de preparar: bata tudo no liquidificador e poderá beber.

25 – Chá da semente de Transagem

- 300 ml de água
- 01 colher de sopa da semente

Modo de fazer: ferva a água, desligue o fogo, acrescente as sementes e tampe o recipiente. Divida em 3 poções e tome a cada 8 horas. Indicado como remédio contra diarreia.

26 – Suco para deixar o coração saudável

- 01 xícaras de água
- 1/2 copo de açúcar mascavo
- 1/2 abacaxi descascado
- 01 gelatina em pó de abacaxi
- 1/2 lata de creme de leite sem soro gelada

Modo de fazer: coloque a água, o açúcar e o abacaxi em rodelas ou picado em uma panela de pressão. Tampe a panela e leve ao fogo médio. Cozinhe por 3 minutos após ter fervido, apague o fogo. Deixe a pressão sair naturalmente. Adicione a gelatina em pó e misture até dissolvê-la. Misture tudo dentro da panela. Acrescente o creme de leite sem soro gelado e misture delicadamente. Coloque em copos individuais e leve ao congelador por 30 minutos. Sirva quando estiver gelado.

27 – Suco para emagrecer e melhorar o pulmão

- 02 folhas de couve
- 01 laranja
- 1/2 gengibre
- Suco de 1/2 limão
- 1/2 litro de água

Modo de fazer: depois de cortada a laranja e retiradas as sementes, acrescente as folhas da couve já lavadas com os talos, o gengibre em pedaços, a água e o suco de limão ao liquidificador. Em seguida, bata todos os ingredientes e adicione gelo a gosto. Sirva sem coar.

28 – Chá Antigripal

- 01 colher de chá de gengibre ralado
- 01 copo com 150 ml de água

Modo de fazer: bata tudo no liquidificador, coe, divida em 3 partes e tome a cada 8 horas.

29 – Chá contra gripes e resfriados

- 04 rodelas de gengibre
- 01 copo com 150 ml de água

Modo de fazer: ferva a água, desligue o fogo, acrescente a erva e tampe o recipiente do cozimento. Deixe por 15 minutos. Divida em 3 poções e tome a cada 8 horas. Indicado como remédio contra resfriado.

30 – Mistura contra bronquite

- 01 copo (250ml) de leite integral
- 04 dentes de alho
- ½ copo de água
- 01 colher (chá) de mel ou açúcar mascavo

Modo de fazer: descasque o alho. Coloque o leite em água fervida na panela. Acrescente o alho e deixe ferver, sem mexer, até que o líquido se reduza pela metade. Esta bebida deve ser tomada quente, de preferência à noite antes de se deitar.

31 – Mistura contra o câncer

- ¼ de colher (chá) de cúrcuma/açafrão-da-terra em pó
- Meia colher (chá) de azeite de oliva
- Uma pitada de pimenta-do-reino moída na hora

Modo de preparar: misture bem os três ingredientes. Você pode adicionar a mistura a diferentes pratos, como sopas e saladas. No entanto, deve tomar cuidado para não superaquecê-la, ou seja, adicione-a sempre no final do cozimento. *Obs.*: O consumo deve ser diário e constante.

8

Receitas contra problemas do estômago e do fígado

01 – Chá de 7 Dor

- 13 folhas de 7 dor
- 01 copo de 200 ml com água

Modo de fazer: bata tudo no liquidificador e deixe de molho por cerca de 2 horas. Coar e tomar.

02 – Chá contra dor de estômago

- 07 folhas de 7 dor
- 01 copo de 200 ml com água

Modo de fazer: coloque as folhas de molho com a água. Deixe por cerca de 2 horas. Coe e tome. Se quiser reaproveitar as folhas, poderá fazer mais uma vez e deixar de molho por mais 3 ou 4 horas.

03 – Chá de Boldo-do-chile

- 13 folhas de boldo-do-chile
- ½ copo de 200 ml com água

Modo de fazer: Coloque as folhas de molho na água. Deixe de molho por cerca de 2 horas. Coe e tome. Se quiser reaproveitar poderá fazer mais uma vez e deixar de molho por mais 3 ou 4 horas.

04 – Chá Digestivo

- 02 colheres (chá) de alecrim
- 01 copo (200 ml) com água

Modo de fazer: ferva a água e desligue o fogo. Jogue o alecrim e abafe por no mínimo 5min. Divida em 3 doses e tome no decorrer do dia.

05 – Suco para limpeza do Fígado

- ½ cenoura
- ½ pepino com casca
- ¼ de beterraba crua
- 50ml de hortelã
- raspas da casca de 01 limão
- Suco de 01 limão

Modo de fazer: coloque todos os ingredientes no liquidificador para bater. Deixe de molho por 15min. (se preferir, poderá gelar) Peneire e tome o suco.

06 – Chá contra Pressão Alta

- 200 ml de água
- 01 **colher (chá) de orégano**

Modo de fazer: ferva a água, desligue o fogo e coloque o orégano. Beba meia xícara por dia, ao esfriar.

07 – Sumo de Couve (combate gastrite)

- 01 folha de couve
- ½ copo com água

Modo de preparar: bata tudo no liquidificador e tome em jejum. Após 45min poderá alimentar-se normalmente. *Obs*: Siga o tratamento durante nove meses seguidos e obterá a cura para gastrite.

08 – Suco para melhorar o Fígado

- 300 g de abacaxi picado
- 01 maçã vermelha picada com casca
- 150 g de mamão picado
- 200 ml de leite
- 1 colher de sopa de mel

Modo de preparar: bata tudo no liquidificador e tome pausadamente na primeira refeição do dia.

09 – Suco Desintoxicante do Fígado

- 300 g de abacaxi picado
- 01 maçã vermelha picada com casca
- 150 g de mamão picado

Modo de preparar: coloque todos os ingredientes na centrífuga e divida em 3 doses. Tome uma no café da manhã e as demais de 4 em 4 horas.

10 – Suco para combater a Ressaca

- ½ beterraba com as folhas
- ½ copo com água
- 01 cenoura

Modo de preparar: bata tudo no liquidificador e tome pausadamente na primeira refeição do dia.

11 – Chá de Canela

- 01 xícara de água
- 01 canela em pau
- 01 rodela de limão galego

Modo de fazer: ferva a água e desligue o fogo. Jogue os demais ingredientes e abafe por no mínimo 5min. Coe o que for tomar e tampe o restante. Tome ½ xícara após amornar e o restante após 08 horas.

12 – Melado contra Mau Hálito

- 01 limão
- 02 folhas de louro
- 01 cravo
- 01 colher (chá) de mel

Modo de fazer: coe o suco do limão e coloque para ferver junto aos demais ingredientes. Quando começar a levantar bolhas ainda pequenas, desligue, tampe e deixe esfriar. Depois de frio passe em uma peneira fina ou coador. Beba quando precisar.

13 – Chá para combater Diabetes

- 01 litro de água
- 07 folhas caju

Modo de fazer: ferva a água, desligue o fogo e coloque as folhas. Abafe-as até esfriar. Tome como se fosse água durante 3 dias.

14 – Chá para combater Aftas

- ½ casca de romã
- ¼ litro de água

Modo de fazer: ferva a água, desligue o fogo e acrescente a casca da romã. Abafe-a até esfriar. Se preferir deixe por aproximadamente 3 horas, até apurar bem. Faça bochechos de 4 em 4 horas.

15 – Chá contra Aftas

- 01 copo com as cascas de jabuticaba
- 01 litro de água fervida ou filtrada

Modo de fazer: bata as cascas de jabuticaba juntamente à água fria, em um liquidificador. Passe o preparado em uma peneira fina. Faça bochechos de 8 em 8 horas.

16 – Suco para tratar Rinite

- 250 ml de suco de laranja
- 30 gotas de própolis
- 01 colher (sopa) de mel

Modo de fazer: Misture o suco com o mel e o própolis. Tome no café da manhã, no almoço e no jantar.

17 – Suco para combater a Imunidade Baixa

- 02 maçãs sem casca e sem sementes
- 01 laranja sem casca e sem sementes
- 01 limão inteiro sem casca e sem sementes
- 01 galho de manjericão
- 01 folha de couve

Modo de preparar: bata tudo no liquidificador e poderá beber.

18 – Chá contra Pressão Alta

- 200 ml de água
- 01 colher (chá) de orégano

Modo de fazer: ferva a água e acrescente o orégano. Beba quando esfriar – ½ xícara por dia, 2 vezes.

19 – Suco para a pele

- 01 fatia de melancia sem casca e sem sementes
- 01 laranja sem casca e sem sementes
- 27 uvas verdes

Modo de preparar: bata tudo na centrífuga ou no liquidificador e poderá beber.

20 – Chá da Folha de Abacate (combate a retenção de líquido)

- 01 litro de água
- 07 folhas de abacate

Modo de fazer: ferva a água, desligue o fogo e coloque as folhas. Abafe-as até esfriar. Tome como se fosse água durante 3 dias.

21 – Suco para deixar a Imunidade Equilibrada

- 02 maçãs sem casca e sem sementes
- 01 laranja sem casca e sem sementes
- 01 limão inteiro sem casca e sem sementes
- 01 galho de manjericão

Modo de preparar: bata tudo no liquidificador e poderá beber.

22 – Suco para equilibrar a Imunidade

- 02 rodelas de beterraba
- 01 laranja sem casca e sem sementes
- 01 folha de couve
- 01 galho **de manjericão**

Modo de preparar: bata tudo no liquidificador e poderá beber.

23 – Chá da Folha de Manga (combate a retenção de líquido)

- 01 litro de água
- 07 folhas de manga

Modo de fazer: ferva a água, desligue o fogo e coloque as folhas. Abafe-as até esfriar. Tome como se fosse água durante 3 dias.

24 – Receita contra Impurezas no Sangue

- 02 laranja
- 01 colher de Leite de Magnésia
- 01 colher (sopa) de mel

Modo de fazer: prepare o suco, espremendo as laranjas e coando na peneira. Junte ao mel. Em seguida acrescente o Leite de Magnésia. Misture bem e tome. É uma ótima receita para a pele e para limpar o sangue.

25 – Poção para combater Diabetes

- 07 litros de água
- 49 folhas de caju roxo

Modo de fazer: jogue 07 folhas bem lavadas na panela com um litro de água fervida, por dia. Tampe e deixe por 07 horas, no mínimo. Tome como água normal durante 07 dias.

26 – Vitamina eficaz no combate à gastrite

- 01 banana prata ou maçã
- 200 g de folhas frescas de espinafre
- 01 copo de iogurte natural
- 50 g de cereais triturados
- 01 colher de sopa de mel

Modo de fazer: após cortar a banana e lavar o espinafre, acrescente tudo ao liquidificador. Em seguida, bata todos os ingredientes. Sirva sem coar.

27 – Combate Ânsia de Vômito

- 01 água de coco verde

Modo de fazer: tomar a água de coco por 07 dias seguidos.

9

Diversos: sucos, chás, misturas, banhos, preparados

01 – Banho para recuperar a Saúde (Oxalá)

- 01 250 g de canjica.
- 07 gotas de mel.

Modo de fazer: em 2 litros de água, ferva a canjica com o mel, até ficar no ponto. Coe, jogue da cabeça para baixo. *Obs.*: Fazer em uma sexta-feira ou domingo de Lua Crescente.

02 – Chá contra Artrite

- 03 colheres de sopa de calêndula.
- 01 copo de 200 ml de água.
- 01 colher de chá de açúcar.

Modo de fazer: leve ao fogo 3 colheres de sopa de calêndula para cada copo de 200ml de água. Deixe a água ferver durante 10min, desligue o fogo e acrescente a calêndula, então abafe por mais 10min. Quando a temperatura estiver adequada, coe a metade do chá de manhã e a outra metade na hora de dormir. Repita durante 07 dias e depois pare com o tratamento. *Contraindicao a gestantes, lactantes e crianças menores de 15 anos de idade.*

03 – Banho para abrir os caminhos (Oxalá)

- 01 vela de 7dias.
- Algodão.
- Mel.
- 250g de canjica branca.
- 01 prato branco.
- 01 papel com 3 pedidos.

Modo de fazer: em 2 litros de água, cozinhe a canjica com o mel, até que essa fique no ponto. O milho cozido, coloque-o em um prato branco ao redor de uma vela de 07 dias e coloque os pedidos embaixo da vela. Cubra com o algodão e depois ponha o mel. Acenda a vela e faça uma oração ao seu Anjo da Guarda. *Obs.*: Fazer em uma sexta-feira ou domingo de Lua Nova ou Crescente.

04 – Suco de combate à anemia

- 03 limas.
- 01 pepino.
- ½ abacaxi.
- 01 copo de água filtrada e gelada.
- Mel ou açúcar mascavo a gosto.

Modo de fazer: corte as limas e retire as sementes, acrescente tudo ao liquidificador. Em seguida, bata os demais ingredientes e adicione gelo a gosto. Sirva sem coar.

05 – Chá contra Abscesso estomacal

- 03 colheres de sopa de calêndula.
- 01 copo de 200ml de água.
- 01 colher de chá de açúcar.

Modo de fazer: leve ao fogo 3 colheres de sopa de calêndula para cada copo de 200ml de água. Deixe a água ferver durante 10 minutos, desligue o fogo e acrescente a calêndula, então abafe por mais 10min. Quando a temperatura estiver adequada, coe a metade do chá de manhã e a outra metade na hora de dormir. Fazer durante 07 dias e parar. *Contraindicado para gestantes, lactantes e crianças menores de 15 anos de idade.*

06 – Receita para rejuvenescer a pele

- 02 laranja.
- 01 colher de Leite de Magnésia.
- 01 colher (sopa) de mel.

Modo de fazer: prepare o suco, espremendo as laranjas e coando na peneira. Junte ao mel. Em seguida acrescente o Magnésia. Misture bem e tome.

07 – Gotas de Bálsamo para o Olho

- 01 folha de bálsamo.

Modo de fazer: lave a folha de bálsamo bem lavada na torneira. Chegue-a perto do olho. Esprema-a até sair uma gota e pingue no olho que estiver irritado.

08 – Chá para ajudar na eliminação de Furúnculos

- 05 folhas de tansagem.
- 01 copo (200 a 250 ml) com água.

Modo de fazer: ferva a água, desligue o fogo e coloque as folhas. Abafe-as até esfriar. Tome como se fosse água, durante 3 dias.

09 – Chá contra Acne

- 03 colheres de sopa de calêndula.
- 01 copo de 200 ml de água.
- 01 colher de chá de açúcar.

Modo de fazer: leve ao fogo 3 colheres de sopa de calêndula para cada copo de 200ml de água. Deixe a água ferver durante 10min, desligue o fogo e acrescente a calêndula, então abafe por mais 10min. Quando a temperatura estiver adequada, coe a metade do chá de manhã e a outra metade na hora de dormir. Fazer durante 07 dias. *Contraindicado para gestantes, lactantes e crianças menores de 15 anos de idade.*

10 – Gotas de Bálsamo contra Dor de Ouvido

- 01 folha de bálsamo.

Modo de fazer: lave a folha de bálsamo bem lavada na torneira. Chegue-a perto do ouvido. Esprema-a até sair uma gota e pingue no ouvido que estiver doendo.

11 – Gota de limão contra Conjuntivite

- 01 limão.

Modo de fazer: corte o limão, esprema-o passando por uma peneira e aplique apenas uma gota no olho afetado.

12 – Gotas de Bálsamo contra Zumbido no Ouvido

- 01 folha de bálsamo

Modo de fazer: lave a folha de bálsamo bem lavada na torneira. Chegue-a perto do ouvido. Esprema-a até sair uma gota e pingue no ouvido que estiver com zumbido.

13 – Chá contra Aftas

- 03 colheres de sopa de calêndula.
- 01 copo de 200 ml de água.
- 01 colher de chá de açúcar.

Modo de fazer: leve ao fogo 3 colheres de sopa de calêndula para cada copo de 200ml de água. Deixe a água ferver durante 10min, desligue o fogo e acrescente a calêndula, então abafe por mais 10min. Quando a temperatura estiver adequada, coe a metade do chá de manhã e a outra metade na hora de dormir. Fazer o tratamento durante 07 dias. *Contraindicado para gestantes, lactantes e crianças.*

14 – Chá de Erva da Jurema contra Dor de Dente

- 01 copo com água.
- 03 folhas de erva da jurema.

Modo de fazer: macere bem as folhas e coloque na água fria por 10min. Tome em seguida.

15 – Suco para fortalecer o Pulmão

- 02 rodelas de beterraba.
- 01 laranja sem casca e sem sementes.
- 01 folha de couve.
- 01 cenoura picada.

Modo de preparar: bata tudo no liquidificador e pode beber.

16 – Chá contra Pressão Alta

- ½ litro de água.
- ½ copo com alpiste.

Modo de fazer: ferva a água, desligue o fogo e coloque o alpiste. Abafe-o até amornar. Coe em uma peneira. Tome ½ copo a cada 8 horas.

17 – Suco para combater o Escorbuto

- 03 limas.
- 01 pepino.
- ½ abacaxi .
- 01 copo de água filtrada e gelada.
- Mel ou açúcar mascavo a gosto.

Modo de fazer: corte as limas e retire as sementes, acrescente tudo ao liquidificador. Em seguida, bata todos os ingredientes e adicione gelo a gosto. Sirva sem coar.

18 – Chá contra Artrose

- 03 colheres de sopa de calêndula.
- 01 copo de 200 ml de água.
- 01 colher de chá de açúcar.

Modo de fazer: leve ao fogo 3 colheres de sopa de calêndula para cada copo de 200ml de água. Deixe a água ferver durante 10min, desligue o fogo e acrescente a calêndula, então abafe por mais 10min. Quando a temperatura estiver adequada, coe a metade do chá de manhã e a outra metade na hora de dormir. Fazer o tratamento por 07 dias. *Contraindicado para gestantes, lactantes e crianças menore de 15 anos de idade.*

19 – Chá de Erva da Jurema contra dor de cabeça

- 01 copo com água.
- 03 folhas de erva da jurema.

Modo de fazer: macere bem as folhas e coloque na água fria por 10min. Tome em seguida.

20 – Banho para limpar o rosto

- 01 copo com arroz.
- 02 copos com água.

Modo de fazer: lave o arroz bem lavado e separe a primeira água. Depois passe esta no rosto e deixe por alguns segundos. Enxágue. Poderá fazer sempre.

21 – Chá contra assadura

- 03 colheres de sopa de calêndula.
- 01 copo de 200ml de água.
- 01 colher de chá de açúcar.

Modo de fazer: Leve ao fogo 3 colheres de sopa de calêndula para cada copo de 200ml de água. Deixe a água ferver durante 10min, desligue o fogo e acrescente a calêndula, então abafe por mais 10min. Quando a temperatura estiver adequada, coe a metade do chá de manhã e a outra metade na hora de dormir. Fazer o tratamento por 07 dias. *Contraindicado para gestantes, lactantes e crianças menores de 15 anos de idade.*

22 – Chá de capim-santo (contra Insônia)

- 3 folhas picadas de capim-santo.
- 01 copo (200 ml ou 250 ml) com água.

Modo de fazer: ferva a água, desligue o fogo e acrescente o capim-santo. Tome antes de se deitar.

23 – Chá contra gases

- 27 folhas de manjericão.
- 01 colher (sopa) de mel.
- 01 copo (200 ml ou 250 ml) com água.

Modo de fazer: ferva a água, desligue o fogo e acrescente o manjericão. Divida em 3 partes e tome de 8 em 8 horas.

24 – Chá para machucados

- 03 colheres de sopa de calêndula.
- 01 copo de 200 ml de água.
- 01 colher de chá de açúcar.

Modo de fazer: leve ao fogo 3 colheres de sopa de calêndula para cada copo de 200ml de água. Deixe a água ferver durante 10min, desligue o fogo e acrescente a calêndula, então abafe por mais 10min. Quando a temperatura estiver adequada, coe a metade do chá de manhã e a outra metade na hora de dormir. Fazer o tratamento durante 07 dias. *Contraindicado para gestantes, lactantes e crianças menores de 15 anos de idade.*

25 – Suco para ajudar na eliminação de Furúnculos

- 02 laranja.
- 01 colher de Leite de Magnésia.
- 01 colher (sopa) de mel.

Modo de fazer: prepare o suco, espremendo as laranjas e coando na peneira. Junte ao mel. Em seguida acrescente o Leite de Magnésia. Misture bem e tome. É uma ótima receita para a pele.

26 – Vitamina eficaz no controle da Pressão Arterial

- 01 banana prata ou maçã.
- 200 g de folhas frescas de espinafre.
- 100 ml de iogurte natural.
- 50 g de cereais triturados.
- 01 colher de sopa de mel.

Modo de fazer: corte a banana e lave o espinafre, acrescente tudo ao liquidificador. Em seguida, bata os demais ingredientes. Sirva sem coar.

27 – Chá contra Afecções Nervosas

- 03 colheres de sopa de calêndula.
- 01 copo de 200 ml de água.
- 01 colher de chá de açúcar.

Modo de fazer: Leve ao fogo 3 colheres de sopa de calêndula para cada copo de 200ml de água. Deixe a água ferver durante 10min, desligue o fogo e acrescente a calêndula, então abafe por mais 10min. Quando a temperatura estiver adequada, coe a metade do chá de manhã e a outra metade na hora de dormir. Fazer o tratamento durante 07 dias. *Contraindicado para gestantes, lactantes e crianças.*

28 – Receita para controle de Colesterol

Modo de fazer: Comer uma maçã diariamente

29 – Receita para combate à Gastrite

Modo de fazer: Tomar somente água de coco durante 24 horas.

30 – Gota de limão contra irritação no Olho

- 01 limão.

Modo de fazer: corte o limão, esprema-o passando por uma peneira e pingue uma gota no olho afetado.

31 – Receita para diminuir a barriga

- 01 copos 200 ml de iogurte natural.
- 01 copo 200 ml contendo pequenos pedaços de mamão.
- 02 colheres de sopa de aveia.
- 01 colher de sopa de linhaça.
- 01 colher de sopa de açúcar mascavo ou mel.

Modo de fazer: bata tudo no liquidificador. Tome 01 copo no café da manhã.

32 – Fechar o corpo

- 01 jiló ou uma panelada de jiló.

Modo de fazer: coma jiló na sexta-feira da paixão.

33 – Chá contra a retenção de líquido

- 01 litro de água.
- 07 folhas de caninha do brejo.

Modo de fazer: ferva a água, desligue o fogo e coloque a erva. Abafe até esfriar. Tome 3 vezes ao dia.

34 – Chá contra impurezas no sangue

- 07 folhas de transagem.
- 01 copo de 200 ml com água.

Modo de fazer: ferva a água, desligue o fogo e acrescente as folhas. Abafe até esfriar. Divida-o em 3 partes e tome durante o dia. Poderá fazer durante 7 dias.

Diversos: sucos, chás, misturas, banhos, preparados | 317

35 – Suco eficaz no combate a distúrbios hepáticos

- 03 limas.
- 01 pepino.
- ½ abacaxi.
- 01 copo de água filtrada e gelada.
- Mel ou açúcar mascavo a gosto.

Modo de fazer: corte as limas e retire as sementes, acrescente tudo ao liquidificador. Em seguida, bata os demais ingredientes e adicione gelo a gosto. Sirva sem coar.

36 – Chá contra úlcera gastrointestinal

- 03 colheres de sopa de calêndula
- 01 copo de 200 ml de água
- 01 colher de chá de açúcar

Modo de fazer: Leve ao fogo 3 colheres de sopa de calêndula para cada copo de 200ml de água. Deixe a água ferver durante 10min, desligue o fogo e acrescente a calêndula, então abafe por mais 10min. Quando a temperatura estiver adequada, coe a metade do chá de manhã e a outra metade na hora de dormir. Fazer durante 07 dias. *Contraindicado para gestantes, lactantes e crianças.*

37 – Preparado para abrir os caminhos

- 01 vela de 7dias
- Gengibre
- Mel
- Vinagre de maçã
- 01 prato branco
- 01 papel com 3 pedidos

Modo de fazer: queime o gengibre, misture-o ao mel e acrescente um litro de água mineral. Lave a casa normalmente de dentro para fora com vinagre de maçã. Depois jogue esse preparado de fora para dentro. Acenda a vela e se desejar acrescente os pedidos. Coloque mel em cima do papel. Deixe a vela acesa sobre os pedidos.

38 – Suco eficaz no combate à Piorreia

- 03 limas
- 01 pepino
- ½ abacaxi
- 01 copo de água filtrada e gelada
- Mel ou açúcar mascavo a gosto

Modo de fazer: corte as limas e retire as sementes, acrescente tudo ao liquidificador. Em seguida, bata os demais ingredientes e adicione gelo a gosto. Sirva sem coar.

39 – Receita para obter Prosperidade

- 01 vela de 7dias
- Gergelim preto
- Gergelim branco
- Mel
- Louro
- 01 folha de hortelã
- 01 prato de barro

Modo de fazer: primeiramente coloque o gergelim preto no fundo do prato. Acrescente o gergelim branco. Em seguida, acrescente a folha de hortelã, o louro e por último o mel. Coloque em um local acima da cabeça, onde ninguém veja. Acenda uma vela para o Anjo da Guarda.

40 – Chá contra Azia

- 03 colheres de sopa de calêndula
- 01 copo de 200 ml de água
- 01 colher de chá de açúcar

Modo de fazer: leve ao fogo 3 colheres de sopa de calêndula para cada copo de 200ml de água. Deixe a água ferver durante 10min, desligue o fogo e acrescente a calêndula, então abafe por mais 10min. Quando a temperatura estiver adequada, coe a metade do chá de manhã e a outra metade na hora de dormir. Fazer o tratamento durante 07 dias. *Contraindicado para gestantes, lactantes e crianças.*

41 – Preparado para afastar eguns

- 01 pedaço de morim
- Sal grosso

Modo de preparar: coloque o morim na porta de entrada e acrescente 07 ou 13 pedras de sal grosso em cima.

42 – Preparado contra Inflamação das Pernas

- 07 folhas de beladona
- 01 faixa
- 01 pote para amassar

Modo de preparar: lave as folhas e amasse-as em um pote, como se estivesse amassando alho. Pegue o sumo e coloque sobre a perna inflamada. Enrole-a com uma faixa e deixe passar o resto do dia.

43 – Preparado para aumentar o Apetite

- 01 colher (sopa) de açúcar
- 01 cálice de vinho branco

Modo de fazer: misture o açúcar ao vinho e tome durante 7 dias.

44 – Chá contra brotoeja

- 03 colheres de sopa de calêndula
- 01 copo de 200 ml de água
- 01 colher de chá de açúcar

Modo de fazer: leve ao fogo 3 colheres de sopa de calêndula para cada copo de 200ml de água. Deixe a água ferver durante 10min, desligue o fogo e acrescente a calêndula, então abafe por mais 10min. Quando a temperatura estiver adequada, coe a metade do chá de manhã e a outra metade na hora de dormir. Fazer o tratamento durante 07 dias. *Contraindicado para gestantes, lactantes e crianças.*

45 – Suco contra Impurezas no Sangue

- 03 laranjas
- 01 colher (sopa) de Leite de Magnésia
- 01 colher (sopa) de mel

Modo de fazer: prepare o suco, espremendo as laranjas e coando na peneira. Junte ao mel. Tire um pouco e acrescente o Leite de Magnésia. Misture bem e tome. Tome o restante se desejar.

46 – Chá contra Pressão Alta

- 01 colher de chá de orégano
- 01 copo de 200 ml com água

Modo de fazer: ferva a água, desligue o fogo e acrescente o orégano. Abafe até esfriar. Divida-o em 3 partes e tome durante o dia. Poderá fazer uma vez por semana.

47 – Suco para auxiliar na Circulação dos Rins

- 03 rodelas de abacaxi
- 01 copo de 200 ml com água
- 01 colher (sopa) de mel

Modo de fazer: Bata tudo no liquidificador e tome.

48 – Suco para Dormir Bem

- 01 ou 02 maracujá (s)
- 01 copo de 250 ml com leite
- Açúcar a gosto

Modo de fazer: bata tudo no liquidificador, coe e tome pela manhã e à noite.

49 – Vitamina eficaz na Minimização de Avc

- 01 banana prata ou maçã
- 200 g de folhas frescas de espinafre
- 01 copo de iogurte natural
- 50 g de cereais triturados
- 01 colher de sopa de mel

Modo de fazer: corte a banana, lave o espinafre, acrescente tudo ao liquidificador. Em seguida, bata todos os ingredientes. Sirva sem coar.

50 – Limpeza para acalmar o Homem

- 01 colher (sopa) com açúcar

Modo de fazer: lave todas as roupas dele normalmente e quando for enxaguar acrescente o açúcar. Dissolva bem e coloque as roupas de molho por uns minutos. Depois enxágue naturalmente.

51 – Suco para combater Pneumonia

- 03 limas
- 01 pepino
- ½ abacaxi
- 01 copo de água filtrada e gelada
- Mel ou açúcar mascavo a gosto

Modo de fazer: corte as limas e retire as sementes, acrescente tudo ao liquidificador. Em seguida, bata todos os ingredientes e adicione gelo a gosto. Sirva sem coar.

52 – Chá contra Cólica Menstrual

- 03 colheres de sopa de calêndula
- 01 copo de 200 ml de água
- 01 colher de chá de açúcar

Modo de fazer: Leve ao fogo 3 colheres de sopa de calêndula para cada copo de 200ml de água. Deixe a água ferver durante 10min, desligue o fogo e acrescente a calêndula, então abafe por mais 10min. Quando a temperatura estiver adequada, coe a metade do chá de manhã e a outra metade na hora de dormir. Fazer durante 07 dias e dar um tempo. *Contraindicado para gestantes, lactantes e crianças.*

53 – Suco para acalmar

- 01 maracujá
- 01 copo de 200 ml com leite
- 01 colher (sopa) açúcar

Modo de fazer: bata tudo no liquidificador, coe e tome pela manhã. À noite faça outro preparado.

54 – Erva para acalmar uma Mãe

- 06 folhas de arruda

Modo de fazer: coloque 3 folhas de arruda no par de sapatos que ela usa constantemente, sem que ela perceba. Deixe durante 7 minutos e retire-as. Faça sempre durante o dia.

55 – Preparado contra Acne

- 01 limão
- ½ copo com água
- 01 sabonete

Modo de fazer: faça o suco normalmente com o limão, o açúcar e a água. Depois lave o rosto, uma vez ao dia, com o suco de limão e o sabonete. Enxágue bem.

56 – Suco para combater Tosses, Resfriados e Febre

- 03 limas
- 01 pepino
- ½ abacaxi
- 01 copo de água filtrada e gelada
- Mel ou açúcar mascavo a gosto

Modo de fazer: corte as limas e retire as sementes, acrescente tudo ao liquidificador. Em seguida, bata os demais ingredientes e adicione gelo a gosto. Sirva sem coar.

57 – Preparado para Limpeza do Rosto

- 01 colher (sopa) de açúcar
- 01 sabonete

Modo de preparar: Ensaboe o rosto e acrescente o açúcar. Esfregue por um ou dois minutos. Enxágue bem e enxugue.

58 – Chá para ajudar no Clareamento de Mancha

- 03 colheres de sopa de calêndula
- 01 copo de 200 ml de água
- 01 colher de chá de açúcar

Modo de fazer: Leve ao fogo 3 colheres de sopa de calêndula para cada copo de 200ml de água. Deixe a água ferver durante 10min, desligue o fogo e acrescente a calêndula, então abafe por mais 10min. Quando a temperatura estiver adequada, coe a metade do chá de manhã e a outra metade na hora de dormir. Fazer o tratamento durante 07 dias. *Contraindicado para gestantes, lactantes e crianças.*

59 – Preparado para deixar os Cabelos mais Brilhosos

- ½ copo com vinagre
- Xampu
- Condicionador

Modo de preparar: Misture o xampu ao vinagre e lave os cabelos por duas vezes. Enxágue com o condicionador de sua preferência.

60 – Suco eficaz no combate à Gota

- 03 limas
- 01 pepino
- ½ abacaxi
- 01 copo de água filtrada e gelada
- Mel ou açúcar mascavo a gosto

Modo de fazer: corte as limas e retire as sementes, acrescente tudo ao liquidificador. Em seguida, bata os demais ingredientes e adicione gelo a gosto. Sirva sem coar.

61 – Chá para combater Feridas

- 03 colheres de sopa de calêndula
- 01 copo de 200 ml de água
- 01 colher de chá de açúcar

Modo de fazer: leve ao fogo 3 colheres de sopa de calêndula para cada copo de 200ml de água. Deixe a água ferver durante 10min, desligue o fogo e acrescente a calêndula, então abafe por mais 10min. Quando a temperatura estiver adequada, coe a metade do chá de manhã e a outra metade na hora de dormir. Fazer o tratamento durante 07 dias. *Contraindicado para gestantes, lactantes e crianças.*

62 – Chá da Semente do Abacate (combate à Caspa)

- 01 litro de água
- ½ semente de abacate picada

Modo de fazer: ferva a água, desligue o fogo e coloque a semente cortada. Abafe-a até esfriar, enxágue os cabelos com este preparado.

63 – Preparado para combater Assaduras

- Folhas de camomila
- 01 litro com água

Modo de fazer: ferva 01 litro de água, desligue o fogo e acrescente as folhas. Abafe até esfriar. Poderá dar o banho na criança.

64 – Chá contra Asma

- ¼ da colher de chá com banha de arraia
- 01 copo com Chá. (exceto chá-mate)

Modo de fazer: acrescente a banha de arraia ao chá. Misture bem e tome de 12 em 12 horas.

65 – Preparado contra Anemia

- 01 leite moça
- Mussão Scot
- Biotônico Fontoura
- 01 colher (chá) de canela
- 03 sementes de sucupira
- 03 ovos de pata

Modo de fazer: bata tudo no liquidificador e tome uma colher de sopa a cada 12 horas.

66- Salada contra Anemia

- 13 folhas de agrião
- Tempero a gosto

Modo de fazer: coma ao menos 3 vezes na semana.

67 – Vitamina para obter os Osos Saudáveis

- 01 banana prata ou maçã
- 200 g de folhas frescas de espinafre
- 01 copo de iogurte natural
- 50 g de cereais triturados
- 01 colher de sopa de mel

Modo de fazer: corte a banana e lave o espinafre, acrescente tudo ao liquidificador. Em seguida, bata os demais ingredientes. Sirva sem coar.

69 – Chá contra Gastrite

- 03 colheres de sopa de calêndula
- 01 copo de 200 ml de água
- 01 colher de chá de açúcar

Modo de fazer: Leve ao fogo 3 colheres de sopa de calêndula para cada copo de 200ml de água. Deixe a água ferver durante 10min, desligue o fogo e acrescente a calêndula, então abafe por mais 10min. Quando a temperatura estiver adequada, coe a metade do chá de manhã e a outra metade na hora de dormir. Fazer o tratamento durante 07 dias. *Contraindicado para gestantes, lactantes e crianças.*

70 – Preparado para eliminr Calos

- 01 litro de água
- 01 colher garrafa de refrigerante

Modo de fazer: congeler a água na garrafa. Em seguida, sente-se e coloque-a embaixo dos pés como se estivesse fazendo massa de pastel. Role-a até congelar os calos durante 30 minutos. Repita o procedimento por 3 ou 7 dias.

71 – Preparado contra Energia Acumulada

- 01 copo com água
- 03 colheres (sopa) de mel
- 01 maçã

Modo de fazer: bata tudo no liquidificador e tome em jejum durante 7 dias.

72 – Suco para limpeza do Útero

- 13 folhas de algodão
- ½ copo de 200 ml com água

Modo de fazer: bata tudo no liquidificador, coe e tome durante 7 dias em jejum.

73 – Banho para limpeza da Mulher

- Folhas de algodão
- 02 copos de 250 ml com água

Modo de fazer: bata tudo no liquidificador, coe e acrescente o restante da água em uma bacia. Tome o banho normal e depois permaneça por uns 10min de molho nesta bacia com o banho.

74 – Suco eficaz no combate ao Reumatismo

- 03 limas
- 01 pepino
- ½ abacaxi
- 01 copo de água filtrada e gelada
- Mel ou açúcar mascavo a gosto

Modo de fazer: corte as limas e retire as sementes, acrescente tudo ao liquidificador. Em seguida, bata os demais ingredientes e adicione gelo a gosto. Sirva sem coar.

75 – Mistura para Queimar Gorduras

- 01 colher (de sopa) de gengibre ralado
- Suco de 1 limão
- 01 punhado de salsa
- 150 ml de água

Modo de fazer: leve a água ao fogo baixo somente para amornar. Junte-a aos demais ingredientes e bata no liquidificador. Em seguida, beba a mistura ainda morna. Tomar uma vez ao dia, de preferência pela manhã.

76 – Poção contra Retenção de Líquido

- 02 folhas de couve
- 01 copo de suco de laranja
- 01 cenoura grande ou duas pequenas
- 01 copo de limão

Modo de fazer: leve os ingredientes ao liquidificador e bata tudo até dissolver bem. Tome moderadamente duas doses ao dia.

77 – Chá contra inchaço nos pés

- 01 copo com água
- 05 folhas de salsa picada

Modo de fazer: ferva a água, desligue o fogo e coloque as folhas. Abafe-as até esfriar e divida em três partes. Tome 3 vezes no dia.

78 – Chá contra Inflamação

- 03 colheres de sopa de calêndula
- 01 copo de 200 ml de água
- 01 colher de chá de açúcar

Modo de fazer: Leve ao fogo 3 colheres de sopa de calêndula para cada copo de 200ml de água. Deixe a água ferver durante 10min, desligue o fogo e acrescente a calêndula, então abafe por mais 10min. Quando a temperatura estiver adequada, coe a metade do chá de manhã e a outra metade na hora de dormir. Fazer o tratamento durante 07 dias. *Contraindicado para gestantes, lactantes e crianças menores de 15 anos de idade.*

79 – Banho para não deixar o Homem sair de casa

- 01 pano de chão virgem
- 02 rosas vermelhas
- 02 rosas amarelas
- Flor de laranjeira

Modo de fazer: macere as rosas e deixe-as de molho na água por 3 horas ou mais. Tome seu banho comum depois despeje a jarra com o banho de rosas da cabeça para baixo e ofereça com uma oração à Cigana Protetora, fazendo o seu pedido. Não seque. Use um roupão e deixe a água secar normalmente. (07 dias). Pegue a Flor de Laranjeira, depois que a casa tiver sido lavada, despeje em uma jarra acrescentando um pouco de água. Jogue-a na casa, passando o pano levemente e seque normalmente. (Três dias).

80 – Poção para melhorar o Apetite e acabar com a Anemia

- 01 vidro de Mussão Scot
- 01 vidro Biotônico Fontoura
- 03 ovos de codorna
- 03 sementes de sucupira
- 01 lata de leite condensado
- 01 colher (chá) de canela em pó

Modo de fazer: bata tudo no liquidificador e tome antes das refeições durante 13 dias.

81 – Chá contra Psoríase

- 03 colheres de sopa de calêndula
- 01 copo de 200 ml de água
- 01 colher de chá de açúcar

Modo de fazer: Leve ao fogo 3 colheres de sopa de calêndula p/cada copo de 200ml de água. Deixe a água ferver durante 10min, desligue o fogo e acrescente a calêndula, então abafe por mais 10min. Quando estiver morno, tome a metade de manhã e a outra metade na hora de dormir. Fazer o tratamento durante 07 dias. *Contraindicado para gestantes, lactantes e crianças.*

82 – Preparado contra dor de Ouvido

- 02 pedaços de algodão
- 06 gotas de água oxigenada

Modo de fazer: coloque 03 gotas de água oxigenada em cada algodão e pressione ao ouvido. Quando passar a dor poderá tirá-los.

83 – Gotas de Bálsamo contra Zumbido no ouvido

- 01 folha de bálsamo

Modo de fazer: lave a folha de bálsamo bem lavada na torneira. Esprema-a até sair uma gota no ouvido que estiver com zumbido.

84 – Chá contra problemas na Produção da Bile

- 03 colheres de sopa de calêndula
- 01 copo de 200 ml de água
- 01 colher de chá de açúcar

Modo de fazer: leve ao fogo 3 colheres de sopa de calêndula para cada copo de 200ml de água. Deixe a água ferver durante 10min, desligue o fogo e acrescente a calêndula, então abafe por mais 10min. Quando a temperatura estiver adequada, coe a metade do chá de manhã e a outra metade na hora de dormir. Fazer o tratamento durante 07 dias. *Contraindicado para gestantes, lactantes e crianças.*

85 – Preparado contra Dor de Ouvido II

- 02 pedaços de algodão
- 06 gotas de álcool

Modo de fazer: coloque 03 gotas de álcool em cada algodão e pressione ao ouvido. Quando passar a dor poderá tirá-los.

86 – Para deixar o Vício da Bebida

- 03 pedaços de camarão

Modo de fazer: coloque na garrafa o camarão em uma lua minguante. A pessoa enjoará da bebida.

87 – Contra infecção de Útero e Ovários

- Erva-doce
- Assa-peixe
- Louro

Modo de fazer: fazer o chá e tomar em jejum.

88 – Chá contra Desintoxicação

- Erva-doce
- Louro
- Alfazema

Modo de fazer: fazer o chá e beber.

89 – Chá contra queimadura solar

- 03 colheres de sopa de calêndula
- 01 copo de 200 ml de água
- 01 colher de chá de açúcar

Modo de fazer: leve ao fogo 3 colheres de sopa de calêndula para cada copo de 200ml de água. Deixe a água ferver durante 10min, desligue o fogo e acrescente a calêndula, então abafe por mais 10min. Quando a temperatura estiver adequada, coe a metade do chá de manhã e a outra metade na hora de dormir. Fazer o tratamento durante 07 dias. *Contraindicado para gestantes, lactantes e crianças.*

90 – Banho para ter Sucesso Financeiro

- 01 litro com água
- 07 pétalas de rosa

Modo de fazer: macerar as folhas e deixar de molho na água por uma noite e um dia. Fazer o banho e tomar da cabeça para baixo.

91 – Banho de limpeza para obter a Prosperidade – Indicado por Pretos Velhos

- Arruda
- Alecrim
- Guiné
- Espada de Ogum
- Comigo-ninguém-pode
- Manjericão
- Erva-de-santa-maria
- Sal marinho
- Carvão vegetal

Modo de fazer: cozer tudo e tomar o banho do ombro para baixo. Ao terminar o banho, acenda uma vela e faça uma oração pedindo proteção ao seu anjo. *Obs.*: este banho contém a maior eficácia do mundo já consagrado.

92 – Banho para resolver Problemas

- Manacá (folhas)
- Louro
- Girassol
- Verbena (gotas)

Modo de fazer: tomar o banho do ombro para baixo.

93 – Banho para não se deixar dominar

- Água da praia
- Água da cachoeira
- Água de poço

Modo de fazer: tomar banho de bacia nas 03 águas. Fazer 3 sextas-feiras seguidas, da cabeça para baixo.

94 – Chá contra Resfriado

- 03 colheres de sopa de calêndula
- 01 copo de 200 ml de água
- 01 colher de chá de açúcar

Modo de fazer: leve ao fogo 3 colheres de sopa de calêndula para cada copo de 200ml de água. Deixe a água ferver durante 10min, desligue o fogo e acrescente a calêndula, então abafe por mais 10min. Quando a temperatura estiver adequada, coe a metade do chá de manhã e a outra metade na hora de dormir. Fazer o tratamento durante 07 dias. *Contraindicado para gestantes, lactantes e crianças.*

95 – Preparado para ajudar no combate à Erisipela

- 07 folhas de beladona
- 01 colheres de maizena ou de farinha
- 01 faixa

Modo de fazer: macere as folhas até extrair o sumo. Misture com a farinha. Aplique no local onde está o problema. Enfaixe e deixe por no mínimo 30 minutos.

96 – Poção para Equilíbrio Energético e Desinchaço

- 01 pitada de sálvia
- 01 pitada açafrão
- 01 pitada de calanga
- ½ xícara de limão

Modo de fazer: bata tudo no liquidificador e tomar.

97 – Chá contra Rachadura Mamária

- 03 colheres de sopa de calêndula
- 01 copo de 200 ml de água
- 01 colher de chá de açúcar

Modo de fazer: leve ao fogo 3 colheres de sopa de calêndula para cada copo de 200ml de água. Deixe a água ferver durante 10min, desligue o fogo e acrescente a calêndula, então abafe por mais 10min. Quando a temperatura estiver adequada, coe a metade do chá de manhã e a outra metade na hora de dormir. Fazer o tratamento durante 07 dias. *Contraindicado para gestantes, lactantes e crianças.*

98 – Fortificante dos Pulmões

- 02 copos de leite
- 01 copo de mastruço

Modo de fazer: bata tudo no liquidificador. Tome 01 copo por dia durante três dias.

99 – Vitamina eficaz para o Cérebro

- 01 banana prata ou maçã
- 200 g de folhas frescas de espinafre
- 01 copo de iogurte natural
- 50 g de cereais triturados
- 01 colher de sopa de mel.

Modo de fazer: corte a banana e lave o espinafre, acrescente tudo ao liquidificador. Em seguida, bata os demais ingredientes. Sirva sem coar.

100 – Banho de canela para Atração

- 1/2 litro de água
- 01 colher açúcar
- 01 colher de canela

Modo de fazer: ferva tudo e jogar do ombro para baixo. Banho feito até às 18:00 na sexta-feira de Lua Crescente para Cheia.

101 – Limpeza para espantar Cargas Negativas

- 01 canela em pau

Modo de fazer: queime como se fosse um incenso comum e passe em todos os cômodos da casa, deixando a porta da sala por último. Após a limpeza, coloque a canela em área externa.

102 – Chá contra ansiedade

- 01 colher de sopa de camomila
- 01 litro de água
- Açúcar a gosto

Modo de fazer: ferva a água, desligue o fogo e coloque a erva. Abafe até esfriar e divida em três partes. Tome 3 vezes no dia.

Diversos: sucos, chás, misturas, banhos, preparados | 333

103 – Preparado para Melhorar o Ambiente

- 01 pedra de anil

Modo de fazer: lavar toda a roupa naturalmente. Enxaguar acrescentando o anil. Além de clarear as peças por fora, limpará as mazelas enviadas por terceiros.

104 – Preparado para ajudar na Redução da Hipertensão

- 02 colheres de sopa de óleo
- 01 cebola
- 01 pimentão
- 01 broto de banana
- ½ copo com água
- Coentro
- Sementes de mostarda
- Açafrão a gosto
- Sal

Modo de fazer: coloque 2 colheres de sopa de óleo em uma panela e algumas sementes de mostarda. Em seguida, fatie as cebolas e os pimentões. Frite-os. Leve o broto de banana junto à mistura na panela. Feito isso adicione açafrão, coentro, sal e um pouco de água. Após, adicione pedaços de coco e misture bem. *Obs.*: sal, sementes, açafrão a gosto.

105 – Sumo de Losna

- 04 folhas de losna
- 01 copo com água

Modo de fazer: macere a erva no copo até que saia um pouco de sumo. Acrescente a água. Deixe por no mínimo 30 minutos. Poderá tomar a metade em jejum e a outra metade na hora de dormir.

106 – Condicionador de cabelo

- 01 folha de babosa

Modo de fazer: massageie o cabelo com o gel de aloe vera e deixe por cerca de 2 minutos. Enxágue.

107 – Xampu para o cabelo

- 01 folha de babosa
- 01 vidro do seu xampu preferido

Modo de fazer: acrescente 3 colheres de sopa do gel da babosa ao seu xampu e poderá usá-lo naturalmente. Este preparo dará mais brilho ao seu cabelo.

108 – Chá Antigripal

- 03 colheres de sopa de calêndula
- 01 copo de 200 ml de água
- 01 colher de chá de açúcar

Modo de fazer: leve ao fogo 3 colheres de sopa de calêndula para cada copo de 200ml de água. Deixe a água ferver durante 10min, desligue o fogo e acrescente a calêndula, então abafe por mais 10min. Quando a temperatura estiver adequada, coe a metade do chá de manhã e a outra metade na hora de dormir. Fazer o tratamento durante 07 dias. *Contraindicado para gestantes, lactantes e crianças.*

109 – Chá de carrapicho (Rins)

- 01 colher de sopa da erva
- ½ litro de água

Modo de fazer: ferva a água, desligue o fogo e coloque a erva. Deixa por 15min abafado. Tome em seguida.

110 – Suco para acabar com problemas de Tireoide

- 03 batatas cortadas
- 01 copo de 200 ml de água

Modo de preparar: bata tudo no liquidificador, divida em duas porções: tome uma em jejum e a outra antes de dormir.

111 – Preparado para combater Artrite

- 01 copo de 200 ml de água
- 02 colheres de sopa de mel
- 01 colher de sopa de canela

Modo de fazer: ferva a água, desligue o fogo e coloque o mel e a canela. Deixe por 5min abafado. Tomar a metade pela manhã e a outra metade à noite ao dormir.

112 – Receita para acabar com Verrugas

- 01 casca de banana
- 01 fita adesiva ou bandeide

Modo de fazer: corte um pequeno pedaço de uma casca da banana e aplique a parte interna sobre a verruga. Cubra com o bandeide ou a fita adesiva. Troque a bandagem duas vezes por dia e repita este procedimento até obter o ressecamento e a queda da verruga.

113 – Suco de babosa contra Câncer e Problemas de Pele

- 05 folhas de Aloe Vera
- 01 colher de sopa de vinagre branco
- 225 ml de água
- 225 ml de suco ácido

Modo de fazer: bater tudo no liquidificador e tomar duas vezes ao dia.

114 – Poção contra Psoríase

- 400g de babosa
- 500g de mel de abelha, puro
- 1/2 garrafa de bebida destilada (vodka, aguardente, ísque)

Modo de fazer: descasque a folha, retire o gel com uma colher e coloque todos os ingredientes no liquidificador. Processe bem por cinco minutos. Coloque em uma garrafa escura e guarde-a na geladeira. Antes de consumir esse preparo, agite-o bem. Tome duas colheres (sopa) em jejum, assim que acordar pela manhã; duas colheres (sopa) 10 minutos antes do almoço e duas colheres (sopa) antes de dormir. *Obs.*: Quem não sofre de doença grave deve dar uma pausa de 30 dias entre uma receita e outra. Se for diabético, retire o mel da receita. Então, o ideal é, logo após tomar o remédio, beber suco de limão para retirar o gosto amargo da babosa. A bebida destilada pode ser substituída por álcool de cereais.

115 – Poção para trabalhar na eliminação de Toxinas do Organismo

- 05 folhas de couve
- Suco de 02 limões
- 01 melão sem casca e sem sementes
- Mel ou açúcar mascavo a gosto

Modo de fazer: leve os ingredientes ao liquidificador e bata tudo até dissolver bem. Não precisa coar. Tome moderadamente de três em três horas. Se quiser acrescentar gelo, fique à vontade.

116 – Chá contra a Retenção de Líquido

- 01 litro de água
- 07 folhas de caninha do brejo

Modo de fazer: ferva a água, desligue o fogo e coloque as folhas. Abafe-as até esfriar. Tome como se fosse água durante 7 dias.

117 – Suco para acabar com a Caspa

- 02 batatas médias cortadas
- 01 copo de 200 ml de água

Modo de preparar: bata tudo no liquidificador. Após lavar o cabelo com o xampu de sua preferência, seque o cabelo naturalmente e acrescente esse suco sobre o couro cabeludo. Deixe agir por no mínimo 15 minutos. Enxágue com bastante água.

118 – Banho para melhorar a Clarividência

- 03 rosinhas brancas
- 01 bacia branca com água fria (aproximadamente 1 litro)

Modo de fazer: antes do sol nascer colha as três rosas. Tire pétala por pétala, sempre em estado de agradecimento e fazendo o pedido. Deixe de molho por uma hora. Às 5 horas da manhã lave o rosto com a água e agradeça por aquele pedido concedido.

119 – Sumo de Aloe Vera para curar Doenças e Problemas de Pele

- 02 folhas de Aloe Vera
- 01 litro de Wisk
- 01 litro de Mel

Modo de fazer: bater tudo no liquidificador e tomar duas vezes ao dia.

120 – Chá contra Malária

- 02 colheres de sopa do pau-pereira
- 01 litro de água

Modo de fazer: coloque a água para ferver e acrescente o pó, deixe ferver por 5min. Desligue o fogo e abafe por 15min. Coe e tome somente 2 xícaras ao dia.

121 – Chá para regular a Imunidade

- 07 folhas de bambu frescas
- ½ litro d'água
- Açúcar a gosto

Modo de fazer: ferva a água, desligue o fogo e coloque a erva. Deixa por 15min abafado.Depois pode tomar.

122 – Sumo de aloe vera contra Gastrite

- 02 folhas de Aloe Vera
- ½ litro de Wisk
- ½ litro de Mel

Modo de fazer: bata tudo no liquidificador e tomar duas vezes ao dia.

123 – Suco para dar Brilho ao Cabelo

- 02 batatas médias descascadas e cortadas
- 01 copo de 200ml de água

Modo de preparar: bata tudo no liquidificador. Após lavar o cabelo com o xampu de sua preferência, seque o cabelo naturalmente e acrescente esse suco sobre o couro cabeludo. Deixe agir por de 15 a 30 minutos. Enxágue com bastante água, e se quiser poderá acrescentar creme em outro enxágue.

124 – Chá para regular o Sistema Digestivo

- 01 colher de sopa de cipreste piramidal
- ½ litro de água

Modo de fazer: deixe ferver e abafar durante 15min. Tome duas vezes ao dia.

125 – Folha mágica no tratamento à Acne

- 01 babosa

Modo de fazer: basta passar na área inflamada um pouco da "baba" da planta.

126 – Preparado para diminuir Colesterol no sangue

- 01 fatia de pão
- 01 colher de sopa de mel
- ½ colher de café de canela

Modo de fazer: consuma os três ingredientes antes do almoço, como se estivesse comendo uma rodela de pão com mel.

127 – Chá Antioxidante

- 07 folhas de bambu frescas
- ½ litro d'água
- Açúcar a gosto

Modo de fazer: ferva as folhas e a água abafando durante 15min. Adoce e tome 2 vezes ao dia.

128 – Chá Anti Tumor

- 07 folhas de bambu frescas
- ½ litro d'água

Modo de fazer: ferva as folhas por 3 minutos. Abafe durante 15min. Tome duas vezes ao dia.

129 – Receita para exterminar com a Verruga

- 01 alho
- 01 bandeide ou filta de curativo

Modo de fazer: macere o alho até formar uma passa. Aplique na verruga e cubra-o com um bandeide. Deixe agir por toda a noite, enquanto dorme. Ao levantar lave bem o local. Repita o procedimento na noite seguinte e refaça até que a verruga seque e caia.

130 – Chá para combater Úlceras

- 10g da folha ou 03 folhas verdes de imbé
- 01 litro de água

Modo de fazer: ferva a água, desligue o fogo e acrescente a erva, abafe durante 30 minutos. Retire as folhas ou coe e beba 1 xícara duas vezes ao dia.

131 – Suco para melhorar o Pulmão e a Pele

- 02 folhas de couve
- 01 laranja
- 1/2 gengibre
- Suco de 1/2 limão
- 1/2 litro de água

Modo de fazer: corte a laranja e retire as sementes, acrescente as folhas da couve já lavadas e com os talos, o gengibre em pedaços, a água e o suco de limão ao liquidificador. Em seguida, bata todos os ingredientes e adicione gelo a gosto. Sirva sem coar.

132 – Chá Antiestresse

- 03 maracujá
- 01 litro de chá de camomila

Modo de fazer: ferva a água, desligar o fogo, acrescente a erva, tampe e deixe esfriar. Depois de frio coe e acrescente o maracujá. Bata tudo no liquidificador e coe novamente. Coloque na geladeira e tome um litro por dia. Obs.: Sem açúcar.

133 – Preparado para ajudar na Função dos Rins

- 02 colheres de sopa de óleo
- 01 cebola
- 01 pimentão
- 01 broto de banana
- ½ copo com água
- Coentro
- Sementes de mostarda
- Açafrão a gosto
- Sal

Modo de fazer: coloque 2 colheres de sopa de óleo em uma panela e algumas sementes de mostarda. Em seguida, fatie as cebolas e os pimentões. Frite-os. Leve o broto de banana junto à mistura na panela. Feito isso adicione açafrão, coentro, sal e um pouco de água. Após, adicione pedaços de coco em pedaços e misture bem. Obs.: A quantidade de sal, sementes de mostarda e de açafrão fica a critério.

134 – Chá contra Vômito

- 03 colheres de sopa de calêndula
- 01 copo de 200 ml de água
- 01 colher de chá de açúcar

Modo de fazer: leve ao fogo 3 colheres de sopa de calêndula para cada copo de 200ml de água. Deixe a água ferver durante 10min, desligue o fogo e acrescente a calêndula, então, abafe por mais 10min. Quando a temperatura estiver adequada, coe e a metade do chá de manhã e a outra metade na hora de dormir. Fazer durante 07 dias e dar um tempo. *Contraindicado para gestantes, lactantes e crianças.*

135 – Banho para aguçar a Intuição

- 03 rosas brancas
- 01 bacia com água fria (aproximadamente 1 litro)

Modo de fazer: antes do sol nascer colha as três rosas. Tire pétala por pétala, sempre em estado de agradecimento e fazendo o pedido. Deixe de molho por uma hora. Às 5 horas da manhã lave o rosto com a água e agradeça por aquele pedido concedido.

136 – Preparo de babosa contra o Câncer

- 400g de babosa
- 500g de mel de abelha, puro
- 1/2 garrafa de bebida destilada (vodca, aguardente, uísque)

Modo de fazer: descasque a folha, retire o gel com uma colher e coloque todos os ingredientes no liquidificador. Processe bem por cinco minutos. Coloque em uma garrafa escura e guarde-a na geladeira. Antes de consumir esse preparo, agite-o bem. Tome duas colheres (sopa) em jejum, assim que acordar pela manhã; duas colheres (sopa) 10 minutos antes do almoço e duas colheres (sopa) antes de dormir. *Obs.*: Quem não sofre de doença grave deve dar uma pausa de 30 dias entre uma receita e outra. Se for diabético, retire o mel da receita. Então o ideal é, logo depois de tomar o remédio, beber suco de limão para retirar o gosto amargo. A bebida destilada pode ser substituída por álcool de cereais.

137 – Vitamina eficaz na Redução do Câncer

- 01 banana prata ou maçã
- 200 g de folhas frescas de espinafre
- 01 copo de iogurte natural
- 50 g de cereais triturados
- 01 colher de sopa de mel.

Modo de fazer: corte a banana e lave o espinafre, acrescente tudo ao liquidificador. Em seguida, bata todos os ingredientes. Sirva sem coar.

138 – Preparado contra Asma

- 02 copos de água (250 ml cada)
- 02 colheres de sopa de tomilho seco (20 g)
- 01 colher de sopa de raiz de alcaçuz ralado (10 g)
- ½ copo mel (167 g)

Modo de fazer: coloque a água em uma panela e ponha em fogo alto até ferver. Quando estiver pronto acrescente o restante da receita reduzindo o fogo. Deixe por 5 minutos em fogo baixo toda a mistura. Desligue o fogo e deixe esfriar naturalmente. Quando a infusão estiver fria, coe e despeje-a em um frasco de vidro. Coloque o medicamento em local seco e escuro para ser retido melhor. Sempre que for tomar uma dose, agite-o bem para a mistura ficar homogênea. Ingerir até 3 colheres de chá do xarope por dia. Se a tosse for grave, você poderá tomar o remédio até 5 vezes. Reitere o seu consumo, se precisar, para aliviar a tosse.

139 – Vitamina para combater a Gastrite

- 01 mamão papaya
- 01 banana maçã ou prata
- 03 copos de leite de soja
- 01 colher de essência de baunilha

Modo de fazer: leve os ingredientes ao liquidificador e bata tudo até dissolver bem. Em seguida, acrescente mel ou açúcar mascavo e bata um pouco mais. Tome moderadamente de 3 em 3 horas.

140 – Receita para acabar com a Indigestão

- 01 batata descascada e cortada
- ½ copo com água

Modo de preparar: bata tudo no liquidificador. Tome duas colheres de sopa após às refeições 3 ou 4 vezes ao dia.

141 – Suco para Emagrecer e Melhorar a Pele

- 02 folhas de couve
- 01 laranja
- 1/2 gengibre
- Suco de 1/2 limão
- 1/2 litro de água

Modo de fazer: corte a laranja e retire as sementes, acrescente as folhas de couve lavadas e com os talos, o gengibre em pedaços, a água e o suco de limão ao liquidificador. Em seguida, bata todos os ingredientes e adicione gelo a gosto. Sirva sem coar.

142 – Preparado contra Pneumonia

- 01 copo (250ml) de leite integral
- 04 dentes de alho
- ½ copo de água

Modo de fazer: descasque o alho. Coloque o leite em água fervida em uma panela. Acrescente o alho e deixe ferver, sem mexer, até que o líquido se reduza pela metade. Esta bebida deve ser tomada quente, de preferência antes de deitar.

143 – Preparado contra Feridas

- 30 gramas da casca de barbatimão
- ½ litro d'água

Modo de fazer: ferva a água, desligue o fogo e acrescente o barbatimão. Tampe e deixe por 30min. Deixe amornar, coe e lave a ferida 2 vezes ao dia. O barbatimão interromperá os sangramentos e impedirá a proliferação de bactérias.

144 – Folhas mágicas contra Feridas

- 07 folhas de alfavaca

Modo de fazer: macere folhas de alfavaca e aplique no local da cicatrização para acelerar o processo.

145 – Preparado contra Azia

- 10 gramas de losna
- 01 litro d'água

Modo de fazer: ferva a água e desligue o fogo. Jogue a erva, abafe e deixe repousar por 30min. Tomar de 4 a 5 colheres de sopa por dia, antes das refeições.

146 – Folha mágica no combate a Estrias

- 01 babosa

Modo de fazer: basta aplicar um pouco na região da pele doente.

147 – Preparado contra Artrite

- 15 folhas verdes da canela de velho
- 01 litro de água

Modo de fazer: ferva a água, desligue o fogo e acrescente a erva, abafe durante 30min ou até esfriar. Coe e beba 1 xícara duas vezes ao dia, uma antes do almoço e a outra antes do jantar.

148 – Mistura contra Deficiência Pulmonar

- 01 copo (250ml) de leite integral
- 04 dentes de alho
- ½ copo de água

Modo de fazer: descasque o alho. Coloque o leite em água fervida em uma panela. Acrescente o alho e deixe ferver, sem mexer, até que o líquido se reduza pela metade. Essa bebida deve ser tomada quente, de preferência antes de deitar.

149– Preparado com Confrei

- 02 folhas de confrei

Modo de fazer: aplique uma folha macerada e uma folha fresca de confrei sobre a pele, no local da ferida. A cicatrização se dará com muito maior rapidez.

150 – Preparado para combater Doenças do Coração

- 01 fatia de pão
- 01 colher de sopa de mel
- ½ colher de café de canela

Modo de fazer: consumir esses três ingredientes como uma rabanada, misturando o mel na fatia de pão e acrescentando o pó de canela, antes do almoço.

151 – Suco de combate à Anemia

- 03 limas
- 01 copo de água filtrada e gelada

Modo de fazer: corte as limas e retire as sementes, acrescente a água ao liquidificador. Em seguida, bata todos os ingredientes e adicione gelo a gosto. Sirva sem coar.

152 – Mistura Desintoxicante

- 05 folhas de couve
- Suco de 02 limões
- 01 melão sem casca e sem sementes
- Mel ou açúcar mascavo a gosto

Modo de fazer: leve os ingredientes ao liquidificador e bata tudo até dissolver bem. Não precisa coar. Tome moderadamente de três em três hs. Se quiser colocar gelo, fique à vontade.

153 – Preparado para acabar com o Refluxo

- 01 batata
- ½ copo com água

Modo de preparar: bata tudo no liquidificador. Tome duas colheres de sopa após às refeições de 3 a 5 vezes ao dia.

154 – Poção contra Azia

- 10 gramas das flores de alteia
- 10 gramas das folhas de alteia
- 10 gramas da raiz de alteia
- ½ litro d'água

Modo de fazer: despeje ½ litro de água fervente sobre as ervas e tampe. Deixe esfriar por 30min. Tome 01 xícara de chá por dia ao levantar e outra ao deitar.

155 – Vitamina para melhor Funcionamento do Intestino

- 01 mamão papaya
- 01 banana maçã ou prata
- 03 copos de leite de soja
- 01 colher de essência de baunilha

Modo de fazer: leve os ingredientes ao liquidificador e bata tudo até dissolver bem. Em seguida, acrescente mel ou açúcar mascavo e bata um pouco mais. Tome moderadamente de 3 em 3 horas.

156 – Chá contra Varizes

- 03 colheres de sopa de calêndula
- 01 copo de 200 ml de água
- 01 colher de chá de açúcar

Modo de fazer: leve ao fogo 3 colheres de sopa de calêndula para cada copo de 200ml de água. Deixe a água ferver durante 10min, desligue o fogo e acrescente a calêndula, então abafe por mais 10min. Quando a temperatura estiver adequada, coe a metade do chá de manhã e a outra metade na hora de dormir. Fazer durante 07 dias e dar um tempo. *Contraindicado para gestantes, lactantes e crianças.*

157 – Chá contra Enxaqueca

- 01 copo de água
- 03 folhas de alface selvagem
- 01 colher de mel

Modo de fazer: ferva a água, desligue o fogo e acrescente a erva e o mel. Misture bem e tampe. Deixe por 15 minutos. Divida a poção em duas partes. Tome uma no café da manhã e a outra ao deitar.

158 – Preparado Diurético

- ½ copo de água
- 03 galhos de mastruço

Modo de fazer: macere bem e coloque a água. Deixar por no mínimo 1hora de molho. Poderá tomar.

159 – Folha mágica para Tratamento de Gengivas

- 01 babosa

Modo de fazer: basta aplicar um pouco na região onde estiver inflamado.

160 – Preparado contra Artrose

- 15 folhas verdes da canela de velho
- 01 litro de água

Modo de fazer: ferva a água, desligue o fogo e acrescente a erva, abafe durante 30 minutos, ou até esfriar. Coe e beba 1 xícara duas vezes ao dia, uma antes do almoço e a outra antes do jantar.

161 – Água de abacaxi contra Inflamação

- 01 litro de água
- 01 abacaxi
- 06 folhas de hortelã

Modo de fazer: descasque o abacaxi e corte-o em pedaços pequenos. Coloque-o em uma jarra com tampa e acrescente a água. Jogue o hortelã, tampe e deixe de 8 a 10 horas. No dia seguinte tome um copo do suco em jejum. Espere ao menos meia hora para fazer a primeira refeição. Repita o procedimento durante o dia todo até acabar a água. Mas beba doses pequenas, ½ copo por vez. *Obs.*: Esta receita poderá ser tomada durante três dias seguidos.

162 – Chá contra pneumonia

- 13 folhas de algodão
- 01 copo de 250 ml com água

Modo de fazer: Bater tudo no liquidificador, coar, dividir em duas partes e tomar de 12 em 12 horas.

163 – Receita para exterminar com Problemas na Pele

- 01 colher de sopa com vinagre de cidra ou de maçã
- 01 algodão
- 01 bandeide ou fita adesiva

Modo de fazer: molhe uma bola de algodão no vinagre de maçã e aplique-a na lesão. Proteja-a com uma fita adesiva ou bandeide e deixe-o agir por oito horas. Repita o procedimento até cair.

164 – Poção Antigastrite

- 10 gramas das flores de alteia
- 10 gramas das folhas de alteia
- 10 gramas da raiz de alteia
- ½ litro d'água

Modo de fazer: despeje ½ litro de água fervente sobre as ervas e tampe. Deixe esfriar por 30min. Tome 01 xícara de chá por dia ao levantar e outra ao deitar.

165 – Chá para ajudar a Emagrecer

- 03 maracujá
- 01 litro de chá de camomila

Modo de fazer: ferva a água, desligue o fogo, acrescente a erva, tampe e deixe esfriar. Depois de frio coe e acrescente o maracujá. Bata tudo no liquidificador e coe novamente. Coloque na geladeira e tome um litro por dia. Obs.: Sem açúcar.

166 – Mistura contra Insônia

- 01 copo (250ml) de leite integral
- 04 dentes de alho
- ½ copo de água
- 01 colher (chá) de mel ou açúcar mascavo

Modo de fazer: descasque o alho. Coloque o leite em água fervida em uma panela. Acrescente o alho e deixe ferver, sem mexer, até que o líquido se reduza pela metade. Esta bebida deve ser tomada quente, de preferência antes de se deitar.

167 – Preparado contra Gastrite

- 500 ml de água filtrada
- ½ kg de batata doce

Modo de fazer: corte a batata em pedaços pequenos. Jogue metade da água e metade da batata no liquidificador. Repita o procedimento com a outra metade. Coe o preparado utilizando um pano de algodão. Ao fundo da vasilha, ficará um conteúdo sólido. Este é o polvilho da batata-doce. Deixe que ele seque ao sol, misture-o e armazene em um recipiente de vidro. Prefira consumir em jejum, antes do almoço e jantar. Pegue 200 ml de água e acrescente uma colher de chá desse polvilho. Misture bem e beba-o.

168 – Preparado para combater Gastrite

- 01 colher de café de mel
- 01 colher de café de canela

Modo de fazer: Consumir estes dois ingredientes em jejum.

169 – Preparado para combater Mau Hálito

- 01 colher de café de mel
- 01 colher de café de canela

Modo de fazer: Consumir esses dois ingredientes em jejum.

170 – Sementes que ajudam na Prevenção ao Sistema Imunológico

- 21 sementes de abóbora

Modo de fazer: Descasque-as e coloque-as como mistura no almoço e no jantar.

171 – Água de abacaxi para ajudar na Perda de Peso

- 01 litro de água
- 01 abacaxi
- 06 folhas de hortelã

Modo de fazer: descasque o abacaxi e corte-o em pedaços pequenos. Coloque-o em uma jarra com tampa e acrescente a água. Jogue o hortelã, tampe e deixe de 8 a 10 horas. No dia seguinte, tome um copo do suco em jejum. Espere ao menos meia hora para fazer a primeira refeição. Repita o procedimento durante o dia todo até acabar a água. Mas beba doses pequenas, ½ copo por vez. *Obs.*: Esta receita poderá ser tomada durante três dias seguidos.

172 – Poção para Equilíbrio Energético

- 01 pitada de coentro
- 01 pitada açafrão
- 01 pitada de calanga
- ½ xícara de limão

Modo de fazer: bata tudo no liquidificador e tomar.

173 – Receita para acabar com as Verrugas

- 01 colher de sopa com suco de limão puro
- 01 pedaço de algodão

Modo de fazer: mergulhe o algodão no limão e aplique várias vezes sobre a verruga. Repita até que a verruga fique com aspecto escuro e caia.

174 – Preparado contra Inflamação nas Articulações

- 15 folhas verdes da canela de velho
- 01 litro de água

Modo de fazer: ferva a água, desligue o fogo e acrescente a erva, abafe durante 30 minutos, ou até esfriar. Coe e beba 1 xícara duas vezes ao dia, uma antes do almoço e a outra antes do jantar.

175 – Preparado para ajudar a regular o Ciclo Menstrual

- 02 colheres de sopa de óleo
- 01 cebola
- 01 pimentão
- 01 broto de banana
- ½ copo com água
- Coentro
- Sementes de mostarda
- Açafrão a gosto
- Sal

Modo de fazer: coloque 2 colheres de sopa de óleo em uma panela e algumas sementes de mostarda. Em seguida fatie as cebolas e os pimentões. Frite-os. Leve o broto de banana junto à mistura na panela. Feito isso adicione açafrão, coentro, sal e um pouco de água. Após, adicione pedaços de coco em pedaços e misture bem. Obs.: A quantidade de sal, sementes de mostarda e de açafrão fica a critério.

176 – Sementes que ajudam no combate aos problemas de Próstata

- 21 sementes de abóbora

Modo de fazer: descasque-as e coloque-as como mistura no almoço e no jantar.

177 – Vitamina hipersaudável para o café da manhã

- 01 pepino
- 05 talos de aipo
- 06 folhas de espinafre
- 01 maçã
- 05 cenouras
- 01 xícara de água de coco (250 ml)
- suco de 1 limão
- Uma colher de espirulina em pó (10 g)

Modo de fazer: lave bem todos os ingredientes. Pique-os bem cortados. Coloque tudo no liquidificador e bata até obter uma mistura homogênea. Tome-a no café da manhã.

178 – Poção contra Frieiras

- 01 pitada de açúcar

Modo de fazer: Coloque uma pitada de açúcar sobre a frieira 3 vezes ao dia.

179 – Chá para ajudar no combate à Gastrite

- ½ maçã
- 01 copo de 250 ml de água
- 02 colheres de chá de camomila

Modo de fazer: aqueça algumas fatias de maçã fresca na água. Assim que começar a borbulhar, adicione a camomila. Deixe ferver mais alguns minutos e desligue o fogo. Deixe o preparado esfriar. Consuma-o todas as manhãs, em temperatura ambiente.

180 – Poção contra Hemorroida

- 01 Babosa

Modo de fazer: coloque sobre o local afetado um pouco do líquido da babosa, como se fosse creme.

181 – Preparado para diminuir o Peso

- 01 colher de sobremesa de mel
- 01 colher de chá de canela
- 01 copo de água morna

Modo de fazer: misture o mel e a canela com água como se fosse um chá. Divida em duas doses. Tome uma em jejum e outra dose 40 minutos antes do almoço.

182 – Poção contra Gastrite

- 150 g de arroz
- 01 litro de água

Modo de fazer: coloque a água para ferver em uma panela. Acrescente 150 gramas de arroz. Cozinhe e coe o líquido antes que a água seque. Deixe-a esfriar. Tome ½ copo 3 vezes ao dia. É recomendável bebê-la durante o dia, em temperatura ambiente. Tome ao menos 07 dias.

183 – Chá contra Insônia

- 01 copo de água
- 03 folhas de alface selvagem
- 01 colher de mel

Modo de fazer: ferva a água, desligue o fogo e acrescente a erva e o mel. Misture bem e tampe. Deixe por 15 minutos. Divida a poção em duas partes. Tome uma no café da manhã e a outra ao deitar.

184 – Suco contra Escorbuto

- 500 g de lima
- 02 xícaras de abacaxi cortado
- 1 ½ copo de água filtrada e gelada

Modo de preparo: esprema o limao, coe e misture com a **água**. Coloque no liquidificador e acrescente o abacaxi. Bata até ficar um suco homogêneo. Tome duas vezes ao dia.

185 – Preparado para ajudar no controle de Diabetes

- 02 colheres de sopa de óleo
- 01 cebola
- 01 pimentão
- 01 broto de banana
- ½ copo com água
- Coentro
- Sementes de mostarda
- Açafrão a gosto
- Sal

Modo de fazer: colocar 2 colheres de sopa de óleo em uma panela e algumas sementes de mostarda. Em seguida fatie as cebolas e os pimentões. Frite-os. Leve o broto de banana junto à mistura na panela. Feito isso adicione açafrão, coentro, sal e um pouco de água. Após, adicione pedaços de coco e misture bem. *Obs.: A quantidade de sal, sementes de mostarda e de açafrão fica a critério.*

186 – Preparado para ajudar a Emagrecer

- Suco de um limão espremido na hora
- 01 colher de sopa do gel de babosa
- 01 copo de água morna pura e filtrada

Modo de fazer: misture os três ingredientes. Consuma esse preparado durante dez dias, em jejum. Após uma hora poderá se alimentar. Repita o procedimento mensalmente.

187 – Suco para exterminar a Gota

- 01 batatas médias descascada e cortadas
- 01 copo de 250 ml de água

Modo de preparar: bata tudo no liquidificador. Divida em duas partes. Tome um copo em jejum pela manhã e outro ao deitar.

188 – Chá contra Gastrite

- 01 copo de 250 ml com água
- 01 colher de sopa com mil-folhas

Modo de fazer: ferva a água e acrescente a erva, abafe durante 30 minutos. Coe e beba 1 xícara à noite.

189 – Poção para manter o Intestino fora das toxinas

- 01 mamão papaya
- 01 banana maçã ou prata
- 03 copos de leite de soja
- 01 colher de essência de baunilha

Modo de fazer: leve os ingredientes ao liquidificador e bata tudo até dissolver bem. Em seguida acrescente mel ou açúcar mascavo e bata um pouco mais. Tome moderadamente de 3 em 3 horas.

190 – Preparado contra Azia II

- 04 batatas doces
- 01 saco fino de algodão

Modo de fazer: lave e rale as batatas. Esprema num saco fino de algodão e tome o suco diariamente.

191 – Sementes que ajudam na Saúde Óssea

- 21 sementes de abóbora

Modo de fazer: descasque-as e coloque-as como mistura no almoço e no jantar. Ou em forma de patê.

192 – Poção para Emagrecer

- 02 folhas de couve
- 01 copo de suco de laranja
- 01 cenoura grande ou duas pequenas
- 01 copo de limão

Modo de fazer: leve os ingredientes ao liquidificador e bata tudo até dissolver bem. Tome moderadamente duas doses ao dia.

193 – Receita Diurética

- 03 folhas de couve
- Suco de 01 limão
- ½ melão

Modo de fazer: leve os ingredientes ao liquidificador e bata tudo até dissolver bem. Tome dois ou três copos ao dia moderadamente.

194 – Mistura contra Icterícia

- 01 copo (250ml) de leite integral
- 04 dentes de alho
- ½ copo de água

Modo de fazer: descasque o alho. Coloque o leite em água fervida em uma panela. Acrescente o alho e deixe ferver, sem mexer, até que o líquido se reduza pela metade. Esta bebida deve ser tomada quente, de preferência antes de se deitar.

195 – Preparado contra Tendinite

- 15 folhas verdes da canela de velho
- 01 litro de água

Modo de fazer: ferva a água, desligue o fogo e acrescente a erva, abafe durante 30 minutos, ou até esfriar. Coe e beba 1 xícara duas vezes ao dia, antes do almoço e jantar.

196 – Aloe vera – A Folha Mágica (herpes, eczema, dermatite e outras alergias da pele)

Modo de fazer: basta aplicar um pouco do gel na pele afetada.

197 – Receita para Desintoxicação

- 01 copos 200ml de iogurte natural
- 01 copo 200ml contendo pequenos pedaços de mamão
- 02 colheres de sopa de aveia
- 01 colher de sopa de linhaça
- 01 colher de sopa de açúcar mascavo ou mel

Modo de fazer: bater tudo no liquidificador. Tome 01 copo no café da manhã.

198 – Suco contra Distúrbios Hepáticos

- 500 g de lima
- 02 xícaras de abacaxi cortado
- 1 ½ copo de água filtrada e gelada

Modo de preparo: esprema o limão, coe e misturar com a água. Colocar no liquidificador e acrescente o abacaxi. Bata até ficar um suco homogêneo. Tome duas vezes ao dia.

199 – Receita para exterminar Verrugas

- ¼ de cebola de cabeça
- 01 colher de sopa com água

Modo de fazer: corte-a bem picada e bata no liquidificador. Coloque o creme desta sobre a verruga e deixe por 15 minutos. Depois lave. Repita o procedimento até que a verruga caia.

200 – Sementes que ajudam na prevenção de Pedras nos Rins

- 21 sementes de abóbora

Modo de fazer: descasque-as e coloque-as como mistura no almoço e no jantar. Ou em forma de patê.

201 – Preparado contra Bronquite

- 02 copos de água (250 ml cada)
- 02 colheres de sopa de tomilho seco (20 g)
- 01 colher de sopa de raiz de alcaçuz ralado (10 g)
- ½ copo mel (167 g)

Modo de fazer: coloque a água em uma panela até levantar fervura. Quando estiver pronto acrescente o restante da receita reduzindo o fogo. Deixe cozinhar por 5 minutos em fogo baixo. Desligue o fogo e deixe esfriar naturalmente. Quando a infusão estiver fria, coe e despeje-a em um frasco de vidro. Coloque o medicamento em local seco e escuro. Sempre que for tomar uma dose, agite bem o frasco para a mistura ficar homogênea. Ingerir até 3 colheres de chá do xarope por dia. Se a tosse for grave, você poderá tomar o remédio até 5 vezes. Reitere o seu consumo, se precisar, para aliviar a tosse.

202 – Aloe vera – A Folha Mágica – Queimaduras

Modo de fazer: Basta aplicar um pouco do gel na pele afetada.

203 – Água contra Tireoide

- 01 litro de água
- 01 abacaxi
- 06 folhas de hortelã

Modo de fazer: descasque o abacaxi e corte-o em pedaços pequenos. Coloque-o em uma jarra com tampa e acrescente a água. Jogue o hortelã, tampe e deixe de 8 a 10 horas. No dia seguinte, tome um copo do suco em jejum. Espere ao menos meia hora para tomar a primeira refeição. Repita o procedimento durante o dia todo até acabar a água. Mas beba doses pequenas, ½ copo por vez. *Obs.: Esta receita poderá ser tomada durante três dias seguidos.*

204 – Receita Antivermífuga

- 01 copo de leite
- 03 galhos de mastruço

Modo de fazer: bata tudo no liquidificador. Adoce a gosto e tomar.

205 – Chá para ajudar no combate à Gordura Abdominal

- 01 colher de sopa de alcachofra
- 01 colher de sopa de carqueja-doce
- 01 colher de sopa de pariparoba
- 01 colher de sopa de sete-sangrias
- 01 colher de sopa com folhas de oliveira
- Chá branco

Modo de fazer: deixe a água ferver e desligue o fogo. Acrescente as ervas. Abafe por meia hora, coe e poderá tomar uma xícara de chá 5 vezes ao dia.

206 – Receita Antiverruga

- 01 colher de chá de mel
- 01 bandeide ou fita adesiva

Modo de fazer: coloque o mel sobre a verruga e massageie-a. Proteja-o com uma fita adesiva ou bandeide e deixe passar a noite. Repita o procedimento até cair.

207 – Receita contra Dor no Ombro

- 01 folha de maria santa
- 01 litro de água

Modo de fazer: ferva a água e acrescente a erva, abafe durante 30 minutos. Coe e beba 1 xícara duas vezes ao dia.

208 – Aloe vera – A Folha Mágica – Suco natural contra Refluxo

- 400g de babosa
- 500g de mel de abelha, puro
- 1/2 garrafa de bebida destilada (vodca, aguardente, uísque)

Modo de fazer: descasque a folha, retire o gel com uma colher e coloque todos os ingredientes no liquidificador. Processe bem por cinco minutos. Coloque em uma garrafa escura e guarde-a na geladeira. Antes de consumir este preparo, agite-o bem. Tome duas colheres (sopa) em jejum, assim que acordar pela manhã; duas colheres (sopa) 10 minutos antes do almoço e duas colheres (sopa) antes de dormir. *Obs.*: Quem não sofre de doença grave deve dar uma pausa de 30 dias entre uma receita e outra. Se for diabético, retire o mel da receita. O ideal é, logo após tomar o remédio, beber para retirar o gosto amargo da babosa. A bebida destilada pode ser substituída por álcool de cereais.

209 – Receita para melhorar Refluxos

- ½ copo de 250 ml com água
- ½ babosa

Modo de fazer: bata tudo no liquidificador. Divida em três partes e tome antes de cada refeição. Se quiser preparar uma limonada para tomar após 10 minutos pode.

210 – Receita para aliviar Contusões

- ½ copo de água
- 01 copo de mastruço

Modo de fazer: bata tudo no liquidificador e coloque sobre a dor. Enrole com um pano no local.

211 – Sementes que ajudam no combate a Pedras nos Rins

- 21 sementes de abóbora

Modo de fazer: descasque-as e coloque-as como mistura no almoço e no jantar. Ou em forma de patê.

212 – Chá Antiansiedade

- 03 maracujás
- 01 litro de chá de camomila

Modo de fazer: ferva a água, desligue o fogo, acrescente a erva e deixe e infusão. Depois de frio coe e acrescente o maracujá. Bata tudo no liquidificador e coe novamente. Coloque na geladeira e tome um litro por dia. *Obs.*: Sem açúcar.

213 – Vitamina eficaz na redução de Úlcera Estomacal

- 01 banana prata ou maçã
- 200 g de folhas frescas de espinafre
- 01 copo de iogurte natural
- 50 g de cereais triturados
- 01 colher de sopa de mel

Modo de fazer: corte a banana e lave o espinafre, acrescente tudo ao liquidificador. Em seguida, bata todos os ingredientes. Sirva sem coar.

214 – Preparado para combater Câncer no Estômago

- 01 colher de sopa de mel
- 01 colher de sopa de canela
- ½ copo de água morna

Modo de fazer: misture o mel e a canela com a água como se fosse um chá. Tomar em jejum durante 90 dias seguidos.

215 – Receita para melhorar o funcionamento dos Rins

- 10g da folha ou uma folha de imbé
- 01 litro de água

Modo de fazer: ferva a água, desligue o fogo e acrescente a erva, abafe durante 30 minutos. Retire as folhas ou coe e beba 1 xícara duas vezes ao dia.

216 – Chá para tratamento da Vesícula

- 01 colher de sopa de mel
- 01 colher de sopa de canela
- 01 copo de água quente

Modo de fazer: misture o mel e a canela com a água como se fosse um chá. Tome em jejum durante 30 dias seguidos.

217 – Preparado contra Torcicolor

- 15 folhas verdes da canela de velho
- 01 litro de água

Modo de fazer: ferva a água, desligue o fogo e acrescente a erva, abafe durante 30min ou até esfriar. Coe e beba 1 xícara duas vezes ao dia, uma antes do almoço e a outra antes do jantar.

218 – Suco Antirresfriado

- 03 laranjas
- 01 colher de açúcar mascavo
- 01 limão

Modo de fazer: esprema as laranjas e o limão. Coe e coloque no liquidificador junto ao açúcar mascavo. Bata e tome.

219 – Suco contra Doenças de Pele

- 500 g de lima
- 02 xícaras de abacaxi cortado
- 1 ½ copo de água filtrada e gelada

Modo de preparo: esprema o limão, coe e misture com a água. Coloque no liquidificador e acrescente o abacaxi. Bata até ficar um suco homogêneo. Tomar duas vezes ao dia.

220 – Suco para evitar Doenças Degenerativas

- ½ cenoura picada
- 05 ramos de salsa
- ½ pimentão verde
- 01 folha de couve
- adoçante
- 01 copo de água

Modo de fazer: bata tudo no liquidificador e tomar.

221 – Receita para fortalecimento do Sistema Imunológico

- 03 batatas médias descascadas e cortadas
- 01 copo de 250 ml de água filtrada

Modo de fazer: bata tudo no liquidificador. Divida em dois copos e tome um pela manhã ao levantar e outro à tarde antes do jantar.

222 – Chá Calmante

- 03 maracujás
- 01 litro de chá de camomila

Modo de fazer: ferva a água, desligue o fogo, acrescente a erva, tampe e deixar esfriar. Depois de frio coe e acrescente o maracujá. Bata tudo no liquidificador e coe novamente. Coloque na geladeira e tome um litro por dia. Obs.: Sem açúcar.

223 – Preparado para ajudar a limpar o Fígado

- Suco de um limão espremido na hora
- 01 colher de sopa do gel de babosa
- 01 copo de água morna pura e filtrada

Modo de fazer: misture os três ingredientes. Consuma o preparado durante dez dias, em jejum. Após uma hora poderá para se alimentar. Repita o procedimento mensalmente.

224 – Chá contra Ansiedade

- 01 copo de água
- 03 folhas de alface selvagem
- 01 colher de mel

Modo de fazer: ferva a água, desligue o fogo e acrescente a erva e o mel. Misture bem e tampe. Deixe por 15 minutos. Divida a poção em duas partes. Tome uma no café da manhã e a outra ao deitar.

225 – Preparado contra Diabetes

- 15 folhas verdes da canela de velho
- 01 litro de água

Modo de fazer: ferva a água, desligue o fogo e acrescente a erva, abafe durante 30 minutos, ou até esfriar. Coe e beba 1 xícara duas vezes ao dia, uma antes do almoço e a outra antes do jantar.

226 – Sementes que ajudam a fortalecer a Estrutura Óssea

- 21 sementes de abóbora

Modo de fazer: descasque-as e coloque-as como mistura no almoço e no jantar.

227 – Água contra Cãimbra

- 01 litro de água
- 01 abacaxi
- 06 folhas de hortelã

Modo de fazer: descasque o abacaxi e corte-o em pedaços pequenos. Coloque-o em uma jarra com tampa e acrescente a água. Jogue o hortelã, tampe e deixe de 8 a 10 horas. No dia seguinte tome um copo do suco em jejum. Espere ao menos meia hora para fazer a primeira refeição. Repita o procedimento durante o dia todo até acabar a água. Beba doses pequenas, ½ copo por vez. *Obs.: Esta receita poderá ser tomada durante três dias seguidos.*

228 – Suco para prevenir o aspecto da pele

- 1 folha de couve
- 1 folha de couve-de-bruxelas
- ½ ramo de couve flor
- ½ cenoura
- ¼ de copo de água

Modo de preparo: passe tudo na centrífuga, com um copo de água. Tomar um copo, três vezes ao dia.

229 – Mistura contra Problemas Digestivos

- 01 copo (250ml) de leite integral
- 04 dentes de alho
- ½ copo de água

Modo de fazer: descasque o alho. Coloque o leite em água fervida em uma panela. Acrescente o alho e deixe ferver, sem mexer, até que o líquido se reduza pela metade. Essa bebida deve ser tomada quente, de preferência antes de deitar.

230 – Receita Antiverruga

- 01 casca de banana

Modo de fazer: esfregue a verruga todas as noites com uma casca de banana. Repita o procedimento até esta cair.

231 – Receita Antigripal

- 02 copos de leite
- 01 copo de mastruço

Modo de fazer: bata tudo no liquidificador. Tome 01 copo por dia durante três dias.

232 – Suco de combate a Problemas Cardiovasculares

- 03 laranjas

Modo de fazer: esprema as laranjas, coe e tome.

233 – Preparado contra Reumatoide

- 15 folhas verdes da canela de velho
- 01 litro de água

Modo de fazer: ferva a água, desligue o fogo e acrescente a erva, abafe durante 30 minutos, ou até esfriar. Coe e beba 1 xícara duas vezes ao dia, uma antes do almoço e a outra antes do jantar.

234 – Pós maquiagem Aloe Vera

Modo de fazer: após remover a maquiagem, use um pouco do gel de babosa. Ele é um poderoso creme/ hidratante que ajudará a acalmar a pele.

235 – Combatendo as Impurezas no Sangue

- 400g de babosa
- 500g de mel de abelha, puro
- 1/2 garrafa de bebida destilada (vodca, aguardente, uísque)

Modo de fazer: descasque a folha, retire o gel com uma colher e coloque todos os ingredientes no liquidificador. Processe bem por cinco minutos. Coloque em uma garrafa escura e guarde-a na geladeira. Antes de consumir este preparo, agite-o bem. Tome duas colheres (sopa) em jejum, assim que acordar pela manhã; duas colheres (sopa) 10 minutos antes do almoço e duas colheres (sopa) antes de dormir. *Obs.*: Quem não sofre de doença grave deve dar uma pausa de 30 dias entre uma receita e outra. Se for diabético, retire o mel da receita. Então o ideal é, logo depois de tomar o remédio, beber suco de limão para retirar o gosto amargo da babosa. A bebida destilada pode ser substituída por álcool de cereais.

236 – Hidratante Aloe Vera

Modo de fazer: fortalece o tecido da pele, fornecendo oxigênio para as células.

237 – Sementes que ajudam no alívio da Ansiedade

- 21 sementes de abóbora

Modo de fazer: descasque-as e coloque-as como mistura no almoço e no jantar. Ou em forma de patê.

238 – Poção para amaciar os Pés

- 01 litro de água morna
- 01 colher (sopa) de sal
- 01 colher (sopa) de bicarbonato de sódio
- 01 pedra pomes

Modo de fazer: coloque todos os elementos em uma bacia, misturando-os bem. Ponha os pés de molho e deixe agir por 15 minutos. Seque-os e esfolie-os com a pedra-pomes e lave-os novamente com água natural. Seque-os e passe um creme de sua preferência.

239 – Receita para Emagrecer

- 01 copos 200ml de iogurte natural
- 01 copo 200ml contendo pequenos pedaços de mamão
- 02 colheres de sopa de aveia
- 01 colher de sopa de linhaça
- 01 colher de sopa de açúcar mascavo ou mel

Modo de fazer: bata tudo no liquidificador. Tome 01 copo no café da manhã.

240 – Suco contra Pneumonia

- 500 g de lima
- 02 xícaras de abacaxi cortado
- 1 ½ copo de água filtrada e gelada

Modo de preparo: esprema o limão, coe e misture com a água. Coloque no liquidificador e acrescente o abacaxi. Bata até ficar um suco homogêneo. Tomar duas vezes ao dia.

241 – Líquido para facilitar a Digestão

- 01 litro de água
- 01 abacaxi
- 06 folhas de hortelã

Modo de fazer: descasque o abacaxi e corte-o em pedaços pequenos. Coloque-o em uma jarra com tampa e acrescente a água. Jogue o hortelã, tampe e deixe de 8 a 10 horas. No dia seguinte, tome um copo do suco em jejum. Espere ao menos meia hora para fazer a primeira refeição. Repita o procedimento durante o dia todo até acabar a água. Mas beba doses pequenas, ½ copo por vez.

242 – Preparado contra Dores na Coluna

- 15 folhas verdes da canela de velho
- 01 litro de água

Modo de fazer: ferva a água, desligue o fogo e acrescente a erva, deixe em infusão por 30min, ou até esfriar. Coe e beba 1 xícara duas vezes ao dia, uma antes do almoço e a outra antes do jantar.

243 – Suco para prevenir contra o Câncer

- 1 folha de couve
- 1 folha de couve-de-bruxelas
- ½ ramo de couve flor
- ½ cenoura
- ¼ de copo de água

Modo de preparo: passe tudo na centrífuga, com um copo de água. Tomar um copo, três vezes ao dia

244 – Chá para perder Peso

- 02 copos de ml de água
- 01 colher de sopa de gengibre ralado
- Suco de um limão sem a semente
- ½ pepino

Modo de fazer: Deixe a água esquentar durante 3 minutos, desligue o fogo e acrescente o gengibre ralado. Abafe-o durante uns 5 minutos. Acrescente o suco de limão e tampe-o novamente. Quando estiver morno jogue o pepino fatiado. Deixe na geladeira até esfriar bem. Poderá servir no lanche da manhã.

245 – Suco para melhorar a Pele

- 02 folhas de couve
- 01 laranja
- 1/2 gengibre
- Suco de 1/2 limão
- 1/2 litro de água

Modo de fazer: corte a laranja e retire as sementes, acrescente as folhas da couve já lavadas e com os talos, o gengibre em pedaços, a água e o suco de limão ao liquidificador. Em seguida, bata todos os ingredientes e adicione gelo a gosto. Sirva sem coar.

246 – Chá contra Alergia

- 03 colheres de sopa de calêndula
- 01 copo de 200 ml de água
- 01 colher de chá de açúcar

Modo de fazer: leve ao fogo 3 colheres de sopa de calêndula para cada copo de 200ml de água. Deixe a água ferver durante 10min, desligue o fogo e acrescente a calêndula, então abafe por mais 10min. Quando a temperatura estiver adequada, coe a metade do chá de manhã e a outra metade na hora de dormir. Fazer durante 07 dias. *Contraindicado para gestantes, lactantes e crianças.*

247 – Chá da folha de amora contra Dores Musculares

- 01 copo com água
- 01 panela de ferro
- 01 colher de sopa com folhas secas de amora

Modo de Preparo: ferva a água, desligue o fogo e acrescente as folhas. Abafe a panela. Depois de frio tome-o naturalmente sem açúcar. Tome três xícaras por dia.

248 – Líquido para fortalecer as Gengivas e os Dentes

- 01 litro de água
- 01 abacaxi
- 06 folhas de hortelã

Modo de fazer: descasque o abacaxi e corte-o em pedaços pequenos. Coloque-o em uma jarra com tampa e acrescente a água. Jogue o hortelã, tampe e deixe de 8 a 10 horas. No dia seguinte, tome um copo do suco em jejum. Espere ao menos meia hora para fazer a primeira refeição. Repita o procedimento durante o dia todo até acabar a água. Mas beba doses pequenas, ½ copo por vez. *Obs.:* Esta receita poderá ser tomada durante três dias seguidos.

249 – Suco multi-vitamínico para ajudar a combater Problemas de Tireoide

- 1 pepino
- 5 talos de aipo
- 6 folhas de espinafre
- 1 maçã
- 5 cenouras
- 1 xícara de água de coco (250 ml)
- suco de 1 limão
- Uma colher de espirulina em pó (10 g)

Modo de fazer: lave bem todos os ingredientes. Pique-os. Coloque tudo no liquidificador e bata até obter uma mistura homogênea. Divida em duas partes. Tome-a no café da manhã e no lanche da tarde.

250 – Xarope para combater Gripes

- ½ litro de água
- 07 folhas de alface selvagem
- ½ copo de mel

Modo de fazer: ferva a água, desligue o fogo e acrescente a erva e o mel. Misture bem e tampe. Deixe por 15 minutos. Divida a poção em duas partes. Tome uma no café da manhã e a outra ao deitar.

251 – Preparado contra Úlcera

- 02 colheres de sopa de óleo
- 01 cebola
- 01 pimentão
- 01 broto de banana
- ½ copo com água
- Coentro
- Sementes de mostarda
- Açafrão a gosto
- Sal

Modo de fazer: coloque 2 colheres de sopa de óleo em uma panela e algumas sementes de mostarda. Em seguida fatie as cebolas e os pimentões. Frite-os. Leve o broto de banana junto à mistura na panela. Feito isso adicione açafrão, coentro, sal e um pouco de água. Após, adicione pedaços de coco e misture bem. *Obs.*: A quantidade de sal, sementes de mostarda e de açafrão fica a critério.

252 – Chá para ajudar no combate à Azia

- ½ maçã
- 01 copo de 250 ml de água
- 02 colheres de chá de camomila

Modo de fazer: aqueça algumas fatias de maçã fresca na água. Assim que começar a borbulhar, adicione a camomila. Deixe ferver mais alguns minutos e desligue o fogo. Deixe o preparado esfriar. Consuma-o todas as manhãs, em temperatura ambiente.

253 – Suco Antienvelhecimento

- 5 folhas de hortelã ou 5 folhas de menta fresca
- 1 limao médio (suco)
- cascas de um limão
- 1 copo de água
- mel para adoçar a gosto
- **Modo de preparo:** corte as cascas do limão em pedaços e bata com os outros ingredientes no liquidificador. Tomar três vezes ao dia, entre as refeições.

254 – Chá contra Gastrite

- 01 copo de água
- 01 colher de sopa de linhaça

Modo de fazer: uma colher de sopa de semente de linhaça moída para um copo de água. Deixe esfriar por 12 horas. Coe, divida em três partes e tome de 6 em 6 horas.

255 – Preparo contra Impotência

- 01 copo (250ml) de leite integral
- 04 dentes de alho
- ½ copo de água

Modo de fazer: descasque o alho. Coloque o leite em água fervida em uma panela. Acrescente o alho e deixe ferver, sem mexer, até que o líquido se reduza pela metade. Esta bebida deve ser tomada quente, de preferência antes de deitar.

256 – Preparado contra Torções nos pés

- 15 folhas verdes de canela de velho
- 01 litro de água

Modo de fazer: ferva a água, desligue o fogo e acrescente a erva, abafe durante 30min, ou até esfriar. Coe e beba 1 xícara duas vezes ao dia, uma antes do almoço e a outra antes do jantar.

257 – Chá contra Gripe

- 01 copo de água
- 03 folhas de alface selvagem
- 01 colher de mel

Modo de fazer: ferva a água, desligue o fogo e acrescente a erva e o mel. Misture bem e tampe. Deixe por 15min. Divida a porção em duas partes. Tome uma de manhã e outra ao deitar.

258 – Preparado contra Hérnias de disco

- 15 folhas verdes da canela de velho
- 01 litro de água

Modo de fazer: ferva a água, desligue o fogo e acrescente a erva, abafe durante 30 min, ou até esfriar. Coe e beba 1 xícara duas vezes ao dia, uma antes do almoço e a outra antes do jantar.

259 – Poção contra Queimação

- 150 g de arroz
- 01 litro de água

Modo de fazer: coloque a água para ferver em uma panela. Acrescente 150 gramas de arroz. Cozinhe e coe o líquido antes que a água seque. Deixe-a esfriar. Tome ½ copo 3 vezes ao dia. É recomendável bebê-la durante o dia, em temperatura ambiente. Tome ao menos 07 dias.

260 – Suco para melhorar a Visão

- 01 litro de água
- 01 abacaxi
- 06 folhas de hortelã

Modo de fazer: descasque o abacaxi e corte-o em pedaços pequenos. Coloque-o em uma jarra com tampa e acrescente a água. Jogue o hortelã, tampe e deixe de 8 a 10 horas. No dia seguinte, tome um copo do suco em jejum. Espere ao menos meia hora para fazer a primeira refeição. Repita o procedimento 3 dias seguidos. *Obs.: Esta receita poderá ser tomada durante três dias seguidos.*

261 – Chá para combater Diabetes

- 06 litros de água
- 36 folhas de caju roxo

Modo de fazer: jogue 06 folhas lavadas e maceradas na panela com um litro de água fervida por dia. Tampe e deixe por 12 horas, no mínimo. Tomar como água normal 3 vezes ao dia durante 06 dias.

262 – Sementes que ajudam no combate à Insônia

- 21 sementes de abóbora

Modo de fazer: descasque-as e coloque-as como mistura no almoço e no jantar. Ou em forma de patê.

263 – Preparado contra Úlcera

- 500 ml de água filtrada
- ½ kg de batata doce

Modo de fazer: corte a batata em pedaços pequenos. Jogue metade da água e metade da batata no liquidificador. Repita o procedimento com a outra metade. Coe o preparado utilizando um pano de algodão. Ao fundo da vasilha, ficará um conteúdo sólido. Este é o polvilho da batata-doce. Deixe que ele seque ao sol, misture-o e armazene em um recipiente de vidro. Prefira consumir em jejum, antes do almoço e antes do jantar. Pegue 200 ml de água e acrescente uma colher de chá deste polvilho. Misture bem e beba-o.

264 – Preparado contra Hérnia de disco

- 15 folhas verdes da canela de velho
- 01 litro de água

Modo de fazer: ferva a água, desligue o fogo e acrescente a erva, abafe durante 30 min, ou até esfriar. Coe e beba 1 xícara duas vezes ao dia, uma antes do almoço e a outra antes do jantar.

265 – Suco contra Tosses e Resfriados

- 500 g de lima
- 02 xícaras de abacaxi cortado
- 1 ½ copo de água filtrada e gelada

Modo de preparo: esprema a lima, coe e misture com a água. Coloque no liquidificador e acrescente o abacaxi. Bata até ficar um suco homogêneo. Tomar duas vezes ao dia.

266 – Suco protetor dos tecidos

- 05 folhas de hortelã
- 01 limão médio (suco)
- cascas de um limão
- 01 copo de água
- mel para adoçar a gosto

Modo de preparo: corte as cascas do limão em pedaços e bata com os demais ingredientes no liquidificador. Tomar três vezes ao dia, entre as refeições.

267 – Reforçar o sistema imunológico

- 250 g de quiabo
- 1/2 cebola picada
- 01 tomate vermelho
- 01 colheres (chá) de azeite
- 01 colher (chá) de vinagre branco
- Sal a gosto

Modo de fazer: corte o quiabo em pedaços pequenos e misture aos demais ingredientes em um refratário. Tampe e leve ao microondas por 12 minutos na potência alta. Mexa na metade do tempo. Retire, aguarde mais 5 minutos em tempo de espera.

268 – Chá para ajudar no combate ao colesterol

- Um punhado de alcachofra
- Um punhado de carqueja-doce
- Um punhado de pariparoba
- Um punhado de sete-sangrias
- Um punhado de folhas de oliveira
- Chá branco

Modo de fazer: deixe a água ferver e desligue o fogo. Acrescente as ervas. Abafe por meia hora, coe e poderá tomar uma xícara de chá 5 vezes ao dia.

269 – Preparado para ajudar limpar o intestino

- Suco de um limão espremido na hora
- 01 colher de sopa do gel de babosa
- 01 copo de água morna pura e filtrada

Modo de fazer: misture os três ingredientes. Consuma este preparado durante dez dias, em jejum. Após uma hora poderá se alimentar. Repita o procedimento mensalmente.

270 – Creme para o fortalecimento do cabelo

- 01 cebola de cabeça
- 01 saco plástico resistente

Modo de fazer: corte a cebola em pedaços miúdos, coloque em um saco plástico resistente e golpeie até que vire uma pasta. Aplique no couro cabeludo.

Massageie até que todo o couro cabeludo e os fios fiquem cobertos. Cubra a cabeça, usando uma touca, e deixe por meia hora. Em seguida, lave com um xampu de sua preferência.

271 – Sementes que ajudam na saúde do coração

- 21 sementes de abóbora

Modo de fazer: Descasque-as e coloque-as como mistura no almoço e no jantar. Ou como patê.

272 – Chá da folha de amora contra colesterol alto

- 01 copo com água gelada
- 01 panela de ferro
- 01 colher de sopa com folhas secas de amora

Modo de Preparo: ferva a água, desligue o fogo e acrescente as folhas. Abafe a panela. Depois de frio tome naturalmente sem açúcar. Tome três xícaras por dia.

273 – Geleia para ajudar na saúde dos olhos

- 600 gramas de uvas
- 1/2 xícara de açúcar mascavo

Modo de fazer: lave bem as uvas e coloque-as em uma panela com água cobrindo-as por completo. Deixe em fogo baixo cozendo por 20 minutos. Espere amornar e despeje no liquidificador. Bata casca e caroço no liquidificador e em seguida coe em uma peneira. Devolva este creme à panela e acrescente o açúcar mascavo. Deixe em fogo baixo, por cerca de 20 min até apurar e ficar com aspecto de geléia. Deixe esfriar e leve à geladeira. Poderá servir.

274 – Vinagre de maçã contra refluxo

- 01 copo 250 ml de água
- 01 colher de vinagre

Modo de fazer: misture o vinagre à água e beba.

275 – Água de abacaxi contra câncer

- 01 litro de água
- 01 abacaxi
- 06 folhas de hortelã

Modo de fazer: descasque o abacaxi e corte-o em pedaços. Coloque-o em uma jarra com tampa e acrescente a água. Jogue o hortelã, tampe e deixe de 8 a 10 hs. No dia seguinte, tome um copo do suco em jejum. Espere ao menos ½ hora para fazer a primeira refeição. Repita o procedimento durante o dia todo até acabar a água. Mas beba doses pequenas, ½ copo por vez. *Obs.*: Esta receita poderá ser tomada durante três dias seguidos.

276 – Preparado contra doenças estomacais

- 15 folhas verdes da canela de velho
- 01 litro de água

Modo de fazer: ferva a água, desligue o fogo e acrescente a erva, abafe durante 30 min, ou até esfriar. Coe e beba 1 xícara duas vezes ao dia, uma antes do almoço e a outra antes do jantar.

277 – Suco protetor das mucosas

- 5 folhas de hortelã ou 5 folhas de menta fresca
- 1 limão médio (suco)
- cascas de um limão
- 1 copo de água
- mel para adoçar a gosto

Modo de preparo: corte as cascas do limão em pedaços e bata com os demais ingredientes no liquidificador. Tomar três vezes ao dia, entre as refeições.

278 – Sementes que ajudam no combate ao câncer

- 27 sementes de abóbora

Modo de fazer: descasque-as e coloque-as como mistura no almoço e no jantar. Ou em forma de patê.

279 – Suco para agir no combate ao reumatismo

- 500 g de lima
- 02 xícaras de abacaxi cortado
- 1 ½ copo de água filtrada e gelada

Modo de preparo: esprema o limão, coe e misture com a água. Coloque no liquidificador e acrescente o abacaxi. Bata até ficar um suco homogêneo. Tomar duas vezes ao dia.

280 – Preparado auxiliar no combate ao câncer

- 15 folhas verdes da canela de velho
- 01 litro de água

Modo de fazer: ferva a água, desligue o fogo e acrescente a erva, abafe durante 30 min, ou até esfriar. Coe e beba 1 xícara duas vezes ao dia, uma antes do almoço e a outra antes do jantar.

281 – Chá de amora para controlar a menopausa

- 01 copo com água gelada
- 01 panela de ferro
- 01 colher de sopa com folhas secas de amora

Modo de Preparo: ferva a água, desligue o fogo e acrescente as folhas. Abafe a panela. Depois de frio tome-o naturalmente sem açúcar. Tome três xícaras por dia.

282 – Água de abacaxi contra retenção de líquido

- 01 litro de água
- 01 abacaxi
- 06 folhas de hortelã

Modo de fazer: descasque o abacaxi e corte-o em pedaços pequenos. Coloque-o em uma jarra com tampa e acrescente a água. Jogue o hortelã, tampe e deixe de 8 a 10 horas. No dia seguinte, tome um copo do suco em jejum. Espere ao menos meia hora para fazer a primeira refeição. Repita o procedimento durante o dia todo até acabar a água. Mas beba doses pequenas, ½ copo por vez. *Obs.*: A receita poderá ser tomada durante três dias seguidos.

283 – Preparado para ajudar contra sinusite

- 01 copo com água (250 ml)
- ¼ de colher de chá de sal (1,2 g)
- ¼ de colher de chá de bicarbonato de sódio (1,2 g)

Modo de fazer: aqueça o copo de água, adicione sal e bicarbonato de sódio e misture bem. Quando o preparo estiver pronto adicioná-lo em um conta-gotas e aplique em uma das narinas. Retire o excesso de muco com um papel higiênico e repita o tratamento na outra narina. Aplique sempre que necessário.

284 – Suco protetor dos tecidos

- 05 folhas de menta fresca
- 01 limão médio (suco)
- cascas de um limão
- 01 copo de água
- mel para adoçar a gosto

Modo de preparo: corte as cascas do limão em pedaços e bata com os demais ingredientes no liquidificador. Tomar três vezes ao dia, entre as refeições.

285 – Preparado para ajudar no combate à tosse

- 02 copos de água (250 ml cada)
- 02 colheres de sopa de tomilho seco (20 g)
- 01 colher de sopa de raiz de alcaçuz ralado (10 g)
- ½ copo mel (167 g)

Modo de fazer: coloque a água em uma panela e ponha no fogo alto até ferver. Quando estiver pronto acrescente o restante da receita reduzindo o fogo. Deixe por 5 minutos em fogo baixo. Desligue o fogo e deixe esfriar naturalmente. Quando a infusão estiver fria, coe e despeje-a em um frasco de vidro. Coloque o medicamento em local seco e escuro. Sempre que for tomar uma dose, agite o frasco para a mistura ficar homogênea. Ingerir até 3 colheres de chá do xarope por dia. Se a tosse for grave, você poderá tomar o remédio até 5 vezes. Reitere o seu consumo, se precisar, para aliviar a tosse.

286 – Preparado para rejuvenescer

- ½ maçã
- ½ banana
- 2 castanhas de caju picadas
- ½ cenoura (suco)
- 2g de chá de gengibre
- 01 copo de água
- adoçar a gosto

Modo de preparo: bata tudo no liquidificador. Tomar um copo, duas vezes ao dia, entre as principais refeições.

287 – Suco para agir no combate à gota

- 500 g de lima
- 02 xícaras de abacaxi cortado
- 1 ½ copo de água filtrada e gelada

Modo de preparo: esprema o limão, coe e misturar com a água. Coloque no liquidificador e acrescente o abacaxi. Bata até ficar um suco homogêneo. Tomar duas vezes ao dia.

288 – A babosa regulando as Funções Intestinais

- 400g de babosa
- 500g de mel de abelha, puro
- 1/2 garrafa de bebida destilada (vodca, aguardente, uísque)

Modo de fazer: descasque a folha, retire o gel com uma colher e coloque todos os ingredientes no liquidificador. Processe bem por cinco minutos. Coloque em uma garrafa escura e guarde-a na geladeira. Antes de consumir o preparo, agite-o bem. Tome duas colheres (sopa) em jejum, assim que acordar pela manhã; duas colheres (sopa) 10 minutos antes do almoço e duas colheres (sopa) antes de dormir. *Obs.:* Quem não sofre de doença grave deve dar uma pausa de 30 dias entre uma receita e outra. Se for diabético, retire o mel da receita. Então o ideal é, logo depois de tomar o remédio, beber suco de limão para retirar o gosto amargo da babosa. A bebida destilada pode ser substituída por álcool de cereais.

289 – Aloe vera – A folha mágica contra Psoríase

Modo de fazer: basta aplicar um pouco do gel na pele afetada. *Obs.*: Aplique um pouco do gel no cotovelo e veja se ocorre alguma reação. Se não ocorrer, poderá usá-lo tranquilamente.

290 – Creme para acabar com a Caspa

- 01 cebola de cabeça
- 01 saco plástico resistente

Modo de fazer: corte a cebola em pequenos pedaços, coloque no saco plástico resistente e golpeie até que se transforme numa pasta. Com um pincel, ou com as pontas dos dedos, aplique no couro cabeludo. Massageie até ter a certeza de que todo o couro cabeludo e os fios estejam cobertos. Para quem possui cabelos longos, poderá ser necessário usar mais que uma cebola. Cubra a cabeça, usando uma touca, e deixe por meia hora. Em seguida, lave com um xampu de sua preferência.

291 – Preparado para ajudar no combate à Tosse e Resfriado

- 02 bananas maduras
- 02 colheres de sopa de mel (50 g)
- 02 copos de água a ferver (400 ml)

Modo de fazer: descasque as bananas e pegue um garfo para esmagar a fruta até a massa ficar bem homogênea. Coloque em uma tigela de vidro. Despeje água fervente sobre a massa, cubra e deixe descansar por cerca de 30 minutos. Após este tempo, adicione o mel e consuma. Tome uma ou duas colheres de sopa do creme quente no máximo quatro vezes por dia. Armazene-o na geladeira e aqueça-o sempre que quiser repetir a dose.

292 – Preparado para ajudar a fortalecer o Útero

- 02 colheres de sopa de óleo
- 01 ccbola
- 01 pimentão
- 01 broto de banana
- ½ copo com água
- Coentro
- Sementes de mostarda
- Açafrão a gosto
- Sal

Modo de fazer: coloque 02 colheres de sopa de óleo em uma panela e algumas sementes de mostarda. Em seguida, fatie a cebola e o pimentão. Frite-os. Leve o broto de banana junto à mistura na panela. Feito isso adicione açafrão, coentro, sal e um pouco de água. Após, adicione coco em pedaços e misture bem. *Obs.: A quantidade de sal, sementes de mostarda e de açafrão fica a critério.*

293 – Preparado que fortalece o organismo contra Vírus

- 27 sementes de abóbora

Modo de fazer: descasque-as e amasse até virar um creme. Coma-o em torradas como patê.

294 – Preparado contra Problemas Intestinais

- 15 folhas verdes da canela de velho
- 01 litro de água

Modo de fazer: ferva a água, desligue o fogo e acrescente a erva, abafe durante 30min, ou até esfriar. Coe e beba 1 xícara duas vezes ao dia, às principais refeições.

295 – Gel de barbear Aloe Vera

Modo de fazer: basta aplicar um pouco do gel no rosto na hora de fazer a barba.

296 – Suco de pepino contra Infecção Urinária

- 01 pepino
- 01 copo de 300 ml com água

Modo de fazer: bata os ingredientes no liquidificador. Divida em duas partes e tome o suco.

297 – Poção para ajudar no combate ao Colesterol

- 36 dentes de alho
- 03 limões médios
- 01 litro de água
- ½ colher de chá de pó de bicarbonato

Modo de fazer: descasque o alho e corte em pedaços grandes. Lave os limões e deixe-os imersos em água com um pouco de bicarbonato de sódio durante uma hora. Corte os limões em pedaços pequenos. Em um litro de água fervente coloque os dentes de alho e os limões por um período de 15 minutos. Em seguida, retire do fogo, deixe esfriar e coloque na geladeira por uma noite. Pela manhã, coe. Está pronto. Guarde num recipiente apropriado. Tome ¼ copo de 200 ml ou uma xícara de chá três vezes ao dia, sempre antes das principais refeições.

298 – Creme para dar brilho aos cabelos

- 01 cebola de cabeça
- 01 saco plástico resistente

Modo de fazer: corte a cebola em pedaços pequenos, coloque em saco plástico resistente e golpeie até que se transforme numa pasta. Aplique no couro cabeludo com a ponta dos dedos. Massageie até todo o couro cabeludo e os fios ficarem cobertos. Cubra a cabeça, usando uma touca, e deixe por meia hora. Em seguida, lave com um xampu de sua preferência.

299 – Suco para repor o magnésio em nosso organismo

- 01 folha de couve
- 01 copo com água

Modo de fazer: bata no liquidificador os ingredientes, coe e tome o sumo.

300 – Suco Antirradicais Livres

- 01 kiwi
- 02 ramos de brócolis
- 01 couve-de-bruxelas
- 01 folha de couve
- 01 copo de água-de-coco ou água mineral

Modo de preparo: corte o kiwi em rodelas, pique o restante dos ingredientes e misture à água-de-coco com o adoçante ou água. Bata no liquidificador. Tomar um copo, 2 vezes ao dia.

301 – Fumaça para ajudar no combate ao Stress

- 07 folhas de louro

Modo de preparo: coloque as folhas de louro para queimar e inale a fumaça.

302 – Chá contra Úlcera Gastrointestinal

- 03 colheres de sopa de calêndula
- 01 copo de 200 ml de água
- 01 colher de chá de açúcar

Modo de fazer: leve ao fogo 3 colheres de sopa de calêndula para cada copo de 200ml de água. Deixe a água ferver durante 10minutos, desligue o fogo e acrescente a calêndula, então abafe por mais 10min. Quando a temperatura estiver adequada, coe a metade do chá de manhã e a outra metade na hora de dormir. Fazer durante 07 dias. *Obs.: Contraindicado para gestantes, lactantes e crianças.*

303 – Preparado contra Hérnias de Disco

- 15 folhas verdes da canela de velho
- 01 litro de água

Modo de fazer: ferva a água, desligue o fogo e acrescente a erva, abafe durante 30min, ou até esfriar. Coe e beba 1 xícara duas vezes ao dia, às principais refeições.

304 – Preparado para ajudar a regular o Intestino

- ¼ do mamão descascado
- 01 copo de 200 ml de água
- 06 ameixas
- 01 colher de sopa de linhaça
- 01 colher de sopa de farelo de trigo

Modo de fazer: deixe as ameixas de molho em copo com água. Na manhã do dia seguinte, bata todos os ingredientes no liquidificador e tome.

305 – Preparado para ajudar o bom funcionamento do Intestino

- 01 colher de chá de alcaçuz

Modo de fazer: todos os dias na hora do almoço, acrescentar o alcaçuz, misturar no arroz e comer.

306 – Combinação para repor o magnésio em nosso organismo

- Brócolis
- Couve
- Agrião
- Espinafre

Modo de fazer: faça a salada e acrescente no almoço e no jantar diariamente.

307 – Creme para o cabelo

- 01 cebola de cabeça
- 01 saco plástico resistente

Modo de fazer: corte a cebola em pedaços pequenos, coloque no saco plástico resistente e golpeie até que se transforme numa pasta. Aplique no couro cabeludo. Massageie até que todo o couro cabeludo e os fios fiquem cobertos. Cubra a cabeça, usando uma touca, e deixe por meia hora. Em seguida, lave com um xampu de sua preferência.

308 – Suco de melancia contra Ácido Úrico

- 02 xícaras com pedaços e sementes de melancia
- 01 copo de 200 ml de água
- 01 colher de açúcar mascavo

Modo de preparo: coloque os ingredientes no liquidificador e bata. Tome naturalmente.

309 – Preparado para ajudar a melhorar a Circulação do Sangue

- Borra de café
- 01 colher de sopa de azeite

Modo de fazer: umedeça as borras de café com o azeite e esfregue-as sobre as áreas desejadas em massagem circular. Espere agir por 15 minutos e enxágue.

310 – Chá contra Infecção Urinária

- 01 copo de 200 ml de água
- 01 colher de sopa de cavalinha

Modo de fazer: leve a água ao fogo e deixe ferver. Desligue o fogo e acrescente a cavalinha, então abafe por 10min. Quando a temperatura estiver adequada para o consumo, beba aos goles. Tome dois ou três copos por dia.

311 – Chá de melancia para ajudar a curar Infecção Urinária

- 01 copo de 200 ml de água
- 02 fatias de melancia

Modo de fazer: bata as fatias de melancia com um copo de água até obter uma bebida homogênea. Beba dois copos do suco por dia para controlar a infecção.

312 – Chá de mirtilos para ajudar a curar Infecção Urinária

- ½ copo de mirtilos (100ml)
- ½ copo de 200 ml de água
- mel a gosto

Modo de fazer: misture o suco de mirtilos com a água e adoce com uma pequena quantidade de mel. Beba diante do primeiro sinal de infecção urinária e repita a dose duas vezes ao dia.

313 – Preparado para ajudar a diminuir Veias Dilatadas

- Borra de café
- ½ copo de 200 ml de água

Modo de fazer: umedeça as borras de café com água e esfregue-as sobre as áreas desejadas em massagem circular. Espere agir por 15 minutos e enxágue.

314 – Chá da folha de amora contra Cólicas Menstruais

- 01 copo com água gelada
- 01 panela de ferro
- 01 colher de sopa com folhas secas de amora

Modo de Preparo: ferva a água, desligue o fogo e acrescente as folhas. Abafe a panela. Depois de frio tome-o naturalmente sem açúcar. Tome três xícaras por dia.

315 – Suco para repor o magnésio em nosso organismo

- 01 limão
- 01 copo 200 ml com água
- 01 colher de sopa de açúcar

Modo de fazer: esprema o limão, coe e misture com a água e o açúcar.

316 – Chá contra Eczema

- 01 colher de sopa de espinheira-santa
- 01 xícara de água quente

Modo de preparo: adicione a erva à água fervente, tampe e deixe repousar por cerca de 10 minutos. Coe. Faça compressa e aplique ainda quente sobre a lesão.

317 – Receita contra prisão de ventre

- 01 lima

Modo de fazer: consuma a lima como de costume e depois ingira o bagaço mastigando-o bem, pelo menos 30 mastigadas em cada gomo.

318 – Suco para repor o magnésio em nosso organismo

- 500 g de lima
- 02 xícaras de abacaxi cortado
- 1 ½ copo de água filtrada e gelada

Modo de preparo: esprema o limão, coe e misture com a água. Coloque no liquidificador. Acrescente o abacaxi. Bata até ficar um suco homogêneo. Tomar duas vezes ao dia.

319 – Preparado contra Ácido Úrico

- ½ pepino médio
- ½ cenoura ralada
- 01 água de coco

Modo de preparo: passe na centrífuga a cenoura e o pepino e acrescente a água de coco. Tome em seguida.

320 – Chá contra Acne

- 01 colher de sopa de espinheira-santa
- 01 xícara de água quente

Modo de preparo: adicione a erva à água fervente, tampe e deixe repousar por cerca de 10 minutos. Coe. Aplicar a compressa quente com o chá sobre a acne.

321 – Sementes que ajudam no combate aos problemas de Próstata

- 27 sementes de abóbora

Modo de fazer: descasque-as e amasse até virar um creme. Coma-o em torradas como patê.

322 – Suco contra Piorreia

- 500 g de lima
- 02 xícaras de abacaxi cortado
- 1 ½ copo de água filtrada e gelada

Modo de preparo: esprema o limão, coe e misture com a água. Coloque no liquidificador e acrescente o abacaxi. Bata até ficar um suco homogêneo. Tomar duas vezes ao dia.

323 – Suco para agir no combate à Febre

- 500 g de lima
- 02 xícaras de abacaxi cortado
- 1 ½ copo de água filtrada e gelada

Modo de preparo: esprema o limão, coe e misture com a água. Coloque no liquidificador e acrescente o abacaxi. Bata até ficar um suco homogêneo. Tomar duas vezes ao dia.

324 – Preparado para ajudar no tratamento do Diabetes

- 07 folhas de manga
- 250 ml de água

Modo de preparo: coloque as folhas imersas em água durante a noite. No dia seguinte, coe a bebida, para que fique somente a água. Divida em dois copos. Beba a mistura uma ou duas horas antes de deitar e a outra metade na hora em que for dormir.

325 – Chá contra gastrite

- 01 colher de sopa de espinheira-santa
- 01 xícara de água quente

Modo de preparo: adicione a erva à água fervente, tampe e deixe repousar por cerca de 10min. Coe e tome morno. Tome o chá 3 vezes ao dia, em jejum ou ½ hr antes de cada refeição.

326 – Preparado contra Gota

- ½ pepino médio
- ½ cenoura ralada
- 01 água de coco

Modo de preparo: passe na centrífuga a cenoura e o pepino e acrescente a água de coco. Tome em seguida.

327 – Fumaça para ajudar a acabar com as Dores de Cabeça

- 07 folhas de louro

Modo de preparo: coloque as folhas de louro para queimar e inale a fumaça.

328 – Preparado para ajudar na cura de Problemas Respiratórios

- 07 folhas de manga
- 250 ml de água
- 01 colher de sopa de mel

Modo de preparo: coloque as folhas na água fervida após ter desligado o fogo. Abafe. Deixe amornar e adicione o mel. Divida em três doses e tome. Uma dose antes do almoço, uma no jantar e a outra ao dormir.

329 – Pasta para ajudar a neutralizar as Picadas de Pernilongo

- 01 colher de chá de sal
- 01 colher de chá de água

Modo de preparo: faça uma mistura com o sal e a água até virar uma pasta. Lave o local ferido com água morna e depois aplique a mistura na área afetada e deixe agir por 30 minutos. Depois, basta enxaguar.

330 – Cuidando das Palpitações do Coração

- 01 maçã

Modo de preparo: rale a maçã sem as sementes e faça cataplasmas na região cardíaca, de duas em duas horas.

331 – Preparado para ajudar na cura da Diarreia

- 02 ou 03 maçãs

Modo de preparo: coma de 2 a 3 maçãs no desjejum, e tome o chá da casca dessas nos intervalos das refeições.

332 – Preparado para ajudar na cura de Calos e Fungos dos pés

- 05 aspirinas
- Suco de um limão
- 01-pedra pomes

Modo de preparo: coloque as aspirinas em um almofariz e triture até virar pó. Não deve ter uma argamassa. Você vai molhá-los com um pouco de água e achatar com um garfo ou objeto pesado. Após incorporado o pó resultante, adicione o suco de limão. Misture tudo até obter uma pasta espessa e suave. Se você perceber que está muito seca, adicione mais limão ou uma colher de sopa de água. Lave os pés para remover a sujeira acumulada na superfície. Em seguida, coloque uma fina camada de produto sobre as zonas afetadas por calos e fungos pelo tempo de 20 a 30 minutos, e enxágue com água morna. Depois, esfregue as áreas com uma pedra-pomes para remover a pele morta e dura. Repita duas ou três vezes por semana para melhores resultados.

333 – Chá com propriedades Anti-infecciosas

- 01 colher de sopa de espinheira-santa
- 01 xícara de água quente

Modo de preparo: adicione a erva à água fervente, tampe e deixe repousar por cerca de 10 minutos. Coe e tome morno. Tomar este chá 3 vezes por dia, em jejum ou meia hora antes de cada refeição.

334 – Cuidando da Conjuntivite

- 01 maçã

Modo de preparo: rale a maçã sem as sementes e coloque a polpa sobre as pálpebras, fazendo cataplasmas, de duas em duas horas.

335 – Chá para ajudar na reposição dos Glóbulos Vermelhos

- 30 g de espinheira-santa
- ½ litro com água

Modo de preparo: ferva a água e acrescente a erva. Abafe até esfriar. Tome até três xícaras ao dia.

336 – Chá para ajudar no aumento da capacidade antioxidante dos alimentos (ORAC)

- 01 copo de água
- Suco de ½ limão

Modo de preparo: você precisa somente espremer um limão e adicionar um copo de água morna. Se quiser e não for diabético, adoce com uma colher (sopa) de mel ou de açúcar mascavo.

337 – Preparado para ajudar na eliminação de Gordura Abdominal

- 01 copo de água
- 01 colher de chá de canela em pó (5 g)
- O suco de meio limão
- 01 colher de chá de mel (7,5 g)
- 01 pequeno pedaço de gengibre

Modo de preparo: aqueça o copo de água e, quando ferver, desligue o fogo e adicione todos os ingredientes, exceto o mel. Permita que a decocção ocorra por 10 minutos e, em seguida, deixe descansar outros 5min. Adoçar com uma colher de chá de mel e beber normalmente.

338 – Chá para ajudar no aumento da capacidade antioxidante dos alimentos (ORAC)

- 200 ml de limão
- 01 colher (chá) de sal amargo (o mesmo que sal de Epsom)

Modo de preparo: misture os ingredientes e tome antes de dormir. Se quiser e não for diabético, adoce com uma colher (chá) de mel ou de açúcar mascavo. *Obs.:* Deve ser feita apenas sete dias e uma única vez por ano (mas todos os anos).

339 – Chá para ajudar no tratamento contra Conjuntivite

- 01 xícara de água destilada
- 01 colher de chá de sal

Modo de preparo: ferva a água, desligue o fogo e acrescente o sal. Misture até dissolver bem. Ao amornar, coloque em um vidro com conta-gotas. Quando estiver frio poderá aplicar de uma a duas gotas em cada olho. Pode-se aplicar várias vezes ao dia.

340   Chá para ajudar na cura de Aftas

- ¼ xícara de água
- 02 colheres de chá de sal

Modo de preparo: Esquente a água, desligue o fogo e acrescente o sal. Misture bem. Ao amornar, faça o bochecho. Repita o procedimento duas ou três vezes ao dia.

341 – Chá para ajudar a melhorar a Digestão

- 01 copo de água fervida
- 02 folhas de louro

Modo de preparo: coloque duas folhas de louro em um copo de água já fervida. Divida em três poções e tome três vezes ao dia.

342 – Chá para ajudar na reposição dos Glóbulos Vermelhos

- 30 g de espinheira-santa
- ½ litro com água

Modo de preparo: ferva a água e acrescente a erva. Abafe até esfriar. Tome até três xícaras ao dia.

343 – Preparado para acabar com a Coriza

- 01 colher de chá de sal
- 02 xícaras de água morna destilada

Modo de preparo: misture bem e use a solução nasal. Aliviará os sintomas do nariz entupido e da coriza.

344 – Chá para ajudar no combate a Linfomas

- 01 colher de sopa da raiz de gengibre
- 01 colher de sopa da raiz de astrágalo
- ½ litro de água

Modo de preparo: despeje 1 colher de sopa de raiz de gengibre e outra de raiz de astrágalo em meio litro de água e deixe ferver por 10 minutos. Tampe e deixe esfriar por 20 minutos. Tome ao longo do dia. Esse remédio ajuda não apenas a combater náuseas causadas pela quimioterapia, mas também reforça o sistema imunológico.

345 – Preparado para ajudar no alívio das Contusões

- 250 ml de azeite de oliva
- 07 folhas de louro
- Algodão

Modo de preparo: coloque em imersão as folhas dentro de 250 ml de azeite de oliva. Deixe repousar por 15 dias. Após esse período, coe e aplique o óleo com algodão sobre as lesões cutâneas.

346 – Preparado para ajudar no extermínio de Acne

- 250 ml de azeite de oliva
- 07 folhas de louro
- Algodão

Modo de preparo: coloque em imersão as folhas dentro de 250 ml de azeite de oliva. Deixe repousar por 15 dias. Após esse período, coe e aplique o óleo com algodão sobre as espinhas.

347 – Preparado para ajudar a aliviar Dor de Garganta

- ½ colher de chá de sal
- 01 xícara de água morna

Modo de preparo: misture bem e faça o gargarejo.

348 – Preparado para ajudar a diminuir a Glicose

- 01 alho-poró
- 02 quiabos
- 02 litros de água mineral

Modo de preparo: adicione o alho poró juntamente com as suas raízes. Em seguida, despeje cerca de metade da garrafa com água mineral. Coloque o alho-poró. Corte as extremidades dos 2 quiabos frescos e coloque-os na garrafa com a água mineral e deixe-os ficar assim por 24 horas. No dia seguinte, tome a bebida como se fosse água e, quando terminar, prepare nova dosagem.

349 – Chá para combater problemas do Fígado

- 30 g de espinheira-santa
- 02 copos com água

Modo de preparo: ferva a água e acrescente a erva. Abafe até esfriar. Tome até três xícaras ao dia.

350 – Fumaça para ajudar na limpeza das vias nasais

- 07 folhas de louro

Modo de preparo: coloque as folhas de louro para queimar e inale a fumaça.

351 – Preparado para ajudar a acabar com Olheiras

- ½ colher de chá de sal
- 01 recipiente médio de água morna
- 01 chumaço de algodão

Modo de preparo: faça uma mistura com o sal no recipiente. Mergulhe o algodão e aplique a mistura nas pálpebras fechadas na "bolsa" dos olhos, região onde as olheir0as se instalam. Deixe que dois pedaços de algodão embebidos com a solução repousem sobre seus olhos fechados por 20 minutos.

352 – Chá de soprão para prevenir Distúrbios Digestivos

- 03 a 04 colheres de chá da erva
- 01 xícara de água

Como usar: para distúrbios digestivos faça uma decocção usando 3 a 4 colheres de chá da erva para cada xícara de água.

353 – Preparado para Escaldar os Pés

- ½ xícara de chá de sal
- ½ banheira ou ½ balde de água morna

Modo de preparo: experimente dissolver o sal na bacia grande e cheia de água morna. Mergulhe os pés e deixe-os de molho de 15 a 20 minutos. O produto tem o poder de relaxar os músculos dos pés e proporcionar sensação agradável de bem-estar. Esse procedimento pode ser realizado diariamente.

354 – Receita contra Linfomas

Modo de usar: Consuma 3 xícaras de chá verde por dia. Este chá é rico em catequinas e epicatequinas; substâncias naturais contra o câncer e antitumorais, de modo que os efeitos concentrados do chá verde resultam eficazes no que protege de uma grande variedade de cânceres, incluindo linfomas.

355 – Preparado para ajudar a acabar com a Depressão

- 03 folhas de louro
- 01 copo de 200 ml de água

Modo de preparo: deixe as três folhas de molho em um copo com água no decorrer da noite. No dia seguinte, beba assim que acordar.

356 – Chá da folha de amora para Melhorar a Pele

- 01 copo com água gelada
- 01 panela de ferro
- 01 colher de sopa com folhas secas de amora

Modo de Preparo: ferva a água, desligue o fogo e acrescente as folhas. Abafe a panela. Depois de frio tome-o naturalmente sem açúcar. Tome três xícaras por dia.

357 – Preparado para ajudar no tratamento do Diabetes

- 10 folhas de louro
- 1/2 copo de 200 ml com água

Modo de preparo: corte o fruto em rodelas, coloque-o no liquidificador e despeje a água. Bata até ficar homogêneo. Se desejar coe, poderá fazê-lo. Tome durante o dia, como água.

358 – Chá para ajudar no tratamento de Enterites

- 30 g de espinheira-santa
- 02 copos com água

Modo de preparo: ferva a água e acrescente a erva. Abafe até esfriar. Tome até três xícaras ao dia.

359 – Preparado contra Ácido Úrico

- ½ pepino médio
- ½ cenoura ralada
- 01 copo de 200 ml de água

Modo de preparo: passe na centrífuga a cenoura e o pepino e acrescente a água. Tome naturalmente.

360 – Cuidando da Conjuntivite

- 01 maçã

Modo de preparo: Ralar a maçã sem as sementes e coloque a polpa sobre as pálpebras, fazendo cataplasmas, de duas em duas horas.

361 – Xarope Expectorante

- 200 g de açúcar
- 07 cravos
- 01 pitada de canela
- um limão (cortado em quatro, com casca)
- 500 ml de água
- 07 folhas de guaco
- 01 colher de sopa de camomila

Modo de preparo: derreta o açúcar com cravo, canela e o limão. Acrescente a água e o guaco. Deixe apurar, apague o fogo e coloque a camomila. Coe a mistura e tome uma colher duas vezes por dia.

362 – Suco de melancia contra ácido úrico

- 02 xícaras com pedaços e sementes de melancia
- 01 água de coco
- 01 colher de açúcar mascavo

Modo de preparo: coloque os ingredientes no liquidificador e bata. Tome naturalmente.

363 – Suco de melancia contra gota

- 02 xícaras com pedaços e sementes de melancia
- 01 água de coco
- 01 colher de açúcar mascavo

Modo de preparo: coloque os ingredientes no liquidificador e bata. Tome naturalmente.

364 – Sementes que fortalecem o organismo contra Fungos

- 27 sementes de abóbora

Modo de fazer: descasque-as e amasse até virar um creme. Coma-o em torradas como patê.

365 – Preparado contra Gota

- ½ pepino médio
- ½ cenoura ralada
- 01 copo de 200 ml de água

Modo de preparo: passe na centrífuga a cenoura e o pepino e acrescente a água. Tome naturalmente.

366 – Suco de abacaxi contra Inflamação

- 01 copo de água
- 02 rodelas de abacaxi
- 06 folhas de hortelã
- 01 colher de mel

Modo de fazer: coloque tudo no liquidificador. Bater bem até obter uma mistura homogênea. Tomar sem coar.

367 – Chá para reduzir o Açúcar no Sangue

- 02 colheres de sopa de carqueja
- ½ litro de água

Modo de preparo: coloque a erva na água fervente. Abafe por 10 minutos e coe. Tomar 03 vezes ao dia.

368 – Chá para ajudar no combate à Constipação

- 30 g de espinheira-santa
- 02 copos com água

Modo de preparo: ferva a água e acrescente a erva. Abafe até esfriar. Tome até três xícaras ao dia.

369 – Chá para tratamento da Tifoide

- ½ colher de chá de alho amassado
- 01 xícara de leite
- 04 xícaras de água

Modo de preparo: ferva bem até reduzir a ¼ do conteúdo. Beber três vezes por dia.

370 – Suco de abacaxi para ajudar contra Anemia

- ½ litro de água
- ½ abacaxi pérola picado
- 02 cenouras
- Mel ou açúcar mascavo a gosto

Modo de fazer: coloque tudo no liquidificador. Bata bem até obter uma mistura homogênea e sirva gelado. Não precisa coar.

371 – Suco de abacaxi contra Inflamação

- 02 goiabas sem a casca
- ½ litro de leite desnatado

Modo de fazer: coloque tudo no liquidificador. Bata bem até obter uma mistura homogênea. Tomar sem coar.

372 – Chá de amargosa para prevenir Distúrbios Digestivos

- 03 a 04 colheres de chá da erva
- 01 xícara de água

Como usar: para distúrbios digestivos faça uma decocção usando 3 a 4 colheres de chá da erva para cada xícara de água.

373 – Suco auxiliar no combate à Anemia

- 03 copos com água de côco
- 01 maçã madura, sem a casca e sem as sementes
- 06 folhas de hortelã
- 01 colher de mel

Modo de fazer: coloque tudo no liquidificador. Bata bem até obter uma mistura homogênea. Tomar sem coar.

374 – Chá para evitar Queda de Cabelo

- 01 copo com água gelada
- 01 panela de ferro
- 01 colher de sopa com folhas secas de amora

Modo de Preparo: ferva a água, desligue o fogo e acrescente as folhas. Abafe a panela. Depois de frio tome o chá naturalmente, sem açúcar. Tome três xícaras por dia.

375 – Suco contra Arteriosclerose

- 01 copo com água gelada
- 50 g da polpa de acerola
- 01 colher de chá com óleo de girassol

Modo de fazer: coloque tudo no liquidificador. Tomar duas vezes ao dia.

376 – Chá contra Azia

- 30 g de espinheira-santa
- 02 copos com água

Modo de preparo: ferva a água e acrescente a erva. Abafe até esfriar. Tome até três xícaras ao dia.

377 – Chá auxiliar no combate à Artrite

- 06 folhas de sálvia
- 03 galhos de alecrim
- 03 folhas de cavalinha
- 01 copo de água
- Mel ou açúcar mascavo a gosto

Modo de fazer: ferva a água, desligue o fogo e acrescente as ervas. Abafe durante 15min. Divida em duas doses. Tome uma dose no intervalo do café e do almoço e a outra ao deitar.

378 – Chá para ajudar no Emagrecimento

- 01 copo com água gelada
- 01 panela de ferro
- 01 colher de sopa com folhas secas de amora

Modo de Preparo: ferva a água, desligue o fogo e acrescente as folhas. Abafe a panela. Depois de frio tome o chá naturalmente, sem açúcar. Tome três xícaras por dia.

379 – Suco para ajudar a Emagrecer

- 150 ml de chá verde gelado (infusão)
- 1 folha de couve
- 1 lasca de gengibre
- 150 ml de suco de uva integral

Modo de Preparo: bata todos os ingredientes no liquidificador. Consuma em seguida sem coar e adoçar.

380 – Suco auxiliar no combate à Bronquite Asmática

- Suco de uma laranja
- 02 ramos de agrião
- ½ cenoura
- ½ copo com água
- 01 colher de sopa com mel de eucalipto

Modo de fazer: prepare o suco da laranja e, em seguida, bata no liquidificador com o restante dos ingredientes. Fazer três vezes ao dia e tomar entre as principais refeições.

381 – Preparado para ajudar a Emagrecer

- 01 xícara de uva fresca
- 01 xícara de água
- ½ xícara de sementes de romã

Modo de preparo: coloque os ingredientes no liquidificador e bata. Tomar sem coar.

382 – Chá para reduzir o Açúcar no Sangue

- 02 colheres de sopa de vassoura
- ½ litro de água

Modo de preparo: coloque a erva na água fervente. Abafe por 10min e coe. Tomar 03 vezes ao dia.

383 – Xarope Broncodilatador

- 200 g de açúcar
- 07 cravos
- 01 pitada de canela
- um limão (cortado em quatro, com casca)
- 500 ml de água
- 07 folhas de guaco
- 01 colher de sopa de camomila

Modo de preparo: derreta o açúcar com cravo, canela e o limão. Acrescente a água e o guaco. Deixe apurar, apague o fogo e coloque a camomila. Coe a mistura e tome uma colher duas vezes por dia.

Diversos: sucos, chás, misturas, banhos, preparados | 397

384 – Suco de limão, couve e chá verde

- 1,5 litro de chá verde
- Suco de 4 limões tahiti orgânicos sem casca
- 1 maço de couve manteiga

Modo de Preparo: bata todos os ingredientes no liquidificador, coe e sirva-se.

385 – Chá de combate a Linfomas

- 01 colher de sopa de folhas de oliva
- 01 copo de água fervida

Modo de preparo: despeje as folhas de oliva no copo com água bem quente e deixe por 10min. Cubra e deixe esfriar. Tome uma xícara por dia. Este remédio é rico em polifenois e flavonoides que são extremamente importantes na defesa que tem o organismo contra o câncer.

386 – Chá para aliviar Cólicas

- ½ litro de água
- 01 colher de sopa com folhas secas de erva-doce
- Açúcar a gosto (quanto menos melhor)

Modo de Preparo: ferva a água, desligue o fogo e acrescente a erva. Abafe por uns 10min.

387 – Mistura para tratamento da Tifoide

- 02 bananas amassadas
- ½ copo de iogurte
- 01 colher de chá de mel

Modo de preparo: misture as bananas ao iogurte e adicione o mel, ingerir durante uma semana.

388 – Chá de amor-dos-homens para prevenir Distúrbios Digestivos

- 03 a 04 colheres de chá da erva
- 01 xícara de água

Como usar: para distúrbios digestivos faça uma decocção usando 3 a 4 colheres de chá da erva para cada xícara de água.

389 – Chá para ajudar no combate a Náuseas

- 01 colher de sopa da raiz de gengibre
- 01 colher de sopa da raiz de astrágalo
- ½ litro de água

Modo de preparo: despeje o gengibre e o astrágalo em meio litro de água e deixe ferver por 10 minutos. Tampe por 30 minutos. Tome ao longo do dia.

390 – Suco para ajudar no combate a Gases Intestinais

- 05 xícaras de uva

Modo de usar: faça desjejuns dia sim, dia não, com a polpa da fruta.

391 – Suco de butiá para Emagrecer

- Três litros de água
- 1kg de açúcar
- 800g de casca de butiá

Modo de Preparo: lave-os bem antes de descascar, ferva a casca com água durante 15min., retire do fogo e deixe descansando por seis horas. Coe, adicione o açúcar e leve novamente ao fogo. Quando ferver e o açúcar estiver bem diluído, desligue-o e estará pronto. Intercale entre uma semana e outra. No jejum ao acordar. Tome o café somente após 40 minutos. O lanche da tarde será composto de vitaminas, shakes ou este suco com algum alimento sólido. Se optar por esta terceira opção verá que fez a escolha certa.

392 – Chá para ajudar no combate às Dores de Estômago

- 30 g de espinheira-santa
- 02 copos com água

Modo de preparo: ferva a água e acrescente a erva. Abafe até esfriar. Tome até três xícaras ao dia.

393 – Chá de Amora

- 01 copo com água gelada
- 01 panela de ferro
- 01 colher de sopa com folhas secas de amora

Modo de Preparo: ferva a água, desligue o fogo e acrescente as folhas. Abafe a panela. Depois de frio tome-o naturalmente sem açúcar. Tome três xícaras por dia.

394 – Chá de erva-doce para a saúde dos Olhos

- 01 copo de água
- 01 colher de chá com folhas secas de erva-doce
- 02 bolas pequenas de algodão

Modo de Preparo: ferva a água, desligue o fogo e coloque a erva. Abafe por 10min. Deixe amornar, molhe o algodão e o coloque sobre o olho. Deixe descansar por 10min e poderá tirar.

395 – Chá de Mutamba

- 01 colher de sopa de mutamba
- 01 copo com água

Modo de Preparo: ferva a água, desligue o fogo e acrescente a erva. Deixe tampado por 10 minutos. Coe e tome.

396 – Chá de Aroeira

- ¼ litro de água (ou um copo)
- 25g de aroeira

Modo de Preparo: ferva a água, desligue o fogo e acrescente a erva. Deixe tampado por 10 minutos. Coe e tome de 3 a 4 colheres de sopa por dia. Se quiser poderá adoçar a gosto.

397 – Chá para tratamento da Elefantíase

- 01 litro de água
- 150 g de folhas de pata-de-vaca

Modo de Preparo: coloque as folhas de pata-de-vaca na água fervente e deixe repousar por 5 minutos. Coe e aplique compressas do chá sobre o membro afetado com elefantíase. (externamente)

398 – Chá para tratamento da Elefantíase

- 01 litro de água
- 30 g de folhas de pata-de-vaca

Modo de Preparo: ferva a água, desligue o fogo e coloque as folhas de pata-de-vaca abafando-as. Deixe repousar de 5 a 10 minutos. Coe e beba o chá. *Obs.: Os dois preparos devem ser feitos simultaneamente. Um externamente e o outro ingerido. (internamente)*

399 – Chá para tratamento de Linfomas

- ½ litro de água
- 01 colher de sopa de salsa

Modo de preparo: despeje as folhas de salsa na panela com água e deixe ferver por 10min. Tome ao longo do dia. Os fatores de crescimento são a principal causa de linfoma e de outros tipos de câncer, mas felizmente, a salsa tem sido relacionada com a inibição do crescimento epitelial, protegendo assim o corpo contra o linfoma, ou abrandando a sua propagação.

400 – Xarope Anti Tosses

- 200 g de açúcar
- 07 cravos
- 01 pitada de canela
- um limão (cortado em quatro, com casca)
- 500 ml de água
- 07 folhas de guaco
- 01 colher de sopa de camomila

Modo de preparo: derreta o açúcar com cravo, canela e o limão. Acrescente a água e o guaco. Deixe apurar, apague o fogo e coloque a camomila. Coe a mistura e tome uma colher duas vezes por dia.

401 – Chá para ajudar no combate a Refluxo

- 30 g de espinheira-santa
- 02 copos com água

Modo de preparo: ferva a água e acrescente a erva. Abafe até esfriar. Tome de 02 a 03 xícaras ao dia.

402 – Chá para ajudar no reforço do Sistema Imunológico

- 01 colher de sopa da raiz de gengibre
- 01 colher de sopa da raiz de astrágalo
- ½ litro de água

Modo de preparo: despeje o gengibre e o astrágalo em meio litro de água e deixe ferver por 10 minutos. Tampe e deixe esfriar por 30 minutos. Tomar ao longo do dia.

403 – Chá para reduzir o Açúcar no Sangue

- 02 colheres de sopa de bacanta
- ½ litro de água

Modo de preparo: coloque a erva na água fervente. Abafe por 10 minutos e coar. Tomar 03 vezes ao dia.

404 – Chá para ajudar no combate ao Mau Hálito causado por Distúrbios Estomacais

- 30 g de espinheira-santa
- ½ litro de água

Modo de preparo: ferva a água e acrescente a erva. Deixe esfriar tampada. Tomar até três xícaras ao dia e faça bochechos.

405 – Chá contra Labirintite

- 01 colher (sopa) de flor de violeta
- 01 colher (sopa) de flor de cravo-de-defunto-de-jardim
- 01 colher (sopa) de erva-melissa ou erva-cidreira
- 01 colher (sopa) de folhas de laranjeira
- 01 colher (sopa) de folhas de louro
- ½ litro de água

Modo de preparo: ferva a água, desligue o fogo e acrescente as ervas todas. Tampe e deixe amornar. Toma-se 01cálice, 3 vezes ao dia.

406 – Chá para diminuir Ansiedade

- 01 colher de sopa de capim-catinga
- 01 xícara de água fervendo

Modo de preparo: coloque a erva na água fervente. Abafe por 10 minutos, coe. Tome 2 xícaras do chá diariamente, durante três dias. Adoçar a gosto.

407 – Chá para ajudar na Eliminação de Gases

- 01 colher de chá de folhas de alcarávia
- 02 xícaras de água fervente

Modo de preparo: após fervida a água, adicione a erva e tampe. Deixe tampado por 15 minutos e coe. Tomar 2 xícaras por dia.

408 – Chá para ajudar no tratamento ao Suor Excessivo

- 01 colher de sopa de folha de eucalipto
- 01 copo com água

Modo de preparo: ferva a água e acrescente a erva. Abafe durante 10 minutos. Deixe esfriar e use um algodão ou toalha macia embebida nas áreas afetadas.

410 – Pasta para ajudar no tratamento ao Suor Excessivo

- 01 colher de sopa de bicarbonato de sódio
- 01 colher com água

Modo de preparo: misture bem até formar uma pasta. Passe a mistura nas axilas após o banho, por duas a três vezes ao dia. Deixe agir por cinco minutos e enxágue.

411 – Chá para tratamento da Tifo

- 01 xícara de água
- 20 folhas de manjericão
- 01 colher de chá de gengibre moído

Modo de preparo: ferva a água e acrescente as ervas. Deixe ferver até ficar pela metade. Adicione um pouco de mel e beba 2 ou 3 vezes por dia, durante 03 dia.

412 – Chá de coroa-de-monge para prevenir Distúrbios Digestivos

- 03 a 04 colheres de chá da erva
- 01 xícara de água

Como usar: para distúrbios digestivos faça uma decocção usando 3 a 4 colheres de chá da erva para cada xícara de água.

413 – Chá contra Hemorragia

- 25 gramas de casca de azinheira
- ½ litro de água

Modo de preparo: ferva a erva em meio litro d'água, por 05 minutos, tampe por mais 15. Deixe esfriar e coe. Tomar quatro xícaras por dia.

414 – Fórmula Antileucemia

- Gengibre
- pimenta do reino
- páprica
- cúrcuma

Modo de preparo: misture tudo e acrescente uma pitada às refeições.

415 – Soro caseiro

- 01 colher de chá de sal
- 06 colheres de chá açúcar
- 01 litro de água

Modo de preparo: misture tudo e tome 01 colher 3 vezes ao dia.

416 – Tintura para aliviar Torções

- 20 g de arnica
- 100 ml de álcool
- ½ litro de água

Modo de preparo: coloque a arnica no álcool e deixe descansar por dez dias. Armazene o concentrado em uma garrafa fechada e, quando necessário, dilua na água. Passe sobre a torção. Obs.: Não use a tintura em feridas abertas.

417 – Descanso para os Olhos

- ½ copo com água fervida
- Erva-de-santa-luzia
- Algodão

Modo de preparo: ferva a água e acrescente a erva. Abafe até esfriar. Molhe um pedaço de algodão para cada olho. Coloque-os no olho por pelo menos 15 minutos.

418 – Chá para ajudar no combate a Febres

- 01 colher de chá de folhas de alcarávia
- 02 xícaras de água fervente

Modo de preparo: após fervida a água, adicione a erva e tampe. Deixe tampado por 15 minutos, coar e a tomar 2 xícaras por dia.

419 – Chá para ajudar no tratamento da Sífilis

- 01 litro de água
- 02 colheres (sopa) de carobinha-do-campo

Modo de preparo: adicione 01 litro de água e deixe ferver durante 3min. Em seguida, adicione as duas colheres da erva, deixe em infusão durante 10min. Beber 01 xícara de 02 a 03 vezes ao dia.

420 – Chá para ajudar no Emagrecimento

- 30 g de espinheira-santa
- 02 copos com água

Modo de preparo: ferva a água e acrescente a erva. Abafe até esfriar. Tome 03 xícara/dia.

421 – Chá para ajudar no tratamento ao Suor Excessivo

- 02 colheres de folha de nogueira
- 02 copos com água

Modo de preparo: ferva a água e acrescente a erva. Abafe durante 10 minutos. Deixe esfriar e use um algodão ou toalha macia embebida nas áreas afetadas.

422 – Chá para ajudar no tratamento da Sífilis

- 01 litro de água
- 02 colheres (sopa) de douradinha-verdadeira-do-campo

Modo de preparo: adicione em 01 litro de água fervida, 02 colheres da erva e deixe em infusão durante 10 minutos. Beba 01 xícara de 02 a 03 vezes ao dia.

423 – Chá verde para ajudar no tratamento contra Barriga D'água

- 01 litro de água
- 13 g de folhas de boldo
- 13 g de folhas de losna
- 13 g de picão

Modo de preparo: adicione em 01 litro de água fervida as ervas e tampe. Após 15 minutos coar. Tomar 3 xícaras por dia, durante 15 dias.

424 – Como perder a Barriga

- 01 colher de sopa de hibisco seco
- 01 colher de sopa de cavalinha seca
- 01 pau de canela.

Modo de preparo: coloque o hibisco, a cavalinha e a canela na água fervente. Após 10 minutos, coar e já estará pronto para consumir.

425 – Chá para ajudar no tratamento ao Suor Excessivo

- 02 colheres de folha de sálvia
- 02 copos com água filtrada

Modo de preparo: ferva a água e acrescente a erva. Abafe durante 10 minutos. Deixe esfriar, coe e beba duas vezes por dia.

426 – Chá verde para ajudar no tratamento da Transpiração

- 01 litro de água
- 04 saquinhos de chá verde

Modo de preparo: ferva a água e acrescente a erva fervendo os saquinhos na água. Use a mistura, depois de fria, para lavar as áreas afetadas do corpo (para aplicar no rosto, use um chumaço de algodão). O chá verde possui propriedades calmantes e adstringentes.

427 – Chá para reduzir o Açúcar no Sangue

- 02 colheres de sopa de amargosa
- ½ litro de água

Modo de preparo: coloque a erva na água fervente. Abafar por 10 minutos e coar. Tomar 03 vezes ao dia.

428 – Mistura para ajudar no tratamento da Sífilis

- 01 alcachofra (caldo)
- 01 cebola
- 01 litro de água
- 03 dentes de alho
- Suco de limão

Modo de preparo: pique bem todos os ingredientes e leve ao fogo, cozinhe por meia hora. Em seguida, coe o caldo e tome uma xícara, três vezes ao dia. Em cada dose, acrescentar o suco de um limão.

429 – Chá para ajudar no tratamento contra Barriga D'água

- ½ litro de água
- 02 colheres (de chá) das folhas secas de rábano-silvestre

Modo de preparo: após fervida a água, desligue o fogo, adicione a erva e tampe. Após 5 minutos, coar e tomar de 2 a 3 xícaras por dia.

430 – Mistura para ajudar no tratamento da Depressão

- 01 copo (250ml) de leite
- ½ colher de chá de cardamomo em pó (2,5 g)

Modo de preparo: aqueça uma xícara de leite e, quando estiver morno, acrescente o cardamomo em pó. Tome uma vez ao dia.

431 – Chá para diminuir Ansiedade

- 01 colher de sopa de capim-cheiroso
- 01 xícara de água fervendo

Modo de preparo: coloque a erva na água fervente. Abafe por 10 minutos, coe. Tomar 2 xícaras do chá diariamente durante três dias. Adoçar a gosto.

432 – Receita para ajudar contra Inflamaçoes na Boca

- 01 um pedaço da entrecasca de ipê-roxo
- 01 xícara com água

Modo de preparo: ferva a erva com a água. Tampe e deixe esfriar. Coar e fazer gargarejos 02 vezes ao dia.

433 – Fórmula para ajudar no combate a Infecções

- 03 galhos de alecrim
- Água

Modo de usar: coloque vários ramos de alecrim em uma bacia e despeje água fervente dentro dela. Tente fazer uma vaporização. Sem calcinha, mas enrolada numa toalha, agache sobre o vapor, de modo que o vapor chegue até a vulva. Permaneça na posição até o vapor acabar. *Obs.: Deve ser feita apenas por mulheres que não usam DIU de cobre ou o SIU Mirena.*

434 – Fórmula anti-tumor de Mama.

- Gengibre
- pimenta do reino
- páprica
- cúrcuma

Modo de preparo: misture tudo e consuma uma pitada nas refeições.

435 – Mistura para ajudar no tratamento de Transtornos Depressivos

- 01 copo de suco de laranja (200 ml)
- ¼ colher de chá de açafrão (1g)

Modo de preparo: misture o açafrão na laranjada e tome duas vezes ao dia.

436 – Mistura para ajudar no combate a Desequilíbrios Emocionais

- 01 copo de suco de maçã (200 ml)
- 01 copo (250ml) de leite
- 01 colher de sopa de mel (25 g)

Modo de preparo: Extraia o suco de uma maçã madura e bata-o no liquidificador com uma xícara de leite morno e uma colher de sopa de mel. Beba-o duas vezes ao dia.

437 – Suco para ajudar na eliminação de Vermes

- 01 xícara com pedaços de melancia (polpa vermelha, branca e sementes)
- ½ copo com água
- ½ colher de sopa de açúcar

Modo de usar: bata tudo no liquidificador e tome em jejum.

438 – Chá para ajudar no tratamento contra Diarreia

- 02 copos de água (200 ml)
- 05 folhas de mandioca

Modo de preparo: após fervida a água, desligue o fogo, adicione a erva e tampe por 15 minutos, coe e tome 2 xícaras por dia.

439 – Chá para ajudar no tratamento contra Diarreia

- 01 litro de água
- 100 g do caule da mandioca
- 15 g de gengibre
- Uma haste de capim-limão

Modo de preparo: ferva a água com os ingredientes até ficar pela metade. Deixe tampado por 15 minutos e coe. Tome 2 xícaras por dia a cada 8 horas.

440 – Chá de taraxaco para prevenir Distúrbios Digestivos

- 03 a 04 colheres de chá da erva
- 01 xícara de água

Como usar: para distúrbios digestivos faça uma decocção usando 3 a 4 colheres de chá da erva para cada xícara de água.

441 – Chá para ajudar no combate a Cólicas Menstruais

- 01 colher de chá de folhas de alcarávia
- 02 xícaras de água fervente

Modo de preparo: depois de fervida a água, adicione a erva e tampe por 15 minutos. Coe e tome 2 xícaras por dia.

442 – Água indicada para Problemas na Pele

- ½ copo de água gelada
- 03 folhas de boldo.

Modo de preparo: bata no liquidificador e deixe descansar por dez minutos antes de ingeri-la. Faça o consumo de um copo por dia, durante uma semana sem parar.

443 – Chá para ajudar no combate à Tuberculose Pulmonar

- 25 gramas de casca de azinheira
- ½ litro de água

Modo de preparo: ferva a erva em meio litro d'água durante quinze minutos. Deixe esfriar e coe. Tomar quatro xícaras por dia.

444 – Preparado para redução de Hematomas

- 01 colher de sopa com folhas picadas da orelha-de-asno
- 01 xícara de água fervendo

Modo de preparo: coloque a erva na água fervente. Abafe por 10 minutos. Embeba uma gaze com o preparado ainda morno e aplique na mancha roxa durante 30 minutos.

445 – Chá calmante

- Água
- suco de dois limões
- açúcar a gosto
- uma xícara de chá de capim-limão

Modo de preparo: faça um litro de limonada (água, suco de dois limões e açúcar a gosto) e acrescente uma xícara de chá de capim-limão. Bata bem e coe duas vezes para tirar o excesso de fibras cortantes. Tome à vontade.

446 – Chá para diminuir Ansiedade

- 01 colher de sopa de sidró
- 01 xícara de água fervendo

Modo de preparo: coloque a erva na água fervente. Abafe por 10 minutos, coe. Tome 2 xícaras do chá diariamente durante três dias. Adoçar a gosto.

447 – Gargarejos cicatrizantes contra Dor de Garganta

- uma xícara de água
- uma colher de sopa de malva

Modo de preparo: ferva a água, desligue o fogo e acrescente uma colher de sopa da planta fresca. Deixe amornar e faça o gargarejo antes de deitar.

448 – Suco para ajudar na Falta de Apetite

- 02 xícaras de suco puros de uva

Modo de usar: tome 01 xícara do suco no mínimo 3 horas após o desjejum e 3 horas após o almoço.

449 – Chá para diminuir a Ansiedade

- 01 colher de chá da raiz fatiada da erva-de-são-jorge
- 01 xícara água fervente

Modo de preparo: coloque a raiz fatiada na água quente. Abafe por cinco minutos e coe e tome ao esfriar.

450 – Chá para aliviar Queimaduras

- 01 colher de sobremesa de flores picadas de calêndula
- 01 xícara de água fervente

Modo de usar: coloque a erva na água fervente. Abafe por 10 minutos, coe. Tome 2 xícaras do chá diariamente nos oito dias anteriores à menstruação.

451 – Receita para ajudar contra Doenças do Fígado

- 05 xícaras de uva

Modo de usar: faça desjejuns dia sim, dia não, com a polpa da fruta.

452 – Suco para ajudar na eliminação da Febre

- 01 xícara com pedaços de melancia
- ½ copo com água
- ½ colher de sopa de açúcar

Modo de usar: bata tudo no liquidificador e tome. *Obs.: Fazer o suco a cada três horas e tomar.*

454 – Fórmula atuante em Inflamações da Amigdalite

- 01 colher de sopa de raízes ou entrecasca do cipó-de-gato seco
- 01 xícara de água quente

Modo de preparo: faça uma decocção usando as raízes ou entrecasca do cipó seco para cada xícara de água. Tomar uma única vez, pela manhã.

455 – Receita para ajudar contra Inflamação de Garganta

- 01 um pedaço da entrecasca de ipê-roxo
- 01 xícara com água

Modo de preparo: Ferva a erva com a água. Deixar esfriar e coar. Fazer gargarejos 02 vezes ao dia.

456 – Receita para o Coração

- 03 cajás
- 01 copo (250ml) de leite

Modo de preparo: bata tudo no liquidificador e tome.

457 – Chá Antirreumático

- 01 colher de sopa de capim-limão
- 01 xícara de água fervendo

Modo de preparo: coloque a erva na água fervente. Abafe por 10 minutos, coe. Adoçar a gosto e tomar a vontade.

458 – Chá para diminuir Ansiedade

- 01 colher de sopa de vervena
- 01 xícara de água fervendo

Modo de preparo: coloque a erva na água fervente. Abafe por 10 minutos, coe. Tome 2 xícaras do chá diariamente durante três dias. Adoçar a gosto.

459 – Chá para ajudar no combate a Herpes

- 13 folhas de cajá
- 01 litro de água

Modo de preparo: ferva a erva com a água. Deixar esfriar e coar.

460 – Compressa contra Picadas

- Folhas de poejo

Modo de preparo: lave as folhas de poejo e coloque sobre as picadas. A planta alivia o incômodo da coceira.

461 – Fórmula Anticancerígena

- Gengibre
- pimenta do reino
- páprica
- cúrcuma

Modo de preparo: Misturar tudo e acrescentar uma pitada às refeições.

462 – Chá para diminuir Fungos

- 01 colher de sobremesa de flores picadas de calêndula
- 01 xícara de água fervente

Modo de usar: coloque a erva na água fervente. Abafe por 10 minutos, coe. Tome 2 xícaras do chá diariamente nos oito dias anteriores à menstruação.

463 – Fórmula para ajudar no controle de Caspa

- 01 folha de babosa

Modo de usar: corte a folha pela base e escoe o sumo viscoso. Passe-o então nos fios.

464 – Fórmula atuante contra Artrite

- 01 colher de sopa de raízes ou entrecasca do cipó-de-gato seco
- 01 xícara de água quente

Modo de preparo: faça uma decocção usando as raízes ou entrecasca do cipó seco para cada xícara de água. Tomar uma única vez, pela manhã.

465 – Chá para Emagrecer

- 01 colher de sopa de hibisco seco
- 01 colher de sopa de cavalinha seca
- 01 pau de canela.

Modo de preparo: coloque o hibisco, a cavalinha e a canela na água fervente. Após 10 minutos, coar e já estará pronto para consumir.

466 – Chá para controlar a Ansiedade

- 01 colher de chá da raiz fatiada de valeriana-selvagem
- 01 xícara água fervente

Modo de preparo: coloque a raiz fatiada na água quente. Abafe por cinco minutos, coe e tome ao esfriar.

467 – Chá Antiúlcera

- 02 colheres de sopa de carqueja
- ½ litro de água

Modo de preparo: coloque a erva na água fervente. Abafe por 10 minutos e coe. Tome 03 vezes ao dia.

468 – Água digestiva, indicada para Problemas Hepáticos

- ½ copo de água gelada
- 03 folhas de boldo.

Modo de preparo: bata no liquidificador e deixe descansar por dez minutos antes de ingeri-la.

469 – Tintura para aliviar Contusões

- 20 g de arnica
- 100 ml de álcool
- ½ litro de água

Modo de preparo: coloque a arnica no álcool e deixe descansar por dez dias. Armazene o concentrado em uma garrafa fechada e, quando necessário, dilua na água. Passe sobre a contusão. *Obs.: não use a tintura em feridas abertas.*

470 – Fórmula para ajudar no Expectoração

- 01 colher de café
- (0,5 g) de alho
- 30 ml de água.

Modo de preparo: faça uma maceração com todos os elementos. Tome 1 cálice desse preparado duas vezes ao dia, antes das principais refeições.

471 – Fórmula para redução de Hematomas

- 01 colher de sopa com folhas picadas da erva-do-cardeal
- 01 xícara de água fervendo

Modo de preparo: coloque a erva na água fervente. Abafe por 10 minutos. Embeba uma gaze com o preparado ainda morno e aplique na mancha roxa durante 30 minutos.

472 – Fórmula para combater Cólicas

- 01 colher de sopa de sementes de coentro secas
- 01 xícara de chá de álcool de cereais a 60%

Modo de preparo: para combater as cólicas faça uma tintura com a erva no álcool de cereais. Deixe macerar por 5 dias e coe a mistura. Dilua 20 gotas em 1 copo de água e beba.

473 – Tônico Digestivo

- 01 garrafa de vinho branco
- 05 colheres de sopa do pó da casca de cáscara-sagrada

Modo de preparo: faça uma maceração com os dois elementos. Deixe por no mínimo 10 dias. Tome 1 cálice antes de deitar, até o intestino voltar a funcionar direito (aproximadamente 07 dias). Interrompa o uso.

474 – Chá para ajudar no combate à Artrite

- 02 colheres de sopa de carqueja
- ½ litro de água

Modo de preparo: coloque a erva na água fervente. Abafe por 10 minutos e coe. Tomar 03 vezes ao dia.

475 – Infusão Calmante

- 01 litro de água
- 02s colheres de capim-limão
- 01 colher de melissa
- ½ colher de manjericão

Modo de preparo: ferva a água, desligue o fogo e acrescente as ervas.

476 – Água refrescante contra Enjoos

- 01 maço de hortelã
- rodelas de laranja e de
- rodelas de limão-siciliano
- 01 litro de água

Modo de preparo: coloque os ingredientes de molho na água por 02 ou 03 horas.

477 – Infusão Cicatrizante

- 01 xícara de água
- 01 colher de sopa de malva

Modo de preparo: ferva a água, desligue o fogo e acrescente uma colher de sopa da planta fresca. A infusão deve descansar por dez minutos e ser usada ainda morna.

478 – Bochechos contra Gengivites

- 01 xícara de água
- 01 colher de sopa de malva

Modo de preparo: ferva a água, desligue o fogo e acrescente uma colher de sopa da planta fresca. Divida em duas vezes. Faça bochechos duas vezes ao dia.

479 – Fórmula para redução de Hematomas

- 01 colher de sopa com folhas picadas de consólida
- 01 xícara de água fervendo

Modo de preparo: coloque a erva na água fervente. Abafe por 10 minutos. Embeba uma gaze com o preparado ainda morno e aplique na mancha roxa durante 30 minutos.

480 – Chá para problemas Estomacais

- 01 colher de sopa de folhas de pitanga
- 01 xícara de água

Modo de preparo: ferva a água durante 5 minutos, acrescente as folhas, abafe por 10 minutos e coe. Beber de 2 a 3 vezes ao dia.

481 – Suco Digestivo

- Água
- suco de dois limões
- açúcar a gosto
- 01 xícara de chá de capim-limão

Modo de preparo: faça um litro de limonada (água, suco de dois limões e açúcar a gosto) e acrescente uma xícara de chá de capim-limão. Bata bem e coe duas vezes para tirar o excesso de fibras cortantes. Tome duas vezes ao dia.

482 – Chá para Tosse e Resfriado

- 01 colher de sopa de flores e folhas de tomilho
- 01 xícara de água fervente

Modo de preparo: coloque as flores e folhas de tomilho na água fervente. Abafe por cinco minutos e coe. Se quiser, adoce com mel ou açúcar. Beba duas ou três vezes ao dia.

483 – Fórmula atuante em Inflamações da Pele, Artrite, Amigdalite

- 01 colher de sopa de raízes ou entrecasca do cipó-de-gato seco
- 01 xícara de água quente

Modo de preparo: faça uma decocção usando as raízes ou entrecasca do cipó seco para cada xícara de água. Tomar uma única vez, pela manhã.

484 – Receita para aliviar Enjoos

- 03 colheres de sopa da semente de cuminho doce
- 01 garrafa de vinho branco

Modo de preparo: coloque as sementes na garrafa de vinho branco. Deixe descansar por dez dias e coe. Tome um cálice antes das principais refeições.

485 – Chá de melissa para tratar Cólica Intestinal

- 07 folhas de melissa
- 02 xícaras com água
- 01 colher de sopa de açúcar

Como usar: coloque a erva e o açúcar na água fervente. Abafe por 10 minutos e coe. Tomar 02 vezes ao dia.

486 – Xarope contra Bronquite

- 02 xícaras da entrecasca do Cumaru,
- 02 xícaras de água
- 02 xícaras de açúcar

Modo de preparo: ferva em uma panela esmaltada ou de inox os pedaços da entrecasca com a água. Ferva por dez minutos. Apague o fogo e tampe. Deixe esfriar e coe. Pegue este chá e acrescente o açúcar em uma panela esmaltada ou de inox novamente. Mexa sempre. Cozinhe até formar uma calda. Apague o fogo. Deixe tampado por duas horas. Guarde em um vidro limpo. Modo de usar: *Adultos e crianças até 07 anos: Beber uma colher de sopa três vezes ao dia. Tomar até ficar totalmente curado.*

487 – Chá para diminuir Ansiedade

- 01 colher de chá da raiz fatiada da erva-dos-gatos
- 01 xícara água fervente

Modo de preparo: coloque a raiz fatiada na água quente. Abafe por cinco minutos, coe e tome ao esfriar.

488 – Fórmula para ajudar no controle de Caspa, Piolhos e Lêndias

- 01 folha de babosa

Modo de usar: esfregue folhas de babosa cozidas no couro cabeludo. Deixe agir durante 15 minutos e enxágue.

489 – Fórmula para ajudar na regulação do Ciclo Menstrual

- 03 galhos de alecrim
- Água

Modo de usar: coloque vários ramos de alecrim em uma bacia com água fervente. Tente fazer uma vaporização. Sem calcinha, mas enrolada numa toalha, agache sobre o vapor, ficando sentada na beirada. O vapor precisa chegar até a vulva, escapando o mínimo possível. Fique nessa posição até o vapor acabar. *Obs.: Deve ser feita apenas por mulheres que não usam DIU de cobre ou o SIU Mirena.*

490 – Fórmula para ajudar no controle de Colesterol

- 01 colher de café
- (0,5 g) de alho
- 30 ml de água.

Modo de preparo: faça uma maceração com todos os elementos. Tome 1 cálice desse preparado duas vezes ao dia, antes das principais refeições.

491– Chá para diminuir pedras na Vesícula

- 01 colher de sobremesa de folhas picadas de boldo-do-chile
- 01 xícara de água fervente

Modo de usar: coloque a erva na água fervente. Abafe por 10min, coe e beba em seguida.

492 – Chá para diminuir Cólicas Menstruais

- 01 colher de sobremesa de flores picadas de calêndula
- 01 xícara de água fervente

Modo de usar: coloque a erva na água fervente. Abafe por 10 minutos, coe. Tome 2 xícaras do chá diariamente nos oito dias anteriores à menstruação.

493 – Inalação contra Sinusite

- 07 a 09 folhas de eucalipto
- ½ litro de água fervente

Como usar: jogue as folhas de eucalipto sobre a água fervente. Aspire o vapor e não pegue friagem.

494 – Chá para diminuir Ansiedade

- 01 colher de sopa de capim-cidreira
- 01 xícara de água fervendo

Modo de preparo: coloque a erva na água fervente. Abafe por 10 minutos, coe. Tome 2 xícaras do chá diariamente durante três dias. Adoçar a gosto.

495 – Chá de erva-cidreira para tratar Dor de Cabeça

- 07 folhas de melissa
- 02 xícaras com água
- 01 colher de sopa de açúcar

Como usar: coloque a erva e o açúcar na água fervente. Abafe por 10 minutos e coe. Tomar 02 vezes ao dia.

496 – Chá para reduzir Cálculos Biliares

- 20g de quebra-pedra
- 01 litro de água

Modo de fazer: ferva a água, desligue o fogo, acrescente a erva, tampe e deixe esfriar. Depois de frio coe e tome. Coloque na geladeira e tome um litro por dia. *Obs.: Sem açúcar.*

497 – Chá para diminuir Gases

- 01 colher de sopa de capim-limão
- 01 xícara de água fervendo

Modo de preparo: coloque a erva na água fervente. Abafe por 10 minutos, coe. Adoçar a gosto e tomar à vontade.

498 – Chá para reduzir o Açúcar no Sangue

- 02 colheres de sopa de carqueja
- ½ litro de água

Modo de preparo: coloque a erva na água fervente. Abafar por 10 minutos e coar. Tomar 03 vezes ao dia.

499 – Fórmula para ajudar no controle do Intestino

- 01 garrafa de vinho branco
- 05 colheres de sopa do pó da casca de cáscara-sagrada

Modo de preparo: faça uma maceração com os dois elementos. Deixe por no mínimo 10 dias. Tome 1 cálice antes de deitar, até o intestino voltar a funcionar direito (aproximadamente 07 dias). Interrompa o uso.

500 – Fórmula para combater Gases

- 01 colher de sopa de sementes de coentro secas
- 01 xícara de chá de álcool de cereais a 60%

Modo de preparo: para combater as cólicas faça uma tintura com a erva no álcool de cereais. Deixe macerar por 5 dias e coe a mistura. Dilua 20 gotas em 1 copo de água e beba.

501 – Chá para diminuir Hematomas

- 01 colher de sopa das folhas picadas de confrei
- 01 xícara de água fervendo

Modo de preparo: coloque a erva na água fervente. Abafe por 10 minutos. Embeba uma gaze com o preparado ainda morno e aplique na mancha roxa durante 30 minutos.

502 – Chá para prevenir Gengivites

- 01 colher de sopa de cravos
- 01 xícara de água fervendo

Modo de preparo: coloque a erva na água fervente. Abafe por 10 minutos até amornar. Coe e faça bochechos enquanto ainda estiver morno, 02 ou 03 vezes ao dia.

503 – Chá de alface-de-cão para prevenir Distúrbios Digestivos

- 03 a 04 colheres de chá da erva
- 01 xícara de água

Como usar: para distúrbios digestivos faça uma decocção usando 3 a 4 colheres de chá da erva para cada xícara de água.

504 – Chá de melissa para tratar Dor de Cabeça

- 07 folhas de melissa
- 02 xícaras com água
- 01 colher de sopa de açúcar

Como usar: coloque a erva e o açúcar na água fervente. Abafe por 10 minutos e coe. Tomar 02 vezes ao dia.

505 – Chá para reduzir Cálculos Biliares

- 20g de cavalinha
- 01 litro de água

Modo de fazer: ferva a água, desligue o fogo, acrescente a erva e tampe. Depois de frio, coe e tome. Coloque na geladeira e tome um litro por dia. *Obs.: Sem açúcar.*

506 – Fórmula para aliviar Enjoos

- 03 colheres de sopa da semente-de-anis
- 01 garrafa de vinho branco

Modo de preparo: coloque as sementes na garrafa de vinho branco. Deixe descansar por dez dias e coe. Tome um cálice antes das principais refeições.

507 – Inalação com Eucalipto

- 07 a 09 folhas de eucalipto
- 01 litro de água fervente

Como usar: jogue a água fervente sobre as folhas de eucalipto. Aspire o vapor 2 vezes ao dia.

508 – Chá de Emburana

- 02 colheres de sopa das cascas e sementes da erva
- 01 litro de água

Modo de preparo: duas colheres de sopa das cascas e sementes para cada litro de água. Coloque-as em um recipiente e leve ao fogo. Depois de fervida a água, deixe cozinhar por dez minutos, desligue o fogo, tampe e deixe a mistura repousar até amornar. Coe e consuma sem adoçar. A dose indicada é de duas a três xícaras ao dia. *Obs.: O chá de emburana é contraindicado para pacientes com distúrbios da coagulação sanguínea.*

510 – Chá para reduzir Cálculos Biliares

- 20g de chapéu de couro
- 01 litro de água

Modo de fazer: ferva a água, desligue o fogo, acrescente a erva, tampe e deixe esfriar. Depois de frio, coe e tome. Coloque na geladeira e tome um litro por dia. *Obs.: Sem açúcar.*

511 – Xarope Antigripal

- 02 xícaras da entrecasca do Cumaru
- 02 xícaras de água
- 02 xícaras de açúcar

Modo de preparo: ferva em uma panela esmaltada ou de inox os pedaços da entrecasca com a água. Ferva por 10min. Apague o fogo e tampe. Deixe esfriar e coe. Pegue o chá, acrescente o açúcar em uma panela esmaltada ou de inox novamente. Mexa sempre. Cozinhe até formar uma calda. Apague o fogo. Deixe tampado por duas horas. Guardar em um vidro limpo.

Modo de usar: Adultos: beber uma colher de sopa três vezes ao dia. Crianças até 07 anos: Beber uma colher de chá. Tomar até ficar totalmente curado. Indicações: Tosse, bronquite, gripe e catarro no peito.

512 – Preparado para desentupir o Nariz

- 01 colher de chá de sal
- 02 xícaras de água morna destilada

Modo de preparo: misture bem e use a solução nasal. Aliviará os sintomas do nariz entupido e da coriza

513 – Chá contra Cãibras

- 20g de alfazema
- 01 litro de água

Modo de fazer: ferva a água, desligue o fogo, acrescente a erva, tampe e deixe esfriar. Depois de frio poderá tomar. Coloque na geladeira e tome um litro por dia. *Obs.: Sem açúcar.*

514 – Refeições exclusivas para ajudar no combate a Cálculos Biliares

- Figo

Modo de fazer: refeições exclusivas 3 vezes por semana (de preferência dia sim, dia não).

515 – Chá para auxiliar em Cãibras

- 20g de angélica
- 01 litro de água

Modo de fazer: ferva a água, desligue o fogo, acrescente a erva, tampe e deixe esfriar. Depois de frio poderá tomar. Coloque na geladeira e tome um litro por dia. *Obs.: Sem açúcar.*

516 – Chá para reduzir Cãibras

- 20g das flores de marmelo
- 01 litro de água

Modo de fazer: ferva a água, desligue o fogo, acrescente a erva, tampe e deixe esfriar. Depois de frio coe e tome. Coloque na geladeira e tome um litro por dia. *Obs.: Sem açúcar.*

517 – Chá para reduzir Cálculos Biliares

- 150g de alface (folhas e talos)
- 01 litro de água

Modo de fazer: prepare o chá das folhas e talos juntamente com a água. Tomar 04 xícaras ao dia.

518 – Chá para reduzir Cãibras no Estômago

- 20g das folhas de azevinho
- 01 litro de água

Modo de fazer: ferva a água, desligue o fogo, acrescente a erva, tampe e deixe esfriar. Depois de frio coe e tome. Coloque na geladeira e tome um litro por dia. *Obs.: Sem açúcar.*

519 – Chá para reduzir Cólicas

- 10g de Boldo
- 01 litro de água

Modo de fazer: ferva a água, desligue o fogo, acrescente a erva, tampe e deixe esfriar. Depois de frio coar e tomar. *Obs.: Sem açúcar. Tomar 01 xícara 04 vezes ao dia.*

520 – Suco para reduzir Cálculos Renais

- 07 folhas de 7 dor
- 01 copo com água

Modo de fazer: macere bem, deixe de molho por 3 horas, coar e tomar.

521 – Mistura para reduzir Cálculos Biliares

- 01 folha de couve (folha e talo)
- 200 ml de água

Modo de fazer: bata a folha e o talo juntamente com a água. Coar e tomar 30min antes do almoço.

522 – Chá para reduzir Cãibras no Estômago

- 20g de folha de camomila
- 01 litro de água

Modo de fazer: ferva a água, desligue o fogo, acrescente a erva, tampe e deixe esfriar. Depois de frio coe e tome. Coloque na geladeira e tome um litro por dia. *Obs.: Sem açúcar.*

523 – Chá contra Cãibras

- 20g com folhas de açafrão
- 01 litro de água

Modo de fazer: ferva a água, desligue o fogo, acrescente as folhas, tampe e deixe esfriar. Depois de frio poderá tomar. Coloque na geladeira e tome um litro por dia. *Obs.: Sem açúcar.*

524 – Dieta exclusiva para ajudar no combate a Cálculos Biliares

- Abacaxi

Modo de fazer: refeições exclusivas 3 vezes por semana (de preferência dia sim, dia não).

525 – Chá para reduzir Cólicas

- 20g de camomila
- 01 litro de água

Modo de fazer: ferva a água, desligue o fogo, acrescente a erva, tampe e deixe esfriar. Depois de frio coar e tomar. Tomar 1 xícara 4 vezes ao dia.

526 – Chá para reduzir Cãibras na Bexiga

- 20g com folhas de bardana
- 01 litro de água

Modo de fazer: ferva a água, desligue o fogo, acrescente a erva, tampe e deixe esfriar. Depois de frio coe e tome. Coloque na geladeira e tome um litro por dia. *Obs.: Sem açúcar.*

527 – Suco para reduzir Cãibras na Bexiga

- Agrião
- 1 copo de água

Modo de fazer: bata no liquidificador, coar e tomar, de preferência em jejum.

528 – Chá para reduzir Cólicas

- Rabanete
- ½ litro de água

Modo de preparo: bater no liquidificador, coar e tomar duas vezes ao dia.

529 – Mistura para reduzir Cálculos Renais

Modo de fazer: 250 ml de água-de-coco ou suco de melancia a cada 3 horas durante 1 dia. No dia seguinte, ingerir uma colher de sopa de azeite de oliva puro a cada 15 minutos durante 12 horas. Ao final do dia, tomar 150 ml de chá digestivo com boldo, camomila e alecrim.

530 – Suco para reduzir Cálculos Biliares

- Agrião
- 01 copo com água

Modo de fazer: diluia as folhas na água. Tome 150 ml de manhã, em jejum.

531 – Chá para reduzir Cálculos Biliares

- 30g de folha de abacate
- 01 litro de água

Modo de fazer: ferva a água, desligue o fogo, acrescente a erva, tampe e deixe esfriar. Depois de frio poderá tomar. Coloque na geladeira e tome um litro por dia. *Obs.: Sem açúcar.*

532 – Chá para reduzir Cálculos Biliares

- 20g de carqueja
- 01 litro de água

Modo de fazer: ferva a água, desligue o fogo, acrescente a erva, tampe e deixe esfriar. Depois de frio coe e tome. Coloque na geladeira e tome um litro por dia. *Obs.: Sem açúcar.*

533 – Chá para reduzir Cólicas

- Rábano
- ½ litro de água

Modo de preparo: bater no liquidificador, coar e tomar duas vezes ao dia.

534 – Suco para reduzir Cãibras na Bexiga

- Agrião
- 01 copo de água

Modo de fazer: bata no liquidificador, coe e tome, de preferência em jejum.

535 – Suco para reduzir Cólicas Hepáticas

- Beringela
- 01 litro de água

Modo de fazer: bata a berinjela com a água no liquidificador, coe e tome o suco 3 vezes ao dia.

536 – Chá para reduzir Cólicas

- Rabanete
- ½ litro de água

Modo de preparo: bata no liquidificador, coe e tome duas vezes ao dia.

537 – Mistura para reduzir Cálculos Renais

Modo de fazer: 250 ml de água-de-coco ou suco de melancia a cada 3 horas durante 1 dia. No dia seguinte, ingerir uma colher de sopa de azeite de oliva puro a cada 15 minutos durante 12 horas. Ao final do dia, tomar 150 ml de chá digestivo com boldo, camomila e alecrim.

538 – Suco para reduzir Cálculos Biliares

- Agrião
- 01 copo com água

Modo de fazer: dilua as folhas na água. Tome 150 ml de manhã, em jejum.

539 – Chá para reduzir Cálculos Biliares

- 30g de folha de abacate
- 01 litro de água

Modo de fazer: ferva a água, desligue o fogo, acrescente a erva, tampe e deixe esfriar. Depois de frio poderá tomar. Coloque na geladeira e tome um litro por dia. *Obs.: Sem açúcar.*

540 – Suco para reduzir Cólicas Hepáticas

- Abacaxi
- 01 copo de 250ml com água

Modo de fazer: bata o abacaxi com a água no liquidificador, coe e tome o suco três vezes ao dia. *Obs.: Sem açúcar.*

541 – Chá para reduzir Cálculos Biliares

- 20g de carqueja
- 01 litro de água

Modo de fazer: ferva a água, desligue o fogo, acrescente a erva, tampe e deixe esfriar. Depois de frio coe e tome. Coloque na geladeira e tome um litro por dia. *Obs.: Sem açúcar.*

542 – Chá para reduzir Cólicas

- Rábano
- ½ litro de água

Modo de preparo: bata no liquidificador, coe e tome duas vezes ao dia.

543 – Suco para reduzir Cólicas Hepáticas

- Agrião
- 01 copo de 250ml com água

Modo de fazer: dilua as folhas na água. Tome o suco de manhã, em jejum.

544 – Chá para ajudar no combate Cólicas Menstruais e Uterinas

- 20g de folhas de manga
- 01 litro de água
- 02 a 04 colheres de sopa de mel de abelha

Modo de fazer: ferva a água, desligue o fogo, acrescente a erva, tampe e deixe esfriar. Depois de frio coe e tome. Coloque na geladeira e tome um litro por dia.

545 – Dieta exclusiva para ajudar no combate a Cólicas Hepáticas

- Abacaxi

Modo de fazer: refeições exclusivas 3 vezes por semana (de preferência dia sim, dia não).

546 – Receita exclusiva para ajudar no combate a Cólicas Hepáticas

- Sementes de mamão (06)

Modo de fazer: mastigar 6 sementes após o almoço.

547 – Chá para ajudar no combate a Cólicas Hepáticas

- 20g de bardana
- 01 litro de água

Modo de fazer: ferva a água, desligue o fogo, acrescente a erva, tampe e deixe esfriar. Depois de frio coe e tome. Coloque na geladeira e tome um litro por dia. *Obs.: Sem açúcar.*

548 – Chá para reduzir Cólicas Intestinais

- **60** gramas de alface (folha e talo)
- 01 litro de água

Modo de fazer: ferva a água, desligue o fogo, acrescente a erva, tampe e deixe esfriar. Depois de frio coe e tome. Coloque na geladeira e tome um litro por dia. *Obs.: Sem açúcar.*

549 – Chá da Casca de Pepino

- 30 gramas de pepino
- 01 litro de água

Modo de fazer: ferva a água, desligue o fogo, acrescente a erva, tampe e deixe esfriar. Depois de frio coe e tome. Coloque na geladeira e tome um litro por dia. *Obs.: Sem açúcar.*

550 – Receita para ajudar no combate à Dor Ciática

- Eucalipto

Modo de fazer: cozinhe as folhas no vapor e aplicar o cataplasma quente.

551 – Suco para reduzir Cólicas Intestinais

- Rábano
- ½ litro de água

Modo de preparo: bata no liquidificador, coe e tome duas vezes ao dia.

552 – Chá para ajudar no combate a Cólicas Intestinais

- 10g de losna
- 01 litro de água

Modo de fazer: ferva a água, desligue o fogo, acrescente a erva, tampe e deixe esfriar. Depois de frio coe e tome. Coloque na geladeira e tome um litro por dia. *Obs.: Sem açúcar.*

553 – Suco para reduzir Cólicas Intestinais

- Maçã
- 200 ml de água

Modo de fazer: bata a fruta com a água. Tome o suco de manhã em jejum.

555 – Receita exclusiva para ajudar no combate a Cólicas Intestinais

- 04 Romãs

Modo de fazer: comer a polpa da fruta 4 vezes ao dia.

556 – Chá para ajudar no combate a Cólicas Intestinais

- 10g de nozes
- 10g de camomila
- 01 litro de água

Modo de fazer: ferva a água, desligue o fogo, acrescente as ervas, tampe e deixe esfriar. Depois de frio coe e tome. Coloque na geladeira e tome um litro por dia.

557 – Suco para ajudar no combate a Cólicas Menstruais e Uterinas

- 01 cenoura
- ½ litro de água

Modo de preparo: bata no liquidificador, coe e tome duas vezes ao dia.

558 – Chá para ajudar a aliviar a Febre

- 20 g de eucalipto
- 01 litro de água

Modo de fazer: ferva a água, desligue o fogo, acrescente a erva, tampe e deixe esfriar. Depois de frio coe e tome. Coloque na geladeira. Tomar 1 xícara 4 vezes ao dia.

559 – Suco para ajudar no combate a Cólicas Menstruais e Uterinas

- 04 tomates
- ½ litro de água

Modo de preparo: bater no liquidificador, coar e tomar duas vezes ao dia.

560 – Suco para ajudar no combate à Febre

- 06 laranjas

Modo de fazer: espremer as laranjas, coar e tomar um copo a cada hora.

561 – Receita exclusiva para ajudar no combate a Cólicas Menstruais e Uterinas

- 01 melão

Modo de fazer: dieta exclusiva 3 dias por semana.

562 – Chá para ajudar no combate a Cólicas Menstruais e Uterinas

- 20g de alecrim
- 01 litro de água

Modo de fazer: ferva a água, desligue o fogo, acrescente a erva, tampe e deixe esfriar. Depois de frio coe e tome Coloque na geladeira e tome um litro por dia.

563 – Chá para ajudar no combate a Cólicas Renais

- 20g de folhas da árvore da pera
- 01 litro de água

Modo de fazer: ferva a água, desligue o fogo, acrescente a erva, tampe e deixe esfriar. Depois de frio coe e tome. Coloque na geladeira e tome um litro por dia.

564 – Chá para ajudar no combate a Cólicas Menstruais e Uterinas

- 20g de alfavaca
- 01 litro de água

Modo de fazer: ferva a água, desligue o fogo, acrescente a erva, tampe e deixe esfriar. Depois de frio coe e tome. Coloque na geladeira e tome um litro por dia.

565 – Chá para ajudar no combate à Menopausa

- 01 couve
- 240 ml de água

Modo de fazer: diluir a couve na água.Tomar 2 xícaras ao dia.

566 – Chá para ajudar no combate a Cólicas Renais

- 20g de bardana
- 01 litro de água

Modo de fazer ferva a água, desligue o fogo, acrescente a erva, tampe e deixe esfriar. Depois de frio coe e tome. Coloque na geladeira e tome um litro por dia.

567 – Receita para ajudar no combate à Dor Ciática

- Couve

Modo de fazer: cozinhar as folhas inteiras em vapor e aplicar cataplasma no local com as folhas quentes.

568 – Receita para ajudar no combate à Dor Ciática

- Feijão

Modo de fazer: triturar os grãos até obter uma farinha, adicionar água e aplicar cataplasma quente no local.

569 – Chá para ajudar no combate à Febre

- 03 limões cortados
- Mel de abelhas
- ½ litro de água

Modo de fazer: cortar os 3 limões em pedaços e cozinhar na água. Deixar ferver por 15 minutos. Adoçar com mel de abelhas e tomar 1 xícara do chá morno a cada hora.

570 – Receita para combater Dente Inflamado

- 03 cravos-do-reino

Modo de fazer: mascar e sugar três vezes ao dia.

571 – Receita para ajudar a melhorar a Pele

- 02 inhames médios
- ½ litro de água

Modo de fazer: descascar os inhames, lavar os pedaços e deixar de molho na água por uma noite. Lavar no dia seguinte todos os pedaços e bater no liquidificador com ½ litro de água. Tomar ½ copo do suco pela manhã e outro à noite.

572 – Sumo para combater Dente Inflamado

- 01 folha de transagem
- Água

Modo de fazer: lave bem a folha. Faça o sumo e coloque-o no dente inflamado

573 – Chá para ajudar no combate à Dor Ciática

- 20g de salsa
- 01 litro de água

Modo de fazer: ferva a água, desligue o fogo, acrescente a erva, tampe e deixe esfriar. Depois de frio coe e tome. Coloque na geladeira e tome um litro por dia.

574 – Receita para ajudar no combate à Dor Ciática

- Repolho

Modo de fazer: amassar as folhas, aquecer e aplicar cataplasma no local.

575 – Chá para ajudar no combate à Menopausa

- 40g de alface
- ½ litro de água

Modo de fazer: chá dos talos amassados. Tomar 2 xícaras ao dia.

576 – Suco para ajudar no combate à Menopausa

- 01 beringela
- ½ litro de água

Modo de fazer: diluir a beringela na água. Tomar 3 copos ao dia.

577 – Suco para ajudar no combate aos Distúrbios da Menopausa

- 01g de geleia real
- 01 colher de mel

Modo de fazer: diluir 1g de geleia pura em uma colher de mel. Tomar 4 colheres (sopa) ao dia.

578 – Chá para ajudar no combate à Febre

- Alho (03 dentes)
- Água (01 copo)

Modo de fazer: amassar o alho e deixá-lo de molho por 6 horas. Tomar 4 xícaras desta água diariamente.

579 – Chá para acabar com a Febre

- 01 cebola de cabeça
- Água (01 copo)

Modo de fazer: suco diluído em água. Tomar 2 xícaras ao dia.

580 – Receita para ajudar a regularizar a Menstruação

- 1 colher (sobremesa) de folhas de arruda
- 1 xícara (chá) de água fervente

Modo de fazer: adicione as folhas de arruda na xícara com água fervente, tampe e espere de 5 a 10 minutos. Tomar 3 xícaras deste chá diariamente, dois dias antes da menstruação iniciar.

581 – Erva para combater Dente Inflamado

- 01 folha de guiné
- Água

Modo de fazer: sumo da folha. Coloque-o dentro do dente inflamado.

582 – Chá para ajudar no alívio da Febre

- 01 copo de água
- Amora
- 01 colher de sopa de mel

Modo de fazer: suco diluído em água e adoçado com mel de abelhas. Tomar 2 xícaras ao dia.

583 – Suco para ajudar no combate aos Distúrbios da Gripe

- 06 laranjas
- 01 limão
- 02 colheres de sopa de mel
- ½ litro de água

Modo de fazer: esprema as laranjas e o limão. Coe e misture ao mel. Acrescente a água e sirva-se.

584 – Suco para ajudar no combate à Gripe

- 06 laranjas
- 01 limão
- 02 colheres de sopa de mel

Modo de fazer: espremer as laranjas e o limão. Coar e misturar ao mel. Tomar um copo 04 vezes ao dia.

585 – Suco para ajudar no combate à Gripe

- 06 laranjas

Modo de fazer: espremer as laranjas, coar e tomar um copo três vezes ao dia.

586 – Erva para combater Dente Inflamado

- 01 folha de arruda
- Água

Modo de fazer: faça o sumo da folha. Coloque-o dentro do dente inflamado.

587 – Chá para ajudar a aliviar a Febre

- 20 g de camomila
- 01 litro de água

Modo de fazer: ferva a água, desligue o fogo, acrescente a erva, tampe e deixe esfriar. Depois de frio coe e tome. Coloque na geladeira. Tomar 1 xícara 4 vezes ao dia.

588 – Receita para ajudar a regularizar a Menstruação

- 01 colher (de chá) de rizomas de inhame-selvagem
- 02 xícaras de água

Modo de preparo: adicione a erva na panela com água e deixe ferver por 20min. Depois coe ou filtre o chá e beba 2 a 3 xícaras por dia. Obs.: *Contraindicado para gestantes, lactantes e crianças.*

589 – Suco para ajudar no combate aos Distúrbios da Gripe

- Carambola
- 02 colheres de sopa de mel
- ½ litro de água

Modo de fazer: suco diluído em água e adoçado com mel de abelhas. Tomar 250 ml, 2 vezes ao dia.

590 – Chá para combater Dente Inflamado

- 03 folhas de guiné
- 01 copo com água

Modo de fazer: ferva a água, desligue o fogo e coloque as folhas. Tampe por 10 minutos. Divida em três partes e faça bochechos três vezes ao dia.

591 – Receita para ajudar no combate a Infecções

- 02 inhames médios
- ½ litro de água

Modo de fazer: descascar os dois inhames, lavar os pedaços e deixar de molho na água por uma noite. Lavar no dia seguinte todos os pedaços e bater no liquidificador com o ½ litro de água. Tomar ½ copo do suco pela manhã e outro à noite.

592 – Chá para combater Dente Inflamado

- 03 folhas de guiné
- 01 copo com água

Modo de fazer: ferva a água, desligue o fogo e coloque as folhas. Tampe por 10 minutos. Divida em três partes e faça bochechos três vezes ao dia.

593 – Receita para ajudar a regularizar a Menstruação

- 02 colheres de chá de vinagre de maçã (10 ml)
- 01 colher de mel (25 g)
- 01 xícara de água (250 ml)

Modo de preparo: dilua uma colher de vinagre de maçã em uma xícara de água morna. Adoce a bebida com mel, divida em duas porções. Beba o chá antes de cada refeição principal, 02 vezes ao dia durante o ciclo menstrual.

594 – Receita para ajudar no combate ao Mau Hálito

- 03 cravos-da-índia

Modo de fazer: mascar e sugar três vezes ao dia. Divida em três partes, masque um por vez.

595 – Receita para ajudar no controle da Blenorragia

- 02 colheres de chá de vinagre de maçã (10 ml)
- 01 colher de mel (25 g)
- 01 xícara de água (250 ml)

Modo de preparo: dilua uma colher de vinagre de maçã em uma xícara de água morna. Adoce a bebida com mel, divida em duas porções. Beba o chá antes de cada refeição principal 2 vezes ao dia durante o ciclo menstrual.

Observação: Antes de experimentar qualquer receita, realize um teste aplicando uma pequena quantidade da planta na região do cotovelo. Atente-se para que não haja vermelhidão ou coceira. Esta ação é necessária a fim de se certificar que não existe reação alérgica à erva.

10

Produtos essenciais ao nosso organismo

1. **Acetilglicosadamina:** Ingrediente condicionador da pele em cosmético.

2. **Ácido alfalipoico (ala):** É um potente antioxidante e anti-inflamatório solúvel em gordura e água. O ALA penetra as células da pele com facilidade pela membrana destas, rica em lipídios, e, uma vez dentro da célula continua a ser eficiente devido à solubilidade na água. Pode ser usado para suavizar estrias pigmentadas e tem sido usado para distúrbios pigmentares.

3. **Ácido azelaico:** Ocorrência natural do ácido dicarboxílico, que inibe a atividade da tirosinase. Tem propriedades esfoliantes, é antisséptico e funciona melhor quando conjugado aos AHA's.

4. **Ácido elágico:** É um polifenol natural que inibe a atividade da tirosinase. Encontrado na groselha, mirtila e framboesa. Pesquisas indicam que, usado sistematicamente, o ácido elágico inibe o crescimento de células cancerígenas. Topicamente, funciona como um efetivo antioxidante e auxiliar na fotoproteção cutânea quando associado à vitamina C.

5. **Ácido fumárico:** Promove a reparação do tecido e a respiração celular; acelera a cura de feridas e reduz os danos provocados pelos radicais livres. É antioxidante, anti-inflamatório e ajuda a clarear a pele.

6. **Ácido gamma-aminobutírico (gaba):** Antioxidante, inibe a pigmentação profunda provocada pela idade ou pela ação dos radicais livres.

7. **Ácido gamma-linoleico (gla):** Encontrado nas amoras negras e nos óleos de boragem, é considerado anti-inflamatório, emoliente e antioxidante. Aumenta a impermeabilidade e a flexibilidade da membrana celular e ajuda a regular a perda de água.

8. Ácido Glicirretínico: Produto derivado do alcaçuz; propriedades anti-inflamatórias não hormonal com efeitos semelhantes à hidrocortisona, porém sem seus efeitos colaterais; descongestionante e antialérgico. Utilizado em produtos pós-peeling, pós-sol, pós-barba, antiacneicos e produtos infantis.

9. Ácido hialurônico: Proteína natural e componente dos GAGs (glicosomino-glicanas). Ajuda a absorver a umidade. Na cosmética o produto obtido é de alto peso molecular, forma um filme fino sobre a pele, fixando a umidade, sendo hidratante (retém água na pele). Dà maciez, suavidade e tônus. Utilizado em cremes hidratantes, contorno dos olhos.

10. Ácido kógico dipalmitatoe: Derivado de um cogumelo, atua na redução da melanogênese promovendo a redução da pigmentação da pele. Elimina radicais livres liberados em excesso pelas células nos tecidos ou no sangue.

11. Ácido lático: É um AHA com uma molécula maior do que à do ácido glicólico. Pode não ser tão irritante quanto os outros AHAs.

12. Ácido linoleico: Emulsificante que evita a aspereza e a secura da pele.

13. Ácido linolênico – Ômega 3: As duas formas mais potentes de ômega 3 são os ácidos eicosapentaenoico (EPA) e docosaexanoico (DHA). São encontrados principalmente nos peixes de água fria. O terceiro tipo de ômega 3, o ácido alfa linolênico (ALA), é encontrado na linhaça e nas beldroegas.

14. Ácido l-mandélico: Tem sido estudado para se avaliar sua ação antibactericida contra a acne e na prevenção de infecções após intervenções a laser para clareamento da pele.

15. Ácido manicilla: É um AHA derivado da amêndoa amarga.

16. Ácidos graxos essenciais (ages): Possuem capacidade hidratantes incríveis em cremes tópicos e, quando ingeridos, ajudam a fortalecer as membranas das células e a atrair água para essas. Peixes de água fria e linhaça são excelentes fontes alimentares de AGEs.

17. Ácido da parte traseira da cascarilla: Antibactericida e umidificante, deixa a pele macia.

18. Ácido Retinoico: Derivado da vitamina A ácida, estimula as células da camada basal a entrar em mitose, inibe a colagenase ao nível da derme papilar, inibe a proliferação de queratinócitos, restaura as funções da pele (perda de líquido e turgor), promove a neovascularização, a reestruturação da junção derme epidérmica.

19. **Ácido salicílico:** Queratolítico é indicado em pequena quantidade para leites de limpeza e hidratantes de peles propensas à acne. Propriedades anti-inflamatórias, antissépticas, fungicidas, antioxidante e bactericidas. O ácido salicílico tem sido chamado de beta-hidroxidoácido, mas na realidade não é um. É também uma armadilha química contra os radicais livres, capaz de penetrar o poro, exfoliar o interior tão bem quanto o exterior, numa ação similar à do peróxido de benzola, podendo substituí-lo no caso de clientes com hipersensibilidade. Combate o estresse oxidativo e trabalha bem com a vitamina C. Não deve ser usado por pessoas alérgicas à aspirina, pois os produtos são quimicamente iguais.

20. **Ácido tricloacético – tca:** Usado para peelings de média profundidade em concentrações de 35%. Melhora as rugas, os sinais superficiais, acne e as manchas.

21. **Ácido úrico:** Produto final do metabolismo das proteínas que contêm nitrogênio. O acúmulo deste Ácido no organismo causa a gota.

22. **Alfa-Bisabolol:** Produto extraído do óleo essencial da camomila; propriedades anti-inflamatórias; utilizado em produtos infantis, pós-peeling, pós-sol e pós-barba.

23. **Alfa-hidroxiácidos (aha's): ácido cítrico, ácido glicólico, ácido láctico, ácido málico e ácido tartárico.** Esses ácidos podem ampliar a taxa de renovação das células e aumentar a espessura da epiderme. O efeito depende do nível de pH ou da medida de acidez do produto, da concentração de AHA, do creme ou do veículo, bem como do produto usado (por exemplo, a frequência e a quantidade de uso no lugar da pele onde é aplicado). O **ácido láctico** é comumente encontrado no leite, nos picles e outras comidas feitas com fermentação bacteriana. Ele ajuda a reduzir os efeitos do fotoenvelhecimento e desempenha papel importante no tratamento da pele danificada pelo sol. Os **ácidos glicólicos** aumentam a taxa da renovação das células, libera resíduos celulares incrustados nos poros e remove a camada mais externa da pele.

24. **Água pesada (d20-deuterium oxido):** É mais viscosa e provê níveis de hidratação mais altos do que a água simples, por causa de sua alta resistência à evaporação. Reduz o estresse celular e contribui para a proteção contra bactérias, viroses e radiação.

25. **Agrião:** Antisseborreica, antiacnceica, antisséptica.

26. **Alantoína:** Derivada da raiz do *confrei*. Curativa, estimula a formação do tecido tissular. Usada em loções para mãos e outras fórmulas de suavização da

pele por causa de seu poder de ajudar a curar feridas e estimular o crescimento de tecido saudável.

27. Álcalóides: Compostos que contêm nitrogênio, produzidos principalmente pelas plantas. Empregados para fins medicinais.

28. Alecrim: Antisseborreica e antiacneica.

29. Algas: Plantas aquáticas ricas em minerais-traços que hidratam a pele.

30. Agisium c:

31. Aloe vera: O extrato melhora a hidratação e é relaxante e curativo para todos os tipos de pele. Ele é composto de água, das enzimas catalase e celulose, de minerais como cálcio, alumínio, ferro, zinco, potássio, magnésio e sódio, bem como de aminoácidos. É conhecido pelas propriedades curativas e anti-inflamatórias.

32. Amido: Carboidrato complexo que é a principal molécula de armazenamento de energia das plantas e a maior fonte de carboidratos e energia de nossa dieta.

33. Aminoácido da seda: Produto obtido das fibras da seda; os principais aminoácidos encontrados são: glicerina, alanina, serina e tirosina. Sua propriedade protetora e hidratante dá à pele estrutura sedosa e aveludada; utilizada em cremes, loções e produtos para maquiagem e cabelo.

34. Aminoácido do leite: Produto obtido através de transformações do leite; tem propriedades hidratantes e emolientes; utilizado em cremes nutritivos e produtos infantis.

35. Aminofilina:

36. Anticancerígenos: Compostos que impedem a ação de determinadas substâncias causadoras de câncer.

37. Arbutim: Anti-infeccioso, derivado de folhas secas do gênero Vaccinium, entre elas arando, airela vermelha, cáscara-sagrada e a maioria dos tipos de pera. Arbutim tem sido usado para tratar a hiper-pigmentação.

38. Arnica: Substância botânica a qual se atribuem propriedades antissépticas, adstringentes, antimicrobianas, anti-inflamatórias, anticoagulantes, estimulantes da circulação e curativas. Pode promover a remoção dos resíduos da pele e auxiliar no crescimento de novos tecidos, além de ser antialérgica.

39. Argila de bentonita: Ajuda a estabilizar máscaras, sobretudo para peles oleosas e acneicas. Não deve ser usada logo após a microdermoabrasão, pois a pele irá absorver muita umidade da máscara, ficando com partículas da argila coladas na superfície, de difícil remoção.

40. Argila verde: Contém muitos minerais-traço de que o corpo precisa para metabolizar nutrientes em novo tecido. São eficientes quando aplicados topicamente e quando ingeridos. A argila é cicatrizante, adstringente, combate edemas, é secativa, anti-séptica, bactericida, analgésica, oxigenante, descongestionante, estimulante, tensora.

41. Argila branca: Rica em alumínio e com menor teor de ferro que a argila verde, sendo, portanto, eficaz na remoção da oleosidade. O seu teor de potássio e oligoelementos hidrata a pele. Indicação: É indicada para o tratamento de manchas, tratamento do busto, peles sensíveis e delicadas.

42. Argila cinza: Contém aproximadamente 60% de sílica, o que faz com que tenha grande afinidade com a água, sendo muito eficaz em casos de inchaços e edemas. Tem pH mais alcalino, é antiedematosa, secativa e absorvente. Indicada para peles oleosas, manchadas e edemaciadas.

43. Argila vermelha ou laranja: Contém maior quantidade de ferro férrico.

44. Argila negra: Argila secundária de composição rica e diferenciada em sais minerais e oligoelementos muito importantes para o metabolismo da pele. São eles: silicatos de alumínio e magnésio, carbonato de cálcio e de magnésio, óxido de silício, de zinco e de ferro, enxofre. Possui atividade estimulante, antitóxica, nutriente (oligoelementos), anti-séptica, redutora e adstringente. É mais indicada para tratamentos corporais, pois ativa a microcirculação sanguínea.

45. Argila rosa: Poder tensor age na ptose cutânea, regenerador tecidual, utilizada em peles maduras com finalidade hidratante e revitalizante para o rosto e corpo. O fato de possuir silício auxilia na prevenção da formação de crostas e descamações próprias da pele na menopausa. Oferece aspecto de maciez ao toque por conta dos óxidos de magnésio. Sua quantidade de alumínio é intermediária entre a branca e a verde, o que resulta em toxicidade moderada. Propriedade: suavizante, cicatrizante, emoliente, adstringente e antisséptica.

46. Ascorbil palmitato: Sal de ácido ascórbico usado como antioxidante e preservativo em cremes e loções cosméticas.

47. Aveia betaglicana: Tonifica a pele, melhorando imediatamente a aparência da pele flácida ou desigual.

48. Azuleno: Produto obtido da camomila; possui propriedade anti-inflamatória, descongestionante; utilizado em cremes e géis calmantes e suavizantes.

49. Bactéria: Microorganismo unicelular encontrado no ar, nos alimentos, na água, no solo e nos seres vivos. Bactérias parasitas e patogênicas causam doenças.

50. Bardana: Antisseborreica, antiacneica e antisséptica.

51. Benzofenona-3 (Filtro Solar químico): Óleo solúvel absorve os raios UV. É cada vez mais usado em produtos para pele.

52. Betacaroteno: Precursor natural da vitamina A que algumas pesquisas têm mostrado reduzir os riscos de câncer. Age como antioxidante e inibe a formação de tumores induzidos pela radiação solar. É um dos poucos antioxidantes que neutralizam o oxigênio singlet, um dos radicais livres mais tóxicos ou reativos. O betacaroteno é um lipídeo solúvel. Em parceria com a vitamina E, inibe os radicais-livres.

53. Beta-fructano: Acentua a síntese dos componentes da parede das células. Promove retenção hídrica pelo tecido cutâneo.

54. Beta-glicanos: Ao estimular a formação do colágeno, os betaglicanos reduzem a aparição de linhas finas e rugas. Usados como engrossador e condicionador da pele.

55. Beta-glucosamina: Estimula a produção de tecido conectivo, sobretudo no processo de cicatrização.

56. Blueberry ou mirtilo: Rico em flavonoides com ação antielastase (enzima que destrói a elastina). Liga-se transversalmente ao colágeno para reconstruir os tecidos. Apontado como inibidor das enzimas que estimulam a formação do câncer.

57. Bioflavonoides cítricos: São anti-inflamatórios e possuem notáveis poderes antioxidantes.

58. Bloqueador solar: Evita que a radiação ultravioleta atinja a pele. Entre os refletores solares estão o dióxido de titânio e o óxido de zinco.

59. Cafeína:

60. Calamina: Adstringente em unguentos e loções protetoras suavizantes, para queimaduras de sol, como antipruriginosos na fase exantemática do sarampo e varicela. Na estética é usada como máscara secativa.

61. Calêndula: Calmante, cicatrizante, reduz vermelhidão e irritação da pele.

62. Caloria: Unidade de medida do conteúdo de energia, calor, dos alimentos e das necessidades do organismo.

63. Camomila: Anti-inflamatória e antisséptica. Em peles sensíveis pode ajudar a reduzir a sensibilidade.

64. Caolin: É um pó branco suave que adere bem à pele. É usado em máscaras para peles oleosas e acneicas porque absorve muito bem o óleo e a água.

65. **Capim-santo, Capim-limão:** Possui propriedades adstringentes, antissépticas, anti-infecciosas e antifúngicas. Melhoram a tonicidade muscular e reduz o suor excessivo e os poros dilatados. Estimula a hidratação e a desintoxicação linfática, fortalece o tecido conjuntivo e pode enrijecer a elastina.

66. **Castanha-da-índia:** Vasoconstritora, coadjuvante no tratamento da celulite.

67. **Capsicum:** Rubefaciente e estimulante.

68. **Capuchinha:** Anticaspa, antisseborreica, estimulante da circulação periférica.

69. **Caróteno:** Pigmentos amarelos e avermelhados que colorem as frutas e os vegetais amarelos, as laranjas, e a maioria das verduras escuras. Estão entre o antioxidantes que protegem contra os efeitos do envelhecimento e das doenças.

70. **Cáscara-sagrada:** Contém alta concentração de antisséptico arbutim. Possui efeito anti-inflamatório e também é usada para tratar hiperpigmentação.

71. **Cássia beta-glucano:** Ajuda a reter a umidade, acalma a pele e aumenta sua imunidade.

72. **Castanheiro-da-índia (aesculus hippocastanum):** Também chamada de escina, este nutriente é derivado das sementes de castanheiro-da-índia. A esculina é um excelente anti-inflamatório e possui capacidade de melhorar o fluxo sanguíneo ao preencher buracos microscópicos em vasos sanguíneos. Ao reforçar essas veias, a esculina também previne o dano futuro do sistema circulatório.

73. **Cavalinha:** Adstringente, cicatrizante e elastizante.

74. **Centelha asiática:** Também chamada de gotu kola e erva-de-tigre, essa planta é uma excelente vasodilatadora e fortalecedora dos vasos sanguíneos. Além disso, aumenta o fluxo sanguíneo, permitindo, dessa forma, mais absorção de nutrientes. Com frequência é usada como diurético, antioxidante e anti-inflamatória.

75. **Ceramidas:** Lipídios (gorduras) que agem primariamente na camada mais externa da pele, afetando os espaços intercelulares da camada córnea, onde formam uma barreira protetora e reduzem a perda de água transepidérmica.

76. **Chá vermelho, preto, branco e verde:** Topicamente, é usado para reduzir o inchaço em áreas afetadas pela celulite. O chá verde também contém polifenois, antioxidantes poderosos que funcionam principalmente na pele. Acredita-se que esses antioxidantes possam ser capazes de inibir câncer em alguns casos. Por exemplo, a administração tópica de chá verde tem mostrado resultado na redução de tumores que ocorrem após a radiação UV.

77. **Clariskin:** Extrato de gérmen de trigo. Inibe a atividade da tirosinase. Também inibe a síntese de eumelanina – pigmento de cor escura. Associa-se a alguns ácidos.

78. **Coenzima q10:** Também chamada de ubiquinona é um poderoso antioxidante. Ela tem demonstrado ser capaz de aumentar a resistência a doenças e fortalecer o coração. Sua função primária é criar, nas células do corpo, uma substância conhecida como ATP, que é vital para a energia. Ela também tem grandes capacidades antioxidantes, que funcionam especialmente bem no coração e nos vasos sanguíneos.

79. **Colágeno:** Proteína estrutural que confere força e tonicidade à pele e a outros tecidos. O colágeno melhora a capacidade de retenção de umidade de produtos tópicos, contribui para o brilho, desenvolve a viscosidade e deixa a pele macia e suave. O uso de colágeno elimina as gorduras e aumenta o tônus muscular. Aumenta a disposição física, melhora a tonicidade da pele, fortalecendo unhas e cabelos.

80. **Colina:** Elemento essencial da lecitina. O corpo usa a colina para fabricar outras substâncias bioquímicas valiosas. É encontrada em vegetais de folhas verdes, peixes, amendoim, carnes de órgãos, soja, levedura e germe de trigo.

81. **Complexo integrado power liss:** Proporciona efeito bioativo positivo que permite à fibra capilar manter-se realinhada e com aspecto natural.

82. **Cristais líquidos:** Derivados de substâncias como o colesterol e os fitoesteroides. São ótimos hidratantes.

83. **D-beta frutano:** Acentua a síntese dos componentes da parede das células e promove mais absorção dos líquidos intracelulares. É atraído para os fluidos que flutuam pela capa básica da pele, o que ocasiona a expansão das células de Langerhans, aumenta a absorção de água e melhora a textura da pele. Ajuda a hidratar a pele, além de aumentar a defesa imunológica da pele.

84. **D-beta glucosamina:** Reforça o sistema imunológico da pele, promove a produção de tecido conectivo especialmente em processos de cura. Trabalha em sinergia com o D-beta fructano.

85. **D-biotin:** Atua como uma enzima. Propriedades curativas para pele acneica.

86. **D-boldine:** Protege as células, é anti-inflamatório e antioxidante, prevenindo a peroxidação.

87. **Diuréticos:** Elementos que aumentam a quantidade de urina excretada.

88. **D-pantenol (pró-vitamina B5):** Cicatrizante, hidratante e regenerador do tecido cutâneo e dos cabelos.

89. **Densiskin:** Composição única de "moléculas inovadoras" que integram a nova geração de dermocosmético do conceito "injection free" – sem injeção. Tem como benefícios principais promover a ação tensora imediata da pele, regeneração epidérmica acentuada e aumento da densidade cutânea. Promove aumento dos níveis de colágeno, substância presente na pele com propriedades firmadoras, resultando assim em uma pele mais jovial, bonita e em curto espaço de tempo.

90. **Dhea-ascorbato:** É um antioxidante e um hormônio adrenal que estimula o crescimento celular e ajuda na cicatrização da pele. Esta molécula está ligada ao ácido ascórbico (vitamina C) que atua como agente ativador biológico.

91. **Dmae – dimetilaminoetanol:** Composto encontrado naturalmente em determinados peixes como o salmão, a sardinha e anchova. Possui efeito tensor e firmador da musculatura em peles envelhecidas. Isso se deve ao fato de que com o envelhecimento, a quantidade de acetilcolina diminui, assim como seu efeito sobre o músculo, levando à flacidez muscular. A utilização tópica do DMAE eleva os níveis locais de acetilcolina ativa, com consequente aumento da contração muscular.

92. **Dimeticone:** Derivado do silicone, é emoliente. Amacia a pele e os cabelos.

93. **Dióxido de titânio:** Ingrediente versátil, provê a opacidade nas máscaras. Mineral inerte, em forma micronizada, é utilizado em cremes e misturas de pós para a proteção solar. Excelente para pessoas com sensibilidade solar.

94. **Diuréticos:** Elementos que aumentam a quantidade de urina excretada.

95. **Elastina:** Tecido elástico no corpo que aumenta a flexibilidade.

96. **Enzimas:** Moléculas de proteínas que agem como catalizadores para as reações químicas do organismo.

97. **Enzimas de abacaxi e papaia:** Delicados esfoliantes que promovem a limpeza e a maciez da pele. Com alta concentração de vitamina C, são também antioxidantes.

98. **Equinácea:** Planta cujas raízes e folhas acredita-se, seja antibiótico natural e fortificador do sistema imunológico. Aplicações tópicas são antissépticos e relaxantes para a pele.

99. **Esculina:** Extrato de castanheiro-da-índia estimula o fluxo sanguíneo, promovendo desta forma a drenagem do tecido da pele e restaurando-lhe a firmeza.

100. **Espuma lipolítica redutora:** Seu princípio ativo é o iodo orgânico produzido pelo laboratório Vevy na Itália. Por ser obtido de seres vivos (algas) não provoca nenhuma reação negativa ou tóxica ao organismo.

101. **Estrogênio:** Hormônio sexual feminino, produzido em ambos os sexos, mas em maiores quantidades nas mulheres. Estimula as características sexuais secundárias. Na menopausa a produção de estrogênio é reduzida.

102. **Extrato de alcacuz:** Substância com propriedades clareadoras e suavizantes da pele.

103. **Extrato de alecrim:** Erva que promove a cura de feridas. Também ajuda a melhorar a circulação do sangue, facilitando, dessa maneira, a regeneração da pele.

104. **Extrato de algas:** Derivada de uma planta marinha, é usada por suas propriedades anti-inflamatórias na pele. É rica em minerais-traço empregada para abastecer a glândula tireoide com iodo em algumas instâncias. Pode ser empregada para hidratar a epiderme.

105. **Extrato de alho:** O alho é algumas vezes aplicado externamente em forma de pomadas e loções para reduzir inchaços e para tratar de problemas da pele.

106. **Extrato de framboesa:** Fonte natural de ácidos salicílico e elágico; é antisséptico, antibactericida e antioxidante.

107. **Extrato de gilbarbeira:** Substância botânica com efeitos emagrecedores anticelulite, bem como propriedades diuréticas e antiprurido.

108. **Extrato de hera:** É amplamente usado em produtos de banhos e para o corpo por suas propriedades relaxantes de anti-inflamatórias.

109. **Extratos herbais:** Curativos, antissépticos, purificantes, anti-inflamatórios e terapêuticos. Como esses ingredientes são naturais, quando em altas concentrações há maior probabilidade de sensibilidade ou reação alérgica, sobretudo se aplicados após exfoliação química ou microdermoabrasão.

110. **Extrato de hortelã:** Possui propriedades aromáticas e anti-inflamatórias.

111. **Extrato de mirtilo:** Tem componentes antibactericidas e antioxidantes. Para peles propensas à acne.

112. **Extrato de semente de uva:** Antioxidante reforça os vasos capilares. Cicatriza feridas e diminui contusões.

113. **Fator de crescimento célula beta i:** Acelera a cicatrização da pele e estimula a produção de colágeno e elastina com rápidos resultados.

114. **Fenol (co2 ou n2):** Promove a esfoliação pela ação do frio – é considerado peeling profundo e de uso médico. Pode causar complicações como atrofia da pele, arritmias cardíacas, edemas de glote, síndrome do choque tóxico e insuficiência renal.

115. **Fibra Solúvel:** Digerível pelo trato digestivo.

116. **Fitatos:** Sais de ácido fítico, encontrados em cereais e leguminosas que atrapalham a absorção de minerais.

117. **Fitoestrogênio:** Substâncias químicas derivadas das plantas.

118. **Flavonoides:** São compostos químicos encontrados naturalmente em certas frutas amarelas (maracujá), vegetais, chás, vinhos, nozes, semente e raízes. Possuem várias funções nutricionais atuando como antioxidantes e anti-inflamatórios.

119. **Folato:** Vitamina do complexo B também conhecida como ácido fólico.

120. **Fosfato de magnésio ascorbyl:** Derivado do ácido ascórbico impede a formação da melanina. Tem efeito protetor contra danos provocados pelos raios UVB. É considerado um bom antioxidante e anti-inflamatório, que pode ser usado após exfoliação, pois frequentemente tem pH ácido menor do que a vitamina C.

121. **Frutose:** Açúcar simples (monossacarídeo) encontrado nas frutas.

122. **Fullerenes:** Significativamente menores que os lipossomas, que transportam outros ingredientes ativos.

123. **Gengibre:** Apesar de ter propriedades antissépticas, sua ajuda real em relação à celulite são os benefícios anti-inflamatórios.

124. **Gerânio:** Produz oxigênio dentro do tecido celular, acelera a cura de feridas e impulsiona o sistema imunológico.

125. **Gilbarbeira:** Tem a capacidade de fortalecer e tonificar os vasos sanguíneos, motivo pelo qual é um tratamento popular, na Europa, para veias varicosas e hemorroidas.

126. **Ginkgo biloba (salisburia adiantifolia):** Aumenta o fluxo sanguíneo por todo corpo, expandindo o alcance de quaisquer nutrientes no alimento que você ingere. Ele também é um antioxidante potente.

127. **Glutaraldeido:** Excelente biocida, inibe de forma eficaz a proliferação microbiana.

128. Glicerina: Emoliente e hidratante, ajuda a reter a umidade do ar na pele. Em grandes quantidades pode ter efeito contrário.

129. Glicosamina: Nutriente necessário para a construção de GAGs (glicoso-minoglicanas) e que ajuda a construir o tecido conjuntivo.

130. Guaraná: Aumenta o fluxo sanguíneo ao dilatar os vasos.

131. Hamamélis: Adstringente e refrescante.

132. Hera: Calmante e elasticizante.

133. Hesperidin: É um bioflavonoide.

134. Hidroviton:

135. Hidroquinona: Concentrações entre 1 e 2% são recomendadas para cosméticos. Dosagens acima de 2% devem ser prescritas por médicos. Aprovado pela FDA para o clareamento e luminosidade da pele. A hidroquinona é um inibidor da tirosinase, interrompendo a produção da melanina pela desativação dos melanócitos. Deve ser aplicada à noite. De dia é preciso usar bloqueador solar. Pode irritar a pele.

136. Hipérico: Adstringente, antisséptico, calmante e cicatrizante.

137. Ibedenona: Princípio ativo análogo, uma variação da coenzima Q10, que já é utilizada há mais de 15 anos como medicamento de uso sistêmico no tratamento de doenças crônico-degenerativas como Alzheimer e o Parkinson. Possui efeitos antioxidantes pela sua capacidade de proteção da membrana celular e consequente controle de radicais livres, reduzindo os processos degenerativos, o envelhecimento cutâneo. A ibedenona lipossomada possui capacidade inibidora sobre a síntese de melanina, a tirosinase, e também alta propriedade despigmentante. Sua estrutura molecular é similar à hidroquinona com vantagem de não ser tóxica.

138. Isoflavonas: Extraída da soja e de outros legumes. Testes indicaram que as isoflavonas podem aumentar a síntese de colágeno em até 30%. Fazem parte da família do fitoestrogênio, tendo uma estrutura molecular parecida com a dos estrogênios esteroidais, que são produzidos pelo corpo. Produtos com extratos de inhame selvagem e outros fitoestrogênios aumentam os níveis de estrogênio durante a menopausa.

139. Isotretinoína: Derivado da vitamina A, a isotretinoína acaba com a acne, na maioria dos casos, em cerca de 6 a 8 meses. Quando a acne alcança o grau III e IV o tratamento mais eficaz é a isotretinoína, conhecido com o nome de **Roacutan.** A substância reduz o tamanho das glândulas sebáceas e ainda normaliza a queratina na abertura do folículo piloso. A isotretinoína consegue ainda eliminar as condições que propiciam o desenvolvimento de bactérias e a inflamação. Entre a segunda e a sexta semana é comum o agravamento do quadro, mas depois ocorre a involução gradativa das lesões. É proibida para gestantes, uma vez que pode causar a morte do feto, malformações graves como hidrocefalia. Os efeitos colaterais são reversíveis e desaparecem após o término do tratamento, são eles: ressecamento labial, das mucosas bucais, nasal, ocular e genital; queda e ressecamento de cabelos; sangramento nasal, ressecamento intenso na pele; dores musculares e articulares; diminuição da imunoresistência; complicações respiratórias (asma, bronquite); dores de cabeça; aumento do colesterol e triglicérides; alterações das enzimas hepáticas.

140. **L-arbutin:** É uma forma de ocorrência natural da hidroquinona que pode inibir a síntese de melanina através da inibição da atividade da tirosinase. O arbutino (extrato de guaiuba) tem sido apontado como possível clareador das manchas.

141. **L-carnitina:** É um nutriente que ajuda o corpo a produzir mais energia, colabora para perda de peso, aumenta as defesas imunológicas, atua no desenvolvimento das faculdades mentais, e ainda baixa os níveis de colesterol e triglicérides. Usada para transportar ácidos graxos para as células, onde eles são metabolizados. Ela tem, portanto, a dupla função de queima de gordura e de fortalecimento da célula. A interrupção das funções normais da L-Carnitina leva à hepatite, ao aumento da gordura muscular e afeta os sintomas neurológicos. Ela age no corpo através da queima de gordura, que gera a energia necessária ao corpo. Ela carrega as moléculas de gordura até as mitocôndrias onde serão convertidas em energia para o corpo. A L-Carnitina também promove o aumento do bom colesterol (HLDL), ajudando a manter as artérias coronárias livres da placa de ateroma.

142. **L-glutatione:** Potente antioxidante, único produzido pelo corpo, ajuda a manter os antioxidantes dos tecidos celulares. É ingrediente chave para a neutralização do peróxido de hidrogênio presente nos lipídeos. Protege as mitocôndrias de danos e regula a duplicação de ADN. A glutationa e a cisteina ajudam a evitar rugas através da consolidação e reconstrução das ligações de colágeno.

143. **L-limonene:** Bioflavonoide encontrado na casca do limão. É um poderoso antiviral, antibactericida e antifungicida. Presente em produtos para a acne.

144. L-proline: Aminoácido precursor do colágeno.

145. L-sodium hyaluronate: Agente natural ajuda a reter a umidade da pele.

146. L-superóxido dismutase: Enzima natural presente em nossa pele, faz parte do sistema antioxidante endógeno.

147. Laminária: Alga usada por herbalistas para fornecer iodo à glândula tireoide e para ajudar a regular a textura da pele.

148. Lecitina: É derivada da gema do ovo, da soja e do milho, ajuda o corpo a reparar e a fortalecer suas membranas. Se usada topicamente, tem efeito suavizante e relaxante na pele e é considerada um antioxidante e emoliente natural.

149. Licopeno: Abundante no tomate, é um solúvel de lipídeos. É mais potente do que o betacaroteno.

150. Linhaça: Fonte de AGEs. O óleo de linhaça é importante na hidratação das células.

151. Liporeductyl:

152. Lipossomos: É um sistema utilizado para veicular princípios ativos para o interior da epiderme. Isto é obtido graças à infinidade que essas estruturas unilamelares ou multilamelares possui com fosfolipídios cutâneos. De acordo com princípios ativos que veiculam enzimas, vitaminas, extratos vegetais, produtos farmacêuticos, filtros solares etc. Eles possuem diversas finalidades, geralmente são constituídos por fosfolipídios como fosfatidil, colina com ou sem colesterol. Eles também podem ser feitos de éteres de poliglicerol ou ceramidas.

153. Lycium barbarum: Extraído do fruto Goji é como a reunião de todos os métodos de combater a celulite numa única e deliciosa fruta. É uma excelente fonte de ácidos graxos essenciais, antioxidantes e anti-inflamatória. Contém 18 aminoácidos e 21 minerais-traço.

154. Madeira de cedro: É considerado um antisséptico com propriedades tônicas e antifungais. É usada para reduzir a oleosidade e as manchas, como um adstringente natural, como tratamento para eczema, sarna, inflamação, caspa, perda de cabelo, cabelo seco ou oleoso e para suavizar a pele. Como tônico linfático, diz-se que ajuda na remoção da gordura do corpo e atua como estimulante do sistema circulatório.

155. Malva: Emoliente e calmante.

156. Manjericão: Derivado das copas floridas e das folhas da planta, o extrato de manjericão é usado para aliviar a dor e os espasmos musculares e para estimular o fluxo sanguíneo. É também conhecido por suas propriedades restauradoras e anti-inflamatórias.

157. **Manteiga de karité:** Emoliente derivado da árvore de Karité. Ingrediente não comedogênico, ajuda a prevenir a lipideoperoxidação na epiderme, reduzindo o eritema, neutralizando os radicais livres. É rapidamente absorvido e assimilado pela pele, enquanto aumenta a eliminação metabólica das impurezas.

158. **Melissa:** Antisséptico e descongestionante.

159. **Metilxantinas:** Trata-se de uma família de diuréticos que, com frequência, são usados para tratar a celulite. Quando aplicadas topicamente essas substâncias desidratam a área tratada. Com o uso repetido, a área se torna menor por causa da perda de água. Essa diminuição é apenas temporária – quando uso é descontinuado, qualquer água que ingerimos é reabsorvida na região. Incluem a aminofilina, cafeína, teofilina e a teobromina.

160. **Mentol:** Fragrância antisséptica e refrescante que estimula a circulação do sangue.

161. **Minerais-traço (oligoelementos):** O zinco, o manganês, o cobre, o selênio, o magnésio, o boro, o cromo, o molibdênio, o silício e o vanádio são chamados de minerais-traços porque nossos corpos precisam apenas de uma quantidade muito pequena deles para funcionar de maneira adequada. Todos os minerais-traços são necessários para o metabolismo de nutrientes. Sem eles, não poderíamos quebrar e utilizar antioxidantes e anti-inflamatórios. Nem seríamos capazes de converter a lecitina e os AGEs (ácidos graxos) em membranas das células, a glicosamina em tecido conjuntivo ou aminoácido em colágeno e elastina. São partes vitais em quaisquer tratamentos para celulite e para a saúde geral. O zinco relaxa a pele e é também auxiliar na cura de ferimentos, queimaduras e cicatrizes. Na pele, o zinco promove a divisão, o reparo e o crescimento das células.

162. **N.m.f.:** Do inglês *Natural Mosturizing Factor*, esta substância é rica em aminoácidos semelhantes ao que o corpo produz para se proteger, por isso ela é incluída nas fórmulas cosméticas para intensificar essa proteção, captando os líquidos e hidratando a pele.

163. **N.tech:** Peptídeos biomiméticos análogos aos naturais são mais estáveis e resistentes à hidrolise enzimática. Derivados do ácido glutâmico e prolina pertencentes a um grupo de bioativos originais patenteados.

164. **Nanosfera:** São polímeros elaborados de poliestileno, no qual a estrutura matricial é microporosa; as vantagens são: liberação gradual de princípios ativos; são produtos estáveis na presença de tensoativos.

452 | Fitoenergia: terapias holísticas, espirituais e naturais

165. **Nayad r:** Extrato natural derivado da parede das células do levedo de trigo, ativa o mecanismo de defesa e os processos de cicatrização da pele. Pesquisas têm demonstrado suas propriedades antioxidantes, ajuda a proteger as células de Langerhans da pele, dos danos provocados pelos radicais livres. As células de Langerhans abrigam o fator de crescimento epidérmico e o fator angiogênese crítico para manutenção da pele e sua reparação. O Nayad R coordena a síntese de fibrina, elastina e colágeno: garante a espessura e a elasticidade da pele, reduzindo irritações e eritemas.

166. **Neve carbônica:** Composto de enxofre, acetona e gelo seco. Diminui o processo inflamatório, com sua ação bactericida e descongestionante. Se não for bem aplicada, a neve carbônica pode queimar o rosto do paciente.

167. **Nogueira:** Antisséptica, regula as secreções sebáceas e anti-inflamatória.

168. **Nylon 12:** Absorve óleo. Dá a pele acabamento mate (sem brilho).

169. **Óxido de zinco:** Mineral inerte usado como bloqueador solar em muitos cremes diários e bases de pó utilizadas em protetores solares. Pode dar a certos produtos cor branca opaca, quando usado em partículas de tamanho maior.

170. **PCA-Na:** Produto obtido a partir do ácido glutâmico (aminoácidos), com propriedades hidratantes e emolientes. Utilizados em loções e cremes hidratantes.

171. **Pepino:** Calmante, emoliente e descongestionante.

172. **Phaffia-paniculata (ginseng):** Estimulante e Tonificante.

173. **Phenyl-butyl-nitrone:** Armadilhas de rotação (PBN) – antioxidantes inteligentes, usam radicais livres para alimentar o crescimento celular e promover a saúde da pele.

174. **Phytoalexim-c:** Componente especial da vitamina C resveratrol (derivado da uva) e polydatina. Nas plantas, os phytoalexins inibem o crescimento dos microorganismos patogênicos. No corpo humano ajudam a inibir a proliferação microbiana e a melhorar a permeabilidade dos capilares.

175. **Peptídeo do cobre:** É um aminoácido, sendo o cobre um mineral-traço que ajuda o corpo a converter aminoácidos no tecido conjuntivo. São excelentes fontes da produção de colágeno e elastina, mas ainda são necessários mais estudos sobre essa substância.

176. **Pentaglican:** Produto obtido do tecido conjuntivo animal e humor vítreo; atua como hidratante, utilizado em cremes, géis, loções nutritivas e hidratantes.

177. **Pimenta-caiena ou pimenta vermelha (capsium sp):** O ativo desta pimenta é a capsaicina a qual parece alterar a ação do composto corporal (conhecido como substância P), que transfere as mensagens de dor do cérebro, reduzindo a dor e a inflamação ao colocar em curto-circuito essa mensagem. Administrada topicamente, ela estimula a área tratada e é usada para aumentar o funcionamento das células e o fluxo sanguíneo.

178. **Pinho (pinus eliotis):** O óleo de pinho é derivado da destilação a vapor da madeira dos pinheiros. É usado por suas propriedades antissépticos, anti-inflamatórias e diuréticas. Também estimula a circulação.

179. **Proantocianidas:** Extraídos das sementes de uva, mirtilo e certas espécies de folhas de chá verde. Capazes de neutralizar tanto os radicais livres dos lipídeos quanto os da água solúvel. Atuam como agentes naturais anti-inflamatórios, reconstroem as retículas de colágeno e podem inibir ou reverter os danos causados ao colágeno pelo ataque dos radicais livres. Estudos têm apontado benefícios em potencial dos proantocianidinas como a melhora da circulação e da nutrição celular.

180. **Própolis:** Cicatrizante, bactericida e antisséptico.

181. **Pycnogenol r:** Potente antioxidante, aumenta a saúde capilar e reverte os danos oxidativos provocados pelos raios UV. Tem propriedades anti-inflamatórias. Pesquisa elaborada pelos protetores da patente do pyc nogenol R indica que é um dos mais efetivos ingredientes antioxidantes derivado de fontes herbáceas que estimula a elasticidade capilar, previne os danos dos raios UV e potencializa a vitamina C., além de ajudar a reduzir inflamações. Sua estrutura molecular transita com facilidade da epiderme até a derme. A eficácia depende da dose utilizada.

182. **Queratina:** Produto com ação protetora sobre a pele, cabelos e unhas contra agentes agressores. Utilizada em xampus, sabonetes e cremes.

183. **Quercetina:** Potente flavona antioxidante e inibidora da ação da vitamina C. Inibe a produção de radicais livres, protege os dermocapilares e pode reduzir a incidência dos capilares faciais visíveis. Indicada em telangiectasias ou capilares dilatados. A quercetina inibe a produção e a liberação da histamina e funciona como anti-inflamatório e antibactericida. Tem atividade antiviral.

184. **Resveratrol:** Efeitos anti-inflamatórios. Além de atividade antimutagênica, protege os capilares e a saúde da pele contra a ação dos radicais livres. Pode ser usado para acalmar a pele após microdermoabrasão ou outros procedimentos de exfoliação. A casca da uva é boa fonte dessa substância.

185. Retinol/retinoides: Precursores da vitamina A. O uso tópico de retinoides por um período extenso de tempo tem o efeito temporário de deixar a derme mais espessa e fortalecê-la, tornando mais difícil para a celulite forçar a sua passagem por ela. Há alguma evidência de que os retinoides também aumentam o fluxo sanguíneo para a área tratada. Além disso, são diferentes do retinyl palmitate, que é geralmente usado como um conservante. A forma de embalá-lo é importante, porque ele é sensível à luz e ao ar.

186. Romã (punica granatum): É provavelmente a fonte de polifenois mais prolífica do mundo. Essa é uma poderosa família de antioxidantes que funciona principalmente na pele. Eles são encontrados nas sementes de uva e chá verde, mas de maneira mais abundante na romã. Ela também é muito atuante no sentido de aumentar o efeito dos protetores solares.

187. Rose de mer: O peeling Rose de Mer é composto por plantas que crescem no fundo do Mar Vermelho. Estas plantas foram congeladas e secas mantendo seus elementos ativos sem usar conservantes. Contêm minerais, sais, proteínas, vitaminas A, E e C, oligoelementps, clorofila e ácidos herbais. Age promovendo a estimulação da circulação sanguínea, deixando a pele macia e saudável.

188. Sálvia: Erva usada como tônico, digestivo, antisséptico, antiespasmódico e adstringente.

189. Sargaço: Tipo de extrato de alga usado para tratar ferimentos, escoriações e inchaços. Contém aminoácidos de iodo e enxofre, que estimulam, revitalizam e nutrem a pele.Tem potencial de ação de renovação de tecido e efeitos positivos nas rugas faciais.

190. Selênio: Poderoso antioxidante fisiológico, essencial para a atividade do glutatione. Pode interromper a oxidação das gorduras e atuar como anti-inflamatório.

191. Semente de uva: O extrato de semente de uva tem capacidade de inibir as enzimas colagenase e elastase, que quebram o colágeno e a elastina. Previnir tal dano é muito mais eficiente do que reparar seus efeitos posteriores. O extrato de semente de uva também contém grande quantidade de polifenois, uma família de antioxidantes particularmente ativa na pele.

192. Silício orgânico: Aumenta a biosíntese de colágeno e outros constituintes da matriz extracelular contribuindo para a firmeza e tonicidade da pele.

193. Squaleno: Ajuda a fixar a umidade na camada lipídica da epiderme e a manter a pele suave, lisa e protegida dos raios UV.

Produtos essenciais ao nosso organismo | 455

194. **Stévia:** Planta natural, não calórica de gosto adocicado, usada no mundo todo por seu gosto agradável, bem como por seu potencial cada vez mais pesquisado para inibir a absorção de gordura e diminuir a pressão sanguínea.

195. **Superóxido dismutase:** Enzima natural com ação antirradicais livres.

196. **Thiomucase:**

197. **Teofilina vetorizada:**

198. **Tília:** Calmante e emoliente

199. **Tiratricol:**

200. **Toranja (citrus grandis):** O óleo e o extrato de toranja têm sido usados para a fadiga muscular, rigidez, acne, retenção de fluidos e enrijecimento da pele e também como antissépticos e adstringentes. Eles são igualmente elogiados por ajudarem no crescimento do cabelo e na redução da celulite. Além de aumentar a circulação e estimular o sistema linfático, a toranja pode ajudar a equilibrar o peso do corpo com o uso regular. Também é uma boa fonte de vitamina C.

201. **Trevo-cheiroso (melilotus afficinalis):** O trevo-cheiroso estimula o fluxo sanguíneo e diminui a inflamação no sistema vascular. A planta do trevo produz floradas abundantes que são usadas em óleos e extratos herbais.

202. **Trietanolamina:** É um produto químico utilizado para balancear o pH em preparações cosméticas da higiene e até em produtos de limpeza.

203. **Ureia:** Principal fonte de eliminação dos grupos amino derivados dos aminoácidos e responde por mais de 90% dos componentes nitrogenados da urina. A ureia é produzida no fígado e, então, é transportada no sangue até os rins, para excreção da urina. Uma parte da ureia sintetizada no fígado difunde-se do sangue ao intestino e é clivada a CO2 e NH3 pelas urease bacteriana.

204. **Unha-de-gato (uncaria tormentosa):** A unha-de-gato é uma trepadeira grande, nativa das Américas do Sul e Central. Ela recebe esse nome devido aos espinhos em gancho semelhantes a garras que crescem ao longo da vinha. Ela tem sido usada como anti-inflamatório por indígenas há milhares de anos e, nos últimos tempos, tem sido usada com sucesso para estimular os sistemas imunológicos dos pacientes com câncer. A unha-de-gato é também um antioxidante, e descobriu-se que essa planta aumenta o fluxo sanguíneo por todo o corpo ao dilatar os vasos sanguíneos.

205. **Urtiga:** Adstringente, antioxidante, revitalizante e tônico capilar.

206. **Vitamina B:** O complexo B compreende oito vitaminas, intituladas: B1 (tiamina), B2 (riboflavina), B3 (niacina), B5 (ácido pantotênico), B6

(piridoxina), B12 (cobalamina), B8 (biotina) e B9 (ácido fólico). Estas vitaminas proporcionam efeitos condicionantes cumulativos quando usadas regularmente por períodos prolongados. A forma tópica da niacina mostra-se promissora como ingrediente sem contraindicação para produtos antienvelhecimento. Um derivado da niacina, a nicotinamida (vitamina PP), teve comprovado seu poder de melhorar a capacidade da epiderme de reter umidade. A niacinamida, outro derivativo da niacina, tem se revelado agente eficiente de clareamento da pele. As vitaminas B ajudam a metabolizar nutrientes não processados em novo tecido conjuntivo e nas membranas das células.

207. **Vitamina C:** Diminui eritemas causados por queimaduras solares induzidas, tratamentos a laser e exfoliação, pois reforça a parede capilar. Tem atividade anti-inflamatória, que ajuda no processo cicatrizante. A vitamina C trava uma batalha de três frentes contra a celulite e o dano da pele. Primeiro, ela representa um papel importante na síntese de colágeno, o qual tem efeito de tornar firme a pele. A vitamina C quebra a colagenese e elastinase, duas substâncias que ocorrem naturalmente no corpo e que atacam o colágeno e a elastina. Por ser um anti-inflamatório natural que ajuda a reverter alguns dos efeitos do dano causado pelo sol. Por fim, é um poderoso antioxidante que se provou especialmente eficiente no combate ao dano de radicais livres na pele.

208. **Vitamina E (ácido tocoferol):** A vitamina E, tanto quando aplicada topicamente quanto ingerida, é um antioxidante solúvel em gordura, muito poderoso. Isso significa que ela pode atravessar com facilidade as membranas de células ricas em gordura de nossos corpos, protegendo as paredes das células de danos de radicais livres. A vitamina E também é um excelente agente hidratante e selante quando usada em cremes de aplicação tópica.

209. **Vitamina P:** Bioflavonoides são benéficos para solidez capilar (bioflavonoides, extrato de semente de uva, quercetina, pycnogenol) são antimicrobianos, antifúngicos e ajudam a estabilizar o colágeno. São encontrados em frutas do tipo grapefruit. Flavonoides contêm catequinas e são encontrados no chá e na uva. A quercetina é encontrada no tomate e no chá. Flavononas combatem infecções e são encontradas na casca do grapefruit. As isoflavonas encontradas nas sementes de soja ajudam a aliviar os sintomas da menopausa.

210. **Zinco:** Bioelemento essencial, usado pelo corpo como base para o superóxido de mustase e enzimas responsáveis pela produção de DNA e RNA. Ele estimula o sistema imunológico, aumenta as células T, é antibactericida, acelera a cicatrização e é essencial para o desenvolvimento celular.

ALGUMAS CONTRA INDICAÇÕES E OS MOTIVOS

Nome Comum	Restrições	Motivos
Babosa	Gestação	Hemorragias e abortos
Catuaba	Gestação	Abortos
Angélica Europeia	Gestação	Hemorragias e abortos
Jarrinha	Gestação	Contrações e abortos
Arnica	Gestação, amamentação	Hemorragias, abortos, vômitos e cólicas.
Losna	Gestação, amamentação	Contrações, abortos, cólicas e convulsões
Sene	Gestação, amamentação	Contrações, abortos, diarreias e lactantes
Mata-pasto	Gestação	Contrações e abortos
Erva-de-santa-maria	Gestação, amamentação	Contrações, abortos, vômitos e torpor
Lágrima de N. Sr.ª	Gestação	Contrações
Mirra	Gestação	Hemorragia e abortos
Copaiba	Gestação, amamentação	Teratogenicidade, cólicas e diarreia
Alcachofra	Amamentação	Redução do leite
Trombeta	Gestação	Abortos
Cravo dos Jardins	Gestação	Abortos
Erva-grossa	Gestação	Contrações e abortos
Cavalinha	Gestação	Def. de tiamina
Erva-andorinha	Gestação	Contrações e abortos
Soja	Amamentação	Redução do leite
Garra do Diabo	Gestação	Retardo do parto
Hera	Gestação, amamentação	Contrações, abortos, febres e convulsões

458 | Fitoenergia: terapias holísticas, espirituais e naturais

Nome Comum	Restrições	Motivos
Erva-macaé	Gestação	Contrações e abortos
Espinheira-santa	Amamentação	Redução do leite
Azedaraque	Gestação, amamentação	Abortos, vômitos e diarreias
Hortelã	Gestação	Teratogenicidade
Guaco	Gestação	Hemorragias
Noz-moscada	Gestação	Abortos
Peônia	Gestação	Teratogenicidade
Quebra-pedra	Gestação, amamentação	Abortos, cólicas e diarreias
Jaborandi	Gestação	Contrações e abortos
Transagem	Gestação	Contrações
Erva-de-bicho	Gestação	Hemorragias e abortos
Beldroega	Gestação	Contrações e abortos
Pessegueiro	Gestação	Abortos
Romã	Gestação	Contrações e abortos
Cáscara-sagrada	Gestação, amamentação	Contrações, abortos, cólicas e diarreias
Ruibarbo	Gestação, amamentação	Contrações, abortos, cólicas e lactante
Salsaparrilha	Gestação	Abortos
Jurubeba	Gestação	Abortos
Ipê	Gestação	Teratogenicidade
Tinguaciba	Gestação	Hemorragias e abortos

11

Significado do problema, banho e chá com as ervas apropriadas para a cura

1. **Abre caminho:** Quando queremos melhorar nossos caminhos. Banho com as ervas Abre caminho, levante e manjericão. Lua Nova ou Crescente.

2. **Acido úrico:** Doença caracterizada por inchaço, inflamação, dor e sensibilidade nas juntas. Pode afetar as articulações dos pés, a base dos dedos, joelhos, tornozelos e pulsos. É um tipo de artrite decorrente de um defeito de genes hereditários, que afetam a excreção de ácido úrico pelos rins. Quando os cristais de ácido úrico se depositam no líquido sinuvial (que envolve as articulações), o sistema imunológico tenta eliminá-los causando a inflamação. Com o tempo, formam-se caroços salientes nas articulações. Alimentos que aumentam o ácido úrico: carne de frango, principalmente a pele, caldo de carne, peixes defumados, peixes enlatados, lentilhas, sementes de tomates, cerveja, vinho tinto. Ervas que ajudam na cura: bardana, cabelo de milho, cavalinha, chapéu de couro, dente-de-leão, salsaparrilha.

3. **Acne:** São situações causadas devido a alterações endócrinas, distúrbios do fígado, intestino, problemas circulatórios, alterações hormonais ou ainda pela ação de bactérias. Podem ocorrer inflamações nas glândulas sebáceas e, em consequência, o aparecimento de espinhas com pus no rosto e na parte superior do tórax. Os primeiros sintomas são pequenos caroços vermelhos na testa, no queixo e no nariz que, às vezes, ficam tão inchados que chegam a perder o aspecto original. A acne mal curada pode deixar fortes cicatrizes. A medicina alopática alerta que não há cura para esta e que o tratamento apenas controla as lesões. Deve-se evitar alimentos gordurosos: leite, queijo, carnes fritas, enlatados, cafeína e chocolates.

4. Adstringentes: Contraem as mucosas e os tecidos: açoita cavalo, avenca, chorão, goiabeira, nogueira, caqui, videira (folhas), begônia.

5. Afecções da boca: Assa-peixe, bardana, malva, poejo, ruibarbo, salvia, tanchagem.

6. Afecções da pele: Barbatimão, calêndula, camomila, centelha asiática, equinácea, jasmim, malva, ruibarbo, salsaparrilha, salvia, sete-sangrias, sucupira.

7. Afonia: Muitas pessoas que fazem esforços vocais demasiados em discursos, rádios, televisão ou como professor podem ficar com afonia, que é a perda de voz ou alteração do timbre normal em virtude de um processo inflamatório da laringe, traqueia ou brônquios causado por mudanças de temperatura do ar, umidade, alimentos e bebidas geladas. A afonia pode resultar também em doenças infecciosas, faringites, tumores da laringe e cordas vocais.

8. Afrodisíacas: Combatem a impotência sexual: Agrião, anis, chicória, caju, canela, girassol (semente), rabanete, salsaparrilha, cravo-da-índia, batata doce, losna, marapuama, ginseng.

9. Alcoolismo: Ajudam a combater o vício de beber quando embriagado: café salgado, angélica, carvalho (chá das bolotas), flor do pará.

10. Aleitamento: Aumentam o leite materno: aveia, canjica, erva-doce, funcho, agrião etc. Lua Crescente para Cheia.

11. Aleitamento: Para diminuir ou suprimir o leite materno: cana-do-brejo (raiz), sabugueiro (chá das flores). Lua Minguante.

12. Amor: Para conquistar alguém por amor. Banho com as ervas: sementes de emburana, canela em pó, pixuri. Lua Nova ou Crescente.

13. Amor II: Quando gostamos de alguém a ponto de não esquecê-lo. Banho com as ervas: Jasmim, rosa-vermelha, calêndula e rosa-amarela. Do ombro para baixo na Lua Crescente. Não ferver.

14. Analgésicas: Acalmam o sofrimento, a dor: Açoita cavalo (chá), alface, hortelã, guiné (banho), espinheira-santa, maracujá, sete-sangrias, malva. Lua Minguante.

15. Anemia: A anemia é bastante comum em crianças desnutridas e gestantes. Caracteriza-se pela redução de glóbulos vermelhos no sangue. O ferro é um fator importante no combate à anemia, pois faz parte da formação de hemoglobina, componente do sangue que transporta oxigênio, ocasionando fraqueza, fadiga, depressão e sonolência. Uma boa sugestão para quem tem anemia, não

Significado do problema, banho e chá com as ervas apropriadas para a cura | 461

é diabético nem está acima do peso, é acrescentar o melado em suas refeições com suco ou chá, pois este componente é riquíssimo em ferro. Ajuda a combater e evitar anemia: Agrião, arruda, aroeira, avenca, canela, carqueja, catuaba, espinafre, erva-mate, erva-de-são-joão, marapuama, pau-pereira, losna, guaco.

16. **Ansiedade:** Camomila, capim-limão, melissa, mulungu, jasmim, maracujá, valeriana.

17. **Antibióticas:** Apresentam princípios ativos antimicrobianos. Alho, ipê-roxo, salsaparrilha, algas marinhas, guaco, caroba.

18. **Antigripais:** Combatem resfriados: Agrião, alecrim, alfavaca, alfazema, cravo-da-índia, guaco, hortelã, poejo, manjerona, capim-limão, equinácea, erva-doce, malva.

19. **Anti-inflamatório:** Abacateiro, alcaçuz, alecrim, amora, anis-estrelado, arnica, calêndula, camomila, mostarda, ipê-roxo, unha-de-gato.

20. **Antimicróbios:** Plantas que destroem os micróbios: Espinheira-santa, eucalipto, jequitibá.

21. **Antioxidante:** Chá branco, chá verde, ginkgo biloba, matcha, mate tostado, romã.

22. **Arteriosclerose:** É o endurecimento das artérias em consequência do depósito de cálcio nas paredes internas delas, que, ao recobrir as paredes, produzem um bloqueio da circulação sanguínea, podendo provocar ataques cardíacos, angina, aneurisma, hipertensão, câimbras, formigamento nos pés, acidentes vasculares e derrames.

23. **Artrite:** Caracteriza-se por inflamações ou dores nos joelhos, dedos, quadris e ombros. Os dois mais frequentes são a osteoartrite (uma doença dolorosa na qual as cartilagens das juntas entram em processo de desintegração, relacionada à velhice). E a artrite reumatoide, inflamação que ataca as membranas sinuviais que envolvem o fluido lubrificante das juntas. Causa dor intensa e perda da mobilidade. Esta artrite é muitas vezes associada ao estresse físico ou emocional e também a infecções bacterianas. A prímula é bastante indicada na medicina natural. Pesquisadores observaram reduções significativas nos sintomas da artrite com uma pomada à base de pimenta caiena que contém capsaicina.

24. **Asma:** Muito comum em mudanças de estações climáticas, quando chega o inverno a asma e as alergias atacam crianças em sua maioria e idosos. É causada por pasmos nos músculos que envolvem os brônquios que comprimem a saída do ar contaminado, ocasionando tosses, falta de ar e disfunção cardíaca.

25. Aumentar a autoestima: Combate à apatia. Banho com as ervas: Dandá da Costa, malva e folha-da-costa.

26. Bronquite: Bronquite é a inflamação dos brônquios ou a obstrução das canais respiratórios, que podem danificar os pulmões.

27. Cálculos renais: Cabelo de milho, cana-do-brejo, quebra-pedra, uva-ursi.

28. Calmantes: Acalmam os nervos: Alface, arruda, beladona, cipó-mil-homens, camomila, capim-limão, melissa, mulungu, jasmim, macela, maracujá, valeriana.

29. Cardíacas: Fortalecem o coração: Alecrim de jardim, cajá, cana-de-açúcar, hortelã, erva-mate, marapuama, umbaúba.

30. Celulite: Centelha asiática, porangaba.

31. Cicatrizantes: Favorecem a cicatrização das feridas: Algodoeiro, alecrim de jardim, arnica-do-campo, babosa, barbatimão, centelha asiática, confrei, carqueja, eucalipto, espinheira-santa, transagem.

32. Circulação: Centelha asiática, ginkgo biloba, caninha do brejo.

33. Colesterol: Carqueja, chia, cúrcuma, dente-de-leão, graviola, mate tostado, oliveira, romã, salsaparrilha, alcachofra.

34. Cólicas: Camomila, hibiscus, macela, poejo.

35. Defesa, proteção: Combatem medos. Banho com as ervas: Espada-de-são--jorge, guiné, alecrim do campo. Lua Minguante para Nova.

36. Densidade acumulada: Combatem dores nas costas e forte peso no ombro. Banho com as ervas: Costela-de-Adão, Samambaia e Sete-sangrias.

37. Depurativas: Purificam o sangue: Agrião, angélica, bardana, chapéu de couro, cipó-mil-homens, cabelo de milho, cana-do-brejo, carqueja, dente-de--leão, matcha, mate tostado, pata-de-vaca, salsaparrilha erva-de-bugre, guaco, ipê-roxo, maracujá, pau-ferro, sete-sangrias, transagem, figo.

38. Descarrego: Combatem o estresse, depressão ou ansiedade. Banho com as ervas: Anil, levante e alfavaca.

39. Desobstruentes: Combatem as obstruções intestinais: Abútua, alcaçus, agrião, gervão, salsa, maracujá.

40. Diabetes: Bardana, carqueja, oliveira, pata-de-vaca, pau-tenente, pedra hume caá, stevia, jambolão.

41. Digestivas: Facilitam a digestão: Açafrão, agrião, alecrim, sete dor, carqueja, chá verde, capim-cidreira, carqueja, boldo, erva-doce, espinheira-santa, funcho, hortelã, macela, poejo, alcachofra.

Significado do problema, banho e chá com as ervas apropriadas para a cura | 463

42. **Distúrbios do sono:** Melissa, mulungu, jasmim, maracujá, valeriana.

43. **Diuréticas:** Facilitam a secreção urinária: Abacateiro (chá da folha), agrião, alfavaca, alfazema, espinheira-santa, mangueira, quebra-pedra, salsaparrilha, bardana, cana-do-brejo, carqueja, cavalinha, chá branco, chá verde, hibiscus, porangaba, stevia, uva-ursi.

44. **Dor de cabeça e dor de dente:** Erva da Jurema, folha de Angola.

45. **Emagrecedor:** Carqueja, cavalinha, chá branco, chá verde, chia, cúrcuma, matcha, mate tostado, pau-tenente, porangaba, psyllium, stevia, alcachofra.

46. **Estomacais:** Combatem o mal-estar do estômago: Abacateiro, alcaçuz, alecrim, almeirão, amora, angélica, anis-estrelado, arnica, assa-peixe, boldo-do--chile, capim-cidreira, erva-doce, espinheira-santa, hortelã, ipê-roxo, macela, malva, losna, louro, pariparoba, manjerona, pau-tenente, poejo, ruibarbo, sete dor, uxi amarelo.

47. **Expectorantes:** Ação espectorante sobre as vias respiratórias: Alfavaca, alho, assa-peixe, guaco, agrião, alecrim, poejo, cedro.

48. **Feridas:** Aplicar folhas, fazer banhos, tomar chás: Açoita cavalo (lavar e chá), andiroba (banhos), aroeira (lavar e tomar), espinheira-santa (chá), gervão (chá), hortelã (banhos), jurema preta (banhos), quina (lavar).

49. **Fígado e vesícula:** Pau-tenente, quebra-pedra, alcachofra.

50. **Fraqueza:** Fortalecer a pessoa: Alfafa, aveia, aroeira, boldo-do-chile, cana-de-açúcar, canela, cipreste, cenoura, manjericão, erva-de-são-joão, quina.

51. **Fraqueza II:** Falta de forças. Banho com: Anis-estrelado, canela, erva-doce.

52. **Gases:** Boldo, capim-limão, erva-doce, funcho, macela, poejo, jambolão.

53. **Gastrite:** Espinheira-santa, macela, poejo.

54. **Ginecológicos:** Barbatimão, calêndula, cana-do-brejo.

55. **Hemorroidas:** Centelha asiática, erva-de-bicho, ginkgo biloba, unha-de-gato.

56. **Hipertensão:** Cabelo de milho, cavalinha, graviola, melissa, hibiscus, maracujá, oliveira, pedra hume caá, sete-sangrias, stevia.

57. **Labirintite:** Provoca instabilidade do equilíbrio do corpo: Melissa, erva-ci-dreira, folha de laranjeira.

58. **Lactação:** Funcho.

59. **Laxante:** Cáscara-sagrada, hibiscus, psyllium, ruibarbo, sene folículos, sene.

60. **Mau hálito:** Erva-doce, hortelã, malva, salvia, cravo.

61. **Menopausa:** Abacateiro, alcaçuz, alecrim, amora, anis-estrelado, arnica, assa-peixe, melissa, hibiscus, pau-tenente, salvia.

62. **Menstruação:** Restauram o fluxo menstrual, quando escasso ou ausente: Açafrão, alecrim do jardim, calêndula, funcho, gervão, hortelã, salsa, arruda.

63. **Ovários inflamados:** Ajudam a voltar ao normal: Agoniada, calêndula, camomila, cipreste, hamamélis, chá-de-bugre, erva-moura.

64. **Pneumonia:** Folhas de eucalipto, pé-de-galinha e alfavacão.

65. **Pressão alta:** Ajudam a baixar a pressão e na arteriosclerose diminuem a gordura das artérias: Agrião, alfavaca, arnica, chuchu, erva-de-bugre, erva-de--passarinho, folhas de cana- de-açúcar, sete-sangrias, sabugueiro, samambaia de talo escuro.

66. **Pressão baixa:** Hipotensão arterial: Alfafa, arnica (flores), canela, capim cidrão, pera (fruta).

67. **Prosperidade:** Traz prosperidade. Banho com as ervas: Alecrim, eucalipto, manjericão. Lua Crescente.

68. **Próstata:** Cavalinha, romã.

69. **Reumatismo:** Assa-peixe, bardana, chapéu de couro, dente-de-leão, mostarda, salsaparrilha, sucupira, unha-de-gato, uxi amarelo.

70. **Rins:** Males dos rins: Almeirão, arnica, assa-peixe, barba de bode, cabelo de milho, camomila, chá-de-bugre, cipó-mil-homens, quebra-pedra, espinheira--santa, erva-de-passarinho.

71. **Para pedras e cálculos nos rins:** Alfavaca, cavalinha, caroba, cana-do-brejo, menta, parietária, pêssego (folhas secas).

72. **Sinusite:** Infecções nasais: Buchinha do norte, eucalipto, fumo (rapé), mentruz, espirradeira.

73. **Soníferas:** Ajuda a relaxar, trazendo sono reparador: Dente-de-leão, maracujá, alface (raiz), poejo, erva-doce, macieira (folhas), erva-de-bicho.

74. **Sudoríferas:** Ajuda na transpiração: Alfazema, alfavaca, avenca, cipó-mil--homens, coentro, gengibre, guaco, guiné, jaborandi, quina, sete-sangrias.

75. **Terçol:** Água morna, coentro (semente), acácia, salsa, camomila. (tudo em compressa morna).

76. **Terçol:** Cúrcuma (conta-gotas), pepino, tomate (colocar uma rodela no olho), babosa (umedecer o algodão).

Significado do problema, banho e chá com as ervas apropriadas para a cura | 465

77. **Tirar mágoas de nossos corações:** Quando não desculpamos alguém a ponto de sentirmos ódio. Banho com as ervas: Folhas de colônia, malva e camomila. Lua Nova.

78. **Tireoide:** Ureia (uma pedrinha três vezes ao dia, chupar como bala).

79. **Tônico do organismo:** Chá verde, chia, cúrcuma, dente-de-leão, matcha, mate tostado, pau-tenente, romã, ruibarbo, stevia.

80. **Tosse:** Abacateiro, alcaçuz, alecrim, amora, anis-estrelado, arnica, assa-peixe, cana-do-brejo, erva-doce, mulungu, guaco, jasmim, malva, poejo, transagem.

12

Combinações e compostos mágicos

1. **Alcoolatura:** Misturar 1 colher de sumo das folhas de confrei em 5 colheres de álcool. Aplicar sobre as partes afetadas.

2. **Bronquite:** Assa-peixe + menta + bardana + malva + transagem.

3. **Bronquite asmática:** Banha de arraia + menta + transagem.

4. **Banho para afastar inveja e energizar:** Alfazema.

5. **Cálculos renais:** Alcachofra + capim cidrão + quebra-pedras + cabelo de milho + cana-do-brejo.

6. **Calmante:** Capim cidrão + camomila + melissa + hipérico + maracujá.

7. **Circulação:** Arnica + erva-de-bicho + ginkgo biloba + hamamelis.

8. **Contra psoríase:** círculo verde – suco fresco do confrei.

9. **Cólicas menstruais:** Artemísia + agoniada + aroeira + carapiá + tília.

10. **Círculo verde:** Cataplasma de 6 g de folhas amassadas de confrei ao ponto de pasta e aplicar sobre o ferimento, várias vezes ao dia. Pode-se adicionar glicerina à pasta.

11. **Feridas e queimaduras:** Círculo verde/ Compressa – usar decocção das folhas de confrei sobre feridas e queimaduras, várias vezes ao dia.

12. **Feridas:** Círculo verde /Decocção: De 4 a 5 g de confrei em 250 ml de água, para lavar feridas.

13. **Colesterol:** Erva-de-bugre + alcachofra + carobinha + dente-de-leão + pedra-ume-caá.

14. **Depurativo (limpar o sangue):** Alcachofra + capim cidrão + carobinha + porangaba + sene indiano.

Combinações e compostos mágicos | 467

15. **Depurativo:** Alcachofra + capim cidrão + tansagem + carobinha + porangaba + sene indiano.

16. **Recuperar a saúde:** Água de canjica + 07 gotas de mel. Tomar o banho da cabeça para baixo.

17. **Prosperidade:** Alecrim + eucalipto + manjericão + levante. Tomar o banho da cabeça aos pés.

18. **Diabetes (redução da taxa de açúcar):** Pata-de-vaca + ipê-roxo + gervão + graviola + carqueja.

19. **Diabetes II:** Pata-de-vaca + ipê-roxo + gervão + graviola + carqueja + pedra-ume-caá.

20. **Emagrecedor:** Alcachofra + boldo-do-chile + camomila + capim cidrão + carobinha + graviola + sene indiano + carqueja + centelha asiática + erva-de-bugre.

21. **Emplastro verde:** Esmagar as folhas de confrei em água morna e aplicar sobre o ferimento 2 vezes ao dia. No caso de contusões e inchaços, colocar o emplastro dentro de um pano antes de aplicar.

22. **Energético:** Combater o stress e o desgaste físico/mental: Catuaba + guaraná da amazônia + marapuama.

23. **Estômago:** Artemísia + bardana + camomila + sete dor + carqueja + erva-de-são-joão + picão + transagem.

24. **Composto para melhorar má digestão crônica:** Artemísia + bardana + camomila + carqueja + erva-de-são-joão + picão + tansagem.

25. **Atrair prosperidade:** Laranja-da-terra + canela em pau + pétalas de girassol: no último dia da Lua Nova.

26. **Fígado:** Espinheira-santa + carqueja-doce + boldo-do-chile + camomila + dente-de-leão.

27. **Resfriado:** Assa-peixe + alfavaca + guaco + capim-cidreira + guaraná da amazonia + pariparoba.

28. **Menopausa:** Combinação das ervas indicadas para combater os suores e acalmar o sistema nervoso: Carobinha + calêndula + milefólio + melissa + tília.

29. **Preparado para um bom desenvolvimento mediúnico:** Pitanga + jasmim + anis-estrelado + água de coco.

30. **Pele:** Chapéu de couro + carobinha + douradinha + erva-macaé + erva-de--bugre + bardana.

31. **Pressão alta:** Arnica + capim cidrão + erva-de-bugre + passiflora + milefólio + pitangueira + sete-sangrias.

32. **Reumatismo:** Alecrim + chapéu de couro + garra do diabo + salsaparrilha + tayuiá.

33. **Sinusite:** Arruda + eucalipto aromático + sálvia.

34. **Elevar a espiritualidade:** Levante + manjericão e um cristal ametista.

35. **Preparação para um bom desenvolvimento mediúnico II:** Pitanga + manjericão + anis-estrelado + alecrim + jasmim. Tomar o banho da cabeça aos pés.

36. **Atrair o sexo masculino:** Flores de angélica misturadas a folhas de coentro e 07 gotas de almíscar. Banho para tomar da cabeça aos pés, no quinto dia da Lua Crescente, sem secar.

37. **Atrair o sexo masculino II:** As flores de jasmim devem ser misturadas com as pétalas de rosas vermelhas e um pedaço de âmbar. Depois jogar o banho da cabeça aos pés e não secar.

38. **Potencializador masculino:** Cipó-caboclo + folhas de Jenipapo + um quartzo rosa + granada.

39. **Ajuda a parar o corrimento:** Uxi amarelo + unha-de-gato. Tomar 02 colheres de sopa 03 vezes ao dia.

40. **Afastar cargas negativas:** Boldo + colônia + macaçá – Segundo dia da Lua Minguante.

41. **Para acalmar:** Alfazema + lavanda + camomila + jasmim + angélica ou erva-doce.

42. **Para acalmar sem sentir sono:** Capim cidrão + melissa + guaraná da amazônia + hibisco + ginkgo biloba + jasmim.

43. **Combater tensões musculares:** Tomilho + arnica + erva-baleeira + sal grosso. Tomar o banho do ombro para baixo.

44. **Atrair bons fluidos:** Alfavaca + manjericão + levante. Tomar o banho da cabeça para baixo.

45. **Banho de cheiro II:** Levante + cravo-da-índia + rosa-amarela (pétalas) + manjericão + rosa-branca (pétalas) + poejo + alfavacão. Macerar tudo em uma sexta-feira de Lua Nova e deixar de molho até sábado. Jogar da cabeça aos pés.

46. **Sinusite:** Casca de romã e um copo com água. Ferver a água e faça a inalação. Não pegar vento.

47. **Descarrego:** Arruda + guiné + casca de alho. Tomar o banho do ombro para baixo.

48. **Abre caminho:** Abre caminho + levante + louro. Tomar o banho do ombro para baixo.

49. **Tirar mágoas:** Folhas de colônia + malva + camomila + manjericão. Tomar o banho da cabeça aos pés.

50. **Fraquezas:** Anis-estrelado + canela + erva-doce. Tomar o banho da cabeça aos pés.

51. **Cargas acumuladas:** Costela-de-Adão + samambaia + sete-sangrias. Tomar o banho do ombro para baixo.

52. **Melhorar a autoestima:** Dandá da costa + malva + Folha-da-costa. Tomar o banho do ombro para baixo.

53. **Prosperidade II:** Alecrim + eucalipto + manjericão + levante + dólar. Tomar o banho do ombro para baixo.

54. **Banho para afastar inveja e energizar o local (comércio):** Flor de laranjeira.

55. **Defesa:** Espada-de-são-jorge + guiné + alecrim-do-campo. Tomar o banho do ombro para baixo.

56. **Amor:** Semente de emburana + canela em pó + cravo + pixuri. Tomar o banho do ombro para baixo.

57. **Forte romance:** Semente de emburana + canela em pó + pixuri. Tomar o banho do ombro para baixo.

58. **Recuperar a saúde II:** Água de canjica branca + mel + 01 vela de 7 dias. Tomar o banho da cabeça para baixo e acender a vela para o Anjo da Guarda, na sexta-feira.

59. **Recuperar o interesse:** Pitanga + abre caminho + rosas vermelhas. Tomar o banho do ombro para baixo e acender a vela para o Anjo da Guarda.

60. **Preparação ao desenvolvimento mediúnico:** Alfazema + samambaia + guiné. Tomar o banho do ombro para baixo.

61. **Afastar a preguiça:** Pitanga + abre caminho + rosas vermelhas. Tomar o banho do ombro para baixo em Lua Minguante ou Nova.

62. **Desenvolvimento mediúnico:** Pitanga + manjericão + anis-estrelado + água de coco. Tomar o banho do ombro para baixo.

13

Algumas formas para energizar os cristais

- **Lua/Sol/Mãos:** Em uma noite de Lua Nova, Crescente ou começando a Cheia, coloque os cristais dentro de um vidro ou em uma bacia transparente contendo água de alfazema ou alguma erva de limpeza. Deixe passar a noite, sob a energia da lua. Lave-os na água corrente e coloque-os para secar com a energia do sol, pelo tempo que sua intuição determinar, pela manhã. Ao retirar do sol, segure-os nas mãos e gire-os até esquentá-los mentalizando a passagem de energia de suas mãos para esses. Faça com um de cada vez.
- Feito o procedimento, coloque-os em uma mesa e defume-os ou incense-os com um incenso de sua preferência (sálvia, cedro, artemísia, sândalo etc). Poderá usá-los naturalmente.
- **Tempestade:** Uma forma excelente de energização dos cristais também é esperar a formação de uma tempestade com bastante vento, chuva, raios e trovões. Então, colocá-los expostos a essa energia.
- **Ervas/ Verde:** Outra maneira excelente de energização dos cristais é colocá-los em contato com as plantas de um determinado jardim. É uma ótima energia.
- **Terra:** Os cristais podem ainda ser energizados com a energia que vem da terra. Para isso, basta colocá-los sobre o chão por um período mínimo de três horas.

PROPRIEDADES CURATIVAS DOS CRISTAIS

1. **Prevenção ao aborto:** Rubi.

2. **Alergia:** Zircônia.

3. **Asma:** Âmbar, olho-de-gato, malaquita.

4. **Problemas de bexiga:** Coral, heliotrópio, jade.

5. **Biliosidade:** Jaspe.

6. **Bronquite:** Pirita, quartzo rutilado.

7. **Problemas de cabelo:** Ágata, lápis-lazúli, ônix.

8. **Cãibra nas pernas:** Hematita.

9. **Cólicas:** Coral.

10. **Consumação pulmonar:** Pedra-da-lua.

11. **Coqueluche:** Coral.

12. **Coração:** Ágata, berilo, crisólita, granada, ônix.

13. **Daltonismo:** Ametista.

14. **Dor de dente:** Água-marinha, malaquita.

15. **Extração:** Âmbar.

16. **Depressão:** Calcedônia, granada, lápis-lazúli.

17. **Diarreia:** Cristal de rocha.

18. **Doenças relacionadas ao sangue:** Ametista.

19. **Embriaguez:** Ametista.

20. **Envenenamento:** Ágata, diamante, malaquita.

21. **Envenenamento no sangue:** Cornalina.

22. **Epilepsia:** Jaspe.

23. **Espasmos:** Cornalina, cristal de rocha, rubi.

24. **Esquecimento:** Esmeralda.

25. **Estômago:** Berilo, heliotrópio, jaspe.

26. **Febre:** Cornalina, rubi.

27. **Feridas:** Cornalina.

28. **Fígado:** Água-marinha, berilo, jaspe, topázio.

29. **Fratura:** Magnetita.

30. **Frio:** Topázio.

31. **Garganta:** Berilo.

32. **Inchaço nas glândulas:** Água-marinha.

33. **Gota:** Âmbar.

34. **Hemorragia:** Hematita, cristal de rocha, safira.

35. **Hemorroidas:** Heliotrópio.

36. **Infecção:** Âmbar, ametista, cornalina, sardônica.

37. **Insônia:** Ametista, jacinto, safira, topázio.

38. **Intestinos:** Olho-de-gato.

39. **Lactação:** Cristal de rocha, ágata, ágata branca.

40. **Malária:** Âmbar.

41. **Menstruação:** Âmbar.

42. **Nervosismo:** Safira, topázio, turmalina.

43. **Nevralgia:** Magnetita, cornalina.

44. **Olho gordo:** Olho-de-tigre, turquesa.

45. **Olhos lacrimejantes:** Ônix.

46. **Parto:** Ágata, crisópraso, heliotrópio, jade.

47. **Perda de paladar:** Topázio.

48. **Perda de olfato:** Jaspe.

49. **Prevenção à inveja:** Olho-de-tigre, turquesa.

50. **Problemas de ouvido:** Âmbar, ônix.

51. **Problemas nos rins:** Cristal de rocha.

52. **Queda, precaução:** Turmalina.

53. **Queimaduras:** Ametista.

54. **Reumatismo:** Âmbar, cornalina, malaquita.

55. **Sangramento:** Hematita, cristal de rocha, safira.

56. **Sangramento no nariz:** Cornalina, magnetita.

57. **Tontura:** Cristal de rocha.

58. **Tuberculose:** Pedra da lua.

59. **Úlcera:** Ônix.

60. **Vertigem:** Cristal de rocha.